FORTSCHRITTE
DER
PRAKTISCHEN DERMATOLOGIE
UND
VENEROLOGIE

VORTRÄGE DES FORTBILDUNGSKURSES
DER DERMATOLOGISCHEN KLINIK UND POLIKLINIK
DER UNIVERSITÄT MÜNCHEN VOM 23. – 28. JULI 1951

GEHALTEN VON

C. BÖHM · S. BORELLI · W. BURCKHARDT · C. F. FUNK · O. GANS
J. GAY PRIETO · H. GÖTZ · H. HÖCKER · P. JORDAN · J. KIMMIG
W. KNIERER · A. MARCHIONINI · K. MEINICKE · R. RICHTER · G. RIEHL
H. SCHUERMANN · K. SIGG · H. W. SPIER · A. STÜHMER · M. H. WELTI

UNTER MITARBEIT VON

PRIV.- DOZ. DR. HANS GÖTZ
OBERARZT AN DER DERMATOLOGISCHEN KLINIK UND POLIKLINIK
DER UNIVERSITÄT MÜNCHEN

HERAUSGEGEBEN VON

PROF. DR. ALFRED MARCHIONINI
DIREKTOR DER DERMATOLOGISCHEN KLINIK UND POLIKLINIK
DER UNIVERSITÄT MÜNCHEN

MIT 12 TEXTABBILDUNGEN

SPRINGER-VERLAG BERLIN HEIDELBERG GMBH
1952

Vorwort.

Während die Fortbildung der Fachärzte für Dermatologie in einer
Reihe von Ländern — ich denke etwa an die USA. oder an Italien — seit
langer Zeit bestens organisiert ist, so daß in regelmäßigen Abständen
entsprechende Kurse stattfinden, hat sie sich in Deutschland noch wenig
eingebürgert. Dabei haben die ersten Dermatologischen Fortbildungs-
kurse, vor allem jene von STÜHMER in Freiburg/Breisgau, 1937 begonnen
und 1949 wiederholt, lebhaften Anklang gefunden, was allein aus ihrem
starken Besuch erkennbar war. Als ich mich selbst auf Anregung
bayerischer Fachärzte nach der Übernahme des Münchener Lehrstuhls
entschloß, einen Fortbildungskurs über ,,Fortschritte der praktischen
Dermatologie, Venerologie und verwandter Gebiete'' anzukündigen,
kamen nicht nur aus ganz Deutschland, sondern aus einer Reihe anderer
Länder Anmeldungen, so daß sich schließlich mehr als 200 Fachärzte aus
10 Ländern vom 23. bis 28. Juli 1951 im großen Hörsaal der Dermatologischen Universitäts-Klinik zusammenfanden. Als Vortragende hatten
sich außer einigen ausländischen Gelehrten und auf ihren Spezialgebieten
angesehenen Praktikern Professoren und Dozenten süddeutscher Uni-
versitäts-Kliniken und Leiter von Fachabteilungen mit den Dozenten
unserer Münchener Klinik vereinigt. Eine große Zahl von Fachärzten
schrieb mir betrübt, daß sie nicht in der Lage sei, die Praxis auch nur für
die Dauer des Kurses zu verlassen, und bat um Veröffentlichung der
gehaltenen Vorträge. Dieser Wunsch wurde auch von dem größten Teil
der Kursteilnehmer geäußert. Deshalb habe ich eingewilligt, die Vorträge in einem Bande gesammelt herauszugeben, der nun in stattlichem
Gewande erscheinen kann. Um den Preis so niedrig wie möglich zu halten,
haben wir auf die Wiedergabe von Abbildungen nahezu vollständig
verzichtet.

Dieser Band soll den Kursteilnehmern zur Vertiefung der im Juli 1951
gewonnenen Kenntnisse dienen und jenen Fachkollegen, die nicht an-
wesend sein konnten, das in unserem Kurse dargebrachte Wissensgut
vermitteln. Was er nicht enthalten kann, obwohl es fast das Kostbarste
unseres Kurses bedeutete, sind die zahlreichen Anregungen aus dem
Munde erfahrener Praktiker, die in den Colloquien mitgeteilt wurden.

Angesichts der bestehenden Krise der praktischen Dermatologie,
deren Gründe hier nicht erörtert werden sollen, ist es dringende Notwendigkeit, die Fortschritte des praktisch verwendbaren Wissensgutes
unseres Faches den Kollegen ständig zu vermitteln und dabei ganz besonders auch jene Randgebiete zu behandeln, die — wie die Beinleiden,

Kosmetik u. a. — bisher nicht genügend berücksichtigt wurden. Einer der Wege, um die Krise der praktischen Dermatologie zu überwinden, ist, die Fachärzte in den Stand zu setzen, ihre Kranken nach den modernsten Grundsätzen unserer Disziplin zu behandeln und zu heilen. Damit erfüllen wir den Sinn unseres Berufes, und der Erfolg bleibt auch für den Arzt der beste Werber. Dem Schritthalten mit den fortschreitenden wissenschaftlichen Erkenntnissen und ihren praktischen Ergebnissen diene dieses Buch unseren Fachkollegen in der Praxis!

Zum Schluß ist es mir innere Verpflichtung, allen Vortragenden auch an dieser Stelle noch einmal für ihre Mitwirkung meinen wärmsten Dank auszusprechen, ferner auch allen meinen Mitarbeitern an der Klinik, deren aufopfernde Tätigkeit erst den Erfolg unseres Kurses ermöglichte.

München, den 17. November 1951

A. MARCHIONINI.

Inhaltsverzeichnis.

Aus der Dermatologischen Klinik und Poliklinik der Universität München.
(Direktor: Prof. Dr. A. MARCHIONINI.)

Fortschritte in der Klinik und Therapie des Ekzems.

Von

H. W. SPIER.

Mit 1 Textabbildung.

I. Pathogenese.

Man teilt die Ekzeme heute allgemein ein in: Kontaktekzeme, endogene, chronische, parasitäre, seborrhoische Ekzeme sowie spät-exsudatives Ekzematoid = Neurodermitis (nach MIESCHER).

Da die primär cutan-vaskuläre Neurodermitis andererseits besprochen wird (s. Beitrag MARCHIONINI), die parasitären Ekzeme zu den allergischen Ekzemen in Beziehung stehen, können wir für unsere Zwecke genügend eindeutig die Ekzeme bzw. die Faktoren der Ekzempathogenese wie folgt schematisch zusammenfassen (Abb. 1).

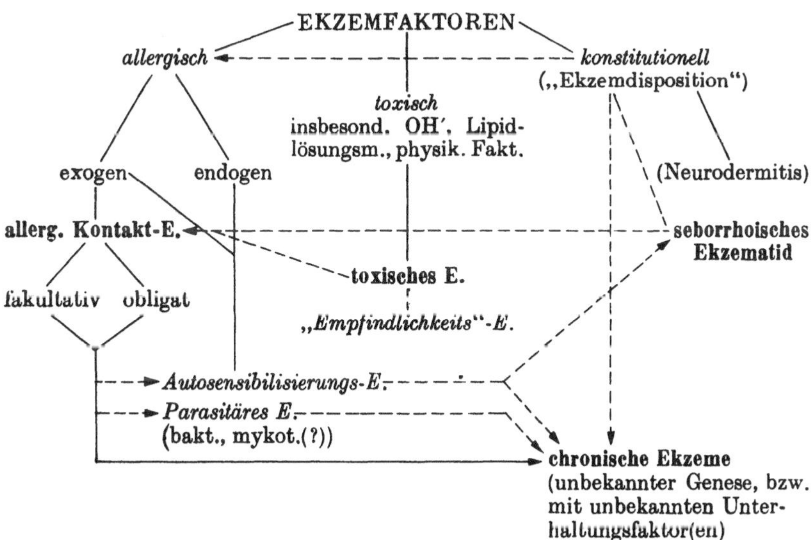

Abb. 1. Faktoren, bezw. vermutbare pathogenetische Zusammenhänge der verschiedenen Ekzemformen (schematisch).

Allergische Ekzeme.

Das *exogen allergische Ekzem* = „*primär allergische Kontakt-Dermatitis*" ist in den letzten Jahren Gegenstand eingehender experimenteller und klinischer Untersuchungen gewesen. Der Primärvorgang besteht in einer *intrazellulären* epidermidalen Reaktion. In einem gewissen Gegensatz zu der allergischen Reaktion der glatten Muskulatur und der Gefäße handelt es sich um ein irreversibles, zum Zelltod führendes Geschehen. Heilung ist demnach nur durch Regeneration möglich. Experimentelle Sensibilisierungen mehr oder weniger tief isolierter Epithel- (+ Cutis- !)-Inseln verliefen uneinheitlich, zeigten jedoch, daß eine intraepitheliale Ausbreitung der Sensibilisierung unwahrscheinlich ist. Nach neueren Untersuchungen kommt den *Lymphozyten* als vermutlichen Überträgern der Antikörper offenbar eine besondere Bedeutung zu (Parabioseversuche, Übertragung der Sensibilisierung durch lymphozytäre Peritoneal-Exsudatzellen. Landsteiner, Haxthausen u. a., histologisch: Nexmand, Miescher).

Obligates allergisches Kontaktekzem (o.K.E.). Mit dem Begriff o.K.E. soll hier nicht die Vorstellung verbunden werden, daß unter der Einwirkung bestimmter Chemikalien jeder Exponierte ein entsprechendes Ekzem bekommt, sondern lediglich, daß der Prozentsatz von Ekzemen bei entsprechend Exponierten auffallend hoch ist (Chromatindustrie, gewisse Sprengstoffe, Galvaniseure, experimentell: Dinitrochlorbenzol, auch Primeln usw.). Die Möglichkeit solcher o.K.E. läßt die Frage aufwerfen, inwieweit der konstitutionelle Faktor (allergische Disposition) bei den allergischen Ekzemen eine Rolle spielt. Je mehr (in Analogie zum toxischen Ekzem) der Satz: „Cessante causa cessat effectus" sich in der Katamnese der betreffenden Patienten erfüllt, desto wahrscheinlicher wird eine geringe Bedeutung des konstitutionellen Faktors, jedoch gilt dasselbe keineswegs umgekehrt, da sich an das primäre Kontaktekzem andere Ekzem-Circula vitiosa anschließen können, so daß die Möglichkeit eines *chronischen* Ekzems im Anschluß an ein o.K.E. durchaus gegeben ist.

Diese Erwägungen sind nicht etwa theoretischer Natur, sie spielen vielmehr bei gutachtlichen Fragestellungen unter Umständen eine grundsätzliche Rolle, jedenfalls können sie die Einstellung des Gutachters entscheidend beeinflussen, unbeschadet der im allgemeinen wohl zu begrüßenden gewerbedermatologischen Tendenz, der Berentung allergischer Hautschäden bestimmte Fristen zu setzen.

Toxische Ekzeme.

Unter toxischem Ekzem (t.E.), auch degeneratives Ekzem genannt, werden primär mehr oder weniger obligate Dermatitiden, insbesondere durch Einwirkung von Laugenstoffen, physikalischen Faktoren, Lipid-Lösungsmitteln (Lipide = Gesamtheit aller Neutralfette, Fettsäuren und Lipoide) usw. verstanden. Grundsätzlich erschwert wird die Erkennung eines etwaigen individuellen Ekzem-Faktors dadurch, daß für die Einwirkung toxischer Stoffe auf die Haut die $c = I \times t$-Regel (Schreus) zwar in bestimmten Konzentrationsbereichen gilt, aber gerade ihre Modifizierung durch „ekzemspezifische" Faktoren schwer abzuschätzen ist.

Die $I \times t$-Regel sagt aus, daß derselbe Reizeffekt durch geringe Konzentration bzw. Intensität (I) des toxischen Agens bei längerer Einwirkungszeit (t) oder durch höhere I bei kürzerer t erzielt wird[1].

Erschwert wird die Erkennung einer etwaigen ekzemspezifischen Reaktionsweise dadurch, daß 1. diese $I \times t$-Regel nur bis zu einem gewissen unteren Schwellenwert gilt, der seinerseits von Hornhautdicke und -beschaffenheit, von Porengröße, zusätzlicher Schweiß-Macerierung, Mikroläsionen usw. abhängig ist, 2. neben der exakt oft schwer zu eruierenden Expositionszeit auch die *Erholungsdauer* eine große Rolle spielt, 3. Sekundärprozesse (z. B. parasitäre Besiedlung) das Bild nicht nur verwischen, sondern ihrerseits auch zu zusätzlichen Ekzemfaktoren werden können (s. o.).

Zur Physiologie der Laugen- und Lipidlösungsmitteleinwirkung auf die Haut als Grundlage der pathogenetischen Erforschung des toxischen Ekzems.

1. Laugenstoffe.

Hier ist grundsätzlich *aktuelle OH'-Ionenkonzentration* (p_H) und *Pufferkapazität* auseinanderzuhalten, insbesondere deswegen, weil jede Hornhaut, also auch die des Ekzemkranken, ein sehr beträchtliches Absättigungsvermögen für OH'-Ionen aufweist. In Übereinstimmung mit PERUTZ ergaben eigene Untersuchungen, daß die Hornhaut das p_H einer ca. 3,5%igen $= \mathrm{^n/_1}$ Salzsäure haben müßte, wenn ihr OH-Bindungsvermögen nicht in einer starken Pufferkapazität läge, sondern durch eine entsprechende ungepufferte Säure verkörpert wäre[2]. Bekanntlich hat die Hautoberfläche einen durchschnittlichen p_H-Wert von ca. 5, d. h. sie besitzt den aktuellen Säuregrad einer ca. n/100 000 Säure.

Dies ist auch der Grund, warum immer wieder die Notwendigkeit einer Laugenerneuerung bei experimentellen Resistenzstudien betont wird (BURCKHARDT, PIPER, SCHULZE, GAHLEN). Derartige Untersuchungen haben demnach nur dann einen definierbaren Wert, wenn entweder das Laugenangebot als „unendlich groß" bezeichnet werden kann (durch Vorlage großer Mengen oder durch successives Angebot) oder — was in praxi vor allem bei Waschmittelschädigungen der Fall ist — die der Haut angebotenen Laugen eine so bedeutende Pufferkapazität besitzen, daß die Pufferkräfte der Hornhaut überrannt werden. Ferner ist wichtig, daß die bekannte (Wasser- und) Laugenquellung der Hornhaut nicht etwa gradlinig mit der Stärke der Lauge zunimmt, sondern bei ca. p_H 12,5 $=$ ca. n/30 NaOH $=$ ca. 0,13%iger Natronlauge einen deutlichen Knick zeigt (Diapositiv: Hornhautstückchen nach Einwirkung von Laugen von verschiedenem p_H-Wert). Unterhalb des „kritischen Punktes" sind entsprechende Laugen für die *ungeschädigte* Haut auch bei längerer Einwirkung weitgehend ungefährlich, für den kritischen Bereich gilt das (ekzemspezifisch erniedrigte ?) $I \times t$-Produkt; oberhalb des kritischen Punktes ist die Bedeutung der Expositionsdauer ebenfalls deutlich; bei hoher Laugenkonzentration treten jedoch auch bei kurzdauernder Einwirkung Unfallcharakter tragende Hautschäden auf. Die Quellung stellt, anders gesehen, einerseits einen *Selbstschutz* dar (Abriegelung gegen weiteres Eindringen schädigender Stoffe), zum anderen aber bedingt sie eine *erhöhte Absorption* fakultativ oder obligat *allergisierender Substanzen*, wodurch eine Brücke zwischen toxischem und allergischem Ekzem geschlagen ist, eine physikalisch-mathematische formelle Analyse der toxischen Hautreizung jedoch wiederum erschwert wird.

---

[1] Genauer: $c = I \times t^p$ (SCHREUS), bzw. $I_1 : I_2 = (t_2 : t_1)^p$. Der „Schwarzschildexponent" p bedeutet, daß schon für eine absorbierende *nicht*belebte Materie das Produkt $I \times t$ in einem empirisch zu ermittelnden Ausmaße *nicht* über den ganzen Zeitbereich konstant ist.

[2] Wegen der zahlreichen puffernden Einzelsubstanzen stößt genaue Bestimmung auf beträchtliche methodische Schwierigkeiten.

Seifen und Waschmittel (zur Frage des „Alkali-Ekzems").

Der p_H-Wert üblicher Seifenlösungen (ca. 0,2%) beträgt ca. 8,8—10,5, d. h. diese stellen OH'-Lösungen vor, deren Konzentrationen unterhalb jeder toxischen Wirkungsmöglichkeit liegen. In Übereinstimmung hiermit sind Testungen mit Pufferlösungen entsprechenden Ausgangs-p_H-Wertes, aber z. T. weit überlegener Pufferalkalität durchwegs negativ im Epicutantest. Blank hat schon 1939 zeigen können, daß hingegen die den Fettseifen zugrunde liegenden *Fettsäuren* im Epicutantest, unabhängig ob bei Ekzematikern oder Hautgesunden, hohe Prozentsätze positiver Reaktionen zeigen. Ungesättigte sowie kurzkettige Fettsäuren reizen hierbei im allgemeinen mehr als gesättigte, langgliedrige Fettsäuren. Als früher nicht seltene materia peccans hat sich vor allem die Laurinsäure erwiesen.

Daneben ist an die photosensibilisierende Wirkung ätherischer Öle zu erinnern, die den Seifen bis ca. 3% (!) zugesetzt werden. Hieran ist vor allem bei Seifen-Gesichtsdermatitiden zu denken.

Anders liegen die Dinge bei *alkalischen Reinigungsmitteln*, soweit sie einen unzweckmäßig hohen Gehalt an (meist gepufferten) Alkalien aufweisen. Sodalösung z. B. hat den p_H von ca. 11,9, Tri-Natriumphosphat sogar von 12,9. Schädigungsmöglichkeiten sind auf Grund des oben Gesagten evident.

Die Frage einer „Perstoff"-Überempfindlichkeit (Per-Carbonat, Per-Borat enthaltende Waschmittel; einfachster Stoff: H_2O_2) bedarf noch näherer Erforschung.

Die Beurteilung sogenannter *„saurer"* bzw. *„hautschonender" Waschmittel* wird dadurch sehr erschwert, daß die Deklarierung seitens des Herstellers oft nur sehr allgemein gehalten wird. Es ist zu betonen, daß eine durch besonders hohe Oberflächenaktivität bedingte gute Reinigungswirkung, falls sie mit einer starken Entfettung der Haut verbunden ist, trotz eines neutralen bzw. sauren p_H-Wertes selbst eine gesunde Haut mehr schädigen kann als eine „alkalische" Fettseife. Die entfettende Wirkung vieler an sich vorzüglich reinigender „Netzmittel" muß daher durch sogenannte „Schutzstoffe" wieder ausgeglichen werden. — Eine generelle Beurteilung aller „Detergents" ist unmöglich, jedenfalls sind sie den Fettseifen selbst bei Hautgesunden, aber wohl auch bei Ekzempatienten keineswegs a priori, sondern nur auf Grund ausgiebiger klinischer Prüfung empirisch überlegen. Auf die Notwendigkeit eines gründlichen Abwaschens aller Seifen von ekzematösen Herden sei hingewiesen.

2. Lipid-Lösungsmittel.

Aliphatische und aromatische, gesättigte, ungesättigte und Cl-substituierte Kohlenwasserstoffe spielen in der Industrie als Treibstoffe, Fettlösungs- und Verdünnungsmittel usw. bekanntlich eine große Rolle. Hautschäden durch diese chemisch reaktionsträgen, biochemisch sogar völlig inerten Lipoid-Lösungsmittel (L.L.M.) sind an der Tagesordnung. Der Mechanismus einer (obligaten) Hautwirkung durch L.L.M. ist relativ einfach zu umschreiben. Nach Oettel ist er als die Wirkung von „Konzentrationsgiften" definierbar (Wirkung proportional der Dauer des Liegenbleibens *in* der Haut). Charakteristisch ist ferner eine schnelle Gleichgewichtseinstellung (Eindunstungs- = Diffusionsbilanz), in deutlichem Gegensatz zu der quellungsbedingt trägen Einstellung der Laugeneinwirkung. Oettel hebt ferner die fast eintönig gesetzmäßige Nachwirkung in Form einer langanhaltenden „erythematösen Papel" hervor.

Ein Maximum an Hautreizung zeigten C_7-Körper. Im übrigen ist letztere durch Molekulargröße (Siedepunkt), Verteilungskoeffizient, Haftfähigkeit und Eindunstungsgeschwindigkeit ziemlich eindeutig definierbar. Nach KLAUDER und BRILL kann man L.L.M. mit einem Sp. bis 230° als obligat reizend, einen Sp. von 180—320° als „Zwielichtzone", L.L.M. mit einem Sp. über 315° als nicht toxisch (evtl. aber allergisch) reizend bezeichnen. Wohl durch Zellmembranzerstörung bedingte, äußerlich „Lost-analoge" blasenziehende Wirkung von maximal reizenden L.L.M. ist, wenn überhaupt auslösbar, mehr oder weniger obligat, falls eine gewisse minimale Einwirkungsdauer gewählt wird, und (normaliter erfolgende) Abdunstung verhindert wird (Diapositiv).

Zusatz von Ampholyten (L.L.M.- und wassermischbar: Alkohole, Ketone), setzt die Toxizität der Kohlenwasserstoffe ganz beträchtlich *herab*, auffallenderweise auch Zusatz von aliphatischen Estern, die ihrerseits praktisch nie reizen. Beimengung von derartigen toxizitätsherabsetzenden Stoffen gewerbedermatologisch daher erwünscht. — Selbst wenn es nicht zu direkten Hautschäden durch L.L.M. bei unzweckmäßiger Exposition kommt, begünstigen die L.L.M. Dermatitiden usw. durch ihre entfettende Wirkung, wobei allerdings die meist auffallend schnelle Regeneration des Haut-Lipidmantels bemerkenswert ist (CARRIÉ).

3. Physikalische Faktoren.

Aus der Vielzahl der möglichen toxischen Einwirkungen einschlägiger Art seien herausgegriffen:

a) Toxische Reaktionen durch *Photosensibilisierung*. Wie KUSKE zeigen konnte, sind bullöse Pflanzendermatitiden nicht (oder zumindest selten) allergischer Natur, sondern durch licht-sensibilisierende Eigenschaften bestimmter Bestandteile ätherischer Öle bedingt. In Analogie hierzu können phototoxische Teer-Dermatitiden genannt werden (Telegraphenbauarbeiter).

b) Die sogenannte Öl-Akne wird weniger durch Granulation bzw. Epithel-Proliferation bedingende Eigenschaften höherer Kohlenwasserstoffe hervorgerufen, sondern beruht vorzugsweise auf dem Gehalt der betreffenden Öle an feinsten, in die Follikel eindringenden Metallsplittern sowie auf der Anwesenheit von Staphylokokken und anderen pyogenen Keimen in den betr. Ölen. —

Seborrhoisches Ekzem. Beziehungen zu hormonal-neuralen Störungen der Talgdrüsentätigkeit (symptom. Seborrhoe bei Encephalitis) nur z. T. deutlich. Störungen der Cholesterinausscheidung, des Haut-p_H (MARCHIONINI). Autosensibilisierung gegen hauteigene, Haptencharakter tragende mikrobielle oder körpereigene allergisierende Substanzen (s. u.) ? — Klinisch bei typischer Lokalisation (Kopf, Schweißrinnen) oft als Roseaartiges, bzw. psoriasiformes „seborrhoisches Ekzematid" (DARIER) imponierend. Das seb. E. scheint empirisch für allergische Kontaktdermatitiden zu prädisponieren (von HUG experimentell-statistisch bestritten). — Kopfsanierung wichtig, da Autosensibilisierung gegen Kopfschuppen (auch gegen anderweitig lokalisierte, primär reizlose Schuppung ?) (Kämmerer, Stühmer, Simon, eigene Untersuchungen mit Riebe) möglich. Letztere n. b. auch bei Neurodermitis als *ein* Ekzemfaktor erwogen (Simon).

Pathogenetische Beziehungen des seborrhoischen Ekzematids zu dem z. Z. klinisch und experimentell diskutierten **Autosensibilisierungsekzem** (Whitfield) sind damit gegeben: „Id"-artige Eruptionen nach physikalischen und chemischen Irritationen, nach Verbrennungen, bei vernachlässigten Unterschenkelekzemen (Brown). Diese an sich sehr einleuchtende ekzempathogenetische Arbeitshypothese ist methodisch wegen der so gut wie immer vorliegenden bakteriellen Besiedlung schwer angehbar, ferner konnten z. B. Hecht, Sulzberger und Weil (nach Haxthausen) nur dann Serum-Präzipitine gegen die eigene Haut bei Kaninchen nachweisen, wenn die Sensibilisierung durch gleichzeitige Injektionen von Hautextrakten und Staphylokokken-Toxinen erfolgte.

Vor derselben Frage steht man bei dem sogenannten **parasitären Ekzem,** wobei lediglich der Akzent von körpereigenen (nekrobiotisch bzw. entzündlich entstandenen) Gewebsantigenen auf antigene Eigenschaften von Stoffwechselprodukten bzw. Bakterien-Substanzen der betreffenden körpereigenen Hautflora verlagert wird. Ausgehend von schon von Unna, Sabouraud ventilierten Anschauungen konnte Robert sowie, auf breiter Basis, vor allem Storck die Bedeutung einer derartigen bakteriellen Ekzembesiedlung experimentell belegen: Läppchenproben mit Filtraten der betreffenden hauteigenen Bakterien ergaben in einem signifikanten Prozentsatz spezifische Überempfindlichkeitsreaktionen. Der ex juvantibus-Beweis für die Auffassung dieser bakteriellen Allergie als ein Unterhaltungsfaktor bei chronischen Ekzemen mag angezweifelt werden können, immerhin ließen sich durch entsprechende, *nicht* lokale antibiotische Therapie die entsprechenden Ekzeme weitgehend, wenn auch kaum vollkommen, zur Abheilung bringen.

Der Begriff „**Mykotisches Ekzem**" sollte (noch) nach Möglichkeit vermieden werden, da es sich entweder um sekundär ekzematisierte, primär typische Mykosen, oder um ekzematogene „Mykide" handelt. Die Frage, ob das mykotische Ekzem nicht doch in einer gewissen Analogie zu dem bakteriellen Ekzem in der Tat ein realer Begriff ist, bedarf noch der Klärung (Bedeutung der Hefebesiedlung von Ekzemherden ?). Aus der Tatsache jedenfalls, daß antimykotische Mittel (Anthrarobin [Arningsche Tinktur], β-Naphthol, Teer usw.) bekanntlich gleichzeitig gute Ekzem-Lokaltherapeutica darstellen, dürfen wohl keine zu weitgehenden Folgerungen gezogen werden.

Sonderstellung des **dyshidrotischen Ekzems** fraglich. Abgrenzung echt mykotischer Dyshidrosen von dyshidrosiformen Mykiden, auch von vesiculösen allergischen Kontaktekzemen sowie nicht mykotischen parasitären Ekzemen, bzw. Bakteriden schwierig. Sanierung von Fokalherden (Interdigitalmykosen an den Füßen, gegebenenfalls auch Zahnusw. Foci) wichtig; Wirksamkeit vegetativer Mittel (Atropin (Wulf), Bellergal [Vitamin D ?]) gegebenenfalls zu beachten.

Empfindlichkeitsekzem.

Der Begriff „Empfindlichkeitsekzem" (E.E.) mag pathogenetisch z. Z. noch sehr verschwommen sein, jedoch rechtfertigt vor allem die gewerbedermatologische Beobachtung und Testpraxis die Abgrenzung dieser Gruppe. Möglicherweise handelt es sich bei den zumeist nur passager schwach positiven epicutanen Testen dieser E.E. (s. auch unter „Diagnose") um einen nicht allergischen isomorphen Reizeffekt. Für die Beurteilung von Gewerbeekzemen ist die Kenntnis des E.E. (SCHREUS) wichtig, da die Prognose dieser Ekzeme bei entsprechend langer Schonung (ein überhaupt in der Gewerbedermatologie noch zu wenig berücksichtigter Punkt) ganz wesentlich besser sein dürfte als die eines echten allergischen Ekzems (so auch CARRIÉ). Die E.E. werden häufig genug durch an sich banale Hautbelastungen (häufige Waschungen, für normale Haut unterschwellige Reize usw.) unterhalten.

II. Diagnose.
Der epicutane Läppchentest als diagnostisches Hilfsmittel.
Toxische und allergische Läppchenreaktion.

Bei der *toxischen* Reaktion ist die chemisch-physikalisch im Prinzip restlos definierbare Einwirkung des toxischen Stoffes auf die *Hornhaut* entscheidend, *biologische* Faktoren wirken lediglich modifizierend, da nach Durchbrechung des Strat. lucidum eine nur bei L.L.M. diffusionsabhängige, im übrigen aber obligate Nekrobiose der Epidermiszellen einsetzt, bei der *allergischen* Reaktion sind die *Hornhautfaktoren* unterschiedlich verzögernder oder hemmender, also sekundärer Art, entscheidend ist der Reaktionscharakter der *lebenden Epidermiszelle*. Hieraus ergeben sich die in der Tab. 2 zusammengefaßten Differentialkriterien toxischer und allergischer Läppchenreaktionen.

Tabelle 2. *Toxische und allergische Läppchenreaktion.*

Einfluß von	bei toxischer	allergischer
	Reaktion	
physikalischen Eigenschaften	+++	(+)
chemischen Eigenschaften	+	+++
(path.) physiologischen Hautfaktoren	++	|
Menge/qcm (Testdichte)	++	(+)
Einwirkungszeit	++	(+)
Verdünnungsmittel	++	(+)
Konzentrationsgradient	steil	flach
Zeitgradient	steil	flach
mithin:		
Neigung zur „Alles- oder Nichts-Reaktion":	+++	—
Reaktions-Ausdehnung	streng begrenzt	oft Läppchen überschreitend
Fernreaktionen	sehr selten, wohl meist vorgetäuscht[1]	nicht selten

[1] Durch „Autosensibilisierung", Reflexmechanismen.

Zur Testpraxis.

An der klassisch einfachen, vor nunmehr ca. 30 Jahren von Bloch angegebenen Technik der in jeder Fachpraxis leicht durchzuführenden Läppchenprobe (e.L.P.) hat sich im wesentlichen nichts geändert. — *Fehlerquellen* der e.L.P. können in der Technik, in der Wahl der Testkonzentrationen, bzw. der Teststoffe, sowie in fehlerhafter Interpretation liegen:

a) *Technik:* Gummistoffe als abdeckende Mittellage wegen nicht seltener Überempfindlichkeit gegen diese selbst unbedingt vermeiden! Bewährt hat sich Zellophanpapier. Ort der Testung: Rücken oder Oberarme, jedenfalls aber nicht z. Z. oder vorher ekzembefallene Hautpartien.

b) *Testkonzentration:* In den bekannten Tabellen (Blumenthal-Jaffé, Bonnevie, Urbach, Abderhalden, Carrié) sind die Konzentrationen oft recht hoch

Tabelle 3. *Differentialdiagnose: Toxische oder allergische Reaktion.*

	Pat.	Hautgesunde Kontrollp.		
		1	2	3
Blaue Farbe[1]	+++	—	—	—
Verdünnungsflüssigkeit[2] .	++++[4]	++++[4]	+	++++[4]
Rote Farbe	—	—	—	—
Terpentin (10%)[3]	++	—	—	—

[1] Vermutlich allergische Reaktion.   [3] Sicher allergische Reaktion.
[2] Sicher toxische Reaktion.   [4] Bullöse Reaktion.

gegriffen, dadurch Gefahr *fakultativ-toxischer, d. h. unverwertbarer* irreführender Reaktionen. Gegf. daher an der unteren Grenze der Angaben bleiben. Ein nicht angeführter Stoff wird, falls es sich nicht um evident reaktionsfähige Stoffe handelt (Säuren, Laugen [Universal-Indikator-Papier!]), in ca. 5% öliger (Ol. olivar., auch Paraffin. liq. DAB 6, Leertest!) oder ca. 1—2%iger wäßriger Lösung getestet. Bei Verdacht auf hochgradige Allergie (Farbstoffe, Marfanil, Anästhesin, auch Hutfilz usw.) Anwendung minimalster Mengen erforderlich, anderenfalls ärgerliche iatrogene Dermatitiden. Im Zweifelsfalle 48 h-Einwirkung der höher verdünnten Testsubstanz besser als kurzfristige Applikation einer höheren Konzentration. Kleiderstoffe mit n/10 HCl und (2. Teststelle) ca. n/20 NaOH anfeuchten. Hierbei zunächst Sammeltests, erst bei positiver Reaktion Einzeltests empfehlenswert. —

Tabelle 4. *Unspezifische Polyvalenz* (nicht sehr häufig!).
Beispiel: Pr. Nr. 479, Pat. R. A. Subakutes Ekzem.

	Terpentin	Sublimat	Chinin	Schwefel	Anästhesin
17. 3. 51	++	⊖	++	++	++
19. 3. 51	⊖	⊖	⊖	⊖	⊖

Heftpflasterreaktion (selten diffus-allergisch, meist eigentümlich flüchtige, toxische Reaktion sui generis) beachten.

Zur Frage der *Standard-Testung:* Mitlaufenlassen von Terpentinöl (10%, s. u.), Formalin (0,5%), Bichromat (0,5%), Sublimat (0,05%), Nickelsalz (2%), Paraphenylendiamin basic. (1%, häufiger erneuern), Novocain hCl (1%) empfehlenswert, im übrigen Milieustoffe, bzw. angewendete Therapeutica rein, bzw. in geeigneten Verdünnungen. Bei einigen Stoffen (pflanzliche Subst. z. B., vor allem Terpentin) je nach Zusammensetzung bzw. Herkunft, Alter usw. schwankender Allergencharakter. Stark nach organischen L.L.M. riechende Substanzen (Chloroform-, „Tri‟-, Dekalin- usw. haltig) sind von vornherein auf *toxische, d. h. nicht testbare* Reaktion verdächtig. Beimengung echter Allergene natürlich möglich. Max. 10%ige Verdünnung. Beispiele einer (orientierenden) Analyse toxischer und allergischer Reaktion sowie für unspezifische Polyvalenz (Tab. 3 u. 4).

c) *Fehlerhafte Interpretation* hängt aufs engste mit der *Nichtbeachtung toxisch reagierender, d. h. mittels e.L.P. nicht testbarer* Stoffe einerseits, zum anderen mit der Außerachtlassung der „Empfindlichkeitsekzeme" (s. o.) zusammen. Bei ersteren hilft nur genaue Anamnese (einschl. der individuellen Reinigungsgewohnheiten), gegf. auch ein den natürlichen Verhältnissen angepaßter Expositionsversuch weiter; die Reaktionen bei den „Empfindlichkeitsekzemen" sind meist schwach positiv, bei Wiederholung von schwankendem Ausfall, sie verlieren sich (im Gegensatz zu einer echt allergischen Reaktion) meist im Laufe der Zeit. Sie finden sich nicht selten bei Hg, auch Terpentin, zumal bei den „üblichen" Konzentrationen von 0,1 bzw. 20%, sind auch gelegentlich polyvalent positiv. — In der Testpraxis häufiger gesehene Allergene (unter Verwertung eigener Erfahrungen an ca. 1500 Pat) s. Tab. 5.

Tabelle 5. *Häufiger vorkommende Allergene.*

Terpentin (Bohnerwachs!)
Sulfonamide (insbesondere Marfanil)
p-substituierte Aromaten (Lokalanästhetica, Anästhesin)
Quecksilbersalze (Mercuri-Verb.)
Antibiotica (Streptomycin, Penicillin)
Chromate
Pellidol
Pflanzen (Primeln, Astern)
Formalin (Leim, Hartgummi, Bakelit)

Chinin (Kopfwässer!)
Menthol
Schellack
Quaternäre N-Verbindungen (Zephirol u. a.)
Gummistoffe jeder Art
Nickel-, auch Silbersalze
pflanzl. Balsame

Rasiercreme, -Seifen
Haarfärbemittel
vielfach auch Kosmetica (Nagellack, Lippenstifte)
Kleider-, Schuh- usw. Farb- und Imprägnationsstoffe.

Die durch klinischen Verlauf und Lokalisation meist eindeutige *Neurodermitis* findet sich symptomatisch auch bei offenbar nicht konstitutionellen Ekzematikern (Bäckerekzem z. B.) Einige für die primär-cutane vasculäre Neurodermitis angegebenen Tests werden so auch, vor allem in den USA, zur „kausalen" allgemeinen Ekzemdiagnose herangezogen:

Der Wert des „*leukopenischen Index*" wird neuerdings aus statistischen, physiologischen sowie empirischen Gründen stark angezweifelt (siehe Beitrag MARCHIONINI). Auch der *Pulsbeschleunigungstest* (COCA) dürfte wegen bedenklicher Störquellen nur mit Vorsicht zu verwerten sein. In den USA wird neuerdings bei Handekzemen auf die Möglichkeit alimentärer Ekzemallergie hingewiesen. Entspr. Hunger- (bzw. Eliminations-) Diät mit anschließendem Such-Kostaufbau bei intelligenten Pat., anamnestisch wohl begründetem Verdacht und nicht zu ubiquitären Nahrungsbestandteilen auch in der Praxis denkbar.

III. Therapie.

Altbewährte Grundsätze, wie feuchte Behandlung nässender Ekzeme und Teerbehandlung chronischer, vor allem lichenifizierter Ekzeme haben ihre allgemeine Gültigkeit wohl unverändert beibehalten. Der oft etwas heikle Übergang von der feuchten zur Salbenbehandlung wird wesentlich erleichtert durch Einschaltung der *Öl-in-Wasser*-Emulsions-Salbengrundlagen, die für die Behandlung von Kopfherden (hier neben Adeps suillus) überhaupt die Grundlage der Wahl darstellen (z.B.Lanette-Wachs [+ Cetiol], Lygalsalbe [Polyalkylenoxyde als Grundlage]). Die Vorteile dieser Ö/W-Emulsionen sind in ihrer leichten Wasseraufnahme- und -abgabefähigkeit begründet, wodurch eine gewisse Dochtwirkung bei *nicht zu dünnem* Auftragen ermöglicht wird. Reizungen haben wir bei Lanette-Wachs-Salben nicht gesehen, hinsichtlich Polyäthylenoxyd-Grundlagen (Carbo-Wax) wird in der Literatur von gelegentlichen Überempfindlichkeitsreaktionen berichtet. Die Konzentration zugesetzter Wirkstoffe braucht, gegebenenfalls darf nur ca. 50% der üblichen sein. Diese Ö/W-Grundlagen ermöglichen oft eine in der Praxis erwünschte Vorverlegung der Salbenbehandlung. Hinsichtlich der Resorption bzw. Tiefenwirkung sind allgemein gültige Aussagen allerdings nicht möglich, in späteren Behandlungsstadien sind *W/Ö-Salbengrundlagen* (z. B. Eucerin) wohl durchaus gleichwertig. Die *Vaseline* als Salbengrundlage führt zwar an sich kaum zu Sensibilisierungen, es ist jedoch bei Verwendung von Vaseline und anderen nicht wasseremulgierbaren Salbengrundlagen zu beachten, daß diese Kohlenwasserstoffe einen festen, undurchdringlichen Film über den entzündeten Hautpartien darstellen, unter dem es zu unspezifisch reizenden Sekret- und Wärmestauungen kommen kann. Ein weiteres geeignetes Bindeglied zwischen feuchten Verbänden und Schüttelmixtur- bzw. Salbenbehandlung stellen die *Gele* dar (z. B. Ichthogel, Aristamidgel). — Fettfreie Schüttelmixturen sind, abgesehen von stark nässenden Stadien (hier oft starke Verkrustungen), im allgemeinen gut verträglich; ihr Indikationsgebiet reicht, insbesondere als Deckmittel für Pinselungen mit Lösungen nach Arning, Sack, Castellani usw. bis in die chronischen Ekzemstadien hinein. (Die Indikationen der einzelnen Medikamententräger werden an Hand eines vereinfachten Schemas nach Schmidt-la Baume besprochen). — Hinzuweisen ist auf die gute erweichende Wirkung von Ungt. Diachylon, mit Salizylzusatz vor allem bei inveterierten Ekzemplaques. Zink*pasten*, unter der Vorstellung sekretaufsaugender Eigenschaften auf Grund des Gehaltes an Talcum und Stärke geschaffen, haben sich in experimentellen Untersuchungen in dieser Hinsicht als unzulänglich herausgestellt. Man kann sie als in ihrer Konsistenz eingedickte Salben ohne nennenswertes Aufsaugungsvermögen bezeichnen. Zum *Teer:* Der alte Grundsatz von Hebra, daß ein Ekzem, das zum Abschluß der Behandlung nicht mit Teer behandelt worden ist, nicht richtig behandelt worden ist, gilt cum grano salis auch heute noch. Reiner Teer (z. B. Liantral) wird gelegentlich besser vertragen als Teerpaste.

Kinderekzeme neigen, wie die meisten entzündlichen Dermatosen des Kindesalters, zu verstärkter Exsudation. Bei umschriebenen subakuten Kinderekzemen, auch solchen nässender Art, kann oft gleich mit Teer begonnen werden (Cave: Große Resorptionsflächen! Auch bei Salizylsalben!).

Zur Prophylaxe und Therapie der Gewerbeekzeme.

Eine wirkungsvolle Rezidiv-Prophylaxe allergischer Ekzeme *nach* erfolgter Sensibilisierung dürfte nur in besonders gelagerten Einzelfällen möglich sein. Um so mehr Gewicht ist auf entsprechende primäre

Prophylaxe zu legen: Verminderung der Expositionszeit bzw. Intensität durch Schutzkleidung (Handschuhe), chemische Gegenmittel (z. B. Bisulfitbäder bei Chromatarbeiten), gründliche Säuberung mit hautschonenden Mitteln, Vermeidung spröder Hände usw. Bei toxisch bedingten Ekzemen dagegen gelten dieselben Gesichtspunkte nicht nur für die Prophylaxe, sondern auch für die *Rezidivverhütung*. Die Wichtigkeit der Reinigungsart spielt bei toxischen Hautschäden eine besonders große Rolle. Zu vermeiden sind Mikroläsionen setzende Reinigungsmittel (scharfer Sand, Bimstein u. ä.) sowie Laugenstoffe von einem p_H über ca. 11 (Soda, Triphosphat) und stark entfettende Mittel (Trichloräthylen, Benzole, Benzine). Als Reinigungsmittel für fettlösliche Verschmutzungen können Aceton oder aliphatische Ester empfohlen werden. Besonders wichtig ist eine gute Handpflege (z. B. ansäuerndes Borglycerin-Lanolin, Lanolin selbst, sowie Eucerin, evtl. auch Penatencreme, Tactocutsalbe usw.). *Gewerbeschutzsalben* sind z. Z. noch im Forschungsstadium; es scheinen sich in Übereinstimmung mit dem oben Besprochenen zwei Typen auszubilden: Schutzsalben gegen Säure- und Alkalieinwirkungen, sowie solche gegen entfettende L.L.M.: Arretil S und O, Fissan-Schutzcreme u. a.

Zur rationellen Verordnungsweise.

Bei feuchten Umschlägen empfiehlt es sich, von wohlfeilen, gut verträglichen und genügend desinfizierenden Substanzen Gebrauch zu machen, wie z. B. Chloramin, Chinosol. Kaliumpermanganat nur für Bäder geeignet. Hg-Verbindungen sind wegen Sensibilisierungsgefahr möglichst zu vermeiden, gegebenenfalls sei auf metallorganische Quecksilberverbindungen mit einer gegenüber dem Sublimat wesentlich geringeren Eiweiß-Empfindlichkeit aufmerksam gemacht; z. B. Phenyl-Quecksilbersalze (MERFEN)[1], evtl. auch Oxycyanat. Bei Schüttelmixturen sind kostspielige Zusätze nicht unnötig hoch zu dosieren: Bedenkt man, daß bei Pyodermien der Kinder ausgezeichnete Erfolge durch perorale Sulfonamidgaben (naturgemäß auch durch Penicillin i. m.) erzielt werden, so erscheint es unnötig, entsprechenden Schüttelmixturen über 1—2% Sulfonamide zuzusetzen. Wohlfeile Präparate mit Schüttelmixturgrundlagen hoher Absorptionsfähigkeit und variierten Zusätzen sind im Handel.

N. B. Die immer noch nicht ganz überwundene Vorliebe für M.P.-Puder ist wohl nur historisch zu verstehen und muß beinahe als Kunstfehler angesehen werden, da Marfanil einerseits die auf der Haut keine nennenswerte Rolle spielenden Anaerobier trifft, zum anderen offenbar auf Grund seiner Wasserlöslichkeit (und Sonderstruktur!) in einem hohen Prozentsatz zu Allergisierung führt, oft genug auch den Schrittmacher für Gruppensensibilisierungen gegenüber parasubstituierten Aromaten darstellt. —

Zur Vermeidung einer für Patient und Arzt (Regelbetrag!) gleichermaßen unerfreulichen Polypragmasie wird nach Beendigung feuchter Behandlung die Anlegung von Salben-Markenproben als Grundlage einer gezielten Therapie empfohlen. Salbenzubereitungen sind ab ca. 50 g, Schüttelmixturen ab ca. 150 g rationell.

---

[1] BURCKHARDT berichtet allerdings über eine erhebliche Sensibilisierungsquote bei lokaler Anwendung auch derartiger metallorganischer Hg-Verbindungen.

Rezeptanhang.

A. Lösungen.

Rp. Tumenolammon. 8,0
    Anthrarobini 2,0
    Tinct. Benz. 30,0
    Äther. ad 60,0

Arning-,,Lack"

Rp. A {Gesättigte bas. Fuchsin-Lsg. 10,0
     {Phenol-Lösg. 5% 100,0
    B Acid. boric. 1,0
    C Aceton 5,0
    D Resorcin 10,0
Der filtrierten Mischung A ist B, C, D
in 2 stündlichen Abständen zuzusetzen.

CASTELLANI*sche Lösung.*

Rp. Tumenolammon. . . . . . .
    Glycerini . . . . $\overline{aa}$ 6,0
    Anthrarobini 3,0
    Spirit. vin. 40,0
    Äther 30,0

ARNING*sche Lösung ohne Benzoe*

Rp. Pic. lithanthrac. 10,0
    Benzol 20,0
    Aceton . . . . ad 100,0

Liquor lithanthracis acetonatus
(,,SACK*sche Lösung")*

B. Salben, Pasten.

Rp. Acid. salicyl. 1,0
    β-Naphthol 2,5
    Mitigal 5,0
    Past. Zinci . . . . ad 50,0

Naphthol-Mitigal-Zinkpaste
(chron. Handekzeme)

Rp. Picis betulinae 5,0
    Sulf. präc. 10,0
    Sapon. kalin. 15,0
    Vasel. flav. 20,0

mod. WILKINSON*sche Salbe*[1]
(chron., schwer reagierende Ekzemherde)

Rp. Zinc. oxyd. crud. 10,0
    Lanette N 15,0
    Cetiol sive Ol. oliv. 15,0
    (Glycerin . . . . 10,0)
    Aq. dest. . . . . ad 100,0

*Ö/W-Salbengrundlage (im Anschluß an
feuchte Behandlung).*

NB: Bei Arzneimittelzusätzen empfiehlt
sich Erhöhung des Lanette-Anteiles auf
20%, oder Einbeziehung von 10%
Paraff. liq. sive Vaselin. flav.

Aus der Dermatologischen Klinik und Poliklinik der Universität München.
(Direktor Prof. Dr. A. MARCHIONINI.)

Neurodermitis, atopische Dermatitis und spätexsudatives Ekzematoid.

Von
ALFRED MARCHIONINI.

Als gegen Ende des vorigen Jahrhunderts BROCQ den Begriff der
Neurodermitis aufstellte, war das von ihm unter diesem Namen beschriebene Krankheitsbild schon von einer Reihe seiner Vorgänger unter anderen Bezeichnungen morphologisch dargestellt worden. Man verstand
darunter eine mit lichenoiden Effloreszenzen auftretende Hautkrankheit,

---

[1] Nach K. ZIELER u. C. SIEBERT: Behandlung der Haut- u. Geschlechtskrankheiten, Urban & Schwarzenberg.

die hauptsächlich an Ellenbeugen und Kniekehlen, aber auch an anderen Körperstellen lokalisiert ist. Sie weist als Primäreffloreszenzen blaß-rosa oder grau-rosa gefärbte abgeplattete Papeln auf. Diese Papeln schießen oft aus scheinbar gesunder Haut hervor, vor allem im Anschluß an heftiges Scheuern oder Kratzen, das die Kranken in sogenannten „Juckkrisen" ausüben. Sie können einzeln stehen, in Gruppen auftreten oder zu größeren Flächen zusammenfließen und dann als lichenoide Infiltration die charakteristische „Vergröberung der Hautfelderung" bilden.

Aus dieser Gruppe morphologisch ähnlich gestalteter Krankheitsbilder schälte 1892 als erster BESNIER jene Fälle heraus, bei denen er das Vorhandensein einer speziellen Disposition erkannte: er bezeichnete diese Gruppe als *Prurigo diathésique*. BESNIERs Schritt war für die Forschung auf unserem Gebiete von großer Bedeutung, weil er zum ersten Mal den *Konstitutionsfaktor* in die Betrachtung dieser Hautkrankheit einbezog. In der Folgezeit wurden weitere Beiträge zur Charakterisierung dieser speziellen Konstitution 1902 von JADASSOHN und 1903 von RASCH geliefert. Beide Forscher erkannten, daß die besondere Disposition zur Neurodermitis wesensverknüpft mit der *Anfälligkeit* für das *Asthma bronchiale* war. Diese neue Kenntnis drückt sich auch in der Namensgebung aus, weil zusätzlich zu den älteren Namen *Lichen simplex chronicus* (VIDAL), *Prurigo vulgaire* (DARIER) u. a. nun der Name *Asthma-Ekzem* und *Asthma-Prurigo* (SABOURAUD) angewandt wird. In der amerikanischen Literatur wird seit dem Jahre 1912 dieser Fragenkomplex eingehender erörtert, zunächst von COCA, HILL u. a., später besonders von SULZBERGER. Die amerikanischen Autoren verwenden für sie die Bezeichnung *atopische Dermatitis*.

Zu Beginn der zwanziger Jahre dieses Jahrhunderts stellt ROST mit seiner Schule erneut den Konstitutionsbegriff in den Mittelpunkt seiner Untersuchungen über die Ätiologie dieser Gruppe der Neurodermitisfälle: er bezieht die Disposition zur Erkrankung an universeller Neurodermitis, Asthma bronchiale, Heufieber u. a. auf das Vorhandensein der *exsudativen Diathese* CZERNYs und bezeichnet deshalb die Hauterscheinungen als *exsudatives Ekzematoid*, wobei zwischen dem *frühexsudativen Ekzematoid* der frühen Kindheit und dem *spätexsudativen Ekzematoid* der späteren Kindheit und des Erwachsenenalters unterschieden wird.

Die Forschung auf diesem Gebiet ist aber mit den skizzierten Untersuchungen nicht abgeschlossen, sie ist vielmehr in vollem Gange. Ich selbst war als Mitarbeiter von ROST während meiner Freiburger Tätigkeit an diesen Untersuchungen beteiligt und hatte besonderen Anlaß, insofern diesen Fragen eingehend nachzugehen, als mir auffälligerweise während meiner 10jährigen Tätigkeit in Ankara Kranke dieser Gruppe nur sehr selten begegneten, während ich nach meiner Rückkehr nach Deutschland zunächst in Hamburg wiederum eine große Zahl von ihnen zu Gesicht bekam. Es ist schon richtig, wenn KOCHS, der neuerdings besonders eingehend die Frage der Neurodermitis behandelt hat, darauf hinweist, daß in den Niederungen Norddeutschlands dieses Krankheitsbild verhältnismäßig häufiger beobachtet wird als etwa im Voralpenland des Einzugsgebiets der Hautklinik in München. Die unglücklichen Kranken dieser Gruppe leiden häufig seit ihrer frühesten Kindheit unter ihrer Hautkrankheit und werden insbesondere von heftigem Jucken ihr ganzes Leben lang geplagt. Es sind bedauernswerte Menschen, denen schon aus rein menschlichem Mitgefühl der Einsatz unserer ganzen ärztlichen Kraft gehören muß.

Das klinische Bild.

Das klinische Bild weist Unterschiede auf, je nach dem Lebensalter, in dem die Kranken zur Untersuchung kommen. In der Säuglingszeit überwiegt ein mehr exsudatives Krankheitsgeschehen: wir beobachten das typische Bild des Milchschorfs oder Gneis, vor allem im Gesicht und auf dem behaarten Kopf lokalisiert. Später folgt dann — etwa vom 2. Lebensjahre ab — die stärkere Befallshäufigkeit der Ellenbeugen und Kniekehlen. Aber der eigentliche, oben charakterisierte neurodermitische Charakter zeigt sich erst in den Jahren des Spielalters und in den darauffolgenden Lebensjahren. In der überwiegenden Zahl der Fälle wird die gesamte Haut zunehmend trockener und auffällig fettarm. Kochs hat neuerdings exakt mit Hilfe chemisch-analytischer Methoden auch quantitativ die Verminderung im Fettgehalt der Hautoberschicht dieser Kranken festgestellt. Befallen von den eigentlichen Krankheitserscheinungen sind vor allem — außer den schon erwähnten Ellenbeugen und Kniekehlen — Hals, Nacken, ferner Mundumgebung, Gesicht und Hände.

Vorgeschichte.

Wenn wir die Anamnese solcher Patienten erheben, so fällt uns sowohl in der Familien- wie auch in der eigenen Vorgeschichte auf, daß immer wieder Asthma, Heufieber und „Ekzeme" angegeben werden. Zweifellos wird hier eine besondere Disposition vererbt. Kochs konnte nachweisen, daß von 221 untersuchten Probanden 61 (= 27,6%) das gleiche Hautleiden innerhalb der Verwandtschaft registrierten; an Asthma litten sogar 83 (= 37,6%) der gleichen Sippe. Der Beginn der Erkrankung ist in vielen Fällen — wie schon erwähnt — die Säuglingszeit. Aber nicht in jedem Fall von Säuglingsekzem entwickelt sich in späteren Jahren eine Neurodermitis; es ist nur ein verhältnismäßig kleiner Teil von Säuglingsekzemen, bei denen die Hauterscheinungen in dieser frühen Lebensphase bereits die Vorboten jener verhängnisvollen Erkrankung sind, als die wir das echte spätexsudative Ekzematoid für den Befallenen auffassen. Die eigentlich entscheidenden Jahre für die Entwicklung des Hautleidens fallen in das früheste Spielalter (zwischen 2. und 4. Lebensjahr) und sogar oft noch später. Bei vielen der Kranken erfolgt dann keine Abheilung mehr bis zum höheren Lebensalter, ein großer Teil von ihnen allerdings wird vorübergehend in der Pubertät wieder erscheinungsfrei. Bei anderen jedoch treten gerade in diesen Entwicklungsjahren erneut Manifestationen auf. Seltene Fälle beginnen sogar erst in den zwanziger- oder dreißiger Jahren. Mit der zweiten Hälfte der fünfziger Jahre oder in den Sechzigern pflegt dann eine Verminderung der Beschwerden und auch der sichtbaren Veränderungen, in vielen Fällen sogar eine völlige Erscheinungsfreiheit, aufzutreten.

Beziehungen zum Klima, zur Jahreszeit und Witterung.

Auffällig ist die Abhängigkeit der Hauterscheinungen von *Klima, Jahreszeit und Witterung*. Manche Kranke erfahren das Manifestwerden ihres Leidens erst bei einem Klimawechsel, bei anderen verschwinden die neurodermitischen Veränderungen schon infolge einer Ortsveränderung, selbst wenn er nicht gleichzeitig einen Klimawechsel bedeutet, meist allerdings nur vorübergehend. Was die Jahreszeiten betrifft, so erwiesen sich Sommer und Herbst für diese Kranken als die günstigeren Monate, Frühling und Winter brachten häufiger eine Verschlimmerung. Hinsichtlich der Witterung fiel uns auf, wie Nebeltage in Norddeutschland zu einer Verstärkung des Juckreizes führten; in München sind es Föhntage, bei denen Juckkrisen häufiger auftreten. Manche Kranke dieser Gruppe sind ausgesprochen „wetterfühlig"; sie bezeichnen sich selbst als Barometer und können an ihrem zunehmenden Juckgefühl Wetterveränderungen in dem geschilderten Sinne — mindestens kurzfristig — voraussagen.

Klinische Stigmata.

Die Disposition der Neurodermitiker manifestiert sich in einer Reihe typischer Merkmale (Stigmata).

Körperbau.

Im Körperbau der Kranken fällt das Überwiegen der Leptosomen oder mindestens der Leptosom-Athletischen auf (ROST und MARCHIONINI); neuerdings bestätigt auf Grund seines Beobachtungsgutes auch KOCHS, daß Leptosome am stärksten vertreten waren, es folgten Muskuläre und Dysplastische, während Pykniker höchst selten waren.

Psychische Faktoren.

Dem Körperbau entspricht im Sinne KRETSCHMERS auch eine besondere psychische Konstitution, eine Feststellung, die zuerst von TILDE MARCHIONINI-SOETBEER getroffen wurde. Sie fand bei den Untersuchten das Überwiegen des schizothymen Leptosomen mit schweren körperlichen Minderwertigkeitsideen und deshalb einem Gefühl des völligen Ausgeschlossenseins von den Lebensfreuden anderer Menschen, mit Mißtrauen gegen die Umwelt, Verschlossenheit, Einspännertum, schweren Depressionszuständen bis zur Suizidanwandlung. In der Freiburger Klinik erfolgte sogar ein Suizid einer 45jährigen Patientin, die ihr Leben infolge des unaufhörlichen Juckreizes nicht mehr lebenswert fand.

An unserem Hamburger Krankengut untersuchte BORELLI mit dem WARTEGG-Test diese Kranken und stellte einen auch in charakterologischer Hinsicht umreißbaren Neurodermitikertyp fest: er zeichnet sich aus durch Spannungscharaktere mit Bipolarität der Struktur, introvertierter Gefühls-, extravertierter Willensstruktur mit einer Tendenz des abstrakten Denkens zur Zergliederung, einer ähnlichen Note der introvertierten Phantasie und der Unfähigkeit zur Zentrierung infolge der vorhandenen inneren Spannung. Amerikanische Autoren wie J. G. KEPECS, A. RABIN und M. ROBIN sahen sogar in dem klinischen Ausdruck der atopischen Dermatitis einen Projektionsprozeß unterdrückter oder verdrängter Gefühlsemotionen auf die Haut, der schließlich im paroxysmalen Juck- und Kratzanfall seine — mitunter deutlich auf selbstzerstörerischer Basis beruhende — dramatische Auslösung findet. DUNBAR betrachtet das Kratzen bei den Neurodermitikern als Ersatzentladung für seelische Konflikte.

Es unterliegt keinem Zweifel, daß psychische Faktoren mindestens auch auf die Verschlimmerung der Krankheitserscheinungen von großem Einfluß sind. Ich erinnere mich an eine Kranke, die unter dem Eindruck stand, ihr Mann betrüge sie mit einer Geliebten. Der Mann war in der Lage, ihr wieder Vertrauen einzuflößen und die Hauterscheinungen gingen wesentlich zurück. Als die Frau jedoch beim Reinigen des Sonntagsjacketts ihres Mannes einen Brief herausfallen sah, den sie las und aus dem sie Vorwürfe der Geliebten ihres Mannes entnahm, weil er nicht die Alimente für das Kind ihrer Verbindung zu zahlen bereit war, erfolgte ein schwerer Rückfall mit heftigsten Juckkrisen. In einem anderen Falle beobachtete die asthenisch zartgliedrige Ehefrau regelmäßig schwerste Verschlimmerungen ihrer Neurodermitis unmittelbar nach dem Geschlechtsverkehr mit dem sehr korpulenten Ehemann.

Weitere somatische Stigmata.

Als weitere somatische Zeichen der besonderen Konstitution möchte ich bemerken: den weißen Dermographismus, die Steigerung des Blutdrucks, die häufig vorhandene Hyp- oder sogenannte Anacidität des Magensaftes (EHRMANN, MARCHIONINI), die oft hochgradige Eosinophilie (MAYR und MONCORPS), die sich beim Lichen *Vidal* nicht findet (BURKHART), die Erniedrigung der Blutzuckerwerte (ROST und OTTENSTEIN), die große Labilität im vegetativen System, die sich u. a. auch in einer Verminderung der Schweißsekretion äußert. Auf die Herabsetzung der Talgdrüsensekretion habe ich schon hingewiesen. KOCHS bezeichnet das Leiden deshalb auch als xerodermische bzw. asteatotische Hautkrankheit, und GANS führt die geringe Tätigkeit der Talgdrüsen auf eine Unterfunktion der Keimdrüsen zurück. In diesem Zusammenhang scheint es bemerkenswert, daß wir bei einzelnen Frauen mit spätexsudativem Ekzematoid eine deutliche klinische Besserung während der Schwangerschaft registrierten. Kurze Zeit nach der Geburt trat allerdings regelmäßig wieder eine Verschlimmerung ein.

Begleiterkrankungen.

Eine häufige Begleiterkrankung ist die *Ichthyosis*, die nach KOCHS zuweilen auch in der Blutsverwandschaft unserer Kranken festzustellen ist. Seltener findet sich eine *juvenile Katarakt*. Verwandte Krankheiten sind der *Strophulus* oder die *Urticaria chronica infantum*, ferner die *Prurigo Hebrae*.

Beziehungen zur Allergie.

ROST und MARCHIONINI bezeichneten 1932 in ihrer Monographie „Asthma-Ekzem, Asthma-Prurigo und Neurodermitis" die in dieser Krankheitsgruppe vereinigten Leiden als „allergische Hautkrankheiten", ein Vorgang, dem eine größere Zahl anderer Autoren gefolgt ist. Es wurde aber damals schon festgelegt, daß diese Neurodermitisfälle eindeutig vom Kontaktekzem bzw. von der Kontaktdermatitis zu trennen seien. Der Epicutantest mittels Läppchenproben, der bei diesen letzteren Kranken so häufig die auslösende Noxe erkennen läßt, ist bei den Neurodermitikern unserer Gruppe fast regelmäßig negativ, was neuerdings auch NARINS betont.

Nutritive Allergene.

Eine nutritive Allergie ist durch anamnestische Angaben und auch durch den Diätversuch mittels Exposition in Einzelfällen ohne Zweifel feststellbar. Dagegen hat sich der Intracutantest, auf den wir noch vor 20 Jahren so großes Gewicht legten, zur Ermittlung der Allergene nicht immer bewährt. Zu häufig treten unspezifisch positive Reaktionen auf, deren Entstehungsmechanismus KOCHS durch seine histologischen Untersuchungen neuerdings gedeutet hat. Die wiederholt ausgeführte physiologische Kochsalzquaddel läßt histologisch einen isomorphen Reizeffekt erkennen, in dem man in der Papillarschicht ein Ödem und ein perivasculäres Infiltrat feststellt, das hauptsächlich aus Rundzellen, zahlreichen Eosinophilen und vereinzelten Histiozyten besteht. Beim Hautgesunden und bei anderen Hautkranken fehlt eine solche Reaktion. Die Ergebnisse dieser Untersuchungen von KOCHS sind geeignet, uns das Versagen unserer Intracutantestung in vielen Fällen von spätexsudativem Ekzematoid verständlich zu machen.

Auch der VAUGHAN-Test, dessen diagnostischen Wert ROST, MEMMESHEIMER, KLEINE-NATROP, GILLMEISTER u. a. betont haben, führt nicht zur Ermittlung des nutritiven Allergens. Die Leukozytenzahl, die vor dem Genuß des als Allergen vermuteten Nahrungsmittels und 45 Minuten später ermittelt wird, kann sich nach drei Richtungen verändern: sie kann zunehmen, gleich bleiben oder abnehmen. Für den ersteren Fall wird nach VAUGHAN angenommen, daß das betreffende Nahrungsmittel nicht als Allergen zu betrachten sei, während man beim zweiten oder dritten Ausfall der Reaktion meint, die ursächliche Noxe festgestellt zu haben. Untersuchungen von HÜLLSTRUNG aus der Tübinger, von SPIER und MENZEL aus unserer und von PROPPE aus der Düsseldorfer Klinik haben mit Hilfe exaktstatistischer Prüfungen gezeigt, daß der Ausfall des Leukozytentestes nach VAUGHAN ganz unregelmäßig ist, so daß er nicht als Methode zur Ermittlung des nutritiven Allergens angesehen werden kann.

Aus allen diesen Untersuchungen geht hervor, daß die Ermittlung der nutritiven Allergene technisch schwierig ist und daß man einigen der bisher angewandten Methoden mit größter Kritik begegnen muß.

Inhalationsallergene.

Eine zweite Gruppe von Allergenen bilden die früher unter der Bezeichnung Klima- und Wohnungsallergene zusammengefaßten *Inhalationsallergene*, bei denen es sich hauptsächlich um Bestandteile des Aëroplanktons, also um Schimmelpilze, Wollfasern, Hausstaub, Federn, Blütenpollen u. a. handelt. Daß sie für die Auslösung der Neurodermitis von großer Bedeutung sind, ist schon seit längerer Zeit bekannt und neuerdings von TUFT, BAAGOE u. a. wieder deutlich gemacht worden. Um ihre Rolle in der Ätiologie jeden Einzelfalles von Neurodermitis zu erkennen, hat ROST als erster die allergenfreie Kammer nach STORM VAN LEEUWEN für derartige Kranke benutzt. Es handelt sich bei ihr um einen hermetisch abgeschlossenen Raum, in dem allergenfreie bzw. allergenarme Luft — ein Filter passierend — durch ein Rohr mittels eines Motors angesaugt wird. In der Tat ließ sich feststellen, daß bei zahlreichen Neurodermitikern der beschriebenen Art, wenn sie sich etwa 8 Tage lang ununterbrochen in der Kammer aufhielten, eine wesentliche Besserung, zuweilen sogar eine Abheilung der klinischen Erscheinungen, eintrat. Damit schien die Tatsache bewiesen, daß allergische Hautkrankheiten sich unter der Einwirkung von Inhalationsallergenen entwickeln können. Neuerdings haben nun SIEMENS und JAGTMAN mitgeteilt, daß allein die Aufnahme auf eine normale Station der Klinik genügt, um bei Kranken dieser Gruppe eine Besserung oder gar Abheilung herbeizuführen. Es wird also in Zukunft notwendig sein, solche Kranken zunächst auf die Station zu legen, um den Einfluß des Milieuwechsels zu erkennen, bevor man sie in die allergenfreie Kammer aufnimmt. Immer-

hin beweisen auch neuere Untersuchungen von Storck aus der Miescherschen Klinik, in der sich ebenfalls zwei allergenfreie Kammern befinden, den Wert dieser Einrichtung für die Allergen-Diagnostik der
Neurodermitiker.

Beziehungen zur Umwelt.

Geographische Verbreitung der Neurodermitis.

Die Anwendung der allergenfreien Kammer hat bereits erkennen
lassen, daß zwischen der Umwelt und der Pathogenese der Neurodermitis Beziehungen bestehen.

Diese Zusammenhänge mit der Umwelt werden noch deutlicher,
wenn man die *geographische Verteilung* dieses Hautleidens studiert.
Es war uns aufgefallen, daß wir in Anatolien solche Fälle so gut wie überhaupt nicht trafen, eine Beobachtung, die durch entsprechende Feststellungen von P. S. Meyer-Haifa in Palästina ergänzt wird.

Auf der anderen Seite wissen wir aus Untersuchungen von Haxthausen und
Bonnevie, wie häufig und in ständiger Zunahme sich die Neurodermitis
in Skandinavien findet. Auch in Holland ist nach H. W. Siemens die Neurodermitis sehr häufig anzutreffen, in Deutschland — wie schon erwähnt — im angrenzenden Westen häufiger als etwa im Voralpengebiet Münchens. In Japan tritt diese
Krankheit selten mit Heufieber vergesellschaftet auf, in den USA dagegen häufig.

In der Türkei fiel mir bei gemeinsamen Untersuchungen mit dem
Pädiater Eckstein auf, daß selbst die Erscheinungen der Frühperiode
nur höchst selten anzutreffen sind. Wir bezogen diese eigenartige Beobachtung darauf, daß die Kinder fast bis zur Vollendung des 2. Lebens-
jahres von der Mutter gesäugt werden. Daß die Kuhmilch in der Ätiologie dieser Krankheit eine bedeutende Rolle spielt, hat vor allem Schreus
in den Vordergrund der ätiopathogenetischen Betrachtung gestellt.
Zu der Allergie gegen Milcheiweiß gesellt sich später diejenige gegen andere
Nahrungseiweiße. Ich bin überzeugt, daß die Fortführung dieser geo-
graphisch-pathologischen und ethnographischen Untersuchungen uns
noch wertvolle Erkenntnisse vermitteln wird.

Soziologische Beziehungen (Beruf, Stadt und Land).

Weiter fiel uns in der Türkei auf, daß die wenigen Fälle, die wir
registrierten, fast ausschließlich in *Istanbul* beobachtet wurden. Sie ge-
hörten Familien an, die seit Jahrzehnten, wenn nicht Jahrhunderten, in
dieser Stadt lebten, insbesondere als sogenannte Minderheiten (Griechen,
Armenier, Juden). Ebenso war in unserem Beobachtungsgut in Hamburg
und in München die städtische Bevölkerung stärker vertreten als die
ländliche. Wir schlossen daraus, daß es sich bei der Neurodermitis
unserer Art um eine *Verstädterungs-* und *Zivilisationskrankheit* handele.
Auch Pirilä fand in Finnland ähnliche Verhältnisse: bevorzugtes Befallensein der Stadtbewohner, relative Seltenheit auf dem Lande. Unsere
Annahme wurde ferner dadurch bekräftigt, daß sich bei weiteren Untersuchungen sowohl in der Türkei wie später in Hamburg (unter Mitarbeit
von S. Borelli) und in München (unter Mitarbeit von W. Hauck) auf-
zeigen ließ, daß die Träger der Neurodermitis und ihrer besonderen
Disposition vor allem Angehörige geistig schaffender Berufe sind. Es

scheint also, daß die Hauterscheinungen — bei vorhandener Disposition — insbesondere bei jenen Personen manifest werden, die den nervösen Einflüssen des Stadtlebens und geistig schaffender Berufe stärker ausgesetzt sind. Diese Beobachtung beweist uns den bedeutenden Faktor, den das Nervensystem in der Pathogenese der Neurodermitis spielt. HÜLLSTRUNG erwägt sogar — Gedankengängen GOTTRONS folgend —, daß in dem komplexen Geschehen der Pathogenese der Neurodermitis dem Nervensystem die Priorität zukomme. Wir sind der Meinung, daß Allergie und Störungen nervöser Funktionen gemeinsam in den Vordergrund der ätiopathogenetischen Erörterung gerückt werden müssen, was auch hinsichtlich der Therapie von Bedeutung ist. Alle diese Untersuchungen sind jedoch noch im Beginn und harren der Fortsetzung. Sie versprechen weitere Aufschlüsse für die Deutung der Pathogenese und Ätiologie der Krankheit. In dem gleichen Zusammenhange ist auch die Tatsache bemerkenswert, daß nach URBACH in den USA bei zunehmender Verstädterung in einer Generation die Zahl der Heufieberkranken von einigen Zehntausend auf einige Millionen angewachsen ist.

Therapie.

Was die Behandlung anbetrifft, so werden wir zwischen einer ätiotropen und einer symptomatischen Therapie unterscheiden müssen.

Ätiotrope Behandlung.

Soweit *nutritive Allergene* ermittelt sind, wird man durch eine *Eliminationsdiät* eine Heilung anstreben müssen. Leider sind die Fälle sehr selten, in denen ein einziges Nahrungsmittel als Allergen ermittelt und ausgeschaltet werden kann. In vielen Fällen ist es eine Gruppe von nutritiven Allergenen, so daß deren Elimination schon auf größere Schwierigkeiten stößt. Die früher vielfach empfohlene Methode der spezifischen Desensibilisierung durch Injektionen steigender Dosen von Extrakten der als Allergen bekannten Nahrungsmittel hat sich nur selten bewährt und kommt für die Praxis nicht in Betracht.

Klimawechsel.

Sind Inhalationsallergene als entscheidende Faktoren der Ätiologie ermittelt worden, so hat man versucht, durch „Sanierung" der Wohnung Abhilfe zu schaffen, indem man Federbetten, Matratzen u. a. entfernte bzw. durch nichtallergenhaltige entsprechende Stoffe und Einrichtungen ersetzte. Nur in vereinzelten Fällen ist dadurch ein Erfolg erzielt worden. In der überwiegenden Mehrzahl dieser Fälle bewährte sich dagegen ein *Klimawechsel,* der auch in Fällen von nutritiver Allergie erfolgreich war, weil mit dem Aufenthalt im neuen Klima Nahrungsmittelallergene vielfach nicht mehr zur Auslösung der Hauterscheinungen führten. Bei meinen Patienten in Istanbul erzielte ich ausgezeichnete Erfolge, wenn ich sie für einige Monate auf den bithynischen Olymp (Uludağ) brachte, wo sie sich in einer Höhe von 1800 m ü. M. in einem Hotel mit dem nötigen Komfort aufhielten. Diese Höhenkur genügte ohne jede Diät, um nach der Rückkehr nach Istanbul mindestens für eine Reihe von Monaten jene Erscheinungsfreiheit zu erhalten, die im Gebirge erzielt worden war. Auch EIDINOFF sah ausgezeichnete Erfolge, wenn er seine Patienten aus dem feuchten Klima der Niederung in das trockene Klima einer Gebirgsgegend von einer Höhe von 1130 m ü. M. verbrachte. In Deutschland habe ich von Hamburg aus einzelne Patienten hauptsächlich in die bayerischen Alpen und an die Nordsee geschickt, andererseits hatten bayerische Kollegen schon seit längerer Zeit den wohltuenden Einfluß der Nordsee für ihre Patienten ermittelt. PAUTRIER schilderte anläßlich des Fortbildungskurses in Madrid im April 1951, daß er beste Resultate erhielt, wenn seine Patienten längeren Aufenthalt an der Küste von Marokko nahmen. Es scheint vor allem wichtig, einen radikalen Klimawechsel vorzunehmen. An ein Gebirgsklima gewöhnte Patienten finden rasche Besserung am Meere, während für die Bewohner der Tiefebene vor allem der Aufenthalt im Gebirge von günstiger Wirkung ist. Leider ist bei Kindern sowohl wie bei Erwachsenen der Aufenthalt in einem anderen Klima meist nur von vorübergehendem Einfluß. Nach der Rückkehr stellt sich in einiger Zeit das Recidiv ein und der quälende Zustand besteht fort. Es scheint mir notwendig, für diese Kranken in jenen Klimaten, in denen sie Erscheinungsfreiheit erzielen, Stationen zu errichten, die ihnen einen Aufenthalt für lange Zeit (Monate, wenn nicht sogar Jahre) sichern, mit der Möglichkeit der Berufsausübung. Erst von einem solchen lang ausgedehnten Aufenthalt ist eine wirkliche Dauerheilung zu erwarten. Als ferneres Ziel schwebt mir vor, daß man für Kranke dieser Art Dörfer gründen sollte, in denen sie viele Jahre ihres Lebens verbringen, das dann — durch Freiheit von den Krankheitserscheinungen — erst wirklich lebenswert wird.

Von größter Bedeutung wird ferner ein Weg sein, den in den letzten Jahrzehnten Schweizer Allergieforscher beschritten haben. Sie haben asthmakranke Kinder nicht nur einige Monate, sondern sogar einige Jahre ununterbrochen im Hochgebirgsklima der Schweiz (Davos und Engadin) gehalten (TURBAN und SPENGLER, v. PLANTA, BURCKHARDT, WOLFER, CAMPELL u. a.). Aus ihren Ergebnissen und denen meiner eigenen Untersuchungen geht hervor, daß als Folge eines solchen mehrjährigen ununterbrochenen Aufenthaltes sogar Dauerheilung durch Desensibilisierung erzielt werden konnte. Allerdings wird man bei kritischer Prüfung dieser ausgezeichneten Ergebnisse nicht außer acht lassen dürfen, daß auch in der Ebene bei einem nicht unerheblichen Teil dieser Asthmakinder eine Spontanheilung erfolgt, wie es erst kürzlich MAY überzeugend dargetan hat. Immerhin ist ein neuer Weg beschritten, der für viele dieser unglücklichen Allergiker ein Ausweg in ein Leben ist, das zu leben sich lohnt. Deshalb sollte dieser Weg auch für unsere spätexsudativen Kranken eingeschlagen werden, indem man sie schon im Spiel- und Schulalter in entsprechend hochgelegenen Internaten unterbringt. Durch Analogieschluß läßt sich voraussehen, daß auch bei diesen Kindern eine Desensibilisierung oder sonstwie geartete radikale Umstimmung auftritt, so daß sie für ihr ganzes Leben von den Manifestationen des Hautleidens befreit sind. Wir erstreben die Einrichtung einer entsprechenden Station in den bayerischen Alpen und hoffen, die geplanten Untersuchungen dort durchführen zu können.

Berufswechsel.

In manchen Fällen gelingt es, allein durch den Berufswechsel schon einen Dauererfolg zu erzielen. ROST und MARCHIONINI haben über einen solchen Fall in ihrer Monographie berichtet; ein Maurer, der beim Abbruch alter Häuser immer wieder mit neuen Anfällen seiner Neurodermitis erkrankte und in der allergenfreien Kammer völlig erscheinungsfrei wurde, erhielt auf unseren ärztlichen Rat eine Stelle als Feldhüter und blieb fortan frei von Erscheinungen.

Spezifische und unspezifische Desensibilisierung.

Über den geringen Wert der spezifischen Desensibilisierung wurde schon früher berichtet. Zur unspezifischen Desensibilisierung wurde von uns vor allem Calcium verordnet, bei kleinen Kindern oral, bei größeren und bei Erwachsenen in Form von i. v. Injektionen, wodurch eine vorübergehende Besserung erzielt werden konnte. Auch Kuren mittels i. v. Injektionen von 1%iger Novocainlösung in langsam steigenden Dosen von 5—20 ccm (äußerst langsam injizieren!), wie sie meine Mitarbeiterin HOLTSCHMIDT mitgeteilt hat, können von desensibilisierender Wirkung sein.

Weitere Methoden der Allgemeinbehandlung.

Schließlich gehört zu den erfolgversprechenden Behandlungsmethoden die Verabreichung von Keimdrüsenhormonen, nach deren Anwendung besonders GANS günstige Ergebnisse sah. Zur Regulierung von Tonussteigerungen im vegetativen System wird *Bellergal, Belladenal* oder *Bellasanol* verordnet. Von der Anwendung des *Antihistamins* haben wir im Gegensatz zu OSBORNE, WALTEN, O'LEARY und FARBER u. a. weniger eindrucksvolle Erfolge gesehen, außer einer gewissen Linderung des Juckreizes. Ebenso bringt die Anwendung des *ACTH* nur vorübergehende Besserung während der Dauer der Applikation (KANEE). Auch *Cortison* führt nach FEINBERG, COOKE und deren Mitarbeitern nur während der Anwendung zur Verminderung des Juckreizes und Abheilung klinischer Erscheinungen. Die *Psychotherapie* kann in Einzelfällen als Teil der Allgemeinbehandlung bemerkenswerte Erfolge zeitigen, wie sich neuerdings insbesondere aus den Beobachtungen meines Mitarbeiters BORELLI ergibt.

Lokalbehandlung.

Gegen die lichenoide Infiltration — das führende morphologische Symptom — dient die Anwendung von *Teer* und seinen Derivaten in Form von Teerpasten oder reinem Steinkohlenteer; uns hat sich besonders das *Liantral* bewährt. Auch der Juckreiz mildert sich rasch. Ist eine sekundäre Infektion vorhanden, so muß sie zunächst beseitigt werden, bevor man Teer auftragen kann. In solchen Fällen ziehen wir außer der lokalen Applikation antibakterieller Medikamente auch die antibiotische Behandlung heran, nachdem durch Testung ermittelt wurde, gegen welche Antibiotica (Penicillin, Aureomycin, Streptomycin) die Erreger der Sekundärinfektion empfindlich sind.

In einem Falle, in dem eine seit Jahren bestehende Neurodermitis mit einer Furunkulose kombiniert war, sahen wir, daß auf die eingeleitete Penicillinbehandlung nicht nur die Furunkulose abheilte, sondern auch die neurodermitischen Erscheinungen verschwanden. Als der gleiche Patient nach einiger Zeit wieder erschien, weil ein Recidiv der Neurodermitis aufgetreten war, gaben wir ihm auf seinen ausdrücklichen Wunsch wieder Penicillin: erneut erfolgte die Abheilung der lichenoiden Infiltration. Auch NORLAND berichtet über Verschlimmerungen des Hautleidens durch akute Infektionen, besonders des Respirationstraktes, und Besserung nach deren Beseitigung.

Hinsichtlich der Teerbehandlung ist noch ergänzend zu sagen, daß auch *Balnacidbäder* von wohltuendem Einfluß auf Juckreiz und klinische Erscheinungen sein können.

Von der Anwendung der *Röntgenstrahlen* sind wir in der letzten Zeit immer mehr abgekommen, weil sie nicht oft wiederholt werden kann, wenn Schädigungen vermieden werden sollen. Die Patienten empfinden natürlich den relativ rasch eintretenden Effekt der Röntgenbestrahlungen ohne die Salbenbehandlung besonders dankbar und wenden sich, wenn ein verantwortungsbewußter Arzt die Wiederholung aus den bekannten Gründen ablehnt, vielfach unter Verschweigung früherer Bestrahlungen an weitere Kollegen, die dann ahnungslos erneut bestrahlen und damit nicht selten schwere Röntgenschädigungen verursachen.

Prognose.

Aus allem, was bisher dargetan wurde, ist ersichtlich, daß die Prognose quoad sanationem ungünstig ist, wenn nicht entscheidende Maßnahmen ergriffen werden. Zweifellos ist festzustellen, daß im höheren Lebensalter — wie schon erwähnt — etwa zwischen dem 50. und 60. Lebensjahre, in vielen Fällen die Empfindlichkeit nachläßt. NORLAND fand die Erkrankung sogar bei Menschen über 35 Jahren schon selten, was aber mit unseren Erfahrungen nicht übereinstimmt. Manche Patienten haben sich auch so sehr an ihren Zustand gewöhnt, daß sie es aufgeben, noch einen Arzt zu konsultieren.

Wichtig scheint mir, worauf auch KOCHS hinweist, Neurodermitiker und überhaupt Träger der Disposition, die sich in den bekannten Erscheinungen manifestiert, vor einer Eheschließung zu beraten. Man muß sie dringend davon abhalten, Gleichdisponierte zu ehelichen, weil dann mit großer Wahrscheinlichkeit die Kinder solcher Ehen wieder an allergischen Krankheiten leiden würden; es stünde ihnen also ein ebenso unglückliches Leben wie dem erkrankten Elternteile bevor. KOCHS rät, daß sich diese Kranken in erster Linie etwa mit Trägern der seborrhoischen Konstitution verehelichen sollten, weil aus dieser Verbindung für die Nachkommenschaft die Vererbung allergischer Krankheiten weniger zu fürchten sei.

Aus der Dermatologischen Abteilung des Städtischen Krankenhauses
München, Am Biederstein. (Chefarzt Dr. med. C. Böhm.)

Zur Behandlung des Analekzems und Analpruritus.

Von

C. Böhm.

Bevor bei einem Analekzem oder Analpruritus mit der lokalen Behandlung begonnen wird, soll durch Proktoskopie der Zustand der Hämorrhoidalvenen untersucht werden. Die Erfahrung zeigte, daß die Behandlung der inneren Hämorrhoiden einen bestehenden Pruritus ani mit all seinen Komplikationen häufig vollkommen zum Verschwinden bringen kann, so daß die Lokalbehandlung, abgesehen von einfachen hygienischen Maßnahmen, wie Borwasserwaschungen, Benützung von in Borwasser getränkter Watte bei der Defäkation, entbehrlich wird.

Ein konservatives Vorgehen kann manchmal vorübergehend zum Abklingen der Erscheinungen führen, indem man durch antiphlogistische, antiparasitäre und antipruriginöse Lokalmaßnahmen den Pruritus bekämpft. In der überwiegenden Mehrzahl der Fälle ist aber ein aktives Vorgehen angezeigt.

Während früher die operativen Methoden an erster Stelle standen, hat sich in den letzten Jahrzehnten das Injektionsverfahren immer mehr eingebürgert, wobei prinzipiell zwei Wege in Frage kommen:

1. die direkte Behandlung des Knotens durch Injektion in das Lumen,
2. die Infiltration des die Varicen beherbergenden Gewebes mit sklerosierenden Flüssigkeiten.

Der erste Weg wurde in erster Linie von deutschen Autoren beschritten, und zwar von Boas und Strauss, die mittels Saugverfahren das Konvolut der Knoten vor den Analring brachten und das Injektionsmittel (70% Alkohol) direkt in den Knoten eingespritzt haben. Die Methode hat den Nachteil, daß sie klinischen Aufenthalt erfordert, äußerst schmerzhaft ist und was noch wichtiger ist, daß höher gelegene Knoten der Behandlung leicht entgehen, also denselben Nachteil zeigt wie die operative Methode.

Diesen Nachteil vermeidet der zweite Weg, bei dem die Behandlung der Knoten in situ unter Verwendung eines Proktoskopes erfolgt und die Beseitigung der Knoten nicht durch Thrombosierung, sondern durch Drosselung der Gefäßversorgung auf dem Weg der Gefäßsklerose erzielt wird. Bei ausgedehnten inneren Hämorrhoiden kann auf diese Weise systematisch schrittweise der ganze Hämorrhoidalring zur Rückbildung gebracht werden.

Die im Gebiet des Analtrichters auftretenden, umschriebenen Venektasien sind oft der Sitz schmerzhafter Thrombosen, besonders nach heftigen Juckanfällen, bei Diarrhoe oder Obstipation, alles Ereignisse, bei denen es zur Traumatisation des empfindlichen und zu Infektionen disponierten Venengebietes kommt. Kommt es zur Thrombose, so entstehen äußerst schmerzhafte, harte, kugelig hervorragende Knoten, welche das Sitzen erschweren, Schwellung der Inguinaldrüsen und ein ausgesprochenes Krankheitsgefühl erzeugen. In diesem Stadium kann durch Incision des thrombosierten Knotens Beschwerdefreiheit und Heilung der Incisionsstelle nach kürzester Zeit erzielt werden.

Erfolgt dieser Eingriff nicht, so kommt es zum Spontandurchbruch des Thrombus bei akuter Infektion. Die Bezeichnung „circumanale Spontanthrombose" dürfte richtiger sein als die Bezeichnung „äußere Hämorrhoiden".

„Eingeklemmte Hämorrhoiden oder Prolaps" sind häufig falsche Diagnosen, Bettruhe, Sitzbäder usw. und Repositionsversuche ebenso unzweckmäßige Behandlungen. Im Hinblick auf den infektiösen Charakter dieser Vorgänge kommt eine Verödung durch Injektionsbehandlung nicht in Frage.

Den *inneren Hämorrhoiden* im Bereich des Plexus haemorrhoidalis med. und sup. wird meist nur wenig Beachtung geschenkt, wenn sie nicht in Form von Blutungen oder Prolaps imponieren. Erst diese Symptome galten immer als sichere Zeichen der „inneren Hämorrhoiden". Es bestehen aber Symptome, die häufig als nicht zu den Hämorrhoiden gehörig bezeichnet wurden. Viele Patienten mit inneren Varicen haben als einziges Symptom eine chronische Obstipation, andere leiden an einem serösen Ausfluß, mit lästigem Nässen in der Analgegend, ein Symptom, das sich gerade für uns Dermatologen von eminenter Wichtigkeit erwiesen hat. Weitere wichtige Symptome bei inneren Varicen sind die Fissura ani und der Rectalprolaps.

Infolge Raummangels kann hier auf die habituelle Obstipation, die Fissura ani und den Rektalprolaps nicht näher eingegangen werden.

Instrumentarium und Technik.

Wir verwenden ein Proktoskop, das gegenüber anderen Instrumenten verschiedene grundlegende Änderungen aufweist und das nur von der Firma *Wilhelm Haselmeier*, Fabrik für chirurgische Instrumente in Stuttgart-Möhringen, hergestellt wird.

Als Injektionsspritze dient eine Tuberkulinspritze mit einer Vorrichtung, welche die Dosierung nach Tropfen ermöglicht, so daß quantitativ ganz exakt gearbeitet werden kann, ohne daß es zu einer Unter- oder Überdosierung kommt. Als Injektionsflüssigkeit wird eine 30%ige Chinin-Urethanlösung mit Alypin als Anästheticum und mit Tinctura Catechu verwendet.

Die Injektionen sollen in einer Höhe von 4—8 cm oberhalb des Sphincters erfolgen, und zwar nicht in, sondern zwischen und in die Basis der Knoten, streng submukös. Man sticht dabei mit einer 8—9 cm langen, dünnen Nadel ein und injiziert pro Stelle 1—3 Tropfen. In den ersten Sitzungen ist vorsichtig zu dosieren und nicht mehr als 5—6 Tropfen zu injizieren. In den folgenden Sitzungen kann man maximal 12 Tropfen, auf mehrere auseinanderliegende Stellen verteilt, injizieren. Die Injektionen sollen 2mal wöchentlich gegeben werden und sind bei richtiger Technik vollkommen schmerzlos.

Die Amerikaner verwenden Anuskope von Gabriel, Kelly und Bacon; das sind kleine, etwa 6 cm lange Anuskope, die dem früher verwendeten Bensaudschen Anuskop fast in allen Details gleichen. Daß sich das Bensaudsche Anuskop nicht zur Behandlung von hochsitzenden, inneren, großkalibrigen Varicen eignet, haben wir schon in früheren diesbezüglichen Publikationen ausführlich besprochen. Mit diesen, von den Amerikanern verwendeten Instrumenten können nur klein- bis mittelkalibrige Varicen, die in der Nähe des Sphincter liegen, zur Verödung gebracht werden. Wir haben hier den gleichen Nachteil, den die operative Behandlung mit sich bringt, bei der ebenfalls die hochsitzenden, inneren, großkalibrigen Varicen nicht erfaßt werden und ist aus diesen Gründen die sehr starke Recidivbereitschaft abzuleiten.

Als Injektionsflüssigkeit verwenden die genannten amerikanischen Autoren als Standardlösung Chinin-Urethan; die Chinin-Urethanlösung enthält jedoch, im Gegensatz zu der von uns verwendeten, kein Anästheticum und keine Tinctura Catechu. Die Anzahl der Injektionen schwankt bei ihnen zwischen 15—20, die zeitlichen Intervalle betragen durchschnittlich 7 Tage. Die Injektionen selbst sind meistens schmerzhaft und rufen lokale Reaktionen, ausstrahlende Schmerzen im Rücken, Schmerzen nach der Defäkation (die meist 2—3 Tage anhalten) hervor. Dies sind Erscheinungen, die wir mit ganz geringen Ausnahmen nicht beobachten. Daß wir im Durchschnitt mit 8—10 Injektionen auskommen, dürfte wohl darauf beruhen, daß wir der Chinin-Urethanlösung Tinctura Catechu zusetzen, das eine stark adstringierende Wirkung hat und dadurch den sklerosierenden Effekt des Chinins wesentlich verstärkt. Wir haben auch verschiedene andere Injektionsmittel versucht, u. a. auch ein Fettsäuresalz vom Typ der Morrhuate mit einem Sulfonamidzusatz, das in der Schweiz unter dem Namen „Varsyl" von der Firma Geigy hergestellt wird. So günstig sich dieses Präparat für die Behandlung der Varicen der unteren Extremitäten erwiesen hat, so wenig erfolgreich erwies es sich für die Injektionsbehandlung der inneren Varicen. Fast jede Injektion zeigte eine einige Stunden anhaltende lokale Reaktion, und bei einer Anzahl von Patienten trat schon einige Wochen nach Abschluß der Behandlung ein Recidiv auf.

Wichtig ist, daß vor Behandlungsbeginn alle Patienten epicutan mit $1^0/_{00}$igem und 1%igem Chinin und $1^0/_{00}$igem Percain getestet werden.

Chinin-Sensibilisierungen konnten die Amerikaner nur in einer verschwindend kleinen Anzahl von Fällen beobachten. Diese Beobachtungen entsprechen den unsrigen, die wir bei etwa 1500 Patienten nur 10 Sensibilisierungen auf 1%iges Chinin beobachten konnten. Wilde meint, daß wir der Gefahr der Sensibilisierung gegen Chinin durch Epicutanproben vor Behandlungsbeginn zu begegnen versuchen und die während der Behandlung gegen Chinin empfindlich gewordenen übersehen. Dies stimmt insofern nicht, als wir während der ganzen Dauer der Behandlung die geringsten Symptome und Äußerungen des Patienten genau beobachten. Nach Abschluß der Behandlung bestellen wir unsere Patienten nach 4 Wochen zu einer Kontrolluntersuchung und wiederholen in den meisten

Fällen die Epicutanproben. Bis heute konnten wir bei keinem einzigen Fall eine Sensibilisierung gegenüber Chinin während der Behandlung feststellen.

Die Infektionsgefahr ist im allgemeinen als sehr gering zu bewerten. Bensaude hat bei 10000 Injektionen keine ernsthaften Störungen beobachtet. Blond hatte bei einem Patientenmaterial von einigen tausend Fällen im Beginn 2 Todesfälle. Als Ausgangspunkt von Infektionen kommen in erster Linie Schleimhautnekrosen in Betracht, die allerdings bei richtiger Technik vermieden werden sollten.

Ferner ist bei der Behandlung peinlich auf das Vorbestehen akut entzündlicher und phlegmonöser Prozesse zu achten, und die Injektionen sind bis zu deren Abklingen zu verschieben. Schönbauer gibt an, daß er wiederholt Fälle mit beginnenden Phlegmonen untersucht hat, die sich in keinem Fall zur Injektionsbehandlung geeignet haben. Wären diese Fälle der Injektionsbehandlung zugeführt worden, so hätten sie die Methode unzweifelhaft belastet, da bei der Einleitung der Injektionsbehandung es unweigerlich zu Komplikationen gekommen wäre.

Unter den *Kontraindikationen* der sklerosierenden Behandlung steht darum das Bestehen akut entzündlicher und infektiöser Prozesse im Varixknoten selbst oder in seiner näheren Umgebung an erster Stelle. In unserem Material, das fast 1500 Fälle beträgt, haben wir außer wenigen kleinen Nekrosen, die von zu oberflächlichen Injektionen herrühren können, keine Komplikationen beobachten können. Dabei muß in Betracht gezogen werden, daß jedes Jahr zahlreiche junge Kollegen, unter Anleitung erfahrener Proktologen, in diese Methode eingelernt wurden und zahlreiche Ärzte in der Privatpraxis die von uns geübte und bei uns erlernte Methode ohne Zwischenfälle ausüben.

In diesem Zusammenhang müssen wir immer wieder vor der kritiklosen Injektionsbehandlung der Hämorrhoidalvaricen warnen und immer neuerdings darauf hinweisen, daß Komplikationen *nur* bei richtiger Interpretation des klinischen Bildes, der anatomischen Verhältnisse und der Technik verhütet werden können.

Zur richtigen Interpretation gehören:

1. Genaue Kenntnisse der anatomischen Verhältnisse.

2. Bei einer bestehenden akuten Proktitis darf nicht injiziert werden.

3. Niemals darf *in* eine innere Varice injiziert werden, sondern *nur* in die Basis, streng submukös.

4. Bei länger andauernden Blutungen soll vor der Injektionsbehandlung die rectoskopische Untersuchung durchgeführt werden, damit ein bestehendes Carcinom nicht übersehen wird.

5. Exakte Beherrschung der Technik.

6. Injektionen sind bei richtiger Technik schmerzlos; die Schmerzempfindung des Patienten weist auf unrichtiges Injizieren hin.

7. Desinfektionen mit Jodtinktur oder 2%igem Cephirol jedes einzelnen Knotens vor der Injektion.

8. Treten Faeces in das Proktoskop, so darf nicht injiziert werden.

9. Die Injektionen sollen nur 2mal wöchentlich durchgeführt werden und niemals ein und derselbe Knoten in jeder Sitzung behandelt werden; die Dosierung für einen Knoten je Sitzung soll 6 Tropfen nicht überschreiten.

10. Äußere, *akute Thrombosen* sollen nicht injiziert (Infektionsgefahr), sondern incidiert werden.

Alkoholbehandlung des Pruritus ano-genitalis.

Wenn schon eine große Anzahl von Fällen mit Pruritus analis ihre primäre Ursache in den inneren Hämorrhoiden besitzt, so gibt es auch zahlreiche Fälle, bei welchen dieser Zusammenhang fehlt, oder die Behandlung der Hämorrhoiden den Pruritus nicht vollständig beseitigen konnte. Meist handelt es sich um ein, aus geringer Ursache hervorgerufenes Gewohnheitskratzen, das außerordentlich hartnäckig sein kann und häufig periodisch zu- und abnimmt und für den Patienten äußerst qualvolle Formen annehmen kann. In solchen Fällen vermag die Alkoholinjektion, wie sie zuerst von PONTTOPIDAN und KÖNIG vorgeschlagen wurde, sehr häufig eine schlagartige Wendung zu erzeugen.

Die Behandlung des Pruritus ano-genitalis mit Alkoholinjektionen ist eine rein symptomatische. Für die Alkoholinjektionen eignen sich am besten Fälle von essentiellem Pruritus, bei denen der Erfolg oft schlagartig nach 1—3 Injektionen eintritt. Bei Pruritus in Kombination mit Ekzem ist vorerst eine lokale Behandlung, meist eine antiparasitäre, angezeigt und erst nach Abklingen der akuten Ekzemerscheinungen soll mit der Alkoholinjektion begonnen werden. Da die Alkoholinjektionen sehr schmerzhaft sind, hat KÖNIG einen kurzen Ätherrausch oder eine Evipannarkose empfohlen. Um diese Behandlung rein ambulant durchführen zu können, sind wir mit Erfolg dazu übergegangen, der Alkoholinjektion eine Lokalanästhesie vorauszuschicken. Wir verwenden eine $1^0/_{00}$ige *(einpromillige)* Percainlösung und erzielen dadurch eine 5 bis 7 Stunden lang andauernde Anästhesie. Dadurch kann man mindestens 1—2 Stunden mit der Alkoholbehandlung warten, bis die Infiltrationsflüssigkeit von den Geweben soweit resorbiert worden ist, daß keine unnötige Verdünnung des zu injizierenden absoluten Alkohols befürchtet werden muß. Die Anästhetica der Novocainreihe eignen sich für unseren Zweck nicht so gut, weil die Anästhesie weniger lang anhält und man daher gezwungen wäre, die Alkoholinjektionen unmittelbar im Anschluß an die Anästhesie vorzunehmen. In letzter Zeit bevorzugen wir bei Fällen, die zur stationären Behandlung in die Klinik eingewiesen werden, die intravenöse Narkose. Die Erfolge stellen sich nach unserer Erfahrung noch prompter ein als bei einer Lokalanästhesie mit $1^0/_{00}$igem Percain. Für die Anästhesie der Analgegend benötigt man 10—20 ccm, für die Genitalgegend 20—30 ccm der *$1^0/_{00}$igen* Percainlösung.

Die Methode ist einfach und leicht durchzuführen. Nach gründlicher Reinigung der ano-genital-Region mit einer desinfizierenden Lösung, spritzt man rings um den After von 2—4 Punkten aus mit der Nadel streng subkutan nach allen Richtungen fächerförmig tropfenweise Alkohol ein, wobei auf jeder Seite über die ganze Fläche verteilt total 1—2 ccm Alkohol in einzelnen Tropfen deponiert werden. Die Spritze ist die gleiche Tropfenspritze wie zur Behandlung der inneren Varicen. Es wird absoluter, steriler Alkohol, der durch Filtration keimfrei gemacht wird, injiziert. Die Injektionen werden in Abständen von 3—8 Tagen wiederholt,

und zwar so lange, bis die Beschwerden vollständig verschwunden sind.
Bei Pruritus vulvae müssen die Injektionen je nach dem Hauptsitz des
Pruritus mehr in die großen Labien, oder mehr in die Gegend der
Clitoris, oder der kleinen Labien, vorgenommen werden. Je Sitzung
ebenfalls 1—2 ccm absoluter Alkohol.

Wie aus der amerikanischen Literatur ersichtlich ist, hat sich auch
die Alkoholbehandlung beim Pruritus ano-genitalis ohne hämorrhoidale
Genese in letzter Zeit sehr erfolgreich eingeführt. Die Technik ist ungefähr die gleiche wie bei uns.

In letzter Zeit wird über gute Erfolge bei Anwendung von „Symprocain" beim ano-genital-Pruritus berichtet. Unsere Erfahrungen sind
damit noch zu gering, die Beobachtungszeiten noch zu kurz, um uns ein
abschließendes Urteil darüber zu erlauben. Nur soviel können wir
darüber schon jetzt sagen, daß die bisherigen Erfolge mit Symprocain
keineswegs solche waren, daß sie der Alkoholbehandlung gleichwertig
oder gar überlegen sind.

Literatur.

BLOND, K.: Wien. klin. Wschr. **1934**. — Schweiz. med. Wschr. **1935**.
BÖHM, C.: Med. Klin. **1938**, 361. — Praxis **1945**, Nr. 14. — Dermatologica **92**, 160
    (1946); **96**, 358 (1948). — Dtsch. med. Rdsch. **1947**, Nr. 11. — Zbl. Hautkrkh.
    173, 162 (1949). — Arch. f. Dermat. **189**, 240 (1949). — Hautarzt **950**, Nr. 3.
HOWARD, H.: J. Amer. Med. Assoc. **139**, 13 (1949).
JACOBY, A.: Amer. J. Obstetr. **29**, 604 (1935).
JUNGHANNS: Arch. klin. Chir. **178**, 2; **179**, 26 (1934).
KÖNIG: Dtsch. med. Wschr. **1944**, Nr. 35/36, 507.
KREIBICH, C.: Handbuch der Haut- und Geschlechtskrankheiten, Band VI/I.
LINSER, C. u., K. H. VOHWINKEL: Moderne Therapie der Varicen, Haemorrhoiden,
    Stuttgart-Ferdinand Enke 1942.
LUTZ, W.: Ars. med. **1943**, Nr. 3.
MIESCHER, G.: Schweiz. med. Wschr. **1925**, 1111. — Arch. f. Dermat. **155**, 43 (1928).
NOBEL, W.: Der varicöse Symptomenkomplex, seine Grundlagen und Behandlung.
    Berlin: Urban und Schwarzenberg 1918.
PATOPPIDAN: Dermatologica Ref. **85**, 214 (1942).
STRAUSS: Zbl. Hautkrkh. **60**, 256 (1938).
SVINTOU u. W. NEIL: Surg. Clin. N. Amer. **19**, 689 (1939).
WILDE, H.: Dtsch. med. Rdsch. **36**, 1018 (1949).
WILSON, W. M.: J. Amer. Med. Assoc. **110**, 493 (1948).

Aus der Dermatologischen Klinik und Poliklinik der Universität München.
(Direktor: Professor Dr. A. MARCHIONINI.)

Antihistaminbehandlung bei Hautkrankheiten.

Von

HEINRICH HÖCKER.

Das Ziel der Behandlung allergischer Krankheiten der menschlichen
Haut liegt entweder in der Auffindung und Eliminierung des schädlichen
Antigens, oder in der Verhütung und Unterdrückung des Konfliktes
zwischen Antigen und Antikörper (Antigen-Antikörper-Reaktion) im

Organismus. Zur Auffindung und Ausschaltung des Antigens dienen seit langem (mit mehr oder weniger Erfolg) die verschiedensten Testproben. Eine direkte Einflußnahme aber auf die Antigen-Antikörper-Reaktion im Organismus selbst, etwa im Sinne ihrer Bekämpfung, erscheint erschwert, solange die restlose Klärung der Grundlagen dieser Antigen-Antikörper-Reaktionsvorgänge noch aussteht.

Nach DOERR soll die Reaktion zwischen einem zugeführten homologen Antigen und dem zellständigen Antikörper zu einer Reizung der Zelle selbst und damit zu anaphylaktischen Erscheinungen führen (physikalische- oder Membran-Hypothese nach DOERR).

Demgegenüber suchen ACKERMANN, DALE und LEWIS für die Zellreaktionen, wie sie bei anaphylaktischen Erscheinungen auftreten, freiwerdende besondere Substanzen verantwortlich zu machen: am ehesten Histamin oder histaminähnliche Stoffe (Histaminentfesselungstheorie).

Die pharmakologische Wirkungsweise des Histamins ist weitgehend bekannt (Reizung der Magendrüsen zur Sekretion; im Tierexperiment erregende Wirkung auf die glatte Muskulatur; Bronchospasmus nach Histaminspray sowie Beeinflussung des Gefäßsystems). Auf eine Histaminvermehrung während der Sensibilisierungsphase beim Tier und bei allergischen Zuständen des Menschen wurde wiederholt hingewiesen (ACKERMANN, ACKERMANN und KUTSCHER, WINDAUS, DALE, GUGGENHEIM, FELDBERG und HANSEN).

Andererseits ist auch vom Acetylcholin bekannt, daß es dem anaphylaktischen Schock entsprechende Bilder zu veranlassen vermag. Sein Ansteigen im Blute ist dabei nachgewiesen (WENNER, BUHRMESTER) und Empfindlichkeitssteigerungen gegenüber Acetylcholin sind in der Sensibilisierungsphase beim Hunde beobachtet (MARTIN, WENT und LISSAK).

Offenbar besteht auch zwischen Histamin und Acetylcholin eine gewisse Relation. Nach BEYER und WENSE kommt es zur Empfindlichkeitssteigerung gegen Acetylcholin infolge Hemmung der Cholinesterase durch Histamin. Eine Abnahme der Cholinesterase stellte ALBUS auch bei latenten Allergikern fest.

Schließlich sei im Hinblick auf das Allergie-Problem auch das Nervensystem nicht übersehen. Begriffe wie „Labilität des vegetativen Nervensystems, Tonusänderungen, Erhöhung des Vagustonus, Störungen der Nervenversorgung, vegetative Dystonie, Verschiebung der vegetativen Reaktionslage" sind allgemeinere Ausdrucksformen, die mit dem Ablauf allergischer Reaktionen verknüpft werden. Derartige Tonusänderungen im vegetativen System lassen sich nach SCHUPPLI bereits im Zustande der Sensibilisierung und vor dem Auftreten allergischer Symptome nachweisen. Wenn HÖSSLI, FLEISCH u. a. eine Umstimmung des nervalen Geschehens im Hochgebirge beobachten konnten, so verweise ich hier auch auf MARCHIONINI, der die Heilbehandlung des exsudativen Ekzematoids im Hochgebirge befürwortet.

Somit stellen die Vorgänge bei der Antigen-Antikörper-Reaktion heute noch ein sehr komplexes Geschehen dar, wobei aber vieles darauf hindeutet, daß einzelne Teilfaktoren des anaphylaktischen und allergischen Geschehens wohl am ehesten durch Histamin oder histaminähnliche Stoffe bedingt sind.

Die Suche nach Stoffen, deren Wirkungen dem Histamin entgegengerichtet sein könnten, führte zur Auffindung von anfänglich zu wenig

wirksamen oder auch mehr toxischen Substanzen (Histaminase nach
BEST und MacHENRY in Form des Torantils; ferner die Aminosäuren
Guanidin, Arginin und Histidin nach EDLBACHER, JUCKER und BAUER und
gewisse Phenol-Äther-Verbindungen nach FOURNEAU, BOVET und STAUB).

Die eigentliche Aera der synthetischen Antihistamine («Antihist-
aminiques de synthèse» begann erst im Jahre 1942, als HALPERN das von
MOSNIER entdeckte Antergan pharmakologisch auswerten konnte. Im
Antergan war eine Substanz gefunden, deren Eigenschaften ausgesprochen
spezifisch gegen das Histamin gerichtet waren. So blieben Meerschweinchen bei Anwendung von Antergan gegenüber einer 40—50fachen tödlichen Histamindosis geschützt. Es folgte 1944 die Darstellung von Neo-
Antergan mit verbesserten, noch weniger toxischen Eigenschaften. In
Amerika kam es zur Darstellung von Benadryl und Pyribenzamin, in der
Schweiz entstand das Antistin, in Deutschland das Bridal[1]. Eine
pharmakologische Prüfung dieser Mittel (z. B. des Antistins in einer Verdünnung von 10^{-7}) ergab, daß sie hervorragend geeignet waren, die zahlreichen Wirkungen des Histamins zu verhindern, so dessen spastische
Wirkung auf Darm und Uterus, die bronchokonstriktorische nach
Histaminspray, ebenso wie Gefäßerweiterung, Blutdrucksenkung und
gesteigerte Kapillardurchlässigkeit nach Histamin.

Wenn man nun entsprechend der Histaminentfesselungstheorie annimmt, daß in der Zelle vorgebildetes Histamin durch die Antigen-
Antikörper-Reaktion frei wird, so erhebt sich die Frage, wie die Antihistamine ihre Wirksamkeit entfalten. Nach JADASSOHN sollen sich die
NH-Gruppen der Antihistamine an den Zellen und Muskeln verankern,
so daß das entstehende Histamin mit seiner NH-Gruppe keine Bindungs-
möglichkeit mehr vorfindet. SARRE glaubt in ähnlicher Weise an eine
Art Verdrängung des Histamins in Analogie zu dem Vorgang bei der
Paraaminobenzoesäure und den Sulfonamiden. HALPERN meint, daß
das Histamin im Körper weder zerstört, noch in seiner Bildung gehemmt,
sondern eher durch die Antihistamine neutralisiert werde. WILDE denkt
an eine Blockade des terminalen Neuroreticulums im Hinblick auf den
Einfluß nervaler Vorgänge auf die allergische Reaktion.

Es war nun naheliegend, daß diese neuen Antihistamin-Stoffe
ihre praktische Anwendung und Erprobung vor allem auch in der Dermatologie und bei den allergischen Hautkrankheiten fanden. Im einzelnen
unterscheiden sich die verschiedenen Antihistamin-Präparate nur unwesentlich voneinander. Die Tagesmenge beträgt im allgemeinen im
Durchschnitt bis zu 300 und 600 mg, die in Tablettenform oder intramuskulär bzw. intravenös verabreicht wird. Der Wirkungseffekt, der
nach etwa 15 Minuten beginnt, hält einige Stunden an. Die Erfolgsziffern
sind nahezu für alle heute gebräuchlichen Antihistamine gleichwertig und
die klinische Über- und Unterlegenheit deutet sich, worauf BRETT besonders verweist, in der jeweils besseren oder schlechteren Verträglichkeit an. Nach ihm sind diejenigen Präparate die besten, welche die geringste Toxizität, d. h. die geringsten Nebenwirkungen zeigen. Diese

---

[1] In der Folge wurden weitere neue Antihistamine entwickelt, wie sie uns heute
in einer stattlichen Anzahl zur Verfügung stehen.

Nebenwirkungen sind aber im Verhältnis so unwesentlich, daß hieraus nur wenige Kontraindikationen resultieren. So mahnt BRETT zu größter Vorsicht bei Herzleiden aller Art, wobei unvorhergesehene Kollapszustände auftreten können. Auch sah er plötzlich auftretende Fieberzustände in Abhängigkeit von der Dosierung einzelner Antihistamin-Präparate eintreten, jedoch war es möglich, durch den Wechsel des Präparates die Antihistamintherapie durchzuführen. Auch im Säuglings- und Kindesalter wird diese besondere Vorsicht angeraten, besonders unter Hinweis auf die mehr erregenden Qualitäten der Antihistamin-Präparate in diesen Altersstufen; doch haben auch wir bei der Verwendung dieser Mittel auf der Kinderstation keine nach dieser Richtung beachtlichen Besonderheiten beobachtet. Auch noch hinsichtlich der intravenösen Applikation macht BRETT einige Einschränkungen: sie soll in möglichst langsamer Weise (2 ccm innerhalb 5—10 Minuten) vorsichtig vorgenommen werden, und selbst dabei können unter Umständen noch bedrohlich erscheinende Intoleranzzeichen (Kollaps, Dauerschlaf, Erregungszustände) beobachtet werden. Deswegen wird die einschleichende, im Beginn perorale Applikationsweise als die optimale empfohlen und den lebensbedrohenden Zuständen (Glottisödem) die intravenöse Injektion vorbehalten. Man hat den Eindruck, daß die Praxis über diese bedachtsamen Erwägungen längst hinweggegangen ist, indem sie der *intravenösen* Mischinjektion Calcium-Antistin offenbar allzu häufig den Vorzug gibt.

Als Besonderheit einzelner Antihistamin-Präparate darf noch auf ihre sedative Wirkung hingewiesen werden, während anderen diese Eigenschaft fehlt oder eher eine stimulierende zukommt. Damit steht uns die außerordentliche Variationsbreite in der Verwendung dieser Mittel zur Verfügung, so daß sich die sedative Wirkung z. B. vorteilhaft besonders für die Nachtzeit verwenden läßt. Als sedativ gelten: Pyribenzamin, Neoantergan Benadryl, Phanergan. Nicht sedativ: Synopen oder kaum sedativ: Antistin; stimulierend dagegen das Thephorin (BRETT).

Als Domäne für die Anwendung der Antihistamine gilt die Serumkrankheit, von der nach SARRE anzunehmen ist, daß sie sich im Zeitalter der zunehmenden Behandlung mit Antiseren im Ansteigen befindet.

Außerordentlich günstig wird auch die Behandlung der Arzneimittelexantheme beurteilt. In der Regel schwindet nach 100—300 mg Antistin (peroral) Exanthem, Ödem und Juckreiz, so daß nur selten eine Medikation über mehrere Tage notwendig wird (FREY, WALTERSPIEL). Bei den medikamentösen, urticariellen, morbilliformen und scarlatiniformen Exanthemen wird auch noch neben deren günstigen Beeinflussung das schnelle Schwinden des Juckreizes betont. Schlecht dagegen sprechen Salvarsandermatitiden an, bei denen überwiegend keine Wirkung zu verzeichnen ist.

Bei frischen Urticariafällen bringt die Antihistaminbehandlung in etwa 90% den Juckreiz und die Quaddelbildung zum Abklingen. Besonders verwiesen sei hier auf einen schweren Fall von Urticaria gigantea mit Zungenödem, bei dem FUNK mit 2mal 100 mg Antistin intramuskulär (innerhalb von 2 Stunden gegeben) bereits in 4 Stunden das Schwinden der bedrohlichen Erscheinungen bewirkte. Auch OVERTON u. a. betonen diese günstige Wendung bei frischen Urticariafällen und angioneurotischen Zuständen, während die chronische Form der Urticaria sich eher resistent verhält. Vorteilhaft beeinflussen lassen sich ferner Rhinitis vasomotorica und Heufieber, die nach FREY in 60—70% Beschwerdefreiheit erlangen.

Demgegenüber wird, von Einzelbeobachtungen abgesehen, weder beim Ekzem noch bei der akuten Dermatitis ein entscheidender Einfluß wahrgenommen. MIESCHER bestätigt beim Ekzem lediglich einen Juckreiz stillenden Effekt; auch BRACK sieht immer wieder Ekzemschübe auftreten, aber doch den Juckreiz deutlich gebessert. Er erklärt das Versagen damit, daß sich beim Ekzem die Antigen-Antikörper-Reaktion an der Epithelzelle abspielt, im Gegensatz zur Urticaria mit der Reaktion am Gefäßapparat. Zu beachten ist auch für die Behandlung der Ekzeme noch der schon erwähnte sedative Effekt einzelner Antihistamin-Präparate, der zusammen mit der Herabsetzung des Juckreizes einen nicht zu unterschätzenden Hilfsfaktor darstellt, vor allem auch für die Neurodermitis. Zweckmäßigerweise ist dabei die Antihistaminanwendung so einzurichten, daß Juckkrisen und Wirkungseffekt der Antihistamine zeitlich möglichst zusammenfallen. So wäre es beispielsweise wenig vorteilhaft, morgens 1 Tablette Antistin zu verabreichen, wenn die Zeit der Juckkrise in die Abend- oder Nachtstunden fällt. Für das Ekzem liegt somit der Wert der Antihistaminbehandlung in der sedativ-antipruriginösen Wirkung. Dabei ersetzen die Antihistamine jedoch keineswegs die übrigen lokalen Behandlungsmethoden der Ekzeme.

Im Säuglings- und Kindesalter wird in gleicher Weise wie beim Erwachsenen der juckreizstillende Effekt dieser Behandlungsweise beim Ekzem verwertet, wenn auch, wie schon vorher erwähnt, besondere Vorsicht wegen der gelegentlich zu beobachtenden stärkeren stimulierenden Wirkung zu beachten bleibt.

Die Verwendung der Antihistamine bei pruriginösen Erkrankungen auch auf nichtallergischer Grundlage stellt ebenfalls diese juckreizstillende Wirksamkeit in den Vordergrund (so bei Mycosis fungoides, Lichen ruber, Dermatitis herpetiformis usw). Die Überlegung, ob allergisch bedingt oder nicht, tritt dabei in den Hintergrund oder entfällt völlig. Gelegentlich fanden die Antihistaminica daher auch in einer sehr lockeren Ausweitung ihrer Indikationsbreite Verwendung bei Psoriasis, Pemphigus, Erythema exsudativum multiforme, seborrhoischem Ekzem usw., wobei allerdings direkte augenfällige Besserungen der Hautbefunde vermißt wurden.

Um nun in einer direkten objektiven Analyse die Wirksamkeit der Antihistaminstoffe überhaupt bei allergischen Zuständen sichtbar zu machen, prüfte BURCKHARDT beim Ekzem die Änderung des Ausfalles von epicutanen Läppchenproben vor, während und nach der Antihistaminanwendung. Er fand dabei keinerlei Änderung der Intensität der Läppchenproben. In gleicher Weise sah SARRE nach der subcutanen und intracutanen Injektion einer Mischung von Histamin und Antistin auch dann noch eine Histaminquaddel auftreten, wenn das Mischungsverhältnis 1:1000 betrug. Derartige Ergebnisse und Beobachtungen machen es verständlich, wenn gelegentlich auch Hinweise auf eine völlige Unwirksamkeit von Antihistaminen bei typisch allergischen Symptomen zu finden sind.

Hier sei jedoch auf BRETT verwiesen, der eine Histaminquaddelhemmung und die antilymphagogene Wirkung durch Antihistaminsubstanzen nach eigenen Versuchen beobachten konnte.

Zum Schluß noch ein Hinweis auf die Bestrebungen, die Antihistamine in Form von Salben, Pasten usw. äußerlich auf der Haut zu verwenden. Dabei soll neben der antipruriginösen auch die lokalanaesthetische Eigenschaft der Antihistamine verwertet werden. Bei dieser äußeren symptomatischen Lokalbehandlung bleibt aber wie stets die Verträglichkeit der jeweils angewandten Mittel bzw. auch Grundlagen ausschlaggebend. Eine Überlegenheit der externen Antihistaminsalbenanwendung gegenüber der sonst üblichen lokalen äußeren Hautbehandlung läßt sich nicht erkennen.

Zusammenfassung: Einzelne Teilfaktoren im anaphylaktischen und allergischen Geschehen lassen sich am ehesten als durch Histamin oder histaminähnliche Stoffe bedingt erklären.

Die neuen synthetischen Antihistamine erscheinen daher besonders geeignet für die Behandlung allergischer Zustände (wegen ihrer Histaminantagonistischen Wirkung, ihres hemmenden Einflusses auf Erregbarkeit und Zellpermeabilität sowie der Steigerung der Kapillarresistenz).

In der praktischen Anwendung dieser Mittel bei der Behandlung allergischer Hautkrankheiten und besonders der Ekzeme wurden jedoch die Erwartungen hinsichtlich einer weitgehend totalen Heilung durch diese Substanzen nicht restlos erfüllt. Die Antihistamine haben sich aber trotzdem durch ihren stark sedativ-antipruriginösen Effekt bei diesen Krankheiten wie auch sonst bei juckenden Dermatosen als bedeutsamer Faktor für den Heilverlauf erwiesen.

Aus der Univ.-Hautklinik Hamburg (Direktor: Prof. Dr. Dr. J. KIMMIG).

Ursache und Behandlung der Lichtdermatosen.

Von

J. KIMMIG.

Der biologisch wirksame Anteil der strahlenden Energie, dem die Haut unter physiologischen Bedingungen ausgesetzt ist, liegt in dem Wellenbereich zwischen 400 und 200 mμ. Die Aufteilung in den UV.-A-Bereich, dem die direkte Pigmentierung zukommen soll, zwischen 400 und 315 mμ und den UV.-B-Bereich zwischen 315 und 280 mμ, der sog. Dornostrahlung, auch Erythembereich genannt, sowie den um 200 mμ liegenden

UV.-C-Anteil hat für uns vor allem in bezug auf die Verhältnisanteile der Bereiche untereinander Interesse, da die Bereiche sich wie 1500:1:0 verhalten. Der UV.-A- und UV.-B-Bereich ist für den Menschen nur unter besonderen Grenzsituationen schädlich, unter physiologischen Verhältnissen sind wir auf die biologischen Wirkungen beider Bereiche streng angewiesen. Ich erinnere nur an die photochemische Synthese von Vitamin D_2 als einer der wichtigsten Wirkstoffe für den Aufbau unseres Skelettsystems (Huldschinski, Hess und Windaus). Die schönen Untersuchungen von P. Wels erbrachten den Beweis, daß es unter Belichtung der Epidermis mit UV.-Licht (UV. B) zu einer Aktivierung der Sulfhydrilsysteme im Stratum germinativum kommt. Jedenfalls kann die Reduktionswirkung dieser Schicht soweit gesteigert werden, daß Natriumtellurit zu Tellur, Dihydroindigo zu Indigo und Nitroanthrachinon zu Aminoanthrachinon reduziert werden, was an der Schwarz-Blau- oder Rot-Färbung erkannt werden kann. Die Sulfhydrilgruppen sind hierbei sicher im Eiweiß fest verankert, da sie sich nicht auswaschen lassen. Daß der Vorgang wirklich über dieses System verläuft, läßt sich durch das Ausbleiben der Reduktionswirkung bei der Vergiftung mit Monojodacetat beweisen. Ähnlich verhalten sich Arsen, Silber, Gold und Blei. Wir wissen, daß durch diese SH-Verbindungen Fermentsysteme, Hormone (Oestron, Oestradiol), Vitamin C aktiviert werden können und verstehen so die katalytischen Wirkungen, die das Licht über die Epidermis auf wichtige Lebensvorgänge im Organismus entfaltet.

Nur unter extremen Grenzbedingungen kommt es zu Schädigungen, die zu schweren entzündlichen Veränderungen in der Epidermis führen. Die banalen Erytheme und Dermatitiden, die wir an der normalen Haut durch Überbelichtung erzeugen können, sollen uns hier nur insoweit interessieren, als ihre Entstehung von Wichtigkeit ist für das Verständnis der Vorgänge, die sich in der auf Licht überempfindlichen Haut abspielen. Wir wissen sicher, daß das Erythem nicht durch eine direkte Wirkung der Lichtstrahlen auf die terminale Strombahn zustande kommt. Unter der Einwirkung des Lichtes kommt es zur Bildung von gefäßaktiven Substanzen, die sekundär zu einer Erweiterung der Hautkapillaren führen. Jedenfalls läßt sich ein Erythem auch ohne Belichtung durch intrakutane Injektion von bestrahltem Hautextrakt erzeugen. Bereits im Jahre 1920 haben P. Trendelenburg und F. Ellinger den Nachweis erbracht, daß aus Histidinlösungen im UV.-Licht Histamin gebildet wird. Ob dieser Vorgang in der Epidermis bei der Entstehung des Erythems unter Lichteinwirkung eine Rolle spielt, ist nicht erwiesen, es soll damit nur auf die theoretische Möglichkeit solcher Vorgänge hingewiesen werden. Viel wichtiger ist für unsere Betrachtungen die Veränderung der Lichtempfindlichkeit, die durch Sensibilisierung der Epidermis gegen Licht durch endogen im Stoffwechsel entstehende Substanzen gesetzt wird. Zu den Verbindungen, die im intermediären Stoffwechsel entstehen und die Fähigkeit haben, die Haut gegen Licht zu sensibilisieren, gehören vor allem die Porphyrine. Zur besseren Übersicht sollen die Lichtdermatosen, an denen Porphyrin ursächlich beteiligt ist, aufgeteilt werden in die kongenitale Porphyrie oder Hydroa vacciniformia (nicht vacciniforme, wie RILLE nachgewiesen hat), Hydroa aestivale bei Porphyrinurie infolge von Leberparenchymschäden und polymorphen Lichtdermatosen, bei deren Ablauf sich Porphyrine im Urin nachweisen lassen.

Die photosensibilisierenden Eigenschaften der Porphyrine sind seit den hervorragenden Untersuchungen von HANS FISCHER und seinen Mitarbeitern über die Chemie des Blutfarbstoffes und seiner Abbauprodukte bekannt. Nach HANS FISCHER gehören die Porphyrine zu den Pyrrolfarbstoffen, deren Grundkörper das Porphin ist. Im Porphin sind 4 Pyrrolringe über 4 Methinbrücken miteinander (zu einem Ringsystem) verknüpft. Die Substitution der H-Atome 1,2, 3,4, 5,6, 7,8 durch aliphatische Reste führt zu den Porphyrinen. Die Porphyrine haben Farbstoffeigenschaften und vermögen zweiwertiges Eisen komplex zu binden, wodurch sie die Eigenschaften der prosthetischen Gruppen gewisser Atmungsfermente und des Hämoglobins annehmen. Das dem Hämin des Hämoglobins entsprechende Porphyrin ist das Protoporphyrin oder 1,3,5,8-Tetramethyl-2,4-divinyl-6,7-dipropionsäureporphin. Die Einführung von IIwertigem Eisen in das Protoporphyrin führt zum Protohäm, IIIwertigem Eisen zum Protohämin. Im Organismus konnten bisher nur Porphyrine nachgewiesen werden, die sich vom Ätioporphyrin I und III ableiten, wobei zu beachten ist, daß das dem Ätioporphyrin I entsprechende Häm bzw. Hämin bisher nicht bekannt ist. Ätioporphyrin I = 1,3,5,7-2,4,6,8-Tetraaethylporphin. Ätioporphyrin III = 1,3,5,8-Tetramethyl-2,4,6,7-Tetraaethylporphin. Die für uns wichtigsten Porphyrine sind das Kopro- und Uroporphyrin I und III, die als Oxydationsprodukte der ursprünglichen Porphyrine aufzufassen sind, und die in den Faeces und im Urin ausgeschieden werden. Ihr Nachweis und ihre exakte chemische Bestimmung ist nur möglich durch Analyse der Fluoreszenzspektren und durch Vergleich der Schmelzpunkte ihrer schön kristallisierenden Methylester.

Unter normalen Verhältnissen sind im Urin 10—20 γ Koproporphyrin III nachweisbar, im Stuhl werden dagegen 50—100 γ Koproporphyrin I täglich ausgeschieden.

Die *kongenitale* Porphyrie oder Hydroa vacciniformia zeichnet sich dadurch aus, daß es bereits drei bis vier Monate nach der Geburt unter Sonnenbestrahlung an den belichteten Stellen der Haut zur Ausbildung von kleinen und mittleren Blasen kommt, die, was besonders wichtig ist, unter Narbenbildung ausheilen. Neben der Blasenbildung kommt es zur vermehrten Pigmentbildung, die zu einer umschriebenen bzw. diffusen Braunfärbung der Haut führt. Zu den schwersten Veränderungen kommt es an der Nasenspitze, den Nasenflügeln und den Ohrmuscheln. Die krankhaften Hautbezirke werden atrophisch, unter Einschmelzung des Gewebes kommt es zu schweren Verstümmelungen an den Fingern, an den Ohren und der Nase. Nach GANS finden sich bei den vacciniformen Bläschen nicht nur Veränderungen in der Epidermis, sondern auch in der Cutis; die primäre Schädigung ist eine Nekrose, die dann zur reaktiven Entzündung und Blasenbildung führt. Die starke Erweiterung der terminalen Strombahn hat ein Oedem zur Folge. Das seröse Exsudat schiebt sich über die Papillenspitzen in die interepithelialen Spalten, drängt die Zellen unter Bildung von vielkammerigen Bläschen in der Epidermis auseinander. Im Zentrum der Schädigung finden sich immer nekrotische Veränderungen in der Cutis, völlige Zerstörung des oberflächlichen Gefäßnetzes mit Blutung im Gewebe. Die Ausheilung erfolgt vom Rande der Bläschen oder vom Haarfollikel aus unter pigmentreicher Flecken- oder Narbenbildung. Die im Urin auftretenden Porphyrine sind gerade bei diesem Krankheitsbild im Fall Petry von HANS FISCHER besonders genau untersucht. Es werden Protoporphyrin III, Kopround Uroporphyrin I vermehrt im Urin ausgeschieden, alle drei Pigmente finden sich in der Haut und den Geweben der verschiedenen Organe. Über die Herkunft von Kopro- und Uroporphyrin I gehen bis auf den heutigen Tag die Ansichten auseinander.

Die geistreiche Theorie, nach der bei der kongenitalen Porphyrie der Porphyrinstoffwechsel auf einer phylogenetischen und ontogenetischen

Entwicklungsstufe stehen bleibt, ist weder bewiesen noch widerlegt. Der stark vermehrte Gehalt der Megalo- und Erythroblasten an Porphyrin spricht für synthetische Vorgänge einer frühembryonalen Entwicklungsperiode. Für unsere weiteren Beobachtungen wäre besonders eine Entscheidung der Frage wichtig, ob es bei Leberparenchymschäden zu einer gesteigerten Bildung von Porphyrinen durch Abbau oder Fehlsynthese kommen kann. Für die Deutung der Hydroa aestivale bei chronischer Porphyrinurie wären die funktionellen Schädigungen bei chronischen Leberparenchymschäden von besonderer Bedeutung. Ein Teil der aus dieser Gruppe in der Literatur beschriebenen Fälle gehört nach Hausmann und Haxthausen zur kongenitalen Porphyrinurie, wobei sie erst spät erkannt wurden oder nach langer Latenz erst zur Entwicklung kamen. Wir selbst haben (Heidelberg) zwei Fälle beobachten können, bei denen es unter der Einwirkung von Sonnenlicht regelmäßig im Frühjahr und Sommer zur Blasenbildung im Gesicht und an den Handrücken kam. Einer der beiden Patienten, ein Weinbauer aus der Pfalz, hatte neben der Blasenbildung noch eine verstärkte Pigmentierung. Wir konnten bei ihm einen Leberparenchymschaden mit Hilfe der Belastung durch p-Oxyphenylbrenztraubensäure nachweisen. Nach peroraler Verabreichung von 2 g dieser Verbindung konnten im Urin noch 800 mg nachgewiesen werden, normalerweise hätte sie bis auf 150—200 mg abgebaut werden müssen. In der Anamnese ergab sich, daß der tägliche Haustrank aus 3—4 Liter Wein bestand, der zudem noch arsenhaltig war. Bei dem Patienten konnte im Urin Kopro- und Uroporphyrin nachgewiesen werden in einer Größenordnung von 300—500 γ täglich. Der andere Patient war Soldat und pflegte seine Leber regelmäßig mit hochkonzentrierten Alkoholica zu belasten. Porphyrin im Urin täglich 200 γ. Leberparenchymschaden, p-Oxyphenylbrenztraubensäure wurde nach Belastung bis zu 900 mg ausgeschieden. Die Zugehörigkeit des Porphyrins zur Gruppe I oder III konnte nicht exakt entschieden werden, da die Kristallisierung der Methylester nicht möglich war.

Chronisch polymorphe Lichtdermatosen.

Der chronisch polymorphe Lichtausschlag stellt entweder ein papulöses Exanthem oder ein Exanthem mit ekzematösen Formen dar, naturgemäß sind Mischformen häufig. Der papulöse Typus hat neben der vorherrschenden Papel immer aus Bläschen und Pusteln bestanden, in den Spätstadien kommt es zur Ausbildung von blutigem gelben Schorf. Große Blasen mit zentraler Delle und Pusteln wie bei der Hydroa vacciniformia sind sehr selten. Eine diffuse Infiltration gibt der Haut im Gesicht und an den Händen ein grobes, verdicktes Aussehen mit starker Betonung der natürlichen Hautfältelung. Der ekzematöse Typus weist Papeln, Vesiculae und Pusteln auf mit diffus infiltrierten, roten Hautpartien. Zu Veränderungen in der Kutis an den kollagenen und elastischen Fasern kommt es in den chronischen Fällen. In den meisten Fällen ist, im Gegensatz zur Hydroa vacc. ein ausgesprochener Pigmentmangel an den erkrankten Hautstellen bemerkbar. Am Rande der entzündeten Stellen, also an Hautpartien, die dem Licht nicht so stark ausgesetzt sind, findet man dagegen einen Pigmentgürtel, worauf HAUSMANN und HAXT-HAUSEN besonders hinweisen. In der Regel geben die Patienten einen stark ausgeprägten Juckreiz an, ein Befund, der bei Tieren, die mit Porphyrinen sensibilisiert sind, sich in Form von Kratzen und Putzen bemerkbar macht. Sehr oft kommt es zur Ausbildung einer Conjunctivitis. Beteiligung der regionären Lymphknoten ist evtl. eine Folge von sekundären Infekten, die durch das Kratzen ausgelöst werden. Im histologischen Bild fehlt die Nekrose, dagegen findet man regelmäßig perivasculäre Infiltrate (Rundzellen), Parakeratose, Spongiose, Bläschenbildung als Veränderung, wie sie für das Ekzem charakteristisch sind. Bemerkenswert sind die bei lang andauernden Formen zu beobachtenden Veränderungen an den kollagenen und elastischen Fasern in der Kutis. Wir haben während der Monate April, Mai und Juni in Hamburg etwa 10 polymorphe Lichtexantheme beobachten können, von denen wir 6 näher untersucht haben. Bei zwei Patientinnen konnten wir Koproporphyrin durch Extraktion mit Aether aus dem Urin isolieren.

Anamnese:

1. *Schr.* Edith — geb. 30. 12. 1904, Polymorphes Lichtexanthem (Porphyrin i/Urin+, Starkes Band 480—500 mμ).

Als Kind Masern, Scharlach, Diphtherie, Windpocken (?), Mumps. Vor 25 Jahren Lues, viel behandelt. WaR. $\varnothing$ bei laufenden Kontrollen. — Vor 10 Jahren Uterusexstirpation wegen Ruptur. *Seit 3 Jahren erstmalig im Sommer* Hautausschlag an belichteten Körperpartien. Im Winter besser, aber keine völlige Heilung. Seit Anfang *Mai d. Jrs. Exacerbation, Gesicht, Arme.*

2. *Kl.* Isolde, geb. 8. 9. 1930. Polymorphes Lichtexanthem (Porphyrin+).

1942 im Anschluß an Scharlach Auftreten gleichartiger Veränderungen wie jetzt, die jeden Sommer rezidivierten, im Winter gut. Bemerkenswert: Läppchenprobe mit Urinextrakt nach 24 Std. $\varnothing$, nach Sonnenbestrahlung +, Höhensonnenbestrahlung $\varnothing$.

In beiden Fällen fanden wir außerdem ein starkes Absorptionsband zwischen 480 und 510 mμ. Eine bei der Patientin Kl. durchgeführte Läppchenprobe mit dem aus dem Urin isolierten und auf p_H 7 eingestellten Porphyrinextrakt war nach 24 Stunden negativ, nach Sonnenbestrahlung trat ein ausgeprägtes Erythem auf. Das Erythem konnte dagegen nach Bestrahlung im UV.-Licht (Höhensonne) nicht beobachtet werden. Wir möchten aus diesen noch nicht abgeschlossenen Befunden den Schluß ziehen, daß die Sensibilisierung durch das Porphyrin zustande kam. Leberfunktionsprüfungen sind noch im Gange.

Die übrigen Patienten schieden im Urin kein Porphyrin aus, dagegen konnten wir regelmäßig ein starkes Absorptionsband im Ätherextrakt zwischen 480 und 510 mμ nachweisen. Wir haben die Extrakte weißen Mäusen intraperitoneal gespritzt und konnten im UV.-Licht eine starke Sensibilisierung feststellen. Die Tiere fingen an sich zu kratzen und zu putzen, wurden unruhig und kamen nach einigen Stunden ad exitum. Um welche Verbindungen es sich hierbei handelt, konnten wir bisher nicht entscheiden. Weitere Untersuchungen sind im Gange. Aller Wahrscheinlichkeit nach sind es keine Porphyrine.

Anamnese:

3. *L.,* Ernst, geb. 8. 10. 1918, Papulöse Form eines polymorphen Lichtexanthems?

Seit 1942 geschlossene Lungentuberkulose. Erstmalig im Frühjahr 1943 gleichartige Veränderungen, die jeweils im Winter abheilten, im Frühjahr wiederkamen. Porphyrin ∅. (Starkes Band bei 500 mμ). Histolog. Erythematodes chron. discoides ähnliches Bild.

4. *J.*, Johanna, geb. 29. 6. 1903, Polymorphes Lichtexanthem (Porphyrin ∅).

1943 Nierenbeckenentzündung, gleichzeitig 5 × Thrombose. 1946 nach längerer Sonneneinwirkung kurzfristig gleichartige Veränderungen wie jetzt im Gesicht — Jetzt: Zoster. Nach mehrstündigem Aufenthalt in der Sonne Auftreten der jetzigen Hauterscheinungen (Schwaches Band 500 mμ).

I. Bestrahlungsversuche.

Die Urinextrakte der Pat. Kl., R. und H. wurden auf p_H 7 eingestellt, steril filtriert und je 5 Mäusen 0,2 bzw. 0,4 ccm i.p. injiziert (Tab. 1).

Tabelle 1.

Extrakt	K. porph.	Abs.-Band bei:	Es lebten Stunden nach der Bestrahlung							
			1	2	4	6	8	12	24	48
Kl.	+	480/500								
0,2 ccm			5	5	5	5	5	5	5	5
0,4 ccm			3	3	2	2	2	2	1	1
R.	∅	480/500								
0,2 ccm			5	5	5	5	5	5	5	5
0,4 ccm			4	3	3	3	2	2	1	1
H.	∅	480/500								
0,2 ccm			5	5	5	5	5	5	4	4
0,4 ccm			5	5	5	4	3	3	2	
Kontrolle			5	5	5	5	5	5	5	5

Pat. Kl.: Diagnose: Polymorphes Lichtexanthem.
             Porphyrin pos., starkes Band bei 480—500 mμ.
Pat. R.: Diagnose: Polymorphes Lichtexanthem.
             Porphyrin neg., starkes Band bei 480—500 mμ.
Pat. H.: Diagnose: Dermatitis solaris.
             Porphyrin neg., starkes Band bei 480—500 mμ.

Tabelle 2 (Toxicitätsversuch).

Extrakt	Es lebten Stunden nach der Injektion:							
	2	4	6	8	12	18	24	48
Kl.								
0,2 ccm	5	5	5	5	5	5	5	5
0,4 ccm	5	5	5	5	5	5	5	5
R.								
0,2 ccm	5	5	5	5	5	5	5	5
0,4 ccm	5	5	5	5	5	5	5	5
H.								
0,2 ccm	5	5	5	5	5	5	5	5
0,4 ccm	5	5	5	5	5	5	5	5

Nach der Injektion von 0,2 ccm des jeweiligen Extraktes zeigten die Mäuse keinerlei Beschwerden. 2 Stunden nach der Injektion wurden sie $^1/_2$ Stunde lang in 40 cm Abstand von der Lichtquelle mit UV.-Licht bestrahlt. Etwa 10 Minuten nach Beginn der Bestrahlung begannen sie sich zu putzen, zeigten motorische Unruhe. Sie waren viel unruhiger als die Kontrolltiere, die mit keinem Extrakt gespritzt worden waren. Nach 25 Minuten lagen sie mit struppigem Fell apathisch beisammen mit krampfartigen Zuckungen.

Die mit 0,4 ccm der Extrakte gespritzten Tiere waren 2 Stunden nach der Injektion bereits apathisch, das Fell war nicht mehr ganz glatt. Während der Bestrahlungen wurden sie zunächst lebhaft, putzten sich und kratzten sich an den Wänden hoch. Ein Teil der Mäuse zeigte Lähmungserscheinungen an den Extremitäten mit starkem Schweißausbruch und krampfartigen Zuckungen. Eine Maus (Extrakt R.) starb während der Bestrahlung nach starken Krämpfen.

Die ad exitum gekommenen Mäuse wurden seziert, und Lunge, Leber, Milz, Niere mit Nebenniere, Herz, Schilddrüse, Schwanz, Ohr histologisch untersucht.

Bei der Sektion fanden sich in der Bauchhöhle sämtlicher Mäuse reichlich Ascites.

Mit den gleichen Extrakten wurden Toxversuche (ohne Bestrahlung) angesetzt (Tab. 2).

II. Versuche mit Hämatoporphyrin.

Eine Lösung von Hämatoporphyrin (40 mg/ccm), gelöst in n/30 NaOH wurde in verschiedenen Dosen je 5 Mäusen i.p. injiziert. p_H 7,0. 2 Stunden nach der Hp-Injektion wurden die Mäuse 30 Minuten lang in 40 cm Abstand mit UV.-Licht bestrahlt (Tab. 3).

Tabelle 3.

Dosis	Exitus vor der Bestrahlung	Es lebten Stunden nach der Bestrahlung									
		2	4	6	8	12	16	20	24	48	72
8 mg	5	0	0	0	0	0	0	0	0	0	0
4 mg	0	5	5	5	5	5	5	5	4	4	4
2 mg	0	5	5	5	5	5	5	5	5	5	5
Kontrolle ohne Hp.		5	5	5	5	5	5	5	5	5	5

Zu den Lichterkrankungen der Haut möchten wir nun auch die sog. KEININGsche Frühjahrsperniosis zählen, wie das W. BURCKHARDT bereits 1942 getan hat. Es handelt sich hierbei um eine hauptsächlich an den Ohrmuscheln lokalisierte Erkrankung mit einem Exanthem aus weißen, bohnengroßen, derben Papeln, auf denen gewöhnlich eine kleine Blase sitzt. Zwischen den Papeln beobachtet man gewöhnlich ein Erythem. Die Erkrankung heilt meist innerhalb von 8 Tagen ab. Nach BURCKHARDT führt erneute Insolation zu neuen Papeln, Blasen, Krusten und Schuppen, also zu einem ausgesprochen polymorphen Krankheitsbild. Histologisch findet sich ein Oedem mit Blasenbildung in den Papillen, leichte Infiltration, perivasculäre ausgeprägte Anschoppung von Lymphozyten und Leukozyten. Die Ursache dieser Erkrankung ist noch unbekannt, wir möchten aber auch hierbei an eine Photosensibilisierung denken, da wir mehrere Patienten beobachteten, bei denen eine Unterkühlung bestimmt nicht in Frage kam.

Anamnese:
5. *W.*, Bruno, geb. 1. 3. 1937.
„Lichterkrankung der Ohren", „KEININGsche Frühjahrsperniosis",
Junge lag viel in der Sonne. — Porphyrin ∅.

Lichtdermatosen, die ursächlich mit Avitaminosen in Verbindung gebracht werden können, sind selten oder noch unbekannt. Die Veränderungen an der Epidermis bei einem Mangel an Nicotinsäure, wie sie bei der Pellagra beobachtet werden, sind schwer deutbar. Ein Zusammenhang mit Sonnenbestrahlung scheint zu bestehen, jedenfalls spricht die Lokalisation der Pigmentierung nicht unbedingt dagegen. Das rasche Verschwinden der Erytheme und der Pigmentverschiebungen unter Anwendung von Nicotinsäure könnte auch durch Stoffwechselanomalien, die durch Mangel an Atmungsferment in der Epidermis zustande kommen, erklärt werden. Wie wir heute wissen, ist für die Synthese des Protoporphyrins nicht nur Pantothensäure und Folinsäure notwendig, sondern auch Nicotinsäureamid, so daß bei einem Mangel an Nicotinsäure es zu Fehlleistungen in der Porphyrinsynthese kommen kann und damit zur Bildung von photosensibilisierenden Substanzen.

Die exogene Photosensibilisierung der Epidermis durch Medikamente ist seit langem bekannt. Akridin, das im Teer vorkommt, sowie Derivate dieser Verbindung wie das Trypaflavin, ferner Anthrachinone, wie Cignolin und Chrysarobin, wirken ausgeprägt photosensibilisierend und dürfen an Hautstellen, die dem Licht ausgesetzt sind, nicht zur Anwendung kommen. Unter den Chemotherapeutica gilt das besonders für die Sulfonamide. Die photosensibilisierende Eigenschaft der Sulfonamide ist an die freie paraständige Aminogruppe gebunden, die in wässeriger Lösung bei Gegenwart von Sauerstoff und Licht dehydriert wird und in chinoide Strukturen übergeht. Grundsätzlich wirken alle Substanzen, die fluoreszieren, exogen photosensibilisierend. Für unsere Fragestellung viel wichtiger sind Medikamente, die bei parenteraler Verabreichung entweder direkt oder indirekt photosensibilisierend wirken. Hier sind besonders jene Verbindungen zu nennen, die, wie die Derivate der Barbitursäure, zur Porphyrinurie führen können. Es ist aber bekannt, daß die durch Barbitursäurederivate auslösbare Porphyrinurie sich nur sehr selten an der Haut auswirkt und die abdominale bzw. neuritische Form der akuten Porphyrie bevorzugt. Die neuritische Form führt zu Sensibilitätsstörungen an den Extremitäten mit Paraesthesien, Hyperaesthesien, Hyperalgesien. Die Schmerzanfälle können über Wochen und Monate anhalten.

Von Haxthausen sind Fälle beschrieben, bei denen es unter *Luminal* zu einer schweren Porphyrinurie mit Photosensibilisierung der Haut kam. Die Bläschen und Blasenbildung mit blutigen Schorfen, die unter Narbenbildung ausheilte, sowie die Hyperpigmentierung zwischen den *Effloreszenzen* und die Hypertrichose entsprechen ganz dem Bild der *Hydroa aestivale*.

Eine parenterale Sensibilisierung gegen Licht durch Sulfonamide ist mehrfach beschrieben worden, aus den Angaben der Literatur ist aber nicht zu entscheiden, ob gleichzeitig Leberparenchymschäden mit Porphyrinurie vorlagen, oder ob die Sulfonamide unmittelbar sensibilisierten. Wir konnten bei einem Patienten, bei dem in die Kieferhöhle Marfanil-Prontalbin regelmäßig eingestäubt wurde, ein polymorphes Lichtexanthem im Gesicht beobachten. Neuerdings wurde unter Behandlung der

Lungentuberkulose mit p-Aminosalicylsäure bei gleichzeitiger indirekter Belichtung durch Tageslicht ein Lichtexanthem von PAUL BÜNGER beschrieben. Wir selbst konnten bei Patienten mit einem Erythema induratum BAZIN, die wir über Monate ambulant mit PAS behandelten, eine Photosensibilisierung nicht beobachten

Die Lichterkrankungen, die bei Haustieren auftreten nach dem Fressen von *Polygonum fagopyrum* bzw. *Fagopyrum esculentum*, sowie Hypericismus, sind durch die schönen Untersuchungen von H. BROCKMANN u. Mitarbeitern über die Chemie des Hypericins dem Verständnis nähergebracht worden.

BROCKMANN konnte den Beweis erbringen, daß das Hypericin ein Hexaoxyderivat des 2,2 Dimethyl-naphthodianthrons ist.

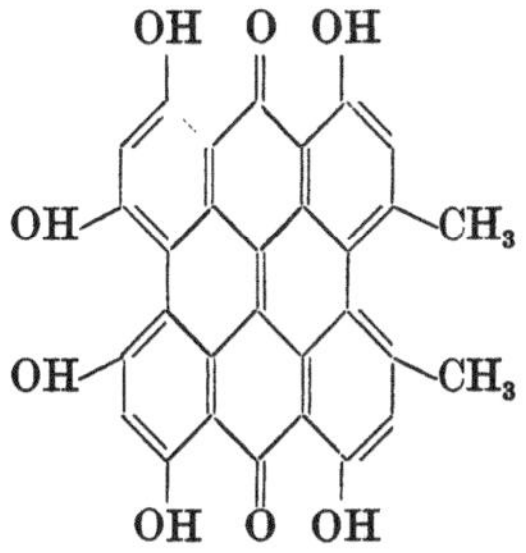

OH O OH
OH— —CH₃
OH— —CH₃
OH O OH

Vergleicht man die Formeln des Chrysarobins und Cignolins mit dem Hypericin, so findet man, daß es sich bei beiden Verbindungen um Derivate des Dioxyanthranols handelt mit der gleichen Stellung der Hydroxylgruppen, und bei Chrysarobin mit der Methylgruppe.

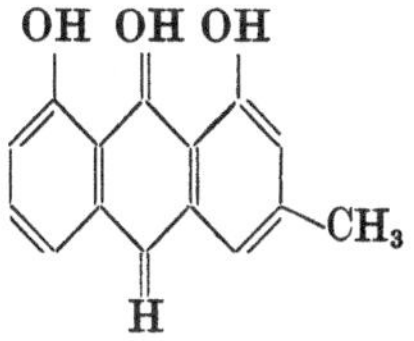

OH OH OH
—CH₃
H

Mit häufiger vorkommenden Lichtschädigungen auch beim Menschen können wir in Zukunft rechnen, da in der Psychiatrie das Hypericin (DANIEL) neuerdings zur Behandlung reaktiver Depressionen herangezogen wird. Es ist bemerkenswert, daß das Hypericin eine ähnliche anregende Wirkung auf das vegetative Nervensystem und den Stoffwechsel hat wie das Hämatoporphyrin. Die katalytische Wirkung auf den Stoffwechsel und die vegetativen Funktionen ist übrigens vollkommen unabhängig vom Licht und spielt sich auch im Dunkeln ab.

Unter den Hautkrankheiten, die durch Licht provoziert oder verschlimmert werden, ist an erster Stelle der Erythematodes zu nennen. Wir sind der Ansicht, daß für bestimmte Erythematodes Formen gewisse Zusammenhänge bestehen zwischen polymorphen Lichtdermatosen und Erythematodes. So glauben wir, daß der oben erwähnte Patient Ernst Lühr, bei dem KEINING bereits 1942 ein polymorphes Lichtexanthem festgestellt hat, heute nur sehr schwer gegen einen Erythematodes discoides abgegrenzt werden kann. Wie bereits SCHREUS und

Carrié nachgewiesen haben, und wir an 8 Patienten mit durch Licht sensibilisiertem Erythematodes feststellen konnten, findet sich im Urin dieser Patienten häufig Porphyrin. Diese Erythematodes-Fälle zeigen dann auf eine Behandlung mit Nicotinsäureamid, Pantothensäure und Folinsäure eine wesentliche Besserung. Bereits um das Jahr 1925 wurde von Randek und Hofmann auf eine gleichzeitig vorhandene Porphyrinurie bei photosensibilisierten Erythematodes-discoides-Fällen hingewiesen.

Die relative Abhängigkeit des Erythema exsudativum multiforme vom Licht läßt sich aus seiner Lieblingslokalisation im Gesicht und an den Handrücken sowie dem gehäuften Auftreten im Sommer schließen.

Anamnese:

6. *E.*, Ilse, geb. 3. 2. 1929. Erythema exsudativum multiforme (Lichteinfluß). Diagnose histologisch bestätigt.

Bis 1945 in Ostpreußen immer hautgesund. Seitdem im Hamburger Raum jährlich im Frühjahr und Sommer multiforme Exantheme mit Erythem, Blasen, Papeln und Knötchen an Händen und Armen.

Auf Lichteinflüsse beim Granuloma anulare haben bereits Bugarski und Adamson hingewiesen. Adamson konnte feststellen, daß das Granuloma anulare unter Verbänden abheilt. Wulf hat an unserer Klinik bei einer Kinderschwester mit Granuloma anulare an der Hand und den gleichen sehr seltenen Veränderungen an den Ohren (histologisch durch Jordan gesichert), von Arndt bereits früher beschrieben, beobachten können, daß im Winter 1950/51 die Erscheinungen zur Abheilung kamen und im Frühjahr 1951 wieder auftraten. Die Kinderschwester hielt sich um diese Zeit täglich viele Stunden mit Kleinkindern in der Sonne auf.

Die Beziehungen der Psoriasis, der Urticaria, der toxischen Exantheme zum Licht sind allgemein bekannt, so daß wir uns mit der Feststellung begnügen können, daß sie durch Sonnenlicht provoziert werden. Grundsätzlich kann jede Entzündung an der dem Licht ausgesetzten Hautpartie verschlimmert werden. Die Änderung der quantitativen Verhältnisse der Pigmentierung durch Melanin, die Weitstellung der terminalen Strombahn, die Verschiebung im Aufbau der äußersten Epidermisschichten (Stratum corneum, granulosum) erklären genügend die Empfindlichkeit der entzündlichen Haut gegen Licht.

Eine Erkrankung, die in ihrem Ablauf engste Beziehungen zur Sonnenbestrahlung hat, ist die *Melanosis lenticularis progressiva* oder das Xeroderma pigmentosum, das von Kaposi 1870 zum ersten Male beschrieben wurde. Der Zusammenhang mit dem Licht wurde aber erst von Unna und Neisser richtig erkannt. Hausmann und Haxthausen definieren diese Erkrankung der Haut als eine angeborene Lichtüberempfindlichkeit, die durch Pigmentflecke, Narben, Atrophien, Teleangiektasien und maligne Geschwulstbildungen in bunter Mischung an den dem Licht ausgesetzten Hautpartien gekennzeichnet ist.

Die Erkrankung tritt bereits im Kindesalter unter mit Schwellung einhergehenden Erythemen im Gesicht und an den Händen auf. Nach Tagen und Wochen heilen diese Erytheme unter Hinterlassung von

Pigmentflecken, was teilweise zu einer großfleckigen Braunfärbung ganzer Hautbezirke führt. In den Spätstadien entwickelt sich dann eine fleckförmig angeordnete Atrophie, die charakterisiert ist durch weiße, glänzende Bezirke verschiedener Ausdehnung. Um die atrophischen Stellen kommt es zur Ausbildung von Teleangiektasien, die oft eine sternförmige Anordnung aufweisen. Im Anschluß an das pigmentierte atrophische Stadium treten warzenähnliche Hyperkeratosen, ferner Epitheliome und gelegentlich ulceröse Veränderungen auf.

Histologisch fallen besonders die starken, unregelmäßigen, mächtigen Pigmenteinlagerungen in der Epidermis auf. Weiter sind die Zellen im Stratum germinativum in ihrem Verband aufgelockert mit Riß- und Spaltenbildung. Die gesamten Pigmentbildungslager sind in höchstem Reizzustand, die untere vermehrte Pigmentbildung vermag die schädigende Lichtwirkung nicht zu beheben, so daß es neben perivasculären Infiltraten zu atrophischen Veränderungen an den elastischen und kollagenen Fasern kommt. An den Stellen stärkster Hyperpigmentation finden sich dann noch Wucherungen des Epithels. Die akanthotisch gewucherten Zellverbände entwickeln sich dann zu Karzinomen.

Die Unfähigkeit der Epidermis, die normale Strahlung abzufiltern, führt dazu, daß es in den immer in Teilung begriffenen Zellen des Stratum germinativum zu mutativen Veränderungen im Sinne einer karzinomatösen Umwandlung kommt. Die Wahrscheinlichkeit, daß ein Lichtquant nach den Vorstellungen der Treffertheorie zur Karzinomzelle führt, ist aber beim Xeroderma pigmentosum sehr viel größer als bei der normalen Haut. Die Umwandlung der stark pigmentbildenden Zelle in die Tumorzelle geht bemerkenswerterweise immer mit einem Verlust der Eigenschaft, Pigment zu bilden, einher. Wenn KYRLE schreibt, daß man beim Xeroderma pigmentosum nekrotische Tumoren mit größerer Häufigkeit finden müßte, so müssen wir nach unseren heutigen Vorstellungen geradezu fordern, daß es unter der Einwirkung der Lichtquanten eben zu einer ganz neuen Zelle mit Verlust der pigmentbildenden Eigenschaften kommen kann. Die Zellen in Melanomen besitzen die Eigenschaften der Karzinomzellen bereits, und es ist für sie nur eine zur Entwicklung geeignete Umgebung notwendig.

Über Stoffwechselstörungen beim Xeroderma pigmentosum ist bis jetzt wenig bekannt geworden, jedenfalls konnte eine Porphyrinurie nie nachgewiesen werden.

Die Eigenschaft, die beim Xeroderma pigmentosum erblich ist (rezessiv), ist also eine chemisch-physikalisch bedingte Schutzlosigkeit gegenüber dem Licht, und zwar nach MARTENSTEIN hauptsächlich gegenüber den ultravioletten Strahlen. Ein tieferes Verständnis für diese Erkrankung werden wir erst gewinnen können, wenn wir über den Aufbau des Keratins und Melanins beim Xeroderma pigmentosum in vergleichenden Untersuchungen mit den gleichen Stoffen gesunder Haut Unterschiede nachweisen können. Abschließend möchte ich noch erwähnen, daß ich in Heidelberg bei dem Kind Renate H. und dem Patienten Emil M. durch Urinanalysen über mehrere Wochen immer wieder ein starkes Absorptionsband um 510 mμ feststellen konnte (1946). Sensibilisierungsversuche an weißen Mäusen wurden damals nicht durchgeführt.

Therapie der Lichtdermatosen.

Die Behandlung der durch Licht bedingten Hautkrankheiten wird nach den bisherigen Ausführungen sich nicht in einer allgemein anwendbaren Methode erschöpfen. Die durch Stoffwechselstörungen bedingten Porphyrinurien erfordern eine wirksame Therapie der fast immer nachweisbaren Leberparenchymschäden. Die Bildung und Ausscheidung von Porphyrinen kann verhindert werden durch Verabreichung von *Nicotinsäure, Pantothensäure* und *Folinsäure*. Die Verbindungen sind enthalten im Vitamin-B-Komplex bzw. im Polybion. Die Dosierung beträgt 3×2 Dragées täglich. Verordnet man nur Nicotinsäure allein, so genügen 3×50 mg täglich. Neuerdings sind zur Behandlung von Lichtkrankheiten auch Antihistaminica empfohlen worden. Die experimentellen Unterlagen für diese Behandlung wurden von Brett gegeben, der zeigen konnte, daß man mit Antihistaminica die Resorption von Hämatoporphyrin durch A.H. verhindern kann, wodurch der Lichtschlag nach UV-Bestrahlung verzögert oder verhindert werden kann. Greither konnte an der Heidelberger Klinik diese Untersuchung bestätigen. Darüber hinaus stellte Greither fest, daß dem Rutin (Permeabilitätsfaktor), dessen gefäßabdichtende Wirkung bekannt ist, ähnliche Eigenschaften zukommen. Die Absterberate einer Versuchsserie von je 100 Mäusen nach Verabreichung von Hämatoporphyrin verhält sich im UV-Licht ohne Behandlung wie 64% gegenüber 14% der mit Luvistin, und 19% der mit Rutin behandelten Mäuse. Man muß aber auch erwähnen, daß die reaktive Hyperämie der unter der Lichteinwirkung freiwerdenden, gefäßaktiven Substanzen durch die antagonistische Wirkung der Antihistaminica verhindert wird. Die lokale Anwendung von Antihistaminica kann, soweit es zur Resorption derselben durch die Epidermis kommt, die gleiche Wirkung haben, ein Teil dieser Verbindungen hat durch die im Molekül enthaltenen Phenylringe (z. B. Pyribenzamin, Synopen, Avil, Luvistin usw.) die Eigenschaften, ultraviolettes Licht der Wellenlänge 260—310 mμ zu absorbieren, so daß auch hierdurch eine Lichtschutzwirkung entfaltet werden kann.

Für die lokale Anwendung von Lichtschutzmitteln ist entscheidend, was man erreichen will. Eine Abschirmung des UV-Anteils, der das Erythem bedingt, wird durch alle Substanzen erreicht, die zwischen 280 und 310 mμ ein Absorptionsmaximum haben. Solche Substanzen enthalten in ihrem molekularen Aufbau in den meisten Fällen Phenylringe, wie z. B. das Salol, Tannin, Aesculatin, Dibenzalazin, p-Aminobenzoesäure, Sulfonamide usw. Wichtig ist, daß der lichtabsorbierende Anteil des Lichtschutzmittels nicht selbst auf die Haut reizend wirkt, eine Bedingung, die sehr oft nicht erfüllt wird. Von den Sulfonamiden weiß man, daß sie photosensibilisierend wirken, trotzdem wird neuerdings von Zenner eine Verbindung propagiert, die nicht nur ein Sulfonamid, sondern ein Sulfanilamid-Abkömmling ist, nämlich das Anilid der Sulfanilsäure. Die Verbindung ist im Wasser vollständig unlöslich, bei einem p_H von 10—10,5 bildet sie wasserlösliche Natriumsalze, bei diesem p_H kommt es bereits zur Keratolyse der Hornschicht. Außerdem wirkt sie auf Grund ihrer freien paraständigen Aminogruppen sensibilisierend gegen Licht.

Freie, aromatisch gebundene Aminogruppen in Lichtschutzmitteln sind immer gefährlich für die Epidermis. Um die guten Absorptionseigenschaften der p-Aminobenzoesäure ausnützen zu können, haben wir zwei Moleküle dieser Säure über eine Harnstoffbrücke miteinander verknüpft.

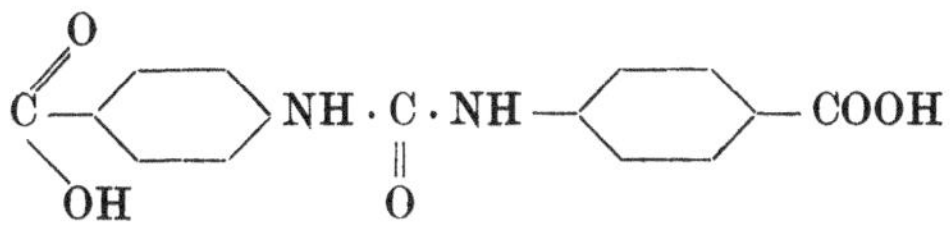

$$\underset{OH}{\overset{O}{C}} \!\!-\!\! \bigcirc \!\!-\!\! NH \cdot \underset{O}{\overset{\|}{C}} \cdot NH \!\!-\!\! \bigcirc \!\!-\!\! COOH$$

Dieses Harnstoffderivat der p-Aminobenzoesäure (Di-Natriumsalz des Harnstoffs) hat noch ein ausgeprägtes Absorptionsmaximum zwischen 280 und 310 mμ. Der langwellige Anteil bis zum sichtbaren, also das UV-A, wird nicht abgefiltert, so daß es zur Bräunung kommt. Ein Vergleich der Absorptionskurve mit derjenigen des Sulfanilanilids ergibt, daß sie bis 325 mμ reicht, wogegen das Anilid bereits bei 300 mμ sein Maximum erreicht hat. Die Harnstoffverbindung der p-Aminobenzoesäure ist absolut lichtbeständig, eine Zersetzung oder Verfärbung im Licht in wässeriger Lösung, in Kühlsalben, Cold-Creames und Emulsionen findet nicht statt. Die freie P.A.B. dagegen zersetzt sich im Licht und führt zu gelbbraunen Schmieren, ein Vorgang, der beim Sulfanilanilid übrigens auch eintritt. Vergleichende Untersuchungen mit einer Lichtschutzsalbe der Ciba, dem Pe-Ka-Pe Totale von ZENNER — welches das Sulfanilanilid enthält — und dem Na-Harnstoff der p-Aminobenzoesäure haben die in den folgenden Tabellen ersichtlichen Werte ergeben:

Aus ihnen ist signifikant zu entnehmen, daß die Derivate der P. A. B. mit blockierten Aminogruppen fast so wirksam sind wie die besten Derivate der Naphtholsulfosäure, wie sie im Bi-Oro enthalten sind. „Pe-Ka-Pe Totale" hat gegen 2—3 Erythemdosen vollständig, gegen 15 Erythemdosen teilweise geschützt.

Betr.: „Bi-Oro" Anti-solain alpin, Ciba AG., Basel.
Bestrahlungsquelle: Hanauer Quecksilberdampflampe S 500.
Erythemschwelle 8,8 sec. — abgelesen nach 7 Std. und 24 Std.
Erythemdosis 44 sec.
Brenner Hautabstand 50 cm.

ED	Zeit	Erythem
K	0′ 44′′	+
2	1′ 28′′	∅
4	2′ 56′′	∅
6	4′ 24′′	∅
8	5′ 52′′	∅
10	7′ 20′′	∅
12	8′ 48′′	∅
14	10′ 16′′	∅
15	11′ 00′′	∅
20	14′ 40′′	∅
25	18′ 20′′	∅

Betr.: „*Pe-Ka-Pe Totale*" *nach Dr.* Zenner.
Bestrahlungsquelle: Hanauer Quecksilberdampflampe S 500.
Erythemschwelle 24 sec. — abgelesen nach 24 Std.
Erythemdosis 2 min.
Brenner-Hautabstand 50 cm.

ED	Zeit	Erythem
1	2′	∅
2	4′	∅
4	8′	(+)
6	12′	+
8	16′	+
10	20′	+
12	24′	+
14	28′	+
15	30′	+
20	40′	++

Betr.: *Lichtschutzsalbe siehe Rp.* 4.
Bestrahlungsdaten wie bei „Pe-Ka-Pe Totale".

ED	Zeit	Erythem
1	2′	∅
2	4′	∅
4	8′	∅
6	12′	∅
8	16′	∅
10	20′	∅
12	24′	∅
14	28′	(+)
15	30′	(+)
20	40′	+

Kontrolle.
Bestrahlungsdaten wie bei „Pe-Ka-Pe Totale".

ED	Zeit	Erythem
1	2′	+
2	4′	++
4	8′	++
6	12′	++
8	16′	++
10	20′	++
12	24′	++
14	28′	++
15	37′	++
20	40′	++

Entscheidend ist nun die Form, in der Lichtschutzmittel zur Anwendung kommen. Am einfachsten wären wässerige Lösungen, da sie am wenigsten reizen, sie haben aber den Nachteil, daß sie schwer haften.

Man hat deshalb für die gesunde Haut in solchen Lösungen Alkohol und Glycerin-Ester interkorporiert, wodurch die Haftfähigkeit wesentlich gesteigert wird. Für entzündete Haut sind selbstverständlich solche Lösungen unbrauchbar.

Rp: 1) Antiradon:

Salol	5,0
Tannin	1,0
Glycerin monoricin-oleat	5,0
Aqua	3,0
Alkohol	ad 100,0

Ein wesentlich einfacheres Rezept mit dem Harnstoff der p-Aminobenzoesäure hat folgende Zusammensetzung:

Rp: 2) Natrium- oder Triaethanolaminsalz der

Harnstoff PAB	10,0
Aqua	
Polyglykol	$\overline{aa}$ ad 100,0

Die Lösung ist auch bei polymorphen Lichtdermatosen brauchbar.

Rp: 3) Lichtschutzöl:

Triisopropanolaminooleat	5,0
p-Aminobenzoesäureester	5,0
Ol. Olivarum	
Polyglykol	$\overline{aa}$ ad 100,0.

Rp: 4) Kühlsalben:

Vaselinum flavum	
Lanolin. anhydric.	$\overline{aa}$ 30,0
Aqua dest.	30,0
Na-Harnstoff PAB	10,0
	(PAB = p-Aminobenzoesäure.)

Therapeutischen Lichtschutz erreicht man am einfachsten durch Zusatz von Zinkoxyd bzw. Titandioxyd (5%) zu Cold-Creames oder Kühlsalben.

Aus der Dermatologischen Klinik und Poliklinik der Universität München
(Direktor: Prof. Dr. A. MARCHIONINI).

Zur inneren Behandlung der Psoriasis.

Von

H. W. SPIER.

Bei unvoreingenommener Betrachtung der Morphologie bzw. der Klinik der Schuppenflechte drängt sich der Eindruck auf, daß die Psoriasis einerseits eine vielfaktorige Genese aufweist, zum anderen aber auch eine nur scheinbar einheitliche reaction cutanée auf sehr verschiedene Reize bzw. ätiologische Momente darstellt. Es sei z. B. daran erinnert, daß Fokaleinflüsse zumindest im Sinne einer Manifestationssteigerung im Einzelfalle nicht von der Hand zu weisen sind, andererseits ist u. a. die Bedeutung des vegetativen NS für Manifestation und Lokalisation ebenfalls kasuistisch belegt. Explosionsartige Psoriasisausbrüche nach scheinbar ganz unspezifischen Einwirkungen (z. B. Sonnenstrahlen) oder auch völlig unbekannter Auslösung lassen sich schwer mit der Auffassung der (erbbiologisch unregelmäßig dominanten) Psoriasis als Ausdruck einer allein determinierenden Stoffwechselanomalie in Einklang bringen.

Nichtlokale Psoriasistherapie.

Arsen.

Es kann hier nicht darauf eingegangen werden, ob es sich bei der As-Wirkung mehr um einen allgemeinen Stoffwechselreiz im Sinne einer Roborierung handelt, oder ob die kapillaraktive (dilatierende) Wirkung des Arsens das wesentliche Moment darstellt.

Die mehr oder weniger ablehnende Haltung erfahrener Kliniker (z. B. Siemens, Stümpke) hat nicht vermocht, das Arsen als beliebtes Therapeutikum bzw. Adjuvans einer anderweitigen Psoriasistherapie auszuschalten. Pillokat z. B. berichtet von recht günstiger Wirkung einer schwach dosierten As-Therapie bei gleichzeitigem Entzug tierischer Nahrungsmittel.

So unbedenklich im allgemeinen kleine Arsendosen (z. B. in Form von Solutio Fowleri 3—15—3 Tropfen tägl.) selbst bei mehrwöchiger Verabfolgung zur Beeinflussung nicht zu chronisch inveterierter Plaques in der Regel sind, so zurückhaltend wird man mit einer sogenannten Gebert-Kur sein müssen, deren außerordentlich hohe Dosierung bis dicht an die Grenze des überhaupt Diskutablen heranreicht.

Wie grundsätzlich bei jedem Versuch einer inneren Behandlung, ist der Patient über die Notwendigkeit einer langfristigen Therapie und über das Wesen der Psoriasis genügend, eingehend aufzuklären.

Fettarme Kost, ungesättigte, kurzgliedrige, essentielle Fettsäuren.

a) Diätbehandlung.

1937—1939 führte Grütz bekanntlich in Zusammenarbeit mit Bürger eine durch experimentelle Untersuchungen fundierte Behandlung mit *fettarmer Diät* ein (pathologische Cholesterin- und Fettbelastungskurven bei Psoriatikern mit Neigung zu Hypercholesterinämie, Lipoiddurchwanderung durch Cutis und Epidermis innerhalb psoriatischer Effloreszenzen histochemisch belegt usw.). Es kann kein Zweifel bestehen, daß diese Behandlung unter den damaligen Zeitumständen zu bemerkenswerten Resultaten führte. Im bzw. nach dem zweiten Weltkrieg wurde Analoges in japanischen Gefangenenlagern gesehen (Simons), die Ps. recidivierte nach Kostverbesserung. Von einer Verringerung der Zahl manifester Psoriatiker unter dem Einfluß der Nachkriegsernährung kann dagegen in Mitteleuropa 1945/47 bekanntlich nicht die Rede sein.

Es muß allerdings darauf hingewiesen werden, daß die damalige Ernährung nicht nur kalorisch insuffizient war, sondern auch ein Defizit an lebensnotwendigen Aminosäuren (vor allem Valin, Leucin, Tryptophan, Histidin, Lysin, Cyst[e]in und Methionin) mit sich brachte, während die fettarme Grütz-Diät zu normalen Zeiten eine viel spezifischere Mangelkost darstellt.

Schwefelhaltige Aminosäuren scheinen zur Aufrechterhaltung einer normalen Zellmembranpermeabilität notwendig zu sein; sie spielen auch bekanntlich gerade in der lebenden Epidermis als Redox-regulierende Bestandteile, Fermentbausteine, Cu-Inhibitoren und Keratinbildner eine besonders wichtige Rolle. Es sei andererseits an die *Pellagra* erinnert, bei der weniger eine direkte Avitaminose (Nicotinsäuremangel), als vielmehr Störung des Tryptophanstoffwechsels vermutet wird.

Ferner sei auf das Defizit der Nachkriegsernährung an wahrscheinlich auch für den Menschen „essentiellen" ungesättigten Fettsäuren (Fettoxydationskatalysatoren ?) hingewiesen (s. u.).

b) Ungesättigte Fettsäuren.

Ausgehend von der zufälligen Beobachtung, daß bei versuchsweiser Behandlung von Hautmykosen mittels peroraler Undecylensäuregaben eine deutlich verstärkte Desquamation der befallenen Hautpartien eintrat, erprobte PERLMAN die (nicht physiologische) *Undecylensäure* (U.s.) bei der Psoriasis in höheren, über einen längeren Zeitraum gegebenen Dosen. Seine nicht gerade frappierenden, aber doch interessanten Erfolge wurden andererseits zunächst bestätigt (auch wir sahen einige deutliche Besserungen), jedoch mehrten sich bald Berichte über mehr oder weniger völliges Versagen dieser nicht selten mit gastrointestinalen Nebenerscheinungen verbundenen, n. b. auch recht kostspieligen (und Geduld erfordernden) Therapie, so daß die U.s. wohl schon heute als obsoletes Mittel bezeichnet werden darf.

Der auffallend gute, offenbar auch schon bei kleineren U.s.-Dosen gesehene *antipruriginöse Effekt* bedarf noch näherer klinischer Prüfung.

c) Fettsäuren mittlerer Kettenlänge.

FELKE; WEITZEL und NAST konnten jüngst zeigen, daß auch andere (gesättigte) *Fettsäuren mittlerer Kettenlänge*, ungradzahlige ($C_{9, 11, 13}$) wie gradzahlige ($C_{8, 10, 12}$), als Glyceride gegeben, einen gewissen antipsoriatischen Effekt entfalten, der wahrscheinlich durch drastischen Entzug der langgliedrigen Fettsäuren des Speisefettes gesteigert wird.

Wie weit es sich hierbei um einen „Verdrängungsmechanismus" handelt — nur die Haut soll überhaupt für kurzgliedrigere Fettsäuren depotfähig sein — ist noch ungeklärt.

d) Essentielle Fettsäuren.

Nicht zu verwechseln mit diesen mittelgliedrigen Fettsäuren sind die sog. „*essentiellen*" *Fettsäuren* (e.F.), insbesondere Linolsäure mit 2 konjugierten Doppelbindungen. Mit Sicherheit können einige im Experiment verwendete Tiere diese e.F. nicht selbst synthetisieren, sondern reagieren auf eine entsprechende Mangeldiät mit seborrhoiden Dermatitiden usw.

Diese Säuregruppe mit ABDERHALDEN als „Vitamine" zu bezeichnen, stößt nicht allein wegen der relativ großen Mengen, die normaliter mit dem Nahrungsfett zugeführt werden, sondern insbesondere mangels eindeutiger Defizitsymptome beim Menschen vorerst auf Widerstand.

Trotz vieler Mühen ist der Wirkungsmechanismus dieser in den Phospholipoiden angereicherten e.F. noch unklar. Diskutiert wird ihre Bedeutung als Oxydationskatalysatoren, insbesondere bei der Fettverbrennung. Beziehungen zum Vitamin B_6 und E, d. h. zu Redox- bzw. Antoxydans-Faktoren werden angenommen.

Im Gegensatz zu einer größeren Reihe eindeutig guter Erfahrungen teils mit natürlich vorkommenden (z. B. im Speck), teils mit mehr oder weniger rein dargestellten e.F. bei Säuglings- und Kleinkinder-Ekzemen, vielleicht auch, wenn auch sicherlich weniger signifikant, hier und da bei

(nichtallergischen ?) Ekzemen Erwachsener, liegen über die Beeinflußbarkeit der Psoriasis bislang nur vereinzelte Erfahrungsberichte vor.

Es liegen offenbar zuverlässige (mittels UV-Absorptionsbestimmungen gewonnene) Serumanalysen vor, aus denen ein Defizit dieser, der chemischen Analyse
schwer zugänglichen e.F. bei Psoriatikern hervorzugehen scheint. Sollten sich diese
Befunde bestätigen, so würden sich für die „Lipoidosetheorie" von Grütz-Bürger
neue Gesichtspunkte ergeben, andererseits wäre wohl auch eine Brücke zu den Versuchen mit wasserlöslichen Redox-Therapeutica (s. Abschn. „Nebenniere") denkbar.

Zusammenfassend darf über die Therapiestudien mit Fettsäuren verschiedenen Charakters bei Ps. gesagt werden, daß diese vielleicht einen
tieferen Einblick in die Pathogenese der Ps. mitermöglichen werden,
daß jedoch die betr. Fettsäuren für den praktischen Facharzt als Therapie-
versuch vorerst nur bedingt empfohlen werden können.

Nebennierenrinde, Vitamin C, Schwefelverbindungen.

In seiner jüngst erschienenen, äußerst anregenden und lesenswerten
Monographie stützt Zorn[1] die pathogenetische Theorie der Ps. als die
Folge einer Nebennierenrinden-(NNR)-Insuffizienz im wesentlichen mit
3 Argumenten:

a) Zorn selbst konnte durch sehr eingehende Analysen der Ps.-Schuppenkrusten
Verschiebungen der relativen Mengenverhältnisse untersuchter Schuppenbestand-
teile (Mineralien, Rest-N-Substanzen, Cholesterin usw.) gegenüber den betr. normalen Blutspiegeln aufdecken; Verschiebungen, wie sie in guter Übereinstimmung
im Blut von Addison-Kranken, d. h. bei manifester NNR-Insuffizienz beobachtet
werden. (Die z. T. vielerseits untersuchten betr. *Blut*spiegel bei Ps. zeigen nur
uncharakteristische Schwankungen.)

b) Die Abderhalden*schen Abbaureaktionen* sind bei Ps. ganz überwiegend hinsichtlich NNR (gelegentlich auch Hypophyse, Schilddrüse, Keimdrüsen) als positiv
ermittelt worden.

c) Ex juvantibus. — Stellungnahme hier nur zu a): Ein Rückschluß von der
Zusammensetzung der Schuppenkrusten auf eine solche des Substrates, also im
wesentlichen (wenn auch keineswegs ausschließlich) des Blutplasmas, ist nur dann
möglich, wenn eine unspezifische, quantitativ *gleichförmige Filtration* aus den bei
der Ps. offenbar erhöht durchlässigen Kapillarschlingen angenommen werden kann.
Letztere dürfte aber für eine, wenn auch hochgradig geschädigte, so doch lebende
Gefäßmembran keineswegs als a priori sicher vorausgesetzt werden, vielmehr ist
jeder exsudative oder transsudative Flüssigkeitsaustritt aus den Geweben bzw.
Gefäßen die Folge einer zwar gestörten, aber hinsichtlich Selektivität und Ausmaß
der Störung nicht von vorneherein übersehbar „*gerichteten*" *Permeabilität*.

„Klassische" Nebennierenrinden-Therapie der Psoriasis.

Grüneberg (Riehl jun., Memmesheimer u. a.) berichteten über
gute, dem Zufall nicht mehr unterworfene Ergebnisse einer *NNR-
Gesamtextrakttherapie* an einer größeren Patientengruppe.—Anschließende
Bearbeiter benutzten z. T. DOC (s. u.) mit verschiedenem Erfolg. —

Erschwert wird die Beurteilung durch die eminent hohe, aber offenbar je nach
Bedürfnis stark schwankende Umsetzung bzw. Produktion in der NNR von mehreren, chemisch auf Grund intensiver Redoxvorgänge sehr labilen, dabei in ihren
Wirkungen differenzierten, chemisch schwierig zu isolierenden Hormonen. Legt
man moderne Auffassungen über die Höhe des täglichen NNR-Hormon-Umsatzes
zugrunde, so erscheinen frühere Angaben über erstaunliche therapeutische Effekte

---

[1] Zorn, B.: Die Pathogenese des rheumatischen Syndroms im Lichte der
Nebennierenrindenhormone. Fischer, Jena 1951.

mit beiläufig 1—5 mg DOC als völlig rätselhaft, falls man sich nicht mit allgemeinen Feststellungen, wie etwa: reaktive Mehrausschüttung des entsprechenden konträren Steroids usw. zufrieden gibt.

Dosierung. *NNR-Vollextrakte:* Je nach Autor schwanken die Angaben stark zwischen 2—3 mal wöchentl. Injektionen von 50 g Drüsenäquivalent (= 1 ccm „Pancortex") (ROST) bis zu einem Äquivalent von 300 g frischer Drüse/die (höchste von GRÜNEBERG angewandte Dosis), jeweils für mindestens einige Wochen.

Desoxycorticosteron = DOC (Percorten, Cortiron u. a.): ca. 1—6 mal wöchentlich 5—10 mg. Möglichkeit von Kristall-Implantation bzw. Kristall-Injektion (mit wohl geringer Depotwirkung) sowie perbuccaler Applikation. —

ACTH und Cortison.

Neuerdings werden eindeutige, bisweilen dramatische Besserungen universeller Ps., psoriatischer (und nichtpsoriatischer) Erythrodermie sowie vor allem der Ps. arthropathica durch im Vergleich zur früheren NNR-Therapie allerdings recht hohe Cortison- bzw. ACTH-Dosen berichtet.

So sehr diese Fortschritte der Therapie als ermutigende Ausblicke zu begrüßen sind, so können sie z. Z. wohl kaum als bindender Beweis für die Richtigkeit der NNR-pathogenetischen Theorie der Ps. bzw. als Erfolge einer „kausalen" Therapie gewertet werden.

Die Probleme der physiologischen, patho-physiologischen und therapeutischen Wirkung der NNR-Hormone sind durch die aufsehenerregenden Erfolge mit ACTH, bzw. Cortison, insbesondere bei Arthritiden und allergischen Erkrankungen, in den Mittelpunkt des allgemeinen Interesses gerückt. Es sei daher ein orientierender Überblick über den gegenwärtigen Stand der Forschung gegeben.

Physiologische und therapeutische Effekte von ACTH und Cortison.

Allgemeines: Das adrenocorticotrop(h)e Hypophysen-Vorderlappenhormon (ACTH), das nach mancherlei Vorläufern (ANSELMINO-GILG) jetzt in nahezu chemisch reiner Form vorliegt, stellt ein mäßig hochmolekulares Polypeptid, wahrscheinlich mit einer eigentlichen Wirkungsgruppe von dem Charakter eines vielleicht nur 8 gliederigen Polypeptids dar. Das ACTH ist fast völlig definiert als Anreger der Cortison-Ausschüttung (eine zumindest gewisse NNR-Suffizienz vorausgesetzt). Das ACTH ist demnach das physiologisch „natürlichere" Mittel von den beiden Wirkstoffen. — Man kann annehmen, daß 1 mg ACTH die Wirkung von ca. 2 mg Cortison auslöst. — Die zahlreichen NNR-Hormone lassen sich offenbar weitgehend in die 2 Hauptgruppen der *Gluko-*, sowie der *Mineral-Corticoide* gliedern. Das bekanntlich seit längerem in Kristallform vorliegende Desoxycorticosteron (DOC = Cortiron, Percorten usw.) ist ein *Mineral-Corticoid*, das seinerseits zu dem Cortison (Compound E:KENDALL 1938, seit 1942 in klinischer Erprobung), einem *Gluko-Corticoid*, in antagonistischen, wenn auch durch reaktive Vorgänge keineswegs immer klaren Beziehungen steht; beim Morbus ADDISON sind offenbar sowohl DOC wie Cortison wirksam.

Wirkungen im einzelnen: Eosinophilensturz (nicht ganz spezifischer NNR-Aktivitätstest nach THORN); von Leukocytose gefolgte Leukopenie. Vermehrte Ausscheidung von 11-Oxy- und 17-Ketosteroiden nach ACTH (NNR-Aktivitätstest höherer Spezifität). Verminderung der Schilddrüsenaktivität, Anregung der Insulinausschüttung (u. U. bis zum Erschöpfungsdiabetes). Hemmung der gonadotropen H-Hinterlappenaktivität. Pseudoperitonitis, Knochenmarkshemmung. Verzögerung der Wundheilung, allgemeiner: Entzündliche Reaktionen unter dem Einfluß von Cortison zell-, granulations-, fibroblastenarm. Dadurch Verschleierung infektiöser Prozesse (Tbc. Gegenindikation!) möglich. — Na-, Cl-, Wasser-Reten-tion (weniger ausgeprägt als bei Mineral-Corticoiden), bei langdauernder Medika-tion hypokaliämische Alkalose bis zur allgemeinen Muskelparese möglich. Kohle-hydrat-Retention, Erhöhung der Glykogendepots, vermehrte Fettutilisation.

Symptomatischer Cushing (Hypertension, Vollmondgesicht, Striae, Hirsutis-mus, Akne, Amenorrhoe usw.).

Dermatologische Indikationen: Akuter Erythematodes (bislang wohl nur pallia-tiv), Periarteriitis nodosa, chron. Urticaria u. a. Allergosen, Hautleukämien (?), Dermatomyositis, *Psoriasis.* — Ferner: Pemphigus (alle Formen), Erythrodermien, Stevens-Johnson-Syndrom, Purpura Schoenlein-Henoch Dermatitis herpe-tiformis Duhring.

Kontraindikationen: Cushing, Herzfehler, hormonell bedingte Akne, Diabetes, (schwelende infektiöse Prozesse, Tbc.—zumindest pulmonum). Nephritiden bleiben i. a. unbeeinflußt.

Die unter „Wirkungen im einzelnen" beschriebenen Effekte lassen wohl klar erkennen, daß es sich bei diesen neuen hypophysär-adrenalen Wirkstoffen keineswegs um harmlose Substanzen handelt, deren z. Z. noch sehr kostspielige Anwendung schon im Hinblick auf die erforderlichen physiol. chemischen Kontrollen und den im einzelnen schwer zu übersehenden sekundären Wirkungen auf andere Drüsen mit innerer Sekretion zunächst wohl völlig der Klinik vorbehalten bleiben sollte.

Dosierung: 6—8stündlich 10—25 mg ACTH (z. B. Cortiphyson Promonta) i. m. für einige Tage (bzw. ca. doppelte Cortison-Dosis), anschließend langsamer Abbau. Bei Pemphigus, Erythromatodes u. a. bis 300 mg/die (Lever). *Intravenös* soll ACTH 5—10 mal wirksamer als i. m. sein (Renold u. Mitarb.).

Ergänzungs- und Kombinations-Behandlungen.

Kaliumarme Kost (zur „NNR-Entlastung") bis ca. 1,6 g Kalium/die. Besonders K-reich: Kartoffeln, Spinat, Erbsen, Bohnen, K-reich: grüne Gemüse, Kohl, Fleisch, Fisch, getrocknete Früchte, Nüsse, Rüben, Pilze.

Erlaubt: normales Brot, Haferflocken, Mehlspeisen, polierter Reis, Zucker, Butter, Rahm, Käse, Äpfel, Birnen, Erdbeeren, Apfelsinen, Stachelbeeren, Kir-schen, Himbeeren, Rettich, Zwiebeln.

Kartoffeln sollten ganz vermieden werden (Rost), Gemüse wird durch mehr-faches Erneuern des Brüh-, bzw. Kochwassers in nicht zu großen Mengen verwert-bar. Ergänzung dieser vor allem Vit. B-armen Kost durch B-Gaben, sowie Kalk und Eisen (Incedayi-Ottenstein).

Interne Therapie mit Redox-aktiven Substanzen.

Aus dem hohen Gehalt der NNR an Vitamin C, den NNR-sparenden Eigenschaften des Cysteins (Thaddea), dem Reichtum der Epidermis an redoxydierbaren SH-Gruppen (Glutathion), auch aus der lokalen Wirk-samkeit reduzierender Stoffe wie Pyrogallol, Cignolin usw., wurde auf eine pathogenetisch fundierte Wirksamkeit physiologischer, reduzieren-der bzw. redoxfähiger Stoffe bei der Ps. geschlossen (Zorn u. a.). Wegen der vermutbaren engen Beziehungen zwischen diesen und der NNR-Tätigkeit seien diesbezügliche therapeutische Angaben *hier* gebracht:

Vitamin C: 1—6 × wöchentlich 0,5 g i.v. Höhere i.v.-Gaben dürften wegen renaler Ausscheidung, auch vor Erreichen einer „Sättigung", nicht zweckmäßig sein. Auch von peroraler Zufuhr Gutes gesehen. (3—5 Tabl. à 0,2 g/die zu emp-fehlen.) Nach Literaturangaben meist in Kombination mit K-armer Kost oder in Verbindung mit NNR. Erfolge dieser Vitamin-C-Therapie unterschiedlich, im ganzen wohl ziemlich bescheiden. Immerhin vor allem bei ausgedehntem Befund lt. Literatur ca. 10% „eindeutige" Besserungen.

Wir selbst geben zwar, vor allem bei ps. Erythrodermien, gern Vitamin C als harmloses Adjuvans, haben aber bislang nichts Überzeugendes gesehen. Im Gegen-satz zu Incedayi, Ottenstein sowie Rost (letzterer bei jugendlichen Patienten) haben z. B. Urbach und Lewin bei einer Kombinationsbehandlung mit NNR, Vitamin C und K-armer Diät von immerhin 18 Psoriatikern keine eindeutigen Besserungen beobachtet.

Auf die Möglichkeit einer Verstärkung der kapillardichtenden Wirkung des Vitamin C durch weitere permeabilitätshemmende Faktoren (z. B. Rutin-Präparate) sei hingewiesen.

Schwefelhaltige Aminosäuren.

Cystein. Lassueur empfiehlt jeden 2. Tag 0,2 g Cystein subcutan. Er konnte so 3 von 7 Fällen innerhalb 6—8 Wochen heilen. 3 Patienten blieben unbeeinflußt. Frühwald sah bei 43 Kranken 14 mal Erscheinungsfreiheit, im übrigen fast durchwegs Besserungen nach ca. 30 Injektionen von je 1 ccm „Cysthion", jeden 2. Tag gegeben. 1 ccm Cysthion = 0,05 g Cystein. Cystein auch als „Hormodyn" (forte) im Handel. 1 Amp.H.forte = 0,1 g Cystein. Vor sehr hohen Cysteindosen muß wahrscheinlich wegen der Gefahr von Leber- und Nierenschäden gewarnt werden.

Detoxin („Cystein, Glutathion, SH-Proteide"). Martin berichtet 1 guten Erfolg mit Detoxin (täglich 10 ccm i. v.) bei schwerer, im übrigen therapieresistenter Ps.

Methionin. Prüfungen der Wirksamkeit des M. bei Ps. scheinen nicht vorzuliegen. Eigene Versuche, Vitamin-D$_2$-resistente Ps. mit Methionin günstig zu beeinflussen, führten zu keinem greifbaren Erfolg, doch bedarf diese Frage noch eingehenderer Prüfung.

Anderweitige Hormonbehandlung.

Es gibt wohl kaum ein Hormon, das nicht zur Behandlung der Ps. herangezogen worden wäre bzw. dessen angebliches Defizit oder aber auch vermeintlicher Überschuß als pathogenetischer Faktor nicht beschuldigt worden wäre.

Zunächst das *Schilddrüsenhormon*, dem bekanntlich auch eine periphere Wirkung zukommt; bei Anwendung von Thyroxin sah Buschke z. B. bei einer rupoiden Ps. mit Gelenkbeteiligung Hervorragendes. Stümpke konnte andererseits bei der bekanntlich sehr therapieresistenten Hand- und Fußpsoriasis (für die As empfohlen wird) gerade mit einer *Antithyreoidin*-Behandlung befriedigenden Erfolg erreichen.

Weiterhin wäre die Behandlung mit *Keimdrüsenhormonen* zu erwähnen, die bei erythrodermatischer Ps. älterer Patienten sich immer wieder einmal bewährt hat (Schreus), es wird i. a. das homologe Hormon, gelegentlich aber auch das heterologe Hormon (Ciarrocchi) als wirksam bezeichnet.

Schreus sah recht gute Wirkung durch Implantation von nur 1—2 × 25 mg Ostradiol bzw. 2 × 100 mg Testoviron, letzteres alle 3—4 Monate (à 25 mg) erneuert. Vor allem schlagartige Wirkung bei einer Ps. arthropathica bemerkenswert. Diese Sexualhormon-Behandlung führt offenbar nur bei postklimakterischen, d. h. älteren bzw. hormonell insuffizienten Patienten zu Erfolgen; bei jüngeren Individuen [die dafür oft besser auf NNR-Behandlung ansprechen sollen (Rost)], werden eher Verschlechterungen beobachtet. Motto jedenfalls: individuelle Dosierung! Das natürliche „hormonelle Massenexperiment", die *Schwangerschaft*, läßt sich hinsichtlich des Verhaltens der Ps. nicht eindeutig interpretieren. Meist schon in der 1. Hälfte (Zorn), oft aber auch erst später, treten — wohl überwiegend — Besserungen eindeutiger Art ein, die aber nicht ohne weiteres auf eine Follikulin- bzw.

Luteum-Phase beziehbar sind, da quantitative, gestationsbedingte Veränderungen auch anderer Wirkstoffe zu beachten sind; erinnert sei z. B. an das Ansteigen der Histaminase. — In der Anamnese unserer Patienten konnten wir nicht gar so selten auch Verschlechterungen der Ps. unter dem Einfluß der Schwangerschaft anamnestisch feststellen. — Nach der Geburt, oft schon sehr rasch, tritt fast gesetzmäßig der status quo ante wieder ein.

Vitamin D_2.

1936 beobachtete Krafka die gute Beeinflußbarkeit der Ps. durch höhere Dosen von Vitamin D_2. In der Folgezeit bestätigten eine größere Reihe von Autoren z. T. seine ermutigenden Ergebnisse; bei durchschnittlich 30—60% aller Patienten sah man bei einer Dosierung von mindestens 20 ccm, d. h. ca. 200 mg D_2, eindeutige, wenn auch kaum 100%ige Besserungen.

Unsere eigenen Erfahrungen an einem größeren Patientenmaterial (jetzt ca. 150 Pat.) bestätigen diese Ergebnisse; sie ermöglichten ferner eine schärfere Umreißung der Indikationen: ungeeignet für Vigantolbehandlung sind inveterierte, chronische Plaques, zumal bei spärlicher Dissemination. Ferner sprechen Herde an schlechtdurchbluteten Hautpartien (Ellenbogen, Kreuzbein) sowie an lichtausgesetzten Körperteilen (Kopf, Hände u. ä.) kaum an. Eine gute Indikation stellen ausgedehnte, „oberflächlich infiltrierte", akute bis subakute Aussaaten dar.

Der Einwand, daß diese Formen auf eine Lokaltherapie gut ansprechen, ist berechtigt, doch ist auf die Vorzüge einer peroralen Behandlung (ambulant, salbenfrei) hinzuweisen.

Zur Frage der allgemeinen Gegenindikationen bzw. der Nierenfunktionsprüfung: Da die D_2-Behandlung der Psoriasis grundsätzlich keine „Therapie der Wahl" darstellt, sind ihre *Gegenindikationen besonders sorgfältig zu beachten:* Kleinkindes- sowie höheres Alter (über 55—60 Jahre), essentielle oder renale Hypertonie; Albuminurie, auch solche einer im übrigen symptomlosen Restnephritis; jede Hyposthenurie, auch nur relativen Ausmaßes (Volhard-Wasserversuch!); ferner Diabetes, Myocardschäden mit und ohne Dekompensation. — Lungen-Röntgenkontrolle wichtig, um einer etwaigen Aktivierung ruhender Lungentbc.-Herde vorzubeugen, obgleich die Gefahren des Vigantols in letzterer Hinsicht in vergangenen Jahren wohl etwas überbewertet wurden. — Während der Behandlung alle 2 Wochen Blutdruck- und Urinkontrolle; bei einer Gesamtdosierung über 30 ccm Vigantol forte = 300 mg zumindest Rest-N —, zweckmäßiger Wasserstoßkontrolle.

Dosierung: 2—3 Wochen lang 3 × 10 mg D_2 (= 3 × 1 ccm Vigantol forte wöchentlich) anschließend 2 × 10 mg wöchentlich bis zu einer Gesamtdosis von 300 — maximal ca. 500 mg. Rezidive sollen nach Benziger ebenfalls gut ansprechen, was wir z. T. bestätigen können; gelegentlich nehmen die Rezidiv-Effloreszenzen einen morphologisch anderen Charakter an als der vorhergehende Schub. — Wir selbst sahen bis auf ein leichtes Oberbauchsyndrom (geringe Leberschwellung) keinerlei ernste *Nebenwirkungen.*

Man wird diese D_2-Therapie bei sorgfältig kontrollierbaren Patienten und Beachtung des oben Genannten *nicht unbedingt* auf die Klinik zu beschränken brauchen, jedoch bezüglich der Gesamtdosis vorsichtig sein. Auf die Möglichkeit, die Lokaltherapie durch kleinere Vigantolgaben zu unterstützen, sei ausdrücklich hingewiesen. Es ist zu beachten, daß die ersten Besserungserscheinungen sich nicht vor ca. 15 ccm Vigantol forte (bei ausschließlicher D_2-Behandlung) einzustellen pflegen.

Falls bei 20 ccm nichts gesehen wird, dürfte sich erfahrungsgemäß das Fortsetzen dieser Therapie nicht lohnen; nur bei der bekanntlich recht hartnäckigen intertriginös lokalisierten Psoriasis [hier auch die bei Ps. recht wirksame Grenzstrahlbehandlung (8—10 kV, 200—500 r) indiziert] sahen wir anhaltende Besserung bei 30—40 ccm. Wird nach anfänglichen Fortschritten ein deutlicher Stillstand beobachtet, so ist weitere D_2-Zufuhr i.a. ohne Nutzen. Evtl. Wiederholung der D_2-Kur bei geringer Gesamtdosierung nach jeweils 4—8 Wochen Pause zu erwägen.

AT 10.

Angeregt durch die guten Erfahrungen mit AT 10 bei Akrodermatitis suppurativa HALLOPEAU (= Psoriasis pustulosa) und Impetigo herpetiformis wandte SCHMITZ, auch SCHREUS mit ausgezeichnetem Erfolg den „Calcinosefaktor" AT 10 bei schweren Ps.-Fällen an (SCHMITZ: 3mal 5 Tropfen täglich 3 Tage lang, 3 Tage Pause, wieder 3mal 3mal 5 usw., nach 1 Monat eine Pause von 8 Tagen usf.).

Nach HOLTZ, dem Initiator der AT 10-Therapie, läßt sich die AT 10-Therapie in Form einer einmaligen Gabe von 5 (— 10) ccm in Verbindung mit anschließender laufender Kalziumzufuhr (z. B. als Calc. phosphoric. tribasic.) vereinfachen bzw. intensivieren. Auf jeden Fall gefahrloser dürfte für den Facharzt die Tropfenmedikation sein.

Erwähnt sei, daß in Übereinstimmung hiermit Psoriasis-Ausbrüche bei nach Strumektomie aufgetretenen parathyreopriven Tetanien gesehen wurden.

Antibiotica.

Auffallend — und für pathogenetische Erwägungen nicht ganz unwichtig — ist das offenbar — im ganzen gesehen — völlige Versagen der bisher bekannt gewordenen Antibiotica. Selbst wenn keine Untersuchungen ad hoc durchgeführt sein sollten, so wären wohl mit ziemlicher Sicherheit allfällige Beobachtungen (etwa in Analogie zu der unvermuteten Entdeckung der Wirksamkeit des Penicillins bei der Akrodermatitis atrophicans HERXHEIMER) nicht verborgen geblieben. —

Die Erforschung der Psoriasis-Pathogenese, geschweige ihrer Ätiologie(n), ist ein dornenvoller Weg; die kritische Verwertung empirischer Therapiestudien ist vielen Täuschungsmöglichkeiten seitens dieser banalen und zugleich so rätselhaft launischen Dermatose ausgesetzt.

Immer wieder findet man, wenn auch nur in oft überlesenen kasuistischen Angaben, den Hinweis, daß disseminierte, seborrhoide Herde, bzw. punctata-, numularis- sowie geographica-artige Aussaaten auf eine innere Behandlungsart ansprachen, während Kopf- und Hand-lokalisierte, ferner inveterierte Herde, geschweige die ultima refugia (Ellenbogen, Kreuzbein) schlecht oder überhaupt nicht reagierten. Aus der Erfahrungstatsache, daß diese (im weitesten Sinne) seborrhoide Psoriasis des Stammes und der Extremitäten i. a. auch befriedigend einer Lokalbehandlung zugänglich ist, kann jedoch nicht der Schluß gezogen werden, daß jeder Versuch einer nichtlokalen Behandlung grundsätzlich überflüssig wäre, ist doch dem in der Praxis stehenden Facharzt die Lokalbehandlung großer Körperflächen meist nicht möglich.

Wichtig ist, daran zu denken, daß man mit inneren Maßnahmen einen Therapieerfolg durch Steigerung der Dosierung meist *nicht erzwingen* kann; ferner sei betont, daß die Psoriasis auf mancherlei „Umstimmungsreiz", sei dieser stoffwechselbedingt, vegetativer, hormonaler, bakteriellimmunologischer oder auch psychischer Art — leider oft unvorhersehbar ambivalent — zu reagieren pflegt. In diesem Sinne dürften wohl viele, hier nicht referierte Therapieerfolge und -Mißerfolge zu beachten, bzw. zu interpretieren sein.

Aus der Dermatologischen Klinik und Poliklinik der Universität München.
(Direktor: Prof. Dr. A. Marchionini.)

Einführung in die peripheren Durchblutungsstörungen als Kapitel der Dermatologie.

Von
P. Jordan.

Periphere Durchblutungsstörungen sind heute in der Medizin ein *aktuelles Thema.* Für einen *Fortbildungskurs* ist es deshalb von Bedeutung, weil auf diesem Gebiet in der Erkenntnis der Pathogenese, aber auch in der praktischen Diagnostik und Therapie Fortschritte erzielt worden sind, die in weiteren Ärztekreisen noch des Bekanntterwerdens bedürfen. So wie die Verhältnisse heute liegen, steht der Arzt, und darunter gerade auch der Dermatologe, peripheren Durchblutungsstörungen bei seinen Kranken nicht selten mit einer gewissen Unsicherheit gegenüber.

Die klinische Kenntnis vieler zu der Gruppe der peripheren Durchblutung gehörenden Krankheitsbilder ist selbstverständlich älter, lediglich die Wissenschaft von den peripheren Durchblutungsstörungen im modernen Sinne gibt es erst seit rund 25 Jahren.

Starker Motor für die *Entwicklung des Gebietes* war gewiß der Umstand, daß man den schwersten Krankheitsbildern, z. B. dem „Brand der Gliedmaßen bei jungen Männern", nicht anders zu begegnen wußte wie durch Amputation. Die Fortschritte wurden ermöglicht durch allmähliches Heranreifen neuer physiologischer, klinischer und pathologisch-anatomischer Erkenntnisse. Grundlegendes ist bekanntlich dem englischen Physiologen Thomas Lewis zu verdanken, der zunächst einfache Prüfungsmethoden für die Gefäßfunktion am Menschen einführte. Einen neuen Impuls brachte das 1924 herausgekommene Buch von L. Buerger-Neuyork über „Kreislaufstörungen an den Gliedmaßen". 1938 (1949 in 4. Auflage) kam die grundlegende Monographie in deutscher Sprache von Ratschow heraus, auf der spätere Darstellungen vielfach beruhen. Das allgemeine Interesse für die Frage hat sich wohl zu einem wesentlichen Teil seitdem entwickelt. Die peripheren Durchblutungsstörungen sind inzwischen als Grenzgebiet zwischen Innerer Medizin, Chirurgie und Neurologie fast zu einem Spezialfach geworden. Das Kapitel der Dermatologie — viele Leitsymptome und Krankheitsbilder des Gebietes sind ja dermatologisch geprägt — muß mehr wie bisher gewürdigt werden; es läßt sich wohl am besten abstecken, wenn man mit einer Darstellung der herrschenden Auffassung, wie sie im deutschen Sprachgebiet insbesondere von Ratschow vertreten wird, beginnt.

Durch die moderne Entwicklung ist an Stelle der klinischen Einzeldarstellungen der Krankheitsbilder eine *Betrachtung des Gesamtgebietes nach einheitlichen Gesichtspunkten* getreten (COBET): Dadurch hat man gelernt, daß früher die deskriptive Medizin mit ihren so zahlreichen Bezeichnungen vielfach nur letzte Ausprägungen des krankhaften Geschehens belegt hatte; diese sind verhältnismäßig selten, Anfangs- und Übergangsformen demgegenüber nicht. Auch der Dermatologe sieht in der Sprechstunde oder Klinik schwere Formen der peripheren Durchblutungsstörungen nur dann und wann; die geringgradigen sind gewiß gerade in seinem Krankengut um so häufiger, je weniger er sie verkennt. Der Weg zu einer erfolgreicheren Behandlung der schweren Fälle, oder zu Aussichten darauf, geht aber über eine rechtzeitige Erkennung der Früherscheinungen.

Man **definiert** nach RATSCHOW die *peripheren Durchblutungsstörungen* etwa als Gruppe von Krankheitsbildern, deren verbindendes und führendes klinisches Merkmal ihre stärkste Ausprägung — bis zur, allerdings nur scheinbaren, örtlichen Begrenzung — an den Körperspitzen (Händen, Füßen, der Nase und den Ohren) als Stellen der ungünstigsten Bedingungen für Kreislauf und Gewebeernährung ist. Man unterscheidet sie in *Angiopathien, Angiitiden, Angiosen.*

Zur allgemeinen Pathogenese.

Normale periphere Durchblutung (d. h. Gewebeernährung und Gewebeventilation) ist gewährleistet bei normaler Korrelation zwischen Organleistung und Blutzufuhr, Blutabfuhr, normaler Durchströmung der Kapillaren, normalem Austausch zwischen Kapillaren und Gewebe und normaler Zusammensetzung des Blutes chemisch wie in seinen morphologischen Bestandteilen.

Man weiß heute, daß die periphere Blutbahn in ihrer Funktion viel selbständiger ist, als man früher annahm. Das Herz befördert die notwendigen Blutmengen, „die Blutwelle rollt aber in den Körperakren nicht einfach aus". Die Gefäße der Peripherie sind besondere Funktionsbezirke. Bei ihrer Steuerung unterscheidet man die örtliche durch Gefäßwand (die sog. ROUGET)-Zellen und die Zellen des umgebenden Gewebes und die Fernlenkung durch vegetatives Nervensystem und Hormone.

Faktor der örtlichen Regelung der peripheren Durchblutungsverhältnisse sind Reize durch an Ort und Stelle im Gewebe entstehende Stoffwechselprodukte. Auf die bekannte Bedeutung des Histamins (Wirkung: Erweiterung der Kapillaren bei Verengung der vorgeschalteten kleinen Arterien mit Schaffung günstiger Bedingung für die Transsudation und Quaddelbildung) und des Acetylcholins (erweitert die Arteriolen und öffnet die arterio-venösen Anastomosen, wobei jedoch die Mehrdurchblutung nicht anhält, weil der arterielle Mitteldruck absinkt) sei hier nur kurz hingewiesen.

Bei den Hormonen, die auch auf diesem Gebiet eine wesentliche Rolle spielen dürften, ist der vasoaktive Einfluß der Hypophyse, der Schilddrüse, der Bauchspeicheldrüse, der Nebennieren und der Keimdrüsen erwiesen.

Die vasoaktiven Eigenschaften des Follikulins sind neben denen des Adrenalins am leichtesten nachweisbar; Testosteron, männliches Sexualhormon, wirkt ähnlich vasoaktiv wie weibliches, doch wesentlich geringer.

Wenn periphere Durchblutungsstörungen an Gefäßen besonders zum Ausdruck kommen, so sind sie deshalb natürlich noch keine Gefäßerkrankungen an sich. Das Primum movens der Störung könnte in den Gefäßveränderungen, aber auch in der Blutzusammensetzung, in den gefäßsteuernden Nerven, oder im Stoffwechsel des die Gefäße umgebenden Gewebes liegen. Ursache und Wirkung sind im Zusammenspiel von Blut, Nerven, Gefäß, Gewebe schwer zu trennen. Gegenwärtig neigt man dazu, Strukturveränderungen der Plasmaeiweißkörper, mancherseits auch dem vegetativen Nervensystem, führende Bedeutung zuzuschreiben. Organische und funktionelle periphere Durchblutungsstörungen pflegt man nicht mehr so scharf zu trennen wie früher, seitdem man erkannt hat, daß jede Durchblutungsstörung ein Stadium ohne nachweisbare anatomische Veränderungen durchläuft, während auch funktionelle Störungen zu solchen führen können.

Von den Formen der Entzündung, welche die moderne Pathologie[1]) kennt, ist jedem Arzt die leukozytäre (mit Empyem, Phlegmone, Abszeß) am vertrautesten. Bei der sog. serösen Entzündung beschränken sich die entzündlichen Vorgänge auf Durchtritt von Serum durch die Gefäße.

Schon jede Änderung der Durchströmung wirkt sich auf die Ernährungsbedingungen für die Gefäßwände aus. Dabei ist zu beachten, daß experimentell nachweisbar die Ernährung der inneren Gefäßwandschichten bis zum inneren Drittel der Media von der Gefäßlichtung aus erfolgt. Jedes länger dauernde einseitige Weiterverharren der Gefäße sowohl in zu starker Verengung wie zu starker Erweiterung kann bereits zu Ernährungsstörungen der Gefäßwand führen. Diese aber können zur Permeabilitätssteigerung am Endothel des Gefäßrohres und als weitere Folge zu Gefäßwandwucherungen führen (nach Ratschow, S. 34).

Es sind in der Hauptsache klinische Erfahrungen, die ergeben haben, daß es offenbar keine Durchblutungsstörung gibt, bei der nicht eine besondere angeborene oder erworbene Bereitschaft des Gefäßsystems zur Erkrankung (sog. „angiopathische Reaktionslage") die Grundlage ergeben hätte. Die Möglichkeit ihres Angeborenseins ergibt sich aus der vorkommenden familiären Häufung von Gefäßkrankheiten, während die erworbene, nach dem Prototyp der nach Fleckfieber und Typhus bisweilen auftretenden peripheren Durchblutungsstörungen, auch im Anschluß an die verschiedensten schwereren Infektionskrankheiten (z. B. nach Grippe, Pneumonie, Scharlach, Diphtherie), oder, wie man annimmt, durch chronische Toxinüberschwemmung von Fokalherden aus, entstehen kann. Es liegt nahe, bei den erworbenen Anlagen zur Erkrankung an Sensibilisierungsvorgänge zu denken. In der Tat lassen sich Gefäßwandschäden experimentell leicht erzeugen, wenn man die Tiere vorher sensibilisiert. Sieht man das Wesen der Sensibilisierung, als einer „Eiweißvergiftung", in einer „erhöhten Bereitschaft der Grenzflächen Eiweißkörper ins Gewebe eindringen zu lassen", so würde nach Ratschow (S. 37) die Frage nach der Ätiologie der einzelnen Krankheitsbilder peripherer Durchblutungsstörungen Suchen nach Ursachen der Permeabilitätsänderungen an den Gefäßen bedeuten.

Erst auf der Grundlage der besonderen Erkrankungsbereitschaft des Gefäßsystems können offenbar andere „Ursachen" wirksam werden. Von äußeren Momenten wird der Einfluß der so oft angeschuldigten „Kälte und Nässe" heute dahingehend beurteilt, daß sie allein niemals Ursache einer Durchblutungsstörung sind, auch nur selten auslösende Bedeutung haben; in den meisten Fällen würden sie dem Kranken sein Leiden nur zum Bewußtsein bringen.

Die Rolle des Nikotins ist umstritten. Es gilt als noch nicht bewiesen, daß Nikotin- und Tabakmißbrauch von sich aus eine Durchblutungsstörung hervorrufen, wenn auch Beschwerden einer Durchblutungsstörung durch Tabakgenuß sicher verstärkt werden und durch Weglassen des Rauchens schlagartig zurückgehen können.

---

[1]) Vgl. Fr. Büchner: Allgemeine Pathologie. München-Berlin: Urban u. Schwarzenberg 1950.

Auf eine Rolle der *Hormone* in der Pathogenese von Durchblutungsstörungen deutet das unterschiedliche Befallenwerden der Geschlechter bei bestimmten Krankheiten. Die Endangiitis obliterans kommt bekanntlich bei Frauen so gut wie nicht vor. Umgekehrt ist der *Morbus Raynaud* bei ihnen viel häufiger als bei Männern. Nach RATSCHOW (1949) sei es noch nicht möglich, Sicheres darüber anzugeben, wie einzelne Hormone oder hormonale Umstellungsphasen in die Pathogenese von Durchblutungsstörungen eingreifen. Es darf aber als wahrscheinlich angenommen werden, daß es weitgehend hormonale Faktoren sein können, in denen man die Ursache für die Entstehung dieser oder jener Durchblutungskrankheit sehen muß. Das heißt, dieselbe Permeabilitätsläsion, die wegen ihrer Lokalisation in den Gefäßwänden zur Durchblutungsstörung führt, kann beim jugendlichen Mann Ursache einer Endangiitis obliterans, bei der Frau eines *M. Raynaud*, bei alten Leuten einer Arteriosklerose sein (S. 62).

Die früheste *anatomische Veränderung*, welche bei allen Durchblutungsstörungen gefunden wurde, ist eine Intimaverdickung. Man hat diese früher als spezifisch für die Endangiitis obliterans angesehen, jedoch können, wie man jetzt weiß, solche Wucherungen bei allen Arten von Gefäßschädigungen auftreten. Es ist auch nicht möglich, entzündliche Intimahyperplasien von solchen bei Arteriosklerose zu unterscheiden. Intimawucherungen sind auch nicht Voraussetzung für die Entstehung von Thrombosen. Eine zusammenfassende Darstellung der im Anschluß an eine Gefäßläsion vorkommenden Gewebsveränderungen hat SIEGMUND gegeben (nach RATSCHOW, S. 64). Es ist nicht die Regel, daß sich die Veränderungen auf die subendothelialen Gewebe beschränken, die ganze Media und auch die Adventitia können mitbeteiligt sein. Man hat auch für alle Arten von Durchblutungsstörungen zeigen können, daß sie sich nicht auf die Gliedmaßengefäße zu beschränken brauchen, sondern besonders bei der Endangiitis obliterans und der Periarteriitis nodosa, in verschieden starker Ausprägung weite Gefäßprovinzen der inneren Organe befallen können.

Immer mehr ist man im Laufe der Zeit zu der Auffassung gekommen, daß den Durchblutungsstörungen bei verschiedenen Krankheiten pathologisch-anatomisch weitgehend wesensgleiche Gefäßbilder entsprechen. Selbst bei *Syphilis* oder *Tuberkulose* lassen die Gefäßveränderungen nichts einwandfrei Spezifisches erkennen. Nach RATSCHOW ist die Annahme berechtigt, daß es keine spezifischen Gefäßentzündungen gibt. Auch die chronischen Infektionen werden nur als Wegbereiter einer Durchblutungsstörung aufgefaßt. Es wird deshalb nicht mehr von luischer oder tuberkulöser Angiitis, sondern von Angiitis bei Lues oder Tuberkulose gesprochen (nach BLOCK, S. 49/50).

Allgemeine Diagnostik.

Die Diagnose der ausgeprägten Formen der peripheren Durchblutungsstörungen stößt im allgemeinen wohl auf keine Schwierigkeiten, soweit es sich darum handelt, das Vorliegen der Durchblutungsstörung an sich zu erkennen; hier ist das Problem die sichere Beurteilung ihrer Art,

Ausdehnung und ihres genauen Sitzes. Ausgesprochen symptomarm pflegen jedoch die Durchblutungsstörungen im Beginn zu sein. Selbstverständlich gilt auch für die Diagnose der peripheren Durchblutungsstörungen der Satz, daß man an die Möglichkeit ihres Vorliegens *denken* muß! Oft genug wird angenommen, daß für die Diagnostik peripherer Durchblutungsstörungen Anwendung komplizierter Funktionsproben notwendig ist, von denen es in der Tat eine ganze Reihe gibt. Die meisten speziellen Untersuchungsmethoden sind aber Sache von Fachkliniken mit Sonderinteressen und -erfahrung auf diesem Gebiet. Hinweise auf die Art einer peripheren Durchblutungsstörung ergeben aber z. B. schon Alter und Geschlecht des Kranken oder die Vorgeschichte (auch die der Familie). Am wichtigsten ist es aber, daß nach Ratschow mit Hilfe der sog. Lagerungsprobe, deren Unterlassung als Kunstfehler bezeichnet worden ist, „von jedem Arzt in der Sprechstunde ohne Apparatur alle wesentlichen Feststellungen gemacht werden können".

Die Merkmale einer Durchblutungsstörung sind in der Hauptsache folgende: Schmerzen, bei den schwereren Durchblutungsstörungen meist *das* Symptom, das den Kranken zum Arzt führt, Veränderungen der Pulsation und der Venenfüllung sowie der Hautfarbe und Hautwärme, schließlich trophische Störungen. Aus der Aufzählung ersieht man, daß *Haut*symptome in der allgemeinen Diagnostik der peripheren Durchblutungsstörungen eine bedeutsame Rolle spielen können. Es ist gewiß recht bezeichnend, daß sich in der Monographie von Ratschow sinngemäß folgender Satz findet (S. 93): Jede Abweichung von der normalen Hautfarbe deutet auf anomale örtliche Durchblutungsverhältnisse hin, *soweit sie nicht bestimmten Dermatosen zugehört.* Bei den Veränderungen der Hautfarbe wird vor allem auf Blässe, Blaufärbung und Rötung der Haut der Gliedmaßen, an ihren Spitzen besonders, geachtet. Dem Dermatologen ist dabei die Notwendigkeit längerer Beobachtung der Haut geläufig. Eine eigentlich dermatologische Methode ist auch die Hautwärmemessung, bei der bereits die Untersuchung mit der bloßen Hand manches ergeben kann.

Abgesehen von der Lagerungsprobe — u. U. auch der Wechselbadprobe (mit Teilbädern von 15°, 0° und 40°) — besitzen die Pulsuntersuchung, die stets an symmetrischen Stellen vergleichend zu erfolgen hat (dicht über dem Handgelenk für A. radialis und A. ulnaris, etwa in der Fußrückenmitte, seitlich außen vom Großzehenstrecker, für die A. dorsalis pedis und unter und hinter dem inneren Fußknöchel für die A. tibialis posterior); in ernsteren Fällen die Röntgenkontrolle der Gefäße *(Angiographie)*, besondere Bedeutung.

Technik der Lagerungsprobe nach Ratschow (S. 93): „Man fordert den Kranken auf, aus der Horizontallage beide Beine senkrecht zu erheben. Der Arzt stützt diese Glieder durch Gegenhalten des Unterarmes an die Waden. In dieser Stellung läßt man den Kranken die Füße rollen. Der Kreislaufgesunde kann das längere Zeit, jedenfalls aber mehr als 10 min, ohne Beschwerden aushalten. Wesentliche Veränderungen der Hautfarbe treten bei ihm nicht auf. Sind dagegen die arteriellen Gefäße verengt bzw. organisch verlegt, so werden die Glieder schnell leichenblaß und schon nach wenigen Drehbewegungen treten Schmerzen auf. Je schwerer die Veränderungen sind, um so früher treten Abblassen und Schmerzen auf. Die abblassenden Areale erlauben ein direktes Ablesen der Größe und Ausdehnung der durchblutungsgeschädigten Bezirke. Die in der Horizontallage eventuell noch fühlbar gewesenen Fußpulse verschwinden hierbei. Bei leichteren Störungen muß der Versuch 5 min lang durchgeführt werden. Alle Veränderungen, die in diesem Zeitraum sich entwickeln, weisen auf ungenügende arterielle Blutversorgung hin. Fällt der Versuch positiv aus, fordert man jetzt den Kranken auf, sich hinzusetzen und die Beine senkrecht herunterzustellen. Bei gesunder Durchblutung kommt es nun in 1—2 sec zu einer mehr oder weniger lebhaften Rötung der Glieder. Nach längstens 5 sec sind die leergelaufenen Venen wieder aufgefüllt. Ist die arterielle Blutzufuhr dagegen in einem Beine gedrosselt, so bleibt die Blässe zunächst bestehen, die Nachröte bleibt ganz aus oder ist verzögert, bei Miterkrankung der Endstromgefäße ist sie fleckförmig. Die Wiederauffüllung der Venen erfolgt immer verzögert. Die Verzögerung ist der Schwere der Prozesse proportional und kann bis zu 5 min betragen. Schließlich kommt es zur mehr oder weniger ausgedehnten Zyanose. Bei diesem Ausfall der Lagerungsproben kann mit sehr großer Wahrscheinlichkeit auf organische Verlegung der arteriellen Gefäße geschlossen werden, besonders, wenn die Zyanose beim Herumgehen wieder hochgradiger Blässe weicht, also das durch Muskelarbeit herausmassierte Blut auch bei senkrechter Haltung der Glieder nicht ersetzt werden kann."

Für die

allgemeine Therapie

können, in Anlehnung an die Darstellung von BLOCK (S. 225) für den Arzt in der Praxis folgende Richtlinien gegeben werden:

1. *Im Anfang der Durchblutungsstörung* (etwa Auftreten von „toten Fingern", oder bei besonderer Kälteempfindlichkeit, oder krampfartigen Schmerzen beim Gehen, usw.) genügen allgemeine Maßnahmen symptomatischer Art wie Warmhaltung, Wechselbäder, Gymnastik u. ä. Man soll jedoch die Patienten in Beobachtung behalten. Schon jetzt wird Durchuntersuchung auf u. U. gegebene Foki und ihre Sanierung in Betracht kommen.

2. Bei Vorliegen *ernster Zeichen einer Störung im Funktionsversuch* ist im allgemeinen klinische Durchuntersuchung angezeigt, von deren Ergebnis die eingeschlagene Therapie abhängig zu machen sein würde.

3. Bei *ernsteren Schäden* ist klinische Behandlung erforderlich unter besonderer Berücksichtigung auch moderner chirurgischer Maßnahmen.

Die *allgemeinen Regeln* hat RATSCHOW (S. 184) „auf amerikanische Manier" in etwa folgenden Gebotssätzen zusammengefaßt:

Halte die Glieder stets warm, trage wollene Strümpfe, wechsle diese täglich. Vermeide Verletzungen (schneide insbesondere Hühneraugen und Schwielen nicht selbst). Trage keine schnürenden Strumpfbänder. Sitze nicht mit übergeschlagenen Beinen. Rauche nicht.

Die medikamentöse Behandlung würde besonderer Betrachtung bedürfen. Hier sei nur das *Hormonbehandlungsschema* nach RATSCHOW (S. 207) gegeben:

Bei *Frauen:* 10 Tage täglich 1 mg Progynon und 5 mg Testoviron bzw. 0,5 mg Cyren u. 5 mg Testoviron intramuskulär. Dann je 1 Injektion von 5 mg Progynon und 10 mg Testoviron. Wiederholung des gesamten Behandlungsturnus nach 10 tägiger Pause.

Bei *Männern:* 10 Tage täglich 1 Injektion von 5 mg Testoviron und 1 mg Progynon (bzw. 0,5 mg Cyren). Dann 1 Injektion von 50 mg Testoviron. Nach 10 Tagen Pause Wiederholung des gesamten Behandlungsturnus.

Bei leichteren Durchblutungsstörungen, insbesondere z. B. den Beschwerden der sog. angiopathischen Reaktionslage (s. weiter unten) können täglich 0,1 mg Progynon per os (als Sublinguetten) gegeben werden.

Formen der Durchblutungsstörungen.

Die Einteilung der peripheren Durchblutungsstörungen in Angiopathien, Angiitiden und Angiosen wurde bereits erwähnt (s. S. 57). Die *Angiopathien* hat Ratschow in die angiopathische Reaktionslage, die Krankheitsbilder mit erhöhter *Verengerungs*bereitschaft der Blutgefäße (zu denen neben dem Ergotismus, der Kältehämoagglutination u. a. der Digitus mortuus und der *Morbus Raynaud* gehören) und die Krankheitsbilder mit erhöhter *Erweiterungs*bereitschaft (u. a. — hier werden internistischerseits auch das *Quinckesche Ödem* und die Urticaria angeführt — die Akrocyanose, Erythrocyanose und die Erythralgien) unterteilt. Den Dermatologen interessieren in diesem Zusammenhang die „toten Finger", die *Raynaudsche Krankheit* und die Akrocyanose.

Mit der „*angiopathischen Reaktionslage*" ist jener ärztlich allgemein bekannte, weit verbreitete Zustand, der, wie man bes. früher vielfach sagte, Gefäßlabilität, einer „allgemein gesteigerten Erregbarkeit mit abnormer Erweiterungs- und Verengerungsreaktion der Gefäße" gemeint. Es ist ein bestimmter Personenkreis, der sich durch diesen, oft auf den ersten Blick erkennbaren, Zustand auszeichnet. Zu seinen Merkmalen gehören z. B. die Neigung in raschem Wechsel zu erröten und zu erblassen, ausgeprägter Dermographismus, Kältemarmorierung, Akrocyanose u. a. Es besteht Kälteempfindlichkeit. Bei etwa 14—20° sind Hände und Füße stets kalt und blau. Es kann auch Neigung zu Schwindelanfällen und Ohnmachten vorliegen. (Die in der Nachkriegszeit häufige *Brachialgia nocturna* — in der Regel bei Frauen und Mädchen auftretend — ist verschiedentlich ebenfalls hier eingeordnet worden.) Nur ein kleiner Teil dieser Menschen erkrankt an manifesten Durchblutungsstörungen.

Die *Reilschen* „*Toten Finger*" beruhen auf Spasmen der arteriellen Fingergefäße unter Einbeziehung auch der Endstromgefäße und schließlich der Venen. Meist werden jüngere Personen befallen: In der Pubertät Mädchen und Knaben etwa gleich häufig, später vorzugsweise Frauen. Kälte ist in der Regel die auslösende Ursache, bemerkenswerterweise können aber bisweilen auch psychische Einflüsse die gleiche Wirkung haben. Das klinische Bild ist allein schon durch seinen Namen plastisch gekennzeichnet: Vorzugsweise Zeige-, Mittel- und Ringfinger erscheinen „leichenblaß", sind kalt, der Puls nicht zu fühlen. Auch an den Füßen (mit Fortschreiten bis zum Knie) kann ein entsprechender Zustand entstehen. Er entwickelt sich in Anfällen, die so gut wie immer nur wenige Minuten, nur mal ausnahmsweise länger dauern. Die Kürze der Anfälle ist typisch. Längeres Bestehenbleiben (über 1 Std.) bedeutet Verdacht auf *Raynaudsche Krankheit*. Bei hochgradigen Fällen von *Reilschem Finger* kann die Abgrenzung allerdings schwer sein. Spasmen der „toten Finger" lösen sich meist von selbst, *M.-Raynaud*-Anfälle nur durch Wärmeeinwirkung; es ist meistens nicht möglich, „tote Finger" künstlich durch kaltes Wasser hervorzurufen. — Wenn die Neigung zu „toten Fingern" in der Pubertät aufgetreten war, pflegt sich der Zustand meist von selbst zu verlieren. Von älteren Menschen wird er kaum als Störung empfunden; besteht er in höherem Alter, so wird empfohlen, nach einer koronaren Durchblutungsstörung zu suchen.

Von der *Raynaudschen Krankheit* heißt es wohl mit Recht, daß sie leicht falsch diagnostiziert wird. Sie kommt so gut wie immer nur bei Frauen, in der Hauptsache im 3.—4. Jahrzehnt vor. Als typisch gilt das Auftreten von Anfällen mit folgendem Ablauf: Beginn mit Blässe an den

Fingerspitzen, nach etwa einer Viertelstunde Entwicklung von Zyanose, der Taubheitsgefühl und, erst jetzt, Schmerzen folgen. Die Finger sind während der Anfälle kalt und gefühllos. Ausnahmsweise sind auch andere Körperakren (z. B. Nase und Kinn) beteiligt. Die Anfälle können viele Stunden, auch Tage, dauern. Bei längerem Bestand wechselt die Verfärbung, in charakteristischem Spiel von Blau zu Rot und Rot zu Blau. Hochhalten der Hände genügt interessanterweise, um die Zyanose zum Verschwinden zu bringen. Die als so typisch geltenden Nekrosen treten oft erst nach vielen Anfällen auf; sie betreffen meist nur kleine fleckförmige Bezirke, vorzugsweise an den Fingerbeeren.

(Die *Akroasphyxia hypertrophica* (CASSIRER) ist als eine durch chronische Weichteilschwellungen komplizierte Form in den Kreis der *Raynaudschen Krankheit* mit einbezogen worden. Auf die bekannten interessanten Beziehungen des *M. Raynaud* zur progressiven Sklerodermie soll hier nicht eingegangen werden, sie würden ebenso wie die gegenwärtigen Ansichten über die Entstehung des *M. Raynaud* einer Sonderbesprechung bedürfen.)

Therapeutisch wären in leichteren Fällen der *Raynaudschen Krankheit* konservative allgemeine Maßnahmen anzuwenden, in schwereren gilt heute Sympathicuschirurgie für geboten.

Die *Akrocyanose* (Akroasphyxie) mit der Erythrocyanosis crurum puellarum bedarf vor Hautärzten wohl keiner näheren Schilderung. Sie wird auf mangelnden Venolentonus zurückgeführt. Die verbreitete Störung tritt am häufigsten in der Pubertät, zu dieser Zeit bekanntlich bei beiden Geschlechtern, auf; erst nach erreichter Geschlechtsreife ist sie bei Frauen häufiger. Oft geht sie in sehr typischer Weise mit Zeichen geschlechtlicher Insuffizienz einher. Es wird darauf hingewiesen, daß schon sexuelle Erlebnisse psychischer Art den Zustand überraschend schnell normalisieren können. Pathogenetisch wird, vom Vorliegen einer Disposition abgesehen, Vorhandensein von *zuviel* Follikelhormon im Blut angenommen. „Der Hormonwirbel im Organismus ist noch nicht auf das ordnende Erlebnisziel ausgerichtet" (BLOCK, S. 150). Nach abgeschlossener geschlechtlicher Entwicklung pflegt die Störung von selbst zurückzugehen. Im Bedarfsfalle kommen *nach* Eintritt der geschlechtlichen Reife kleine Dosen von Sexualhormonen „als Therapie der Wahl" in Betracht (s. S. 61).

Zu den *Angiitiden*, zu denen die wichtigsten peripheren Durchblutungsstörungen gehören, werden, neben solchen nach Infektionskrankheiten (am bekanntesten sind die nach Fleckfieber), in der Hauptsache folgende Krankheiten gerechnet: Endangiitis obliterans, Periarteriitis nodosa, Phlebitis, Phlebitis migrans. Sie alle haben dermatologisches Interesse.

Die *Endangiitis obliterans*[1] befällt in der Regel Männer zwischen 18 und 45. Sie kann in drei verschiedenen Formen beginnen. Entweder (1.) es entwickelt sich, in mehr oder weniger unmittelbarem Anschluß

---

[1] *Zur Nomenklatur:* RATSCHOW spricht von Endoangiitis, „um die Wesensgleichheit mit der Endokarditis herauszustellen". Der Name Endarteriitis wird der Mitbeteiligung der Venen nicht gerecht. BUERGER hatte die schon vorher durch BILLROTH und WINIWARTER (1871, 1879), aber auch vor diesen Autoren, bekannt gewesene Krankheit als Thrombangiitis obliterans — daher fälschlich „*Buergers disease*" genannt — neu beschrieben.

an eine Infektionskrankheit langsam eine periphere, sofort eindrucksvolle
Symptome bietende, Durchblutungsstörung, die stetig bis zur Gangrän-
ausbildung fortschreitet. Oder, 2., das Krankheitsbild ist Monate und
Jahre das einer Phlebitis (sog. *Phlebitis migrans*), — falls Venen zuerst befallen werden. Den Patienten fallen, wie gerade hier besonders eindrucksvolle eigene Beobachtungen lehren, ziemlich plötzlich entstandene schmerzhaft gerötete „Stellen" — es handelt sich um Knötchen — um hautnahe
Venen auf. Die Herde gehen in durchschnittlich 8 Tagen, zuweilen unter
Pigmentierung, zurück, es zeigen sich aber, u. U. erst nach Wochen, in
der Nähe der alten Stellen, oder auch entfernt davon, neue gleichartige
Veränderungen. Gröbere arterielle Durchblutungsstörungen können
jahrelang fehlen. Drittens kann sich, ganz uncharakteristisch, hier im
Laufe von Jahren nach einer Infektionskrankheit, eine Kälte*empfindlichkeit* entwickeln, bis, nicht selten unter dem Einfluß eines Kälte- oder
Nässeschadens, stärkere Schmerzen als neues Krankheitszeichen hinzu-
treten. In diesem Stadium wird leicht irrtümlich eine „Ischias", „Neuritis" u. ä. angenommen. Unter einer, dieser Fehldiagnosen entsprechenden, Behandlung können sich die Beschwerden zeitweilig bessern, verstärken sich aber bald wieder. Es treten Veränderungen in der Farbe der
Haut auf, schließlich, in sehr charakteristischer Weise, auch kleine
Nekrosen an den Zehen oder dazwischen. Der erfahrene Dermatologe
weiß, daß, ähnlich wie syphilitische Papeln bei dieser Lokalisation bei
oberflächlicher Betrachtung mit einem „Interdigitalekzem", einer Fuß-
mykose verwechselt werden können, dies auch für das eben genannte, auf
einer Endangiitis obliterans beruhende, Krankheitsbild der kleinen
Nekrosen zwischen den Zehen zutrifft.

Die Endangiitis obliterans ist ein ernstes, nicht selten lange verkann-
tes Leiden, dessen Beginn und Verlauf jedem Arzt geläufig sein müssen.
Man hat als Regel aufgestellt, daß jeder unklare Schmerz in den Gliedern,
der sich bei Anstrengungen verstärkt, auf eine Endangiitis verdächtig ist
(Ratschow, S. 246). Für den Dermatologen ist, wie eigene Erfahrung
lehrt, vor allem die Kenntnis der nicht selten mit rezidivierendem Erysipel verwechselten 2. und der 3. Form wichtig.

Wie schon erwähnt, hat man mit der Zeit erkannt, daß die Endangiitis obliterans nicht nur, wie gewöhnlich, in der Hauptsache die unteren
Extremitäten befällt, sondern eine Gefäß-*System*erkrankung ist. Nach
Ratschow (S. 247) gibt es eine auf die Gliedmaßen beschränkte Endangiitis obliterans offenbar überhaupt nicht. Von ihnen abgesehen sind
die Kranzgefäße des Herzens und die Hirngefäße am häufigsten beteiligt.
Es gibt auch eine isolierte *Endangiitis obliterans der Temporalarterien* mit
dumpfem Kopfschmerz in den Schläfen als Hauptsymptom (hauptsächlich in höherem Alter, zwischen dem 55. und 80. Lebensjahr). Es gibt
eine Endangiitis an den Augen usw. Auch eine *Endangiitis der Hautgefäße*[1]. Therapeutisch kommen die geschilderten allgemeinen und recht-
zeitigen chirurgischen Maßnahmen in Frage. Die Endangiitiskranken
gehören zu den Patienten, bei denen ein Rauchverbot sich ausgesprochen
günstig auswirken kann.

---

[1] Vgl. hierzu z. B. Lausecker: Hautarzt **1**, 321 (1950).

Anatomisch hat man bei der Endangiitis obliterans die sog. fibrinoiden Intima-polster besonders deutlich ausgeprägt gefunden, aus denen sich eine *Querschnitts-obliteration* entwickeln kann. Die Nomenklaturunterschiede (Endangiitis-Thromb-angiitis) spiegeln den bis heute nicht entschiedenen Streit wider, ob die Thrombosierungsvorgänge vor oder nach den Intimaveränderungen entstehen. Nach RATSCHOW (S. 244) stehen die der „Angiitis" zugrundeliegenden Prozesse rheumatischen Vorgängen so nahe, daß sich Bezeichnungen wie „Polyangiitis rheumatica" immer mehr durchzusetzen beginnen.

Die *Periarteriitis nodosa* ist im wesentlichen durch Fieber unklarer Art, hohe Eosinophilie, Milztumor und rheumatische Schmerzen in den Gliedern charakterisiert. Die Diagnose wird durch Probeexcision eines Muskelstückchens gesichert. Befallen sind die Gefäße, wobei gelegentlich, selten, aneurysmatische Ausbuchtungen der erkrankten Gefäße als kleine Knötchen getastet werden können. Auch eine kutane mit Haarblutungen einhergehende Form ist beschrieben worden (MATRAS u. a.[1]). Auf Grund der Ähnlichkeit der histologischen Veränderungen wird oft die Auffassung vertreten, daß die Periarteriitis nodosa eine besondere Form der Endangiitis sein könnte. Sie verläuft tödlich.

Zu den *Angiosen*, Krankheiten mit vorwiegend degenerativen Gefäßveränderungen, werden die peripheren Durchblutungsstörungen bei Stoffwechselleiden (Diabetes und Gicht) und im Alter, andererseits die „*Varikose*"[2] gerechnet.

Die *diabetische* und die *Altersgangrän*, die der Dermatologe in seinem Krankengut in der Regel in einzelnen Fällen zu sehen bekommt, sind ihm ausreichend bekannt. Manchen Autoren erscheint es unnötig, die beiden Formen zu trennen, da bei der diabetischen Gangrän, von der besonderen Ätiologie abgesehen, gegenüber der Altersgangrän nur ein altersmäßiger Unterschied gegeben ist (die Zuckerkranken sind im Durchschnitt mindestens 10 Jahre jünger). Bei Patienten im mittleren Alter soll bei jeder Durchblutungsstörung, bei Brand besonders, auf eine Stoffwechselstörung untersucht werden. Brand bei Stoffwechselleiden pflegt meist einzelne Endglieder zu befallen, die ersten Nekrosen bei der Endangiitis obliterans sind demgegenüber herdförmig. Der Beeinflussung des Stoffwechselleidens selbst mißt man, was bemerkenswert erscheint, bei der Behandlung der Gangrän heute nicht mehr die Bedeutung zu wie früher (Insulin, von dem man nur kleinste Dosen gibt, kann die Gefäße ungünstig beeinflussen). Auch heute wird bei der diabetischen und bei der Altersgangrän verhältnismäßig noch am häufigsten amputiert.

Die von RATSCHOW als „*sonstige Verlegungen* der *Blutbahnen*" zusammengefaßten, nicht zu Durchblutungsstörungen im eigentlichen Sinne gerechneten Zirkulationsstörungen (Obliteration von Arterien und Venen nach Erfrierung und Verletzung, der traumatische Krampf der Arterien oder Venen, Embolien bzw. Thrombosen, traumatisches Handrückenödem) haben, von der wohl besser beim Ulcus cruris zu besprechenden, gegenwärtig mehr wie früher interessierenden *Venenthrombose*, für den praktischen Dermatologen keine weitere Bedeutung. Der Beachtung bedarf aber, daß chirurgischer- und internistischerseits u. a. noch die Glomustumoren und das *Pseudoxanthoma elasticum* hier abgehandelt werden, beim letzteren unter Hinweis auf die dabei vorkommende Claudicatio intermittens.

Literatur.

BUMM, E.: Kreislaufstörungen an den Gliedmaßen und ihre Behandlung. Berlin-München: Urban u. Schwarzenberg 1949.
BLOCK, W.: Die Durchblutungsstörungen der Gliedmaßen. Berlin: De Gruyter 1951.
COBET, R.: Geleitwort (zu RATSCHOW: Periphere Durchblutungsstörungen).
RATSCHOW, M.: Die peripheren Durchblutungsstörungen. Dresden-Leipzig: Steinkopff.

---

[1] Vgl. 2. B. MELCZER u. VENKEI: Dermatologica **94**, 214 (1947).

[2] Der im vorläufigen Programm angekündigte Vortrag des Verf. über *Ulcus cruris* hat mit Rücksicht auf die Demonstration von SIGG nicht stattgefunden; seine Veröffentlichung an anderer Stelle (im „Hautarzt") wurde in Aussicht genommen.

Zur Behandlung der Varizen, der Phlebitis und ihrer Komplikationen.

Von

K. Sigg.

Trotz allen Fortschritten auf vielen Gebieten der Medizin und insbesondere auf dem Gebiete der Anticoagulantien nimmt die Häufigkeit der Phlebitis und damit die Anzahl ihrer Spätkomplikationen (Beinödeme, Ekzeme, Ulcus cruris) ständig zu.

Nach Ochsner, Weisbreen und Glick sind nicht zuletzt die Antibiotika, welche die Gerinnungsfähigkeit des Blutes erhöhen und eine Antiheparin-Wirkung entwickeln, schuld an der Vermehrung der thrombotischen Erkrankungen. Auch die neue Hormontherapie mit Cortison und A.C.T.H. hat als Nebenwirkung vermehrte Neigung zu Phlebitis durch Steigerung der Blutgerinnung zur Folge.

So hat im Charity Hospital in New Orleans die Phlebitis in den Jahren 1948 bis 1949 gegenüber 1938—1939 von $1^0/_{00}$ aller eingewiesenen Patienten auf $2,5^0/_{00}$ zugenommen. In den Jahren 1947—1948 war die Zahl der Phlebitiden um 56% höher als in den Jahren 1941—1946, und die Zahl der tödlichen Embolien um 111% höher. Dabei handelt es sich hier um sehr niedrige Zahlen aus einem Spital, das schon von jeher die größte Sorgfalt auf die Phlebitis-Prophylaxe und Therapie gelegt hat.

Wenn man bedenkt, daß der größte Teil der nach einer tiefen Phlebitis genesenen Patienten für ihr weiteres Leben invalid ist (aus einer Statistik aus dem Basler Frauenspital sind nach Djelaly von 180 nachuntersuchten Patienten nur 2% symptomfrei, und nach Bauer waren 52% aller dieser Patienten nach 10 Jahren Ulcus cruris-Träger) kann man sich einen Begriff machen, welche Verheerung die Phlebitis anstellt.

Nach Jorpes (1946) waren in Schweden vor Einführung der Anticoagulantien die postthrombotischen Zustände schwerwiegender als die Folgen der Verkehrsunfälle und sollen sozialmedizinisch gesehen in die Reihe mit Diabetes und sogar Tuberkulose kommen.

Die Anticoagulantien bedeuten für die Behandlung der Thrombosekrankheit einen großen Fortschritt. Sie vermögen aber für die Prophylaxe der Phlebitis noch nicht sehr viel auszurichten. Eine leichte Verminderung der postthrombotischen Folgezustände ist höchstens insofern zu erwarten, als die Anticoagulantien die Dauer der einmal aufgetretenen Phlebitis um ca. 100% abkürzen und den Verlauf so erleichtern, daß damit wahrscheinlich auch weniger schwere Folgeerscheinungen zu erwarten sein werden.

Auch die neuen heroischen Operationen am Venensystem (Unterbindung der Vena femoralis und der Vena cava) zur Verhütung der tödlichen Embolie und zur Vermeidung der schweren Spätkomplikationen nach überstandener Thromboembolie sind z. T. bereits wieder verlassen worden, weil die Spätresultate (nach Ochsner) infolge Vermehrung des Venendruckes eher schlechter waren, und weil die Erfolge nicht besser sind als die mit Anticoagulantien. Alle diese Methoden sind solche der Therapie und haben für die Prophylaxe nur geringe Bedeutung. Sie vermögen vielleicht die Zahl der tödlichen Embolien zu erniedrigen, nicht aber die große Zahl der Spätfolgen wesentlich zu beeinflussen. Diese Anzahl hängt allein von der Häufigkeit der Erkrankung an tiefer Phlebitis ab. Und wenn wir in dieser Hinsicht etwas erreichen wollen, dann müssen wir eine wirksame Prophylaxe schaffen und damit die Morbidität an Phlebitis erniedrigen. 3 Faktoren wurden von jeher als wichtig für die Entstehung der Thrombose erachtet. Diese sind:

1. Stromverlangsamung,
2. Gefäßwandschädigung,
3. Blutveränderung.

In letzter Zeit werden unter dem Eindruck der ausgezeichneten therapeutischen Wirkung der Anticoagulantien fast nur noch die gerinnungsphysiologischen Momente in Betracht gezogen.

Für die Prophylaxe sind aber die Anticoagulantien wegen ihrer Nebenwirkung (Blutung, Schwangerschaften) noch nicht allgemein verwendbar. Daneben ist die Beteiligung mechanischer Faktoren und die Bedeutung des Kreislaufes für die Thromboseentstehung erwiesen, denn

1. entstehen die meisten Phlebitiden nach längerer Bettruhe,

2. 97% aller tiefen Thrombosen entstehen in den Unterschenkeln;

3. die höchste Frequenz an Thrombosen weisen bettlägerige Patienten mit Traumen oder Frakturen eines Beines auf, nämlich 8,8%.

Die Thrombosefrequenz ist hier 10 mal größer als nach Operationen. Nichts zeigt deutlicher als dies, daß Ruhigstellung und damit die Verlangsamung des Kreislaufes die größte Gefahr für die Entstehung einer Thrombose ist.

4. Wenn man durch Frühaufstehen die Stagnation des Kreislaufes in den unteren Extremitäten verhindert, ist die Thrombosemorbidität 50% geringer. Wenn das Frühaufstehen mit Kompressionsverbänden und Kreislaufunterstützung kombiniert wird, ist die Thrombosehäufigkeit nur 1/10 derjenigen ohne diese Maßnahmen. Aber auch das dritte Moment der Thrombosegenese, die Gefäßwandschädigung, ist nicht zu vernachlässigen.

Der Faktor Gefäßwandschädigung hat durch die kapillarmikroskopischen Untersuchungen von Ebert und Knisely wieder neue experimentelle Untermauerung erhalten. Nach diesen Autoren sind die ersten experimentell nachweisbaren Symptome einer allgemeinen Körperschädigung beim Tiere, ob diese nun durch eine großflächige Verbrennung, durch schwere Infekte, nach intravenöser Verabfolgung von Bakterien oder durch einen allergischen Schock erzeugt werden, eine Kapillarwandschädigung. Zunächst ist eine Leukocytenablagerung an der geschädigten Kapillarwand nachweisbar, dann eine deutliche Verlangsamung des Kreislaufes, dann eine Endothelablösung, dann circumscripte Erythrocytenagglutination in der Gegend der geschädigten Kapillarwände, die sich zu eigentlichen Thrombosen vergrößern und das betreffende Gefäßgebiet verstopfen. Die weiteren Folgen dieser Schädigung sind Durchlässigkeit der Gefäßwände und Ödeme.

Die allgemeine Körperschädigung als Folge einer Operation, einer Infektion, einer Körperverletzung durch Unfall oder einer Stoffwechselstörung spielt sich in Form einer toxischen Einwirkung zuerst in den Kapillaren der unteren Extremitäten ab, die durch den Einfluß der Schwerkraft und infolge ihres mangelhaften konstitutionellen Baues oder durch chronische Stase bei Varicosis oder alter überstandener, tiefer Phlebitis oder durch akute Stromverlangsamung infolge des

Operationsschockes sowieso geschädigt sind. Es entstehen Schädigungen der Kapillaren mit kleinsten Gefäßverstopfungen und vor allem Ödeme. Diese Kapillarschädigung kann sich weiter ausdehnen, wenn durch die Therapie die Stauungsödeme und der venöse Rückfluß nicht gebessert werden und führt zu größeren, oberflächlichen oder tiefen Phlebitiden. Verstopfungen der Hautgefäße führen zu eigentlichen Nekrosen, dem Ulcus cruris.

Zur Vermeidung der Phlebitis.

Es entsteht vielfach dort eine Phlebitis, wo lange vor der Geburt oder Operation Beinödeme bestanden haben. Solche Patienten weisen Druckempfindlichkeit der tiefen Venen in der Wade und der Saphena am Oberschenkel auf. Die wichtigste Phlebitisprophylaxe des Hausarztes ist daher die Verhütung dieser chronischen Beinödeme. Wie jedes venöse Ulcus nach Entfernung der Ödeme zuheilt, ist dieses Mittel auch der beste Weg zur Verhütung und Ausheilung besonders der oberflächlichen, aber auch der tiefen Phlebitis. Hier kann der praktische Arzt prophylaktisch eingreifen. 70% aller Schwangeren weisen in der zweiten Hälfte der Gravidität Beinödeme auf. Die Klinik sieht diese Patienten erst beim Spitaleintritt. Wenn diese Ödeme durch entsprechende Maßnahmen verhindert werden, ist der wichtigste Schritt in der Thromboseprophylaxe getan. Diese Ödeme lassen sich nirgends so gut rein mechanisch beheben, wie am Unterschenkel, weil der Kompressionsverband hier sehr gut und einfach angelegt werden kann. Praktisch handelt es sich darum, den Unterschenkel, und wo Gefährdung besteht auch den Oberschenkel, so einzubinden, daß die Beinödeme vollkommen zum Verschwinden gebracht werden. Die altbekannte Forderung auf Vermeidung unnötiger Bettruhe und Vermeidung jeglicher Immobilisierung der gefährdeten Beine bleibt bestehen. Wenn zum heute immer wieder propagierten „Frühaufstehen" nach Operationen noch ein guter Kompressionsverband der Beine kommt, wird die Prophylaxe besonders erfolgreich sein. Die Ödeme dürfen also nicht auf Kosten der natürlichen Bewegungen und des Muskelspiels mit Bettruhe zum Verschwinden gebracht werden. Im Gegenteil, der Patient muß aufgefordert werden, sich zu bewegen, zu turnen und zu marschieren. Fußkreisen, Zehenbewegungen, willkürliche Innervation der ganzen Beinmuskulatur sind, wenn Bettruhe dringend nötig ist, ein gutes Mittel, die venöse Zirkulation anzuregen. Zur Geburt oder Operation werden die Beine wenigstens bis zu den Knien auch im Bett und auf dem Operationstisch eingebunden. Dies geschieht am Unterschenkel mit elastischen Idealbinden, am Oberschenkel mit elastischem Heftpflaster, z. B. dem von uns in letzter Zeit gebrauchten, bei empfindlichen Patienten bedeutend weniger hautreizenden Porelast, kombiniert mit Schaumgummi und elastischen Binden. Die Kompression bildet also die eigentliche prophylaktische Behandlung der Phlebitis. Der Kompressionsverband zur Verhütung der Phlebitis wird in der Literatur schon seit vielen Jahren immer wieder erwähnt. Trotzdem hat er besonders in Kliniken nicht immer genügend Beachtung gefunden. Das Geheimnis des großen Zuspruches vieler bekannter Beinärzte, besonders in Deutschland, beruht darauf, daß sie es verstanden, die kranken Beine so gut zu bandagieren, daß sie heilten.

H. Fischer (1924) behandelte 2400 Pat. mit Phlebitis ohne eine einzige Embolie. E. Fischer sah bei 2000 Pat. mit Thrombophlebitis keine Embolie. Eichenlaub berichtet (1931) über die Behandlung von mehreren hundert Pat. nach der Fischerschen Methode ohne Embolie. Stotzer behandelte ca. 1000 Pat. mit Phlebitis mit seinen Schwammgummi-Kompressionsverbänden ohne eine einzige Embolie. Leun berichtet (1941), daß in der gynäkologisch-geburtshilflichen Klinik in Gießen nach systematisch prophylaktischen Kompressionsverbänden 6033 Frauen entbunden wurden, ohne eine tödliche Embolie. Rupp (1944) hat bei 1100 Operationen in jedem dritten Fall Elastoplastverbände angelegt und damit ebenfalls keine einzige postoperative Thrombose gesehen. E. Krieg sah unter 2800 Fällen von Phlebitis nur 3 Lungeninfarkte unter der Verbandbehandlung.

Unter unseren bis jetzt mit Kompressionsverbänden behandelten 800 tiefen und oberflächlichen Phlebitiden haben sich lediglich 2 so leichte Embolien eingestellt, daß sie röntgenologisch nicht nachweisbar waren und keine Bettruhe bedingten. Eine tödliche Embolie ist nicht aufgetreten.

Die varicösen und phlebitischen Komplikationen.

Die varicösen Beinödeme werden im allgemeinen viel zu wenig beachtet und diagnostiziert. Dabei sind diese Ödeme aber das Kardinalsymptom aller venösen Beinerkrankungen. Es gibt keine varicösen oder phlebitischen Komplikationen, die nicht, wenigstens abends, nach langem Tagewerk Ödeme verursachen. Solange Patienten mit Varizen oder mit überstandener tiefer Phlebitis keine Ödeme aufweisen, haben sie auch keine Beschwerden. Wenn man sich die Mühe nimmt, nach diesen zu fahnden, wird man sie regelmäßig nachweisen können. Wenn solche Beinödeme zum Verschwinden gebracht werden, heilt die dadurch bedingte Erkrankung. Zur Bekämpfung der venösen Ödeme sind bis jetzt leider alle angepriesenen internen Mittel nutzlos. Mit einem entsprechenden Kompressionsverband lassen sie sich meist in 1—2 Tagen beheben. In ödemfreien Beinen heilen bei regelmäßigem, wochenlangen Tragen des Verbandes die vorhandenen chronischen, oberflächlichen und tiefen Phlebitiden aus, so daß damit oft auch nach Weglassen des Verbandes die Ödeme dauernd verschwunden sind. Eine große, den ganzen Unterschenkel bedeckende Schaumgummiunterlage kann mit seiner pumpenden Wirkung die Zirkulationsanregung des Kompressionsverbandes wesentlich unterstützen.

Die Therapie der oberflächlichen Phlebitis
mit Schaumgummi-Kompression.

Der Kompressionsverband mit Schaumgummiunterlage über einer oberflächlichen phlebitischen Stelle lindert schon wenige Minuten nach dem Anlegen die Schmerzen und gibt sofort ein Gefühl der Erleichterung. Der Patient ist auch bei heftiger Varicophlebitis mit großen, harten Knoten bereits nach 1—2 Tagen nach Anlegen eines guten Kompressionsverbandes beschwerdefrei. Wichtig ist bei dieser Phlebitisbehandlung, daß jegliche Bettruhe und damit auch das oft gesehene und gefürchtete Tieferwandern oberflächlicher Phlebitiden vermieden werden kann. Es gelingt so, jede oberflächliche Phlebitis rasch zu heilen, auch ohne Anticoagulantien. Diese brauchen wir nur, wenn eine gleichzeitige Femoralis- und Iliaca-Phlebitis nicht ausgeschlossen werden kann. Solange die

Phlebitis auf oberflächliche Venen oder Varizen beschränkt ist, braucht eine Embolie unter einem guten Kompressionsverband nicht befürchtet zu werden.

Zusätzlich zur Kompressionstherapie wird die Incision des regelmäßig vorhandenen intravaricösen Hämatoms und die Abriegelung der Phlebitis durch Verödung der darüber gelegenen Varizen vorgenommen.

Die Behandlung des Ulcus varicosum oder phlebiticum.

Da die unmittelbare Ursache der Ulcus-cruris-Entstehung letzten Endes eine Capillaritis, bedingt durch die Stase und die beim Ulcus cruris immer vorhandenen chronischen Beinödeme, ist, besteht eine erfolgreiche Behandlung des Ulcus cruris in:

1. Verhinderung der Beinödeme,
2. Behandlung der Varizen, wenn diese kausal am Ulcus beteiligt sind.

Mit der Eliminierung der Beinödeme heilt jedes venöse Ulcus cruris auch ohne Varizenverödung aus. Die Vermeidung der Beinödeme wäre am einfachsten durch Bettruhe zu erreichen, ein Vorgehen, das für Varizenträger ungeeignet ist. Jedes Ulcus cruris, das im Bett zuheilt, kann auch mit richtig angelegten Kompressionsverbänden, bei voller Arbeitsfähigkeit, zum Zuheilen gebracht werden, ja, heilt manchmal rascher als mit Bettruhe. Der Schaumgummi-Kompressionsverband ist das beste Mittel zur Verhinderung der Beinschwellung und zur Ausheilung des Ulcus. Ein Ulcus cruris heilt dann rasch zu, wenn die Ödeme vollkommen verschwunden sind. Die Epithelisierung kann dann richtig beginnen, wenn zwischen Wundfläche und umgebender Haut keine Niveaudifferenz besteht. Alle übrigen Mittel, wie Ultraschallapparate, Salben. Umschläge oder Desinfizienten, enthalten sie auch noch so teure Medikamente wie z. B. die neuen Antibiotika, sind nebensächlich und haben kaum einen wesentlichen Einfluß auf die Heilung eines Ulcus. Schädlich sind aber vor allem die in der Laienreklame immer wieder angepriesenen Beinsalben mit Carbolzusatz, die im Moment eine sehr gute Schmerzstillung haben und deshalb den Patienten oft süchtig machen. Die Ulcera werden darunter aber immer größer, weil der Carbolzusatz alle neuen Granulationen wegätzt. In den meisten Fällen ist eine feuchte Kompresse mit simplem Aqua fontana oder physiologischer Kochsalzlösung jedem komplizierteren Mittel und vor allem jeder Salbe überlegen.

Die Varizenverödung.

Die Therapie der Wahl für die Varizenbehandlung ist die Verödungsinjektion. Es gelingt damit, jede Varize, sei sie auch noch so groß, ohne Bettruhe und ohne Arbeitsunterbrechung zu entfernen. Mit der Verbesserung der Verödungsmittel gewinnt sie immer mehr an Boden. Die Injektion ist einfach und ungefährlich geworden und kann eigentlich von jedem dazu manuell geschickten Arzt ausgeführt werden, wenn er eine entsprechend einfache Technik anwendet.

Die wichtigsten Merkmale der neuen Varizenmittel sind neben ihrer geringen Toxicität:

1. Absolute Schmerzfreiheit und keine Krampferzeugung bei der Injektion.

2. Geringe Gefahr der Nekrosenbildung.

3. Wenig allergische Nebenerscheinungen.

4. Niedrige Dosierung und kleine Flüssigkeitsmenge, was die Injektion stark vereinfacht.

5. Konstante Wirkung.

Zur Erreichung guter Resultate bei der Verödungsbehandlung ist außer den verbesserten neuen Mitteln die Technik der Behandlung wichtig. Dazu einige Regeln:

1. Man spritze immer nur sehr kleine Mengen.

2. Man verwende bei der Injektion niemals einen Stauschlauch.

3. Man brauche dicke Injektionsnadeln und eine gut laufende Glasspritze.

4. Man spritze nur in horizontaler Lage des Beines.

5. Man lasse keinen Patienten nach Hause gehen, ohne das injizierte Bein mit einem Kompressionsverband straff eingebunden zu haben.

6. Man spritze nie im Bett oder bettlägerige Patienten und verhindere jede Bettruhe nach der Behandlung.

Trotzdem können gelegentlich Komplikationen eintreten, die der Arzt, der Verödungstherapie treiben will, kennen muß.

Es sind dies folgende:

a) Emboliegefahr bei schlechter Technik,

b) Nekrosen bei paravenöser Injektion,

c) allergische Erscheinungen,

d) perivenöse Reizungen.

Varizen während der Gravidität.

Zur Prophylaxe von Varicophlebitis und tiefer Phlebitis während der Schwangerschaft und des Wochenbettes werden die größten Varizen während der Schwangerschaft verödet. Manche Varicophlebitis kann mit der Verödung geheilt und verhütet werden. Es besteht weder für Mutter noch Kind irgend eine Gefahr. Besonders bei Schwangeren können sehr große Vulva- oder Beinvarizen unerträgliche Schmerzen verursachen, so daß die Patientinnen weitgehend arbeitsunfähig werden. Sofort nach der Verödung tritt Besserung und Leichtwerden der Beine ein. Von außerordentlicher Wichtigkeit ist bei Schwangeren die Verhütung der Beinödeme mit Kompressionsverbänden. Es wurden vom Verfasser bis jetzt 500 Schwangere mit z. T. schwerer Varicosis und Varicophlebitis und mit früher überstandener tiefer Phlebitis so behandelt. Nur 1 dieser schwer gefährdeten Patientinnen hat nach der Geburt, einige Zeit nach Weglassen des Verbandes, eine leichte, oberflächliche Phlebitis durchgemacht.

Recidive nach der Varizenverödung.

Die Verödungstherapie kann die konstitutionelle Veranlagung zur Varizenentstehung nicht ändern, ebensowenig wie die Operation. Alle unsere bisherigen Behandlungsmethoden sind eben nur rein symptomatisch. Es wurden von uns aber allerdings viele Patienten vor 5—10 Jahren behandelt, die bis heute keine Recidive aufweisen. Dies besonders, wenn es sich um Fälle mit vereinzelten Knoten oder einzelnen Varizensträngen handelte, die schon jahrelang in der gleichen Größe bestanden. Die Recidivhäufigkeit hängt weitgehend von der Beschäftigung der Patienten ab. Recidivfreiheit wird weder nach Verödung noch Operation zu erwarten sein, wenn eine Patientin nach der Behandlung wieder eine Schwangerschaft durchmacht. Wenn die Verödungsbehandlung richtig durchgeführt worden ist (wichtig: Incision des intravaricösen Hämatoms, Kompressionsbehandlung, Kontrolle nach einem halben Jahr), dann wird ein Recidiv des behandelten Stranges ebenso ausgeschlossen sein, wie wenn dieser Strang durch die Operation entfernt worden ist. Diese Recidive betreffen dann ebenso wie bei der Operation neue Varizen, die an anderen Stellen entstehen. Wenn die injizierten Varizen selbst wieder recidivieren, dann war ihre Behandlung nicht vollkommen. Auf Grund unserer Erfahrungen wagen wir zu behaupten und gehen hier mit der Auffassung v. Leuns in Gießen einig, daß Recidive nach guter Verödungsbehandlung eher noch seltener sind als nach der Operation, weil die Sklerosierungstherapie die physiologischere Methode darstellt als die Operation. Wenn technisch richtig ausgeführt (Vermeidung von Stauschläuchen, Injektion in horizontaler Lage des Beines usw.), wird die Verödungsinjektion hauptsächlich diejenigen Venengebiete mit schlechter Zirkulation erreichen, weil das Verödungsmittel dort am längsten liegen bleibt, wo verlangsamte Zirkulation besteht. Sie wird selektiv diejenigen Venen betreffen, die eine Blutstagnation aufweisen, während sie auf dem Gebiete mit guter Blutzirkulation keine Wirkung hat, weil das Mittel rasch fortgeführt wird. Dagegen kann die Operation immer nur eine relativ grobe Methode sein, welche diejenigen Venen entfernt, die anatomisch als Varizen imponieren, während die physiologische Funktionstüchtigkeit kaum genügend berücksichtigt werden kann. Man erreicht also mit der Sklerosierungsinjektion pathologisch funktionsschwache Venengebiete, wo der Chirurg oft nicht hinkommt. Aus diesem Grunde sind wir der Meinung, daß eine gut ausgeführte Sklerosierungsbehandlung bessere und dauerhaftere Resultate ergeben sollte als eine Operation.

Um diese Behauptung bestätigen zu können, haben wir uns die Mühe genommen, 250 Patienten, die vor 1—10 Jahren behandelt worden waren, in Bezug auf Recidive nachzukontrollieren. Alle diese Patienten hatten Varizen von sehr großem Kaliber, und ein großer Teil hatte früher Phlebitiden, Ulcerationen, Ekzeme und Ödeme überstanden. Von diesen kontrollierten Patienten hatten:

32% kein Recidiv,

39% zeigten leichte Recidive, die entweder keiner Behandlung bedurften, oder die nach erneuter Behandlung in 1—2 Konsultationen wieder erledigt werden konnten,

17% zeigten ungefähr halb so große Recidive wie vor der Behandlung,

11% wiesen wieder gleich große Varizen auf wie vor der Behandlung,

1% wies größere Varizen auf.

Aber jeder Patient konnte uns bestätigen, daß er nach der Behandlung eine wesentliche Erleichterung verspürte. Viele, die vorher stark geschwollene Beine hatten und abends über starke Müdigkeit klagten, waren nach der Behandlung ödem- und beschwerdefrei. Kein einziger hat sich gegen eine weitere Behandlung gesträubt, wenn das nötig war. Diese Resultate lassen sich wahrscheinlich noch wesentlich verbessern, da sie aus einer Zeit stammen, da noch mit weniger guten Verödungsmitteln behandelt werden mußte, und die Incision der varicösen Hämatome noch nicht so häufig und regelmäßig durchgeführt worden ist.

Zusammenfassung.

Die Mitteilungen beruhen auf einer persönlichen Erfahrung bei

1. 42058 Varizen-Verödungsinjektionen,
2. 2564 Ulcera cruris,
3. 410 Schwangeren mit varicösen oder phlebitischen Komplikationen,
4. 866 Patienten mit oberflächlicher oder tiefer Phlebitis.

Das Grundelement in der Behandlung der varicösen und phlebitischen Komplikationen ist neben der Entfernung der Varizen der Schaumgummi-Kompressionsverband, der die regelmäßig vorhandenen Ödeme und die venöse Stase verhindert. Damit sind alle varicösen Komplikationen wie Ulcus cruris varicosum oder phlebiticum, varicöses Ekzem und Varicophlebitis ohne Bettruhe und meistens ohne Arbeitsunterbrechung zur Ausheilung zu bringen. Auch zur Prophylaxe und Therapie der Thromboembolie ist der Kompressionsverband ein sehr wichtiges Hilfsmittel und sollte in Kliniken und Praxis bedeutend mehr Beachtung finden.

Technik der Varizen-
und der Kompressionsverband-Behandlung.

Von
K. Sigg.

Bei der Verödungsbehandlung gibt es einige Richtlinien, die befolgt werden müssen, wenn die Wirkung der Verödungsinjektion gut sein soll und Mißerfolge, wie Embolien, Nekrosen, starke perivenöse Reizungen und Spätpigmentierungen, vermieden werden sollen.

1. Man spritze nie zu große Mengen. Die Wirkung einer Verödungsinjektion läßt sich nie sicher voraussagen. Sie ist nach Patient und sogar je nach Lokalisation und Art der Varize verschieden. Es ist daher wichtig, daß vorsichtig begonnen wird. Der Unerfahrene macht am Anfang in einer Sitzung lieber nur eine Einspritzung. Die Injektion zu großer Mengen gibt zu starke Reaktionen, perivenöse Reizungen, macht Schmerzen und zwingt den Patienten zur Bettruhe, die bei Varizentherapie auf

alle Fälle vermieden werden sollte. Zu starke Verödungsinjektionen geben als Spätfolgen gerne Pigmentationen und damit ein schlechtes kosmetisches Resultat.

Die Fortsetzung der Injektion sollte, wenn möglich, nicht vor 1 Woche und nicht in der unmittelbaren Umgebung der letzten Einspritzung vorgenommen werden, da die Venenwand von der ersten Injektion her noch eine gewisse Empfindlichkeit besitzen kann, die dann zu unerwartet starken Reaktionen führt. Wenn die Behandlung aus äußeren Gründen beschleunigt werden muß, so fährt man am besten am anderen Bein oder an einer weit abgelegenen Stelle fort, z. B. im Gebiet der V. saphena parva, wenn vorher im Ausbreitungsgebiet der V. saphena magna gespritzt wurde.

2. Man spritze nur in horizontaler Lage des Beines. Die Injektion in die gefüllte Vene des stehenden Patienten ist ungünstig, weil man hier beim Einspritzen den ganzen Druck der Blutsäule oberhalb der Injektionsstelle bis zum Herzen überwinden, also das Sklerosierungsmittel mit ziemlichem Druck einspritzen muß, was die Gefahr mit sich bringt, daß das unter Druck eingespritzte Verödungsmittel entlang der Nadel in das perivenöse Gewebe eindringen und Infiltrationen und Nekrosen verursachen kann. Nach amerikanischen venographischen Untersuchungen geht das am stehenden Patienten eingespritzte Verödungsmittel auch viel rascher in die tiefen Venen.

3. Man lege nie einen Stauschlauch an, weder oberhalb noch unterhalb der Injektionsstelle. Das Verödungsmittel wirkt selektiv auf diejenigen Venengebiete, die schlechte Zirkulation aufweisen. Eine Vene mit normaler Zirkulation kann nur schwer verödet werden. Mit dem Anlegen einer Stauung wird auch die Zirkulation in normalen Venen geändert und die willkommene selektive Wirkung auf Venengebiete mit schlechter Zirkulation verhindert. Durch solche fälschlicherweise angelegte Staubinden wird das Verödungsmittel gezwungen, durch Kommunikationen in die tiefen Beinvenen abzufließen. Dort kann es infolge der künstlichen Stauung ebenfalls eine unerwünschte Sklerosierung erzeugen, die zu Embolien führen kann. Eine Abschnürung ist auch deshalb vollkommen unnötig, weil ein kurzer Kontakt mit der Venenwand eine genügende Sklerose erzielt. Auch ein Ausstreichen oder eine manuelle Kompression der Varizen ist vollkommen unnötig. Zur Verhinderung der Verdünnung des Injektionsmittels durch das Blut eignet sich die Air-Block-Technik weitaus besser.

4. Man gebrauche möglichst dicke Injektionsnadeln. In diesem Punkte differieren die meisten Autoren von unserer Auffassung, indem fast überall nur dünne Kanülen verwendet werden. Unsere Resultate (seit 25 000 Injektionen keine Nekrose mehr) sind aber neben der Verwendung des Varsyls und des Sotradecols, die wenig Nekrosen machen, in erster Linie der Injektionstechnik zuzuschreiben.

5. Ein guter Kompressionsverband nach der Injektion ist wichtig. Man lasse keinen Patienten nach Hause gehen, ohne das injizierte Bein mit zwei elastischen Binden straff eingebunden zu haben. Wie bei jeder anderen Entzündung entstehen auch bei der künstlich erzeugten Venen-

wandreizung um den sklerosierten Strang Ödeme, ähnlich wie bei der Varicophlebitis. Diese Ödeme können mit dem Kompressionsverband vermieden werden. Man verhindert damit perivenöse Reizungen, erhält dünnere Verödungsstränge, eine wesentlich raschere Resorption, vermeidet Nachpigmentierungen und erspart dem Patienten unnötige Schmerzen. Am Oberschenkel, wo schlecht eingebunden werden kann, tritt an Stelle der elastischen Binden eine kräftige Kompression mit elastischem Heftpflaster z. B. dem wenig reizenden Porelast. Daß das Einbinden von außerordentlicher Wichtigkeit ist, zeigt die Tatsache, daß eine perivenöse Entzündung oft direkt oberhalb des Verbandes entsteht, während die Verödung, soweit sie vom Kompressionsverband verdeckt war, in vollkommen normalen Grenzen verläuft.

Komplikationen.

1. Eine Emboliegefahr besteht bei nach obiger Angabe durchgeführter Injektion praktisch nicht. Wir haben bei 38370 Injektionen, darunter 22960 mit Varsyl, 6000 mit Varicocid, 8911 mit Sotradecol und die übrigen mit Traubenzucker Variophtin, Salicyl, Lugol, Neovaricane, Neosclerol und Chinin, nur eine einzige leichte Lungenembolie gesehen. TOURNAY (Paris) hat bei 250000 Injektionen (meist mit Na. salicyl.) keine einzige Embolie gesehen. LINSER berichtet, daß er bei 75000 Injektionen 4 Embolien gesehen habe, wovon 1 tödlich verlief.

2. Anaphylaktische Erscheinungen. Die Air-Block-Technik ermöglicht eine fast 50%ige Einsparung an Verödungsmitteln. Man braucht daher, besonders bei Beginn der Behandlung, kleinere Mengen des Mittels. Dadurch werden anaphylaktische Symptome seltener. Diese Komplikationen sind mit den neuen zur Verfügung stehenden Antihistaminica übrigens kaum mehr zu befürchten. Bedrohliche Schockzustände können mit der intravenösen Verabreichung eines solchen Mittels gut behoben werden. Es ist daher vorsichtig, wenn der Verödungstherapie treibende Arzt ein solches Mittel (Benadryl, Antistin, Synopen) zur intravenösen Injektion immer zur Hand hat. Diese Medikamente wirken bei anaphylaktischen Schockzuständen wesentlich günstiger als das bisher empfohlene Adrenalin.

3. Nekrosen sollten mit den neuen Ölsäure-Präparaten oder Sotradecol und in Befolgung der angegebenen Technik weitgehend vermieden werden können. So hatten wir mit den neuen Verödungsmitteln seit den letzten 25000 Injektionen keine einzige Nekrose mehr.

4. Perivenöse Reizungen. Da die Empfindlichkeit der Venenintima auf Sklerosierungsmittel individuell verschieden ist, kann trotz aller Vorsicht gelegentlich eine Überdosierung vorkommen. Man beobachtet dann eine stärkere Rötung und Schwellung des injizierten Stranges als gewöhnlich. Dies besonders am Knie oder Oberschenkel, wenn nach der Injektion sehr viel bewegt wurde, oder der Kompressionsverband nicht richtig getragen wurde. Therapeutisch ist der Kompressionsverband mit Schaumgummiunterlage das beste Mittel, Linderung der Schmerzen und raschen Rückgang der Reizung zu erzielen.

Die Entleerung des intravaricösen Hämatoms.

Gelegentlich sind schlecht resorbierte intravaricöse Blutmassen die Ursache der stark schmerzhaften, perivenösen Reizung. Der Varizenstrang ist ober- und unterhalb der Blutansammlung sklerosiert und verschlossen. Die durch das Verödungsmittel gesetzte Venenwandreizung hat an einzelnen Stellen zur vollkommenen Verlegung der Vene geführt, hat aber wegen der Größe des Lumens nicht genügt, die Venenwände in der ganzen Länge zum Verkleben zu bringen. Es hat sich ein von der übrigen Zirkulation abgeschlossener Sack, gefüllt mit sirupös eingedicktem Blut von schokoladeartigem Aussehen, gewöhnlich vermischt mit weichen, koagulierten Blutmassen, gebildet. Die betreffende Stelle sieht meist dunkelrot oder braun gefärbt aus, ist stark druckempfindlich und macht Beschwerden. Die Diagnose dieses Befundes beruht auf der typischen, in der Mitte der Rötung und Schwellung nachzuweisenden Fluktuation. Der Befund ist meist 4—6—10 Tage nach der Varizeninjektion am deutlichsten. Den Befund des intravaricösen Hämatoms kann man ebenfalls bei der spontanen Phlebitis großer Varizenstränge regelmäßig erheben. Wenn therapeutisch nicht interveniert wird, resorbiert sich dieses Hämatom von selbst, braucht dazu aber oft Wochen und Monate und kann solange Schmerzen verursachen, als es nicht vollkommen verschwunden ist. Diese Orte ungenügender Sklerosierung rekanalisieren sich meistens später und sind damit der Ausgangspunkt für Varizenrecidive. Infolge der starken Entzündung verfärbt sich die Haut darüber bei Patienten, die zur Pigmentierung neigen, stark braun, ähnlich wie an den Stellen paravenöser Sklerosierungsinjektionen. Die Incision dieser Hämatome ergibt raschere Linderung als der Kompressionsverband allein. Daher haben wir seit 1941 begonnen, diese Hämatome sowohl nach der Sklerosierung als auch bei der spontanen Phlebitis zu incidieren. Ein Teil des noch flüssigen Blutes entleert sich spontan. Zur Entfernung der bereits koagulierten Blutmassen ist aber meist ein kräftiger seitlicher Druck nötig. Dann entleeren sich gewöhnlich unerwartet große Mengen sirupösen, z. T. koagulierten Blutes. Das Ausdrücken des koagulierten Blutes ist meist wesentlich schmerzhafter als die Incision selbst, immerhin kommt man gewöhnlich ohne Anästhesie aus. Ich führe in den letzten Jahren diese Incision recht oft, schätzungsweise in etwa 20% aller großen Varizen durch. So behandelte Varizen resorbieren sich viel rascher, rekanalisieren weniger, weil die Venenwände sich nach der Entleerung des Blutes aneinanderlegen und verkleben. Die meist erheblichen Beschwerden verschwinden sofort nach der Incision. Diese Stichincisionen wirken sich besonders gut bei der spontanen Varicophlebitis aus. Hier läßt sich im größten Teil der Fälle, besonders bei der Phlebitis größerer Varizen, Fluktuation nachweisen und viel Blut entleeren. Auch hier bringt die Incision sofort eine wesentliche Erleichterung und einen mehrfach rascheren Rückgang der Phlebitis. Nach dem Einstich wird die Incisionsstelle mit einem sterilen Tupfer bedeckt und das Bein wie üblich mit einem straffen Verband komprimiert. Dadurch begünstigt man das definitive Verkleben der Venenwände und verhindert das Wiederauffüllen der leeren Varizen.

Die Air-Block-Technik.

Eine wichtige Verbesserung der Varizenverödung ist die der Verödungsinjektion vorangehende Luftinjektion in die Varize. Damit wird bezweckt, die Verdünnung der Injektionsmittel in der Vene durch das Blut für kurze Zeit zu verhindern und das Verödungsmittel möglichst konzentriert in Kontakt mit der Venenintima zu bringen. Diese Methode, die eigentlich die seit jeher erhobene Forderung, bei der i. v. Injektion jede Lufteinspritzung wegen Gefahr einer Luftembolie strikte zu vermeiden, auf den Kopf stellt, ist ein gutes und einfaches Hilfsmittel zur Steigerung der Wirkung der Verödungsinjektion. Aus den Arbeiten von ORBACH und den experimentellen Untersuchungen am Hund von RICHARDSON geht hervor, daß aus dem Tierversuch umgerechnet mindestens 480 ccm Luft innert 20—30 Sekunden intravenös verabfolgt werden müßten, um bei einer erwachsenen Person eine tödliche Luftembolie zu erzeugen. Diese Mitteilung hat die vorher bestehenden Bedenken zerstreut, und angeregt durch die guten Erfolge ORBACHs haben wir seither alle unsere Varizeninjektionen (ca. 15000) mit der Air-Block-Technik ausgeführt und keine schädlichen Nebenwirkungen gesehen.

Wirkungsweise der Schaumgummi-Kompression.

Der Kompressionsverband bezweckt:

a) Verhinderung der Stase und der Ödeme,
b) aktive Unterstützung des venösen Blutrückflusses durch entsprechende Ausnützung der Muskeltätigkeit,
c) Wiederfunktionieren schließunfähiger Venenklappen,
d) Fixation des Thrombus in der entzündeten Vene.

Die Verengerung der Varizen unter dem Verband führt zu einer beschleunigten Strömung in oberflächlichen und tiefen Venen. Die großen, in Varizen und erweiterten, tiefen Varizen stagnierenden Blutdepots werden entleert.

Die Gummiunterlage stellt für die venöse Zirkulation eine zusätzliche Pumpe dar, die mit jeder Muskelkontraktion in Tätigkeit tritt. Wenn sich die Muskulatur zusammenzieht, übt der Gummi, der durch die darüber angelegten Binden festgehalten ist, und sich daher nicht nach außen ausdehnen kann, einen konstanten elastischen und doch weichen Druck auf die venösen Kapillaren aus und preßt sie aus. Bei der Erschlaffung der Muskulatur verhindert der Gummi die Wiederfüllung des unter ihm gelegenen Gewebebezirks, indem er sich ausdehnt und die nach Muskelerschlaffung entstandene Lücke wieder ausfüllt. Er verhindert so eine erneute Blutstase in den erschlafften Kapillaren. Außerdem stellt aber der Gummi ein ausgezeichnetes Polster für die durch ihn bedeckten empfindlichen Stellen, das Ulcus cruris, die atrophische Haut, die Phlebitis oder das Ekzem dar, das die Patienten bei Unfällen oder während einer Operation vor Druckerscheinungen auf das Venensystem schützt, stark exkavierte Körperstellen über der Ferse, unterhalb des Knöchels, wo der Verband allein keine genügende Kompression bewirken würde, können mit dem Gummi sehr vorteilhaft ausgefüllt und gepolstert und damit auch diese Orte genügend komprimiert werden. Nach Abnahme eines solchen Schaumgummi-Verbandes ist die durch den Gummi bedeckte Stelle vollkommen ödemfrei. Da eine Granulation des Ulcus erst dann eintritt, wenn das Gewebe frei von Ödemen ist, läßt sich die bedeutend raschere Heilung unter einem Gummidruckverband verstehen.

Aus der Hautabteilung des Allgemeinen Städtischen Krankenhauses Regensburg.
(Leiter: Prof. Dr. C. Fr. Funk.)

Ursache und Behandlung des Haarausfalls.

Von

Carl Fr. Funk.

Das Thema ist begrenzt auf Ursache und Behandlung des Haarausfalls. Daher stehen weder die Anomalien des Haarwachstums noch Pilzaffektionen der Haare zur Diskussion, sondern lediglich die zwei großen Gruppen, die Galewski aus der Aufsplitterung in der Pratique dermatologique von Brocq zusammenfaßte.

Es betrifft den Haarausfall ohne sichtbare Erkrankungen des Haarbodens, und zwar:

1. erworbene Alopecien ohne nachweisbare Erkrankungen des Haarbodens,

2. erworbener Haarausfall infolge Erkrankung des Haarbodens,
und als Untergruppe:

3. Schäden durch Haarpflege.

Noch klarer wird aber das Prinzip, das Lutz wohl aus didaktischen Gründen verfolgt, wenn wir den Haarausfall unter dem Gesichtswinkel der therapeutischen Möglichkeiten betrachten. Da der Vortrag der Fortbildung dient, hat er den Belangen der Praxis gerecht zu werden, und aus diesem Grund scheint mir das Lutz'sche Einteilungsprinzip in reversible und irreversible Haarverluste die klarste Linie zu verkörpern [Lehrbuch, Karger-Verlag Basel].

Haarausfall und Kahlheit.

Lutz betont mit Recht, daß die beiden Begriffe Haarausfall (Trichomadesis) und Kahlheit (Alopecie, Calvities) nicht identisch sind. Nicht jeder Haarausfall führt zu dauernder Kahlheit. Ferner kennen wir Alopecien, die auf andere Weise als durch einfachen Ausfall zustande gekommen sind. Bei jedem Haarverlust ist daher die Anamnese, der Entstehungsmodus, Form: fleckförmig, diffus usw., Grundkrankheiten, kurzum die Diagnose wichtig, um entscheiden zu können, ob es sich um eine reversible oder irreversible Art des Haarausfalles handelt. Von dieser Entscheidung hängt die Prognose ab. Ist die Haarpapille in ihrer Tätigkeit auf Grund einer Schädigung nur für kürzere oder längere Zeit gehemmt, dann tritt sie nach Beseitigung der Noxe und entsprechender Erholung wieder in Funktion. Das Haarwachstum setzt also wieder ein.

Ist dagegen die Papille durch einen destruktiven Prozeß vernichtet oder durch einen länger einwirkenden Prozeß atrophiert, dann kann „aus den Ruinen kein neues Leben", kein Haar mehr wachsen. Nur unter diesem Gesichtswinkel kann eine Prognose gestellt und eine ehrliche Therapie betrieben werden.

Neben ektogenen und endogenen Ursachen des Haarausfalles sollen uns hier nur noch die Alopecien bei Dermatosen und idiopathische Haarausfälle nicht gesicherter Genese interessieren.

Ektogene Ursachen.
A. Reversibel.

a) Physikalische Schädigungen. Schon länger dauerndes Reiben, Scheuern oder Wetzen führt zum Haarausfall. Diese Form sehen wir bei den Zwangsbewegungen des Kindes, das in den Kissen seinen Kopf hin- und herwälzt oder beim Säugling, der an der bevorzugten Stelle des Aufliegens, am seitlichen Hinterkopf, eine kahle Stelle (Dekubital-Alopecie Opitz) aufweisen kann. In manchen Gegenden, besonders auf dem Balkan, werden Lasten gern auf dem Kopf getragen, so daß dadurch ein Haarverlust entsteht. In diesem Zusammenhang ist auch die traumatische Randalopecie (Alopecia marginalis traumatica) zu erwähnen, die sich mit der Alopecia liminaris frontalis der Sabouraud'schen Stirnalopecie deckt. Ribeiro, Balina, Louste, Rabut und Sézary sowie Sabouraud sind sich in der traumatischen Genese einig. Primär werden diese Formen bei Negerinnen und Mulattinnen beobachtet, die die krausen Haare mit Lockenwickeln, Nadeln und Kämmen straff scheitelwärts ziehen, um das Negroide zu verwischen. An den Seitenpartien und über den Ohren treten zunächst schüttere Haarstellen auf, die Follikel sind leer und rauh. Es besteht etwas Schuppung, dagegen keine Zeichen der Entzündung. Wird diese Prozedur lange fortgesetzt, so sieht man vornehmlich bei älteren Frauen eine narbige Atrophie. Die Sabouraud'sche Mitteilung bezieht sich auf seine Beobachtung, wo nach Lockenwickeltragen nachts oder bei Tagesfrisuren extreme Modeforderungen nach straffem Haarsitz ähnliche Auswirkungen verursachten.

Friedrich publizierte jüngst eine Alopecia mechanica auf Grund einer Defreggerfrisur aus der Tübinger Hautklinik, wo der Mittelscheitel zur Lichtung kam. So kommt je nach der Druck- und Zugwirkung der Haarausfall am Ort der Einwirkung zustande. Diese Alopecieform ist reversibel, sobald rechtzeitig genug die auslösende Ursache abgestellt wird und den Haarpapillen Erholung und Regeneration gegönnt wird. Werden aber diese schädigenden Prozeduren fortgesetzt, dann kommt es, wie bereits erwähnt, zur Atrophie der Haarpapillen und Follikel und damit zur irreversiblen Alopecie.

Kurz zu erwähnen ist noch die Trichotillomanie, die von Hallopeau (1899) erstmalig beschrieben wurde. Es handelt sich um eine Gewohnheit meist von 2—3jährigen Kindern, die sich die Haare ausreißen. Die Folge sind schüttere bis kahle Haarstellen. Es handelt sich hierbei wohl um Zwangshandlungen, so daß die Affektion den Psychoneurosen zuzurechnen ist. Die Therapie ist eine Psychotherapie, daneben Kurzschnitt der Haare und Hebung des körperlichen und seelischen Zustandes des Kindes, eventuell Milieuentfernung. — Daß auch Alopecien nach Röntgenschäden vorkommen (häufige Aufnahmen, Tumorbestrahlung), ist bekannt. Je nach Höhe der Dosis wird ein reversibler oder irreversibler Verlust vorliegen.

b) Chemische Einflüsse. Das bekannteste Gift, das bei lokaler und interner Anwendung Haarverlust herbeiführt, ist das Thalliumacetat. Buschke und Langer haben sich bekanntlich außer anderen mit dieser Frage auseinandergesetzt. Da das Gift zur chemischen Epilation von Pilz-befallenen Köpfen verwendet wird, ist die Dosierung des Thalliumacetats zu beachten. 8 mg pro Kilo Körpergewicht in Zuckerwasser gelöst sollen nüchtern einmalig getrunken werden. Sorgfältige Berechnung, möglichst auch Nachprüfung durch die ausführende Apotheke (daher auf Rezeptur Gewicht vermerken) ist erforderlich, wenn Todesfälle, wie Erfahrungen der jüngsten Zeit zeigen, vermieden werden sollen. Häufigere Beobachtungen von Thalliumalopecie beim Erwachsenen liegen vor, wenn Zeliokörner oder Pasten (Mäuse- und Rattengift) versehentlich oder aus Suicidgründen genossen werden. Gottron, Halter, Schuermann u. a. gaben solche Fälle bekannt, bei denen meistens noch Symptome des Nervensystems (Neuritis, Bewußtlosigkeit usw.) vorlagen. Gottron weist auf Grund seiner Erfahrungen darauf hin, ob die diffuse Lichtung des Kopfhaares und eingestreute „Areata-Herde" etwa charakteristisch für die Thalliumalopecie sind. Wichtig für die Therapie ist baldigste Magenausheberung. Ferner empfiehlt es sich, Vitamin B (-Komplex), evtl. Detalup (1 Tbl. tgl.) zu geben und neben tonischen Haarwässern 2mal wöchentlich Cyren-B-Öl (Ampullen) oder Cyren-B-Salbe auf den kurzgeschorenen Kopf einmassieren zu lassen. Kurzer Haarschnitt bei Männern verwischt am schnellsten die starke diffuse Lichtung des Kopfhaares. Eine eigene Beobachtung einer Thalliumalopecie mit Par- und Hyperaesthesien-Polyneuritis-Darmspasmen zeigte folgendes Elektrophorese-Diagramm: Ges.-Eiweiß 8%, Albumin 59,5%, α_1 5,6%, α_2 8,7%, β 11,5%, γ 14,7% (Methode Grassmann), also kein Leberschaden. An dieser Stelle dürften auch die Haarschäden durch fehlerhafte Behandlung mit Kalt- und Warmwelle zu betrachten sein, da es sich um chemische Einwirkungen handelt. Im Vordergrund steht heute die Kaltwelle. Beobachtet werden: Austrocknung, Brüchigwerden und Abbrechen der Haare an Einzelstellen oder über größeren Strecken, dicht über der Kopfhaut, Wachstumsstillstand und lokalisierter, teils diffuser Haarausfall. Diese Schäden sieht der Dermatologe häufig und wird sich auch gutachtlich zu äußern haben.

Das Haar besteht aus Keratin und setzt sich damit aus wenigstens 20 verschiedenen Aminosäuren zusammen. Unsere Kenntnisse erfuhren besonders durch die synthetische Wollfaserforschung und deren Kräuselung eine besondere Bereicherung. Außer dem ausländischen, insbesondere dem amerikanischen und französischen Schrifttum liegen u. a. sowohl von Friedrich, Schädel, Friedrich und Fröb als auch von Ellerbroek u. a. Veröffentlichungen vor.

Marchionini und Mitarbeiter haben 1938/39 Mitteilungen gemacht, die sich auf die Dehnbarkeit, Elastizität und Reißfähigkeit der Haare beziehen. Diese Proben, die heute in jeder Faserfabrik (Zellwolle) in hervorragend technisch ausgerüsteten, klimatisierten Laboratorien durchgeführt werden, sind für die Kaltwelle von

Bedeutung. FRIEDRICH u. FRÖB gaben Messungen bekannt, daß die Reißfähigkeit menschlicher Haare nach einmaliger Kaltwellenbehandlung eine gewisse Herabsetzung derselben von 90,7 auf 83,4 % erfuhr, bei gleichzeitiger Erhöhung der Bruchdehnung von 76 auf 81,3 %.

Von eigenen Ergebnissen nahm ich in der Veröffentlichung Abstand, da das Material uneinheitlich in der ersten Kaltwellära war, und die gröbsten Schäden bei der Heimkaltwelle beobachtet wurden, oder bei Haaren, die infolge zu häufigen Traktierens mit passenden oder unpassenden Methoden (aus Geldmangel immer bei dem billigsten Friseur) schon vorher (Bleichen, Färben, Dauerwelle) geschädigt waren und vom fachkundigen Friseur am besten abgelehnt worden wären, bis eine Regeneration eingesetzt hätte. In diesen Fällen wird die Haftpflichtfrage akut. Bundeseinheitliche Vorschriften für die Herstellung und den Vertrieb von Kaltwellenpräparaten werden daher gefordert, und ebenso wichtig ist die permanente Schulung der Friseure. Die Kaltheimwelle dürfte daher wohl z. Z. an Bedeutung verloren haben. Das Prinzip der Kräuselung ist die Sprengung der Disulfidbrücke, wodurch eine molekulare Verschiebung innerhalb des Keratins eintritt. Bei der Heißwelle ist es die Hitze (1. durch kochendes Wasser, 2. durch kochendes Alkali, 3. durch kochende Natrium-Sulfidlösung), und bei der Kaltwelle ist es die nicht ganz differente Thioglykolsäure. Zur Anwendung kommt die 8 %ige Ammoniumthioglykolat-Lösung, auch Entwickler genannt. Diese Lösung mit einem p_H-Wert zwischen 8 und 9,5 ist im Stande, bei Körpertemperatur die Disulfidbrücke zu sprengen und weiter die Salzbindungen des Keratins infolge ihrer Alkalität aufzuspalten. Schematisch läßt sich dieser Vorgang durch folgende 2 Formeln anschaulich machen, wobei infolge der Schematisierung in der ersten Formel die Gitterstruktur der Eiweißketten weniger anschaulich wird, dafür aber die Aufspaltung der Salzbindungen zum Ausdruck kommt.

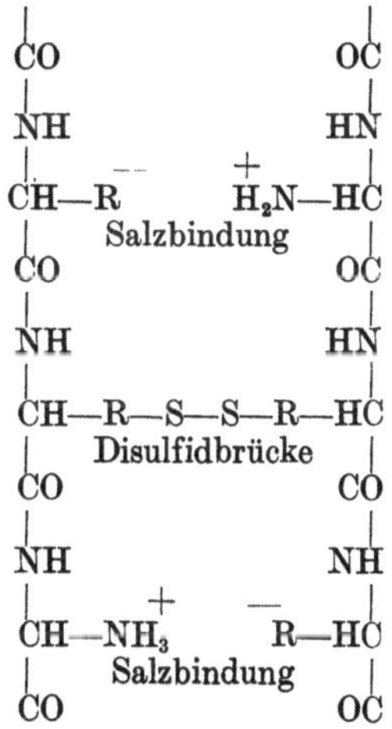

$$
\begin{array}{ll}
\mathrm{CO} & \mathrm{OC} \\
| & | \\
\mathrm{NH} & \mathrm{HN} \\
| & | \\
\mathrm{CH{-}R}^{-} \quad {}^{+}\mathrm{H_2N{-}HC} & \\
\quad \text{Salzbindung} & \\
\mathrm{CO} & \mathrm{OC} \\
| & | \\
\mathrm{NH} & \mathrm{HN} \\
| & | \\
\mathrm{CH{-}R{-}S{-}S{-}R{-}HC} & \\
\quad \text{Disulfidbrücke} & \\
\mathrm{CO} & \mathrm{CO} \\
| & | \\
\mathrm{NH} & \mathrm{NH} \\
| & | \\
\mathrm{CH{-}NH_3}^{+} \quad {}^{-}\mathrm{R{-}HC} & \\
\quad \text{Salzbindung} & \\
\mathrm{CO} & \mathrm{OC}
\end{array}
$$

$$2 \times (\mathrm{HS{-}CH_2{-}COOH}) +$$
Thioglykolsäure

$$-\mathrm{R{-}S{-}S{-}R}{-} \rightarrow$$
Disulfidbrücke im Cystin.

$$-\mathrm{R{-}SH} \qquad\qquad \mathrm{HS{-}R}-$$
gesprengte Cystinbrücke
$$+ (\mathrm{S{-}CH_2{-}COOH})_2$$
Dithioglykolsäure

$$\mathrm{R\;S}\left(\begin{array}{cc} \mathrm{H} & \mathrm{H} \\ & + \\ & \mathrm{O} \end{array}\right)\mathrm{S\;R} \rightarrow \mathrm{H_2O} \downarrow$$

Durch Oxydation
$$-\mathrm{R{-}S{-}S{-}R}$$
Wiederhergestellte Disulfidbrücke.

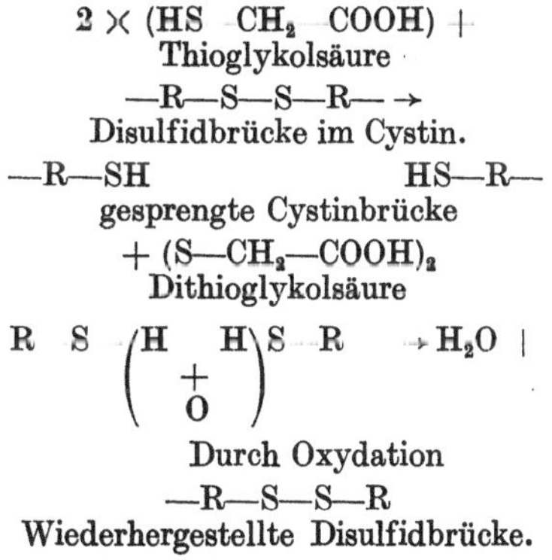

Chemischer Vorgang bei Sprengung und Wiederverbindung der Disulfidbrücke im Cystin.

Die beiden Typen der intermolekularen Bindung im Keratin. (In Anlehnung aus Schema Ellerbroek) Hautarzt II 7, 305 (1950).

Auch Geburtstraumen (GALEWSKI, FRIEDRICH u. a.) können durch mechanische Schädigung lokale Alopecien (Symphysendruck, auch Zangendruck) reversible oder bei Zangengeburten Dauerschäden (Stammhirn) mit Alopeciefolgen auslösen (fraglicher Fall FRIEDRICH, betrifft jedoch die Brustbehaarung). Eine eigene Beobachtung zeigt eine mechanische Dauerschädigung bei einer jungen Frau, bei der der Druck eines Zangenlöffels auf der rechten Schädelhälfte gemäß seiner Form eine kahle atrophische Hautpartie hinterließ.

Chemische Schädigungen: Sämtliche Ätzmittel, welche die Haut zerstören, führen letzten Endes zum Haarschwund auf narbiger Basis.

2. Endogene Ursachen.

Reversibel.

a) Bei fieberhaften Infektionskrankheiten, besonders bei Grippe und Typhus, aber auch nach der Geburt oder nach Operationen und bei Thyreotoxikosen kommt es zu mehr oder minder starken Haarausfällen; schleichender Haarausfall wird dagegen bei chronischen Krankheiten beobachtet, die mit einem gewissen Kräfteverfall einhergehen. Hier wären auch die Beobachtungen LÖHEs und seines Mitarbeiters FLECK einzureihen, die an der Charité-Berlin über 50 Haarausfälle bei Kleinkindern und Kindern in den ersten Schuljahren beobachteten. Als Ursache hierfür wurden in erster Linie zeitbedingte Ernährungsfaktoren angesehen, da mit Besserung der Ernährungslage Abheilung erzielt wurde. Stellt in solchen Fällen die Papille ihre Funktion nicht ganz ein, dann wird das Haar nur geschwächt und zeigt auf die Dauer der Einwirkung der Noxe eine zylindrische Verschmälerung (Verjüngung) des Haarschaftes, die als POHL-PINKUS'sche Marke bezeichnet wird. An ihrer Länge kann praktisch rückläufig die Dauer der Erkrankung berechnet werden (0,2—0,5 mm tgl.). Da in diesen Fällen die Haare meist glanzlos und trocken sind und keinerlei Zeichen der Schuppung oder pathologischer Fettabsonderung aufweisen, empfiehlt es sich, zunächst mit einer Salbe:

<pre>
Rp. Acidi salicylici   1,0
    Sulf. praecipitat.   2,0
    Lanolini   5,0
    Adipis benzoati   ad 30,0   evtl. auch Cyren-B-Salbe
</pre>

vorzugehen und bald mit einem Reizspiritus (nach LUTZ):

<pre>
Rp. Acidi acetici glacialis   5,0
    Tct. Cantaridis
    Tct. Capsici
    Spirit. camphorati   āā 20,0
    Spirit. concentrati   ad 200,0
</pre>

zu kombinieren.

Ferner können das klassische Roborans (A) und Vitamin B-Komplex empfohlen werden.

Die wichtigste Form des Haarausfalles, die dem Praktiker täglich begegnet, ist zweifellos die Alopecia simplex, pityroides (seborrhoica) oder praematura, die ja alle als identisch gelten. Das große Kontingent stellt die männliche Glatze. Da aber auch Frauen diesem Typ angehören, sich aber mit einer reversiblen, intermittierenden Form (Pubertät, 3. und

4. Jahrzehnt und Klimakterium) grundsätzlich von der männlichen (geschlechtsgebundenen) Glatze von progredientem, irreversiblen Charakter unterscheiden, ist in der Tat die Auffassung LUTZs bestechend, diese einheitliche Form getrennt nach dem Sexus als reversible Form bei der Frau und als irreversible Form beim Manne zu betrachten.

b) Bei der seborrhoischen Pubertätsalopecie der Mädchen haben wir einen öligen oder fettig schuppigen Kopf vor uns, daneben bestehen meist eine Akne und die sonstigen Zeichen der Pubertätsmast. Allmählich fallen die Haare aus, die nachwachsenden bleiben kürzer, das Haar steht lichter. Die Ursache ist bekannt. Sie steht im Zusammenhang mit der Sexualfunktion der Drüsen, mit der Aktivierung der Talgdrüsen; die Pubertätsmast und wahrscheinlich auch Einflüsse von seiten des Magen-Darm-Kanals (Magensaftanomalie), Motilitätsstörungen des Darmes und ihre Folgen (Obstipation, abnorme Gärungsvorgänge, Resorption toxischer Produkte, Fett- und Kohlenhydratbelastung) vervollständigen das Bild unserer gegenwärtigen Vorstellungen.

Die Therapie hat diätetisch also für Einschränkung der Fette und Kohlenhydrate zu sorgen. Eine gemüsereiche Kost mit magerem Fleisch und Fischsorten, Salaten, Obst, Sauermilch usw. ist zu bevorzugen. Süßes, Sahne, Schokolade, Nüsse usw. einschließlich Backwerk sind zu meiden. Wo es not tut, sind die Anomalien des Magens und Darmes zu beheben. Häufiges Kopfwaschen fördert die Talgproduktion.

Ich empfehle 14tägige Kopfwäsche, wofür entweder die STOCK-HAUSEN'sche reizlose Ölhaarwäsche in Gestalt des Medizinal-Praecutans, das ein Gemisch aus Natrium-Oleyl-methyltaurid darstellt, oder das ATZINGER'sche Criniton zur Verfügung stehen. Letzteres setzt sich im wesentlichen aus Sulfonaten, alkoholischen Brennesselauszügen, Lorbeeröl (Allergie: daher besser Test, um vor unliebsamen Dermatitiden geschützt zu bleiben!), Rosmarinöl, Stearaten und einem Seifenkörper zusammen. Nachspülungen mit schwacher Essigsäure oder zitronensaurem Wasser zur Wiederherstellung des Haarglanzes ist erwünscht. In der Zwischenzeit kann leicht mit reduzierenden Salben, sehr mäßig abends, gefettet werden.

Ich bevorzuge:

> Rp. Acidi salic.
>   Sulf. praecip.
>   Anthrasol   āā   1,0
>   Adipis benzoati   ad 20,0.

Vaseline wäscht sich aus dem Haar schlecht heraus, weshalb im allgemeinen Schweinefett als Grundlage oder die Kombination mit Wollfett vorzuziehen ist. Wenn LUTZ noch Ammonchlorid (Ammonchlorat 5—10,0 pro die oder Mixtura solvens) empfiehlt, so will er damit wohl eine Acidose herbeiführen. Auf die Vitaminfrage wird noch einzugehen sein. Diese Form der Alopecie kommt auch spontan nach mehreren Jahren wie die Akne zum Stillstand.

c) Eine Remission der seborrhoischen Alopecie tritt zuweilen Ende des 3. und 4. Jahrzehntes ein, wobei beim Späteintritt zweifellos innersekretorische Momente des Klimakteriums schon eine Rolle spielen.

Tritt bei diesen Fällen die seborrhoische Komponente nicht zu stark in Erscheinung, dann kann auf alle Salben verzichtet werden. Es wird ein Reizspiritus der bekannten Arten mit den bekannten Komponenten gegeben. Resorcin ist bei weißem Haar zu vermeiden, da eine gelbliche Mißfärbung eintritt. Auch schwarze Haare können fuchsig werden. In der Woche wird 2—3mal Cyren-B-Öl (Ampullen oder Salbenform) oder das Hormonöl (Wolff-Bielefeld) auf die Kopfhaut einmassiert. Das Hormonöl enthält: Follikelhormon, Testosteron, Vitamin D und E. Höhensonne ist bei schweren Fällen angezeigt. Der Erfolg ist in vielen Fällen, wie die eigene Erfahrung lehrt, überraschend, obwohl im allgemeinen die Prognose der Spätfälle wegen einer beginnenden Altersatrophie der Kopfhaut mit Zurückhaltung bezeichnet werden muß.

Irreversibel.

Irreversibel gilt die in der Pubertät einsetzende Neigung der männlichen Glatzenbildung. Diese Form wird mit vielen Namen, wie Alopecia simplex, seborrhoica, pityroides, praematura, belegt und ist einheitlich aufzufassen, wobei dominante Erbfaktoren, Konstitution, Domestikationsfolgen die Linie kennzeichnen, warum das männliche Kopfhaar mit der Pubertät sich rareficiert, also anscheinend schon ein der Rückbildung geweihtes Organ zu sein scheint. Es ist müßig, die zahlreichen Theorien zu betrachten, die meist auf die ungünstigen Ernährungsbedingungen der Kopfschwarte, straffe, ungepolsterte Spannung über der Schädelkapsel der fibrösen Umwandlung der Bindegewebsfasern und den Schwund der Haarpapillen und Capillaren hinauslaufen (STEIN und FUSS u. a.). Auch die Seborrhoe ist bei öliger Kopfhaut oder trockener Schuppung eine wichtige Begleiterscheinung, die mit und ohne Juckreiz einhergehen kann. Der Haarausfall beginnt mit den Geheimratsecken, führt zur hohen Denkerstirn und allmählich zur glänzenden, gespannten, atrophischen Kopfhaut und damit zur Glatze, die nur noch randständig einen Haarkranz aufweist.

Warum nur der Mann und nicht die Frau diesem Prozeß unterworfen ist, wissen wir nicht. Vorerst haben wir also nur einen dominant vererbbaren, vermutlich auch geschlechtsbegrenzten Faktor vor uns (keimplasmatische Minusvariante des männlichen Haarkleides, R. O. STEIN). Gelingt es, hinter dieses Geheimnis zu kommen, dann wird es auch gelingen, die Papille wieder besser in Funktion zu halten.

Die Prognose ist heute noch als ungünstig zu bezeichnen. Unsere therapeutischen Hilfsmittel verzögern die Glatzenbildung. In gewissen Fällen tritt auch ein gewisser Stillstand ein, aber der Erfolg ist keinesfalls ein befriedigender oder durchschlagender und nicht mit den Ergebnissen bei der weiblichen Therapie zu vergleichen.

Die Therapie bekämpft die Seborrhoe mit den angegebenen Salben und Haarwässern, auch die kosmetische Industrie gibt brauchbare Produkte in Anlehnung an klassische Rezepturen (so Wolff Alpecin-Haarwasser nach BRUCK: Salic. Teer, Chinin, Menthol usw.) als tonisches Haarwasser heraus. Der Zweck des Haarspiritus ist, auf der Basis des 70% Alkohols (die kosmetischen Haarwässer sind meist schwächer alkoholisch), durch Kopfmassage die Durchblutung zu fördern und die Kopfschwarte locker beweglich zu erhalten und der Tendenz der straffen Spannung entgegen zu arbeiten. Die Haarwässer haben keine spezifische Wirkung wie KUMER mit Recht betont. Als Haarwasserzusätze zu 70%igem Alkohol gelten

a) mit Desinfektionswirkung;

Acidum salicylicum $^1/_2$—2%, Resorcin $^1/_2$—$2^1/_2$%, Euresol pro capillis (Monacetylresorcin parfümiert) 2—5%, Tannobromin 1—2%, Acid. carbolic. $^1/_4$%, β-Naphtol $^1/_4$%, Sublimat $^1/_4$—$^1/_2$%, Formalin $^1/_2$—1%, Captol (Kondensationsprodukt von Chloral und Gerbsäure) 1—2%;

b) zur Juckreizminderung;

Tannin 3%, Chloralhydrat 2—5%, Anthrasol (Teerpräparat hellgelb), Liqu. carb. deterg. anglicum 2—5%, Epicarin 1%, Perubalsam $^1/_2$—1%;

c) als Tonica und zur Hyperämisierung;

Tinct. capsici (spanischer Pfeffer) 3—4%, Tinct. veratri 3—4%, Tinct. cantarid. (spanische Fliege) 3—5%, Tinct. arnic. 2—5%, Tinct. formic. 2—5%, Spirit. camphor. 5%, Tinct. chinae 1—5%, Tinct. nucis vomici 2—5%, Tinct. jaborandi 2—5%. (Nach KUMER.)

Auch hier gilt das Prinzip, in der Pubertät die Diät zu regeln, Kopfwäsche 14tägig nach Haarschnitt. Grundsätzlich lasse man nach jeder Haarwäsche mit essig- oder zitronensaurem Wasser nachspülen. Für schwarzes, graues oder weißes Haar dagegen empfiehlt es sich, mit Waschblau (Azurin-Papier der Sidolwerke) die letzte Spülung machen zu lassen, um klare Farben und Haarglanz zu erreichen. Nach Abschluß des Jünglingsalters bzw. zu Beginn des 3. Dezenniums ist auch hier der Gebrauch von Follikelhormonen und periodisch U.V.-Licht (Höhensonne) zu machen.

Auf Grund der Ergebnisse der experimentellen Medizin wurde früher das Humagsolan geschaffen, das sich nicht bewährt hat.

Neuerdings werden die meist an Ratten gewonnenen experimentellen Ergebnisse auf die Humanmedizin übertragen. Meist handelt es sich im Versuch um eine Mangelnahrung, z. B. nach KUHN-Heidelberg, die dann bei der Ratte zum Ergrauen und zum Verlust des Haarkleides führen (zahlreiche Publikationen liegen vor, vgl. Literaturdienst „Roche"). Der Alopeciefaktor wird mit Inosit, der sich in Leberextrakt, Hefe, Hafer, d. h. Getreidekörnern, findet, identisch gehalten. Paraaminobenzoesäure (Panthothensäure) in großen Mengen kann Inosit in der Wirkung ersetzen. Nun liegen im Schrifttum (STANGL, KNEDEL, GLANZMANN, ILLON, BARASSI, FERREIRA-MARQUES, KÜHNAU, OLIVETTI, EHRENGUT usw.) zahlreiche Arbeiten vor, die sich mit den Fragen des Vitamin-B-Komplexes befassen und bei den Alopecien Günstiges gesehen haben. Aus der Fülle der Literatur ist zu entnehmen, daß im Vitamin A der Faktor gesehen wird, der die Verhornung regelt, im Vitamin-B-Komplex der Antigraufaktor (anscheinend auch im Vitamin D, eigene Beobachtung), evtl. auch Wachstumsbeeinflussung gesehen wird. Vitamin D scheint aber im wesentlichen in der vegetativen neurohormonalen

Regulation anzugreifen und die Durchblutung ähnlich dem Tocopherol zu erhöhen (wie Gottron, Funk, Walther [vgl. Abbildungen Arch. Dermat. D 191, 369, 1950] u. a. betonen). Das Vitamin E soll die kollagenen Fasern speziell der Gefäße entquellen und damit die Lumina erweitern und die Strömung beeinflussen. Diese Fragen sind Neuland und im Fluß. Zu einer entscheidenden Wendung haben sie noch nicht geführt. Salicylsäure gilt als Antagonist gegenüber der Paraaminobenzoesäure, was bei örtlicher Anwendung zu beachten ist. Der Vitamin-A-Verbrauch ist vor allem bei Hyperthyreoidosen gesteigert, so daß diesbezügliche Haarausfälle mit Vogan, nach Schwemmler (Gießen) auch bei vegetativ Labilen und Graviden, beeinflußt werden können. Eine zielstrebige Therapie mit durchschlagendem Erfolg kann heute noch nicht für die männliche Glatzenbildung durchgeführt werden.

3. Haarausfall bei Dermatosen.

a) *Reversibel.* Bei Pilzaffektionen (Trichophytie) usw., Erysipel, bei Lues II (Alopecia specifica), aber auch bei Furunkulose und Dermatitiden, Erythrodermien und der Neurodermitis sowie Ekzem und Prurigo kommen umschriebene und diffuse Alopecien vor, die nach Verschwinden der Noxe und entsprechender Medikamentation, spezifisch gegen die Grundkrankheit gerichtet, wo das möglich ist, und örtlich nach den vorgenannten Prinzipien zu behandeln sind. Restitutio ist möglich.

b) *Irreversibel.* Unbeeinflußbar dagegen bleiben die Alopecien, die auf Grund der auslösenden Krankheit zur Zerstörung der Papille, Atrophie und Narbe führen. Diese Formen bekommen wir bei tertiärer Lues, tuberkulösem Granulom (Lupus vulgaris), Lepra sowie beim Carcinom. Die atrophisierenden Prozesse finden wir bei Erythematodes, Lichen ruber, Sklerodermie, Favus und der Teigne amiantacée (Tinea asbestea), worunter man eine excessive Pityriasis versteht. Hierbei sind die Schuppen auffallend trocken, engst zusammengepreßt; beim Kratzen zeigt sich Asbestglanz. Die Schuppen liegen auf Haaren und Kopfhaut fest auf, so daß letztere zur Atrophie kommt. Die Folge ist eine irreparable Haarlosigkeit. Der Pilznachweis verläuft negativ. Differentialdiagnostisch kommt Neoendothrix in Frage. Therapeutisch verwendet man reduzierende Salben. Lutz weist in diesem Zusammenhang darauf hin, daß eigenartigerweise die Schuppenflechte zu keiner Alopecie führt, was m. E. mit Durchblutungsfragen (Basisblutung) zusammenhängt; außerdem stellt die Psoriasis keinen atrophisierenden Hautprozeß dar.

4. Idiopathische Alopecien.

a) *Reversibel, bzw. relativ reversibel.* Die Alopecia areata mit ihrem kreisrunden, scheibenförmigen Haarausfall ist allgemein bekannt und häufig beobachtet. Unter 4 Jahren ist sie selten, doch liegen zahlreiche Beobachtungen auch hierüber und selbst beim 3—4monatigen Säugling vor. Bei Männern tritt sie häufiger als bei Frauen auf. Zieht man im Bereich der kahl werdenden Stellen ein Haar aus, so hängt häufig der Bulbus dran, so daß eine Keulenform oder „Ausrufungshaare" vorliegen. Der Verlauf ist launenhaft. Spontane Rückbildung und erneuter Haarausfall werden ebenso beobachtet wie die Tatsache, daß primär große Flächen plötzlich in einen Totalverlust der Haare übergehen. Diese Form wird als Alopecia maligna bezeichnet, weil es meist zum Ausfall auch der Körperhaare kommt und sich dann therapierefraktär verhält. Aber auch hier kennt die Regel Ausnahmen. Die gewöhnliche Form der Areata ist aber reversibel, wenn auch wiederholt Rückfälle eintreten. Die Aetiologie ist ungeklärt. Manche Autoren nehmen Focalintoxikationen an, eine Theorie, die nicht erwiesen ist. LUTZ nimmt eine Funktionsstörung der Papille an, also eine trophoneurotische Komponente, wobei er offen läßt, welcher Faktor (Gefäß-Nerven-Störungen oder Stoffwechseleinflüsse) zur Wirkung kommt.

MARX und sein Schüler HOLZGRAEFE (Nervenarzt 18, 3, 134—138 [1947]) rücken neuerdings wieder das Hypophysen-Zwischenhirnsystem bzw. Kombinationsschäden für die maligne Form in den Vordergrund ihrer Betrachtung und halten die Alopecia areata (maligna) für ein Symptom einer neurohormonalen Erkrankung (vgl. wie bereits erwähnt FRIEDRICH: halbseitige Brustalopecie nach Trauma-Zangengeburt).

Die Behandlung zerfällt in eine lokale Therapie mit 70%igen alkoholischen Haarwässern mit Zusätzen, auch 1%igem Sublimatspiritus oder Ätherabreibungen nach dem Muster des Besnier-Spiritus:

    Rp. Acid. acetici glac.   1,0
         Chloralhydrat   8,0
         Äther   ad   60,0.

Das Prinzip liegt also im Reiz der Hyperämie-Erzeugung, das auch mit Chloräthylspray (Ekzemyl-Teerzusatz) oder Forapin-Salbe forte (WALTHER) u. ä., wie U.V.-Licht, Röntgenreizdosen, kleinere Dosen oder nach KNIERER 375 r (also praktisch als Epilationsdosis) erreicht werden kann. Letztere Dosis ist aber nur dann zu verabfolgen, wenn noch keine Regeneration eingesetzt hat. Cyren-B-Massagen sind ebenfalls wirksam, ebenso Acetylcholinsalbe 10%, auch subcutane Injektionen führen zum Erfolg, wie die eigene Erfahrung zeigt. So konnte bei einer Alopecia maligna (Kopfhaare, Augenbrauen, Wimpern fehlten seit 1943) mit 7 Injektionen Cyren B subcutan unter die Kopfhaut, 8 Ampullen in örtlicher Massage im Verein mit Reizspiritus und Höhensonne die Regeneration erzielt werden. (Demonstration Münch. Dermat. Ges., 15. 12. 1951.) Innerlich wird Vitamin D_2 in hohen Dosen (unspezifischer Faktor aufs vegetativ-hormonale System) empfohlen.

Die maligne Form wird bei therapierefraktärem Verhalten zur Beschaffung einer Perücke zwingen. Die eben erwähnte Patientin trug 8 Jahre eine Perücke und ist wieder davon befreit.

b) *Irreversibel.* Die Pseudopelade BROCQ oder Alopecia atrophicans tritt zunächst mit kleinen kahlen Stellen auf, aber schon frühzeitig erkennt man die völlig atrophische Haut, das Fehlen der Follikel. Allmählich treten meist auf den Scheitelpartien große kahle Stellen auf, die vereinzelt noch dicke, grobe Haare aufweisen. Eventuell ist eine leichte perifollikuläre Rötung oder Hyperkeratose am Haaraustritt zu beobachten. Von der Perifolliculitis atrophicans ist die Pseudopelade infolge Fehlens der Entzündung, Pustelbildung, der diffusen, kleinen, verstreuten

Herde abzugrenzen. Die Ursache ist unbekannt. Die Therapie ist erfolglos; das Weiterschreiten sucht man durch spirituöse Haarwässer aufzuhalten.

Mögen diese sachlichen Ausführungen über den Haarausfall und seine Behandlung dazu dienen, den gegenwärtigen Stand unseres Therapievermögens und auch die Grenzen, die uns noch gesetzt sind, aufzuzeigen.

Aus der Universitäts-Hautklinik Würzburg (Vorstand: Prof. Dr. H. Schuermann).

Progressive Sklerodermie, Dermatomyositis, Lupus erythematodes acutus.

Von

H. Schuermann.
Mit 2 Textabbildungen.

Die gemeinsame Abhandlung der drei genannten Krankheitsbilder mag bei Ihnen die Frage auftauchen lassen, ob hier wirklich *Beziehungen* untereinander bestehen oder ob es sich um eine willkürliche Gruppierung handelt. Mit dieser Frage stehen wir schon tief in der Problematik des genannten Themas. Vom Standpunkt des Klinikers aus muß betont werden, daß — wenn man *schematisch* die Dermatomyositis (D.) etwa in die Mitte setzt — auf der einen Seite die erscheinungsbildliche Ähnlichkeit der D. mit dem Lupus erythematodes acutus (L.e.a.), auf der anderen Seite, besonders bei *chronisch* verlaufenden Fällen von D., die Ähnlichkeit mit der pr. Skl. recht erheblich sein kann. Von verschiedenen Klinikern, aber auch von der pathologischen Anatomie her hat man „Übergangsformen" und „Kombinationen" aller 3 Krankheitsbilder betont! Schließlich haben amerikanische Autoren die 3 genannten Krankheiten (und andere) in die Gruppe der „Collagenosen" („Diffuse collagen diseases") eingereiht und eine Trennung, wie sie bisher üblich war, als mehr oder minder fragwürdig diskutiert. Wir werden versuchen, im Rahmen der uns zur Verfügung stehenden Zeit wiederholt auf diesen Punkt zurückzukommen.

Zweifellos handelt es sich bei allen 3 genannten Krankheiten um relativ seltene Vorkommnisse. Um ihnen eine Vorstellung darüber zu vermitteln, habe ich nach meinen eigenen Aufzeichnungen folgende Feststellungen getroffen, die natürlich keinen Anspruch auf Allgemeingültigkeit erheben können: Eine pr. Skl. beobachtete ich auf etwa je 4000, eine D. auf etwa je 10700 Hautkranke einmal. Leider kann ich keine exakte entsprechende Zahl für den L.e.a. angeben, doch dürfte sich diese *etwa* in der Größenordnung wie bei D. bewegen. Wieweit neuere diagnostische Möglichkeiten hier eine Umschichtung bewirken mögen, bleibt zunächst dahingestellt.

Die *Altersverteilung* der drei genannten Krankheiten wird durch folgende graphische Darstellung wiedergegeben (Abb. 1). Dabei zeigt sich, daß die pr. Skl. im 4., 5. und 6. Lebensjahrzehnt am häufigsten vertreten ist. Die D. ist Ende des 2. Lebensjahrzehntes und im 3. am häufigsten beobachtet worden. Der L.e.a. zeigt eine ganz ausgeprägte Bevorzugung

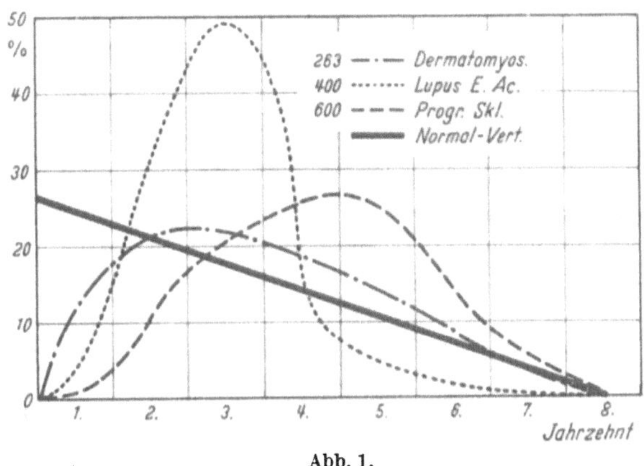

Abb. 1.

des 3. Lebensjahrzehntes. Die *Durchschnittsdauer* beträgt bei der pr. Skl. etwa 7 Jahre, bei der D. etwa 2 Jahre und beim L.e.a. etwa 6 Monate. Die *Letalität* dürfte sich bei der pr. Skl. ebenso wie beim L.e.a. auf annähernd 100% belaufen, bei der D. dagegen „nur" etwa 60% betragen. Die *Geschlechtsverteilung* ergibt, daß bei der pr.Skl. fast 4mal soviel

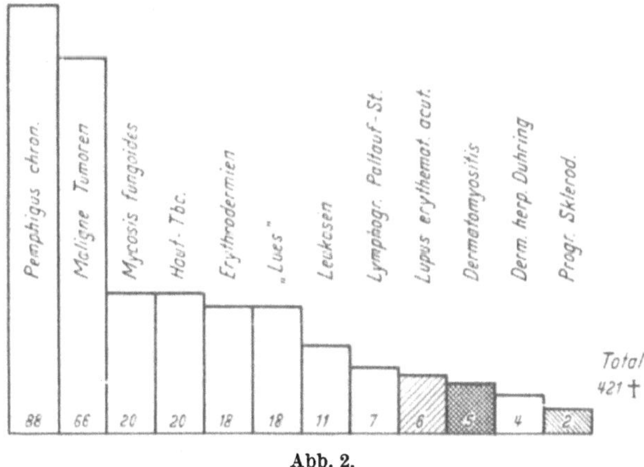

Abb. 2.

Frauen wie Männer befallen sind. Die D. ist annähernd gleich auf beide Geschlechter verteilt (unter geringer Bevorzugung der Männer), und beim L.e.a. kommen auf 100 Kranke etwa 90—95 Frauen und nur 10 oder sogar nur 5 Männer. Billigt man den Kriterien der Altersverteilung, der Durchschnittsdauer, der Letalität und der Geschlechtsverteilung *Merkmals-*

eigenschaften zu, so ist damit wohl schon allein weitgehend erwiesen, daß die drei genannten Krankheitsbilder kollektiv gesehen klinisch über Gemeinsames hinaus auch *viel Trennendes* erkennen lassen.

Es ist ganz interessant, die Stellung der drei genannten Krankheiten in den mir bekannten *Mortalitätsstatistiken von Hautkliniken* (Berlin, Los Angeles, Würzburg) zu untersuchen (Abb. 2): Von 54631 stationären Hautkranken starben nach diesen Statistiken 421 im Gefolge ihrer Krankheit. Unter diesen ist der L.e.a. mit 6 Fällen, die D. mit 5 und die pr.Skl. mit 2 Fällen vertreten. — Es ist aber sehr die Frage, ob damit die wahren Verhältnisse wiedergegeben sind: Einmal ist zu berücksichtigen, daß der L.e.a. (und die D.) häufig von internen Abteilungen (und unter anderen Diagnosen![1]) betreut und somit von unserer Statistik nicht erfaßt werden. Bei der pr.Skl. hingegen dürfte die lange Dauer der Krankheit dazu führen, daß nur wenige Kranke in einer (Haut-) Klinik sterben.

Bei der nunmehr vorgesehenen Abhandlung der einzelnen Krankheiten ist es nicht beabsichtigt, ein abgerundetes klinisches Bild zu geben. Ich möchte nur einige, mir besonders wichtig erscheinende Punkte herausstellen.

Progressive Sklerodermie.

Nicht jede Verhärtung (Sklerosierung) des Haut-Unterhautgewebes ist hier zugehörig, und insbesondere sind die sklerodermatoiden Einlagerungen bei der Acrodermatitis chronica atrophicans ebensowenig hierher zu zählen wie mit Sklerosierung einhergehende Endzustände bei D., Sklerosierung bei Stauungsdermatosen usw. Weiter möchte ich aus Zweckmäßigkeitsgründen dazu raten, die *circumscripte* Sklerodermie schärfer von der pr. (diffusen) Skl. zu trennen, auch dann, wenn die circumscripte Skl. weitgehend generalisiert auftritt. Um diese Trennung nach außen hin noch mehr zu betonen, wende ich in der eigenen Klinik und in der Vorlesung für die letztgenannte, meist harmlose, meist nur kosmetisch störende und in der Regel spontan abklingende und anscheinend die inneren Organe fast stets verschonende Krankheit den alten Namen *Morphaea* an; dieses, *um jede Verwechslung mit der pr.Skl., dieser schweren tödlichen Systemkrankheit des Gefäß-Bindegewebsapparates*, von vornherein auszuschalten. Die pr.Skl. sollte aber nicht länger nur organpathologisch, nämlich als reine Hautkrankheit, betrachtet werden. Das geht eigentlich schon aus älteren Darstellungen hervor und wird überzeugend, wenn man die (mir bekannten 73) *Sektionen von pr.Skl.* berücksichtigt. Durch zweierlei scheint mir im Augenblick das *pathologischanatomische Substrat* der pr.Skl. besonders (keinesfalls ausschließlich) gekennzeichnet zu sein:

1. Es bestehen charakteristische *Gefäßveränderungen* (auch klinisch nachweisbar, zunächst funktionell mit Raynaud-artigem Symptomenkomplex). Diese Gefäßveränderungen betreffen *die kleinen Arterien und Arteriolen, aber nicht alle.* Es handelt sich vielfach um eine Durchtränkung des intimalen Gewebes mit geronnenen Eiweißmassen (Insudation von Plasma), Wucherung der Intima, schließlich mit Abbau und Organisation

---

[1] Die Diagnose Lupus erythematodes acutus dürfte für weitaus die meisten Internisten bis vor wenigen Jahren gar nicht existiert haben.

der Ablagerungen (Panvasculitis) bis zur Endarteriitis productiva sive obliterans. Dabei herrscht in den mittleren Arterien als spätere Reaktion offenbar Proliferation, in den kleineren eine Sklerose vor (EGER). Absichtlich projiziere ich Ihnen hier einige entsprechende Bilder dieser Gefäßveränderungen an *inneren Organen* und nicht von der Haut, an der diese Gefäßveränderungen sogar fehlen können. Die genannten Gefäßveränderungen lassen es gerechtfertigt erscheinen, die pr.Skl. „im System" *zwischen die Endangiitis obliterans Winiwarter-Bürger* (die fast nur Männer befällt) und die *maligne Nephrosklerose* FAHRs einzuordnen.

2. Der pr.Skl. ist eine *Bindegewebsneubildung* zugeordnet, die neben der Haut zahlreiche und schließlich wohl *alle Organe* befallen kann. So kann z. B. das Myocard (Endo-Pericard) schwerste Sklerosierung aufweisen, räumlich in offenbarer Anlehnung an die endarteriitischen Prozesse *kleiner* Arterien. In der Lunge kommt es zur Vermehrung des interalveolären Bindegewebes und schließlich zur Pulmosklerose teils in „kompakter", teils in „cystischer" Form. Infektionen der Lunge — insbesondere auch durch Tuberkulose — wird dadurch der Weg geebnet, so daß die *sklerodermatische Lungenveränderung* (neben der *Myocardsklerose*) vielfach das Schicksal der Kranken letztlich besiegelt. Leber, Milz, Pancreas, Nieren, Verdauungstrakt (am Magen „Linitis plastica"), Gehirn, Rückenmark, Gehirnhäute, vegetatives System, periphere Nerven, Skeletmuskulatur, Knochensystem (auch hier einwucherndes Bindegewebe), Knochenmark, Drüsen mit innerer Sekretion — alle diese Organe können *koordiniert* miterkrankt sein. Durch obliterierende Arteriits der Vasa vasorum sind auch größere Gefäße einschließlich der Aorta infolge des gleichen Grundprozesses verändert. Im übrigen besteht eine gewisse Tendenz zu distaler Betonung innerhalb der Peripherie unter Bevorzugung der *oberen* Extremitäten. Alle diese aus Sektionsergebnissen gewonnenen Veränderungen bei pr.Skl. zeigen, daß, etwas vereinfachend ausgedrückt, die *Parenchyme vom Bindegewebe überwuchert* werden. Dabei sind die Veränderungen an der Haut und den sichtbaren Schleimhäuten nur das „auswendige" Bild eines (auch „inneren") Allgemeinprozesses, der schließlich zum Tode des Kranken führt.

Zur Ätiologie der pr.Skl. kann ich mich nur ganz kurz äußern und mehr im negativen als im positiven Sinne. *Endgültig abzulehnen ist m. E. die Auffassung, daß die pr.Skl. innersekretorisch bedingt sei.* Befunde an Drüsen mit innerer Sekretion sind viel zu unregelmäßig und vereinzelt nachweisbar, um daraus irgendwelche positiven Schlüsse abzuleiten. Im übrigen ist es nicht verwunderlich, daß bei einem so generalisierten Grundprozeß auch eine oder gar mehrere Drüsen mit innerer Sekretion an der *Systemkrankheit des Gefäß-Bindegewebsapparates koordiniert* teilnehmen, und daß dann schließlich das Krankheitsgeschehen *zusätzlich ein innersekretorisches Gepräge* erhält, mal von dieser, mal von jener, mal von zahlreichen Blutdrüsen aus („pluriglanduläre Insuffizienz") determiniert. Daß das Nervensytsem bei der pr.Skl. in irgendeiner Weise beteiligt ist — besonders an das Gefäß-Nervensystem muß gedacht werden —, scheint nach klinischen Beobachtungen sicher zu sein. Auch histologische Veränderungen am Terminalretikulum scheinen dafür zu sprechen.

Dermatomyositis.

Seit den Arbeiten von Wagner, Hepp und Unverricht (1863 bzw.
1871) ist die D. den Klinikern bekannt geworden. Und Gottron hat 1929
durch seine präzise Herausstellung der *Hauterscheinungen* die Dermatologen mit der Krankheit vertraut gemacht. So ist es nicht verwunderlich,
daß heute über 80% aller D.-Fälle von Dermatologen diagnostiziert
werden, was die Bedeutung — mindestens die *diagnostische* Bedeutung —
der Hautveränderungen bei D. unterstreicht. Wenn die D. auch relativ
selten ist, so stellt sie nicht gerade eine Rarität dar. Ich habe 23 sichere
Fälle beobachtet. 1940 berichtete O'Leary über 40 eigene Fälle, und
Gottron verfügt über mehr als 50 Beobachtungen. Dabei scheint es
offenbar so zu sein, daß wir es mehr und mehr gelernt haben, die subakuten und *chronischen* Fälle von D. zu erfassen. — Auch bei der D. hat sich
die organpathologische Betrachtungsweise, die vielfach nur das Muskel-
system berücksichtigt hat (wobei es zur Auffassung einer „Systemkrankheit der quergestreiften Muskulatur" kam), als nicht umfassend genug
erwiesen. Es handelt sich bei der D. um eine *schwere Allgemeinkrankheit
mit m. E. koordinierten Symptomen* an Haut, Skeletmuskeln, Myocard,
Lunge, Zentralnervensystem usw. Dabei scheinen eigenartige mucoide
Substanzen als Folge einer Ablagerung (oder Umwandlung) eine besondere Rolle zu spielen. *Die Erscheinungsbilder der D. an der Haut können
vielgestaltig sein.* Zustände ähnlich denen einer pr.Skl. (bzw. eines Skler-
ödems), einer „Poikilodermie", einer „Lichtdermatose" werden beobachtet. Dabei können die Hauterscheinungen im Brustausschnitt ähnlich
wie beim L.e.a. V-förmig begrenzt sein, häufig aber — und besonders
charakteristisch — mehr *pelerinenartig* und in dieser Form randwärts sich
ausdehnend. Frühzeitig kann ein *eigenartiger, diagnostisch wichtiger
Gesichtsausdruck* nachweisbar werden: Das Gesicht ist gedunsen, von
maskenartiger Starre. Man hat den Eindruck, daß die Muskulatur sich
im Kontraktionszustand befindet. Die Augenbrauen und die Stirne sind
hochgezogen und dennoch sinken die Oberlider herunter. Es entsteht
dadurch ein Eindruck von mühsam beherrschter Schläfrigkeit mit dem
Ausdruck der Furcht bei gespannter Aufmerksamkeit. Die häufig tief-
gefurchten Nasolabialfalten bewirken ein Bild der Traurigkeit und des
Duldens. — Im Blutbild scheint mir eine häufige *Lymphopenie* (bei
Erwachsenen!) beachtlich, ebenso wie ein Anstieg von Hämoglobin und
Erythrocyten in akuten Schüben. Die Blutsenkung ist, im Gegensatz
zum L.e.a., meist nur mäßig beschleunigt. Schwere Urinbefunde fehlen
in der Regel.

Ätiologisch handelt es sich bei der D. sicherlich nicht um septische
Muskelabszesse, und die Theorie von der „rheumatischen" Ätiologie ist
m. E. bisher völlig unbewiesen. Nicht selten ist die D. die „zweite Krankheit". In einem großen Teil der Fälle ist die D. mit malignen Tumoren
gepaart (Syntropie zwischen D. und malignen Tumoren). Im Gegensatz
dazu gibt es bei der pr.Skl., trotz ihrer viel längeren Dauer, ihrer
höheren Altersklassen, ihrer Bevorzugung des weiblichen Geschlechts
und der viel größeren Zahl der bekanntgewordenen Fälle, kaum sichere
Kombinationen mit Krebs (Dystropie zwischen pr.Skl. und Krebs).

Lupus erythematodes acutus.

In glänzender Weise hat der Wiener Dermatologe KAPOSI das Krankheitsbild beschrieben und gegenüber dem *chronischen* Lupus erythematodes als *Haut*krankheit den bedrohlichen, ja letalen *Allgemeincharakter des Lupus erythematodes acutus* betont mit Fieber, Prostration, Lymphknotenschwellung, Beteiligung der Gelenke, der Nieren, des Zentralnervensystems usw. Kurz nach der Jahrhundertwende wurde von PERNET, FEUERSTEIN u. a. auf eine eigenartige Endocarditis beim L.e.a. hingewiesen. Später haben dann die Amerikaner LIBMAN und SACKS diese Endocarditis genauer studiert, von der wir heute zu wissen glauben, daß sie ebenfalls *eine Manifestation des L.e.a.* wie in den Fällen von PERNET usw. sein kann. Es liegt aber gar kein Grund vor, das *gesamte* Krankheitsbild nun als Libman-Sacks-Syndrom zu bezeichnen. Auch ist die Begründung wenig stichhaltig, die Krankheit sei kein „Lupus", das soll besagen, nicht tuberkulöser Ätiologie! „Lupus" ist seit dem 4. Jahrhundert — und zwar erstmalig bei dem Hl. Martinus v. Tours (und nicht, wie VIRCHOW meinte, seit den Arabern, die den „Wolf" nicht kennen) — ein *klinischer* Begriff für fressende, zerstörende Hautkrankheiten, ein Begriff, der *historisch mit der Ätiologie und daher auch mit der Tuberkulose gar nichts zu tun hat.* Der historisch gerechtfertigte Name muß daher m. E. nach wie vor Lupus erythematodes (acutus, in der amerikanischen Literatur „disseminatus" usw.) lauten, auch dann, wenn zu Beginn oder dauernd Hauterscheinungen fehlen und innere Symptome, z. B. Gelenkerscheinungen im Vordergrund stehen, was sogar häufig der Fall ist. *Im übrigen stimmen die Lebensaltersverteilungskurven der Patienten mit der „Libman-Sacks-Krankheit" und des L.e.a. (nach der Literatur zusammengestellt) weitgehend überein.* Dasselbe gilt übrigens auch für den Lupus erythematodes *chronicus cum exacerbatione acuta.*

Die L.E.-Zelle (HARGRAVES, HASERICK und deren verdiente Mitarbeiter) stellt ein Phaenomen dar, das höchstes Interesse verdient. Auf Einzelheiten kann ich aber hier nicht eingehen. Ich darf betonen, daß wir sie auch mit dem Liquor cerebrospinalis eines entsprechend Erkrankten „induzieren" konnten, wodurch sich die als Multiple Sklerose aufgefaßte Krankheit als *Lupus erythematodes chronicus cum exacerbatione acuta des Zentralnervensystems* erwies. Besonders wichtig erscheint mir, daß wir mit dem *Urin* einer L.e.a.-Patientin die L.E.-Zelle induzieren (den L.E.-Faktor HASERICK somit im Urin nachweisen) konnten, was *bei unklaren Nierenkrankheiten einen großen diagnostischen Fortschritt darstellen dürfte.* ·Wahrscheinlich sind abortive oder oligosymptomatische Formen des L.e.a. (Endocard, Niere, Zentralnervensystem, hämatopoetisches System, Lymphknoten) sehr viel häufiger, als wir bisher annahmen.

Die *Ätiologie des L.e.a.* ist — auch trotz der fast 300 bisher bekanntgewordenen Sektionen mit den konzentrisch um die Zentralarterien der Milz geschichteten, sklerosierten Bindegewebsfasern, den Nekrosen der hyperplastischen Lymphknoten, den Nekrosen visceraler kleiner Arterien, den „wire loop"-Veränderungen der Glomeruli usw. — keineswegs geklärt. Auffällig erscheint mir die ausgeprägte *Akrocyanose* auch beim

L.e. *chronicus*. Auf heiße Bäder setzt nur eine geringe reflektorische Dilatation der Gefäße ein. Veränderte Elastizität der kleinen Arterien sowie eine Störung der arteriovenösen Anastomosen werden neuerdings beachtet. Depolymerisierung von Kernmaterial (Desoxyribosenucleinsäure) scheint eine Rolle zu spielen (Einschlüsse in den sog. L.E.-Zellen sind identisch mit den „Haematoxylin-gefärbten Körpern" ?). Ein erhöhter Glukosamin-Blutspiegel weist auf Störungen in der Grundsubstanz (Mucopolysaccharide) hin. Daß der L.e.a. Ausdruck einer streptogenen Infektionsallergie sei — dadurch Penicillin die Therapie der Wahl —, hat sich bisher kaum bestätigt. Man hüte sich sogar vor „Fokalsanierungen", die schwere Exacerbationen auslösen können. Einige Autoren nehmen eine spezifische Genese, vielleicht durch ein Virus an.

Zur Therapie.

Bei allen drei genannten Krankheiten sind wir leider fern von einem einigermaßen zuverlässigen Therapeuticum.

Progressive Sklerodermie. Bei der Erörterung von Behandlungs„Erfolgen" sollte folgendes berücksichtigt werden: Der Verlauf der pr.Skl. kann wechselnd sein, es gibt Spontanremissionen und Recidive. — Die Krankheit ist chronisch. Man muß daher Jahre, eventuell Jahrzehnte nachbeobachten. — Die pr.Skl. ist keine reine Hautkrankheit. Ein Weicherwerden der Haut allein beweist nicht, daß die Myocard-Pulmousw. Sklerose gebessert sind. — Kurze Bestandsdauer, schnelle Entwicklung, besonders bei jungen Menschen unter Freibleiben der Finger, Hände müssen differentialdiagnostisch u. a. an das Sklerödem Buschke denken lassen, das in der Regel nach einiger Zeit *spontan* abheilt. — Berücksichtigt man dies alles, so dürften nur wenige gesicherte *Dauerheilungen* von pr.Skl. übrigbleiben! Vitamin E, Paraaminobenzoesäure scheinen die Hoffnungen nicht erfüllt zu haben. Daß Cortison und ACTH nur vorübergehend wirken, ist anerkannt. Antihistaminica mögen einige Besserungen bedingt haben, ebenso wie Vitamin D_2. Die periarterielle Sympathektomie nach Leriche, die Grenzstrang-Ganglienresektion usw. werden in der Literatur verschieden beurteilt. — Die Röntgenbestrahlung des Rückenmarks bzw. des Grenzstrangs hat ihre Befürworter. Ein Versuch scheint gerechtfertigt. Man darf nach den eigenen Erfahrungen die Erwartungen nicht überspannen. Das gleiche gilt für die Penicillin- und i.v. Novocainbehandlung. Die mehrfach wiederholte Ganglienblockade soll neuerdings fast sensationelle Ergebnisse erzielt haben. Daß unsere eigenen Erfahrungen hier viel ungünstiger sind, steht im Widerspruch dazu.

Dermatomyositis. Auch bei therapeutischen Überlegungen muß an die Häufigkeit der *Kombination mit malignen Tumoren* gedacht werden. Die D. kann nach Beseitigung des malignen Tumors zur Abheilung kommen. Penicillin wurde von einigen Autoren als wirksam befunden. In unseren Fällen war es leider erfolglos. ACTH oder Cortisone scheinen auch bei D. erfolgreich zu sein. Wieweit Prostigmin die gegebenenfalls vorhandene myasthenische Reaktion beseitigt, muß die weitere Erfahrung lehren.

Lupus erythematodes acutus. Antibiotica sind nach der eigenen Erfahrung ohne Wirkung auf den Grundprozeß, mögen aber als „Abschirmtherapie" hin und wieder wirken. Wiederholte Bluttransfusionen (auch von Kranken mit L.e. chronicus) waren bei uns erfolglos. Eine Kastration der jungen Frauen erscheint nicht indiziert, eher schon eine (im allgemeinen aber wohl auch wertlose) Androgenbehandlung. Großes Aufsehen hat die Behandlung des L.e.a. mit ACTH und Cortison erregt. Wir übersehen jetzt 5 eigene Fälle neben etwa 40 der Literatur. Ob es mit den genannten Mitteln gelingt, entsprechend Erkrankte *dauerhaft* zu heilen, ist fraglich. Aber vielfach ist es möglich, die Kranken noch einmal für einige Zeit von der Pforte des Todes zurückzuholen und durch eine mehr oder minder ausgeprägte *temporäre* Besserung ihr Leben zu verlängern. Beeindruckend ist dabei auch vielfach die *Beeinflussung der humoralen Verhältnisse*, Tendenz zur Normalisierung der Senkung, der Bluteiweißfraktionen, die Verminderung der Zahl der L.E.-Zellen usw. Leider sind durch die auftretenden *Nebenwirkungen* einerseits und das schließliche *Versagen der Mittel* andererseits die Grenzen gezogen. Daß die Wirkung des ACTH und des Cortison eine *unspezifische* ist, wird heute allgemein angenommen.

Die mir zur Verfügung stehende Zeit ist abgelaufen. Ich komme daher erneut zu der wichtigen *Frage nach den Beziehungen der drei genannten Krankheitsbilder zueinander.* Vom Standpunkt des Klinikers aus würde es mir einen unverantwortlichen Rückschritt bedeuten, die nach jahrzehntelangen Arbeiten hervorragender Forscher mühsam getrennten Bilder der pr.Skl., der D. und des L.e.a. wieder „zusammenzuwerfen". Neben einigen symptomatologischen Gemeinsamkeiten sind *so zahlreiche trennende Merkmalseigenschaften* vorhanden, daß die *klinische Sonderstellung* der genannten drei Krankheitsbilder m. E. unbedingt gerechtfertigt bleibt. Die verschiedene Alters- und Geschlechtsverteilung, die verschiedene Dauer und Prognose der drei genannten Krankheiten sind allein schon in diesem Sinne auffällig. In die gleiche Richtung weist die Tatsache, daß bei D. eine Syntropie mit malignen Tumoren besteht, während es bei der pr.Skl. umgekehrt ist (Dystropie zwischen pr.Skl. und malignen Tumoren). Weiter ist zu berücksichtigen, daß bei L.e.a. und D. *schwere Veränderungen der Polysacchurid-Anteile der Grundsubstanz* nachgewiesen wurden, die bei der pr.Skl. fehlen sollen. Elektrophoretisch andererseits scheint sich die D. wieder von den beiden anderen Krankheiten dadurch zu unterscheiden, daß bei erniedrigten Gesamteiweißwerten keine Erhöhung der γ-Globuline besteht. Die L.E.-Zelle vollends, die niemals bei D. und pr.Skl. gefunden wurde, unterstreicht noch mehr die Notwendigkeit der Sonderstellung und Abtrennung des L.e.a. von den beiden anderen Krankheiten. — Je häufiger und sorgfältiger man die drei genannten Krankheiten beobachtet hat, um so mehr wird man deren eigenes klinisches Gepräge und deren Grenzen immer wieder finden, und zwar in der Regel ohne „Kombinations-" oder „Übergangsformen". — Ob sich der Terminus „Collagenosen" als glücklich erweist, bleibt abzuwarten, um so mehr, als nach eigenen elektronenmikroskopischen Untersuchungen die Kollagenfibrillen bei pr.Skl. (und wahrscheinlich auch bei

L.e.a.) keine pathologischen Veränderungen aufwiesen. Die Frage nach
den Veränderungen der Kittsubstanzen, die wir ja auch gestreift haben,
bleibt von dieser Feststellung unberührt. Ich verweise in diesem
Zusammenhang auf die Untersuchungen meiner Mitarbeiter Bahr und
Huhn, die sich mit der Bedeutung der Kittsubstanzen für das färberische
Verhalten des kollagenen und elastischen Gewebes experimentell be-
schäftigt haben.

Auf die Pathogenese der drei Krankheitsbilder kann ich hier nicht eingehen, um so mehr, als dieses an anderer Stelle geschehen ist. Veränderte
periphere Durchblutung, Endothelschädigung mit erhöhter Durchlässigkeit (Permeabilitätsstörung) für eine mehr oder minder (ggf. abartige)
eiweißhaltige Blutflüssigkeit mit entsprechenden Folgen für die anlie-
genden Gewebe, sind hier in erster Linie zu nennen. Dabei handelt es sich
bis zu einem gewissen Grade um den 3 genannten Krankheiten gemeinsame pathogenetische Faktoren, deren genaueres Studium aber heute
schon pathogenetische Unterschiede zwischen pr.Skl., D. und L.e.a. erkennen läßt.

Aus der Univ.-Hautklinik Madrid. (Direktor: Prof. Dr. J. Gay Prieto.)

Zur Klinik und Therapie der Pyodermien.

Von
J. Gay Prieto.

Der Begriff der Pyodermitis hat sich im Verlauf von vielen Jahren
kaum geändert. Wir verstehen darunter eine durch Eiterkeime, Strepto-
und Staphylokokken, hervorgerufene Hautaffektion. Diese Keime
können einmal auf der Haut primäre Laesionen erzeugen: die Pyodermitis sensu strictu; dann können sie andere, schon vorhandene Dermatosen sekundär infizieren, insbesondere juckende Prozesse. Schließlich
können ihre Toxine die Haut sensibilisieren, so daß sich bakterielle
Ekzeme entwickeln, die, wenn man den Erfahrungen der letzten Jahre
folgt, unter den ekzematösen Prozessen die häufigsten sind.

Vom praktischen Arzt aus gesehen ist bei der Behandlung der Pyodermien die anatomische Lokalisation viel wichtiger als die Kenntnis
der sie verursachenden Keime. Strepto- und Staphylodermien mit
gleicher anatomischer Lokalisation sprechen auf dieselbe Therapie an.
Man muß allerdings wissen, daß Streptokokken die Neigung haben, sich
auf der Oberfläche der Haut festzusetzen, während die Staphylokokken
es bevorzugen, in die Hautporen, Haar- und Talgdrüsenfollikel und Aus-
gänge der Schweißdrüsen einzudringen, so daß viel tiefer sitzende Prozesse
entstehen. Beide Arten von Bakterien vermögen akute Erkrankungen
zu erzeugen, die wohl besonders oft in der Landpraxis zur Beobachtung
kommen. In Spanien findet man die akuten banalen Pyodermien vor

allem bei den sozial niedrig gestellten Klassen im Süden, deren Lebensniveau viel niedriger ist als im Norden der Iberischen Halbinsel. Unter anomalen hygienischen Verhältnissen, wie z. B. bei im Felde stehenden Truppen oder in Gefangenenlagern usw., pflegt die Zahl der Pyodermitiskranken ganz besonders zuzunehmen.

Bei der *Behandlung der Impetigo contagiosa* ist heute zweifellos das Penicillin das Mittel der Wahl, entweder als Salbe oder als Paste. Nach eigenen Erfahrungen muß allerdings die Salbe pro Gramm mindestens 2000 E enthalten. Die üblichen hygroskopischen Fette zerstören, wie wir experimentell in unserem Laboratorium haben nachweisen können, die Penicillinwirkung innerhalb von 24 Stunden. Eine Zeitlang halfen wir uns so, daß wir die Patienten anlernten, die Mischung von Lanolin und Penicillin jeden Tag selbst frisch herzustellen. In unserer Klinik stellen wir auch heute noch jeden Tag selbst die Menge Penicillinpaste her, die täglich gebraucht wird. Viel bequemer ist es natürlich, Excipientien zu verwenden, welche die Penicillinwirksamkeit 2—3 Wochen konservieren (z. B. das Lanettewachs).

Die anderen Antibiotica (wie Tyrothricin und Aureomycin) scheinen weniger wirksam zu sein als Penicillin. Sulfonamidsalben anzuwenden raten wir dringend ab, weil sie bei weitem nicht so wirksam sind wie die antiseptischen Pasten und außerdem häufig Anlaß zu Intoleranzerscheinungen geben.

Die Formen der *chronischen Folliculitis* sind auch heute noch nicht ausreichend klassifiziert. Wir möchten folgende Typen unterscheiden: *Folliculitis nuchae sklerotisans* (EHRMANN), auch Keloidakne (nach BAZIN) genannt. Dabei treten im Nacken charakteristische subakute pustulöse Läsionen und harte perifollikuläre Papeln auf. Beide Effloreszenzarten werden schließlich zu hypertrophischen Keloidnarben, mit der Tendenz benachbarter Herde zur Konfluenz und Bildung unregelmäßiger fibröser Stränge, auf deren Oberfläche einige pustulöse Läsionen sitzen. In der Tiefe finden sich manchmal echte Abszesse, entstanden durch Zusammenfließen mehrerer perifollikulärer Herde. In weit vorgeschrittenen Fällen besteht ein breites Keloidband, das quer über den ganzen Nacken zieht. Der obere, aktive Rand findet sich an der Haargrenze, mit immer wieder neu auftretenden Pusteln neben Büscheln von 8—15 Haaren, die wie ein Pinsel aus ein und demselben Follikeltrichter zu entspringen scheinen. Der untere Rand geht nur allmählich in die glatte atrophische Haut im Nacken über, weil die follikulären Herde sich stets langsam nach oben weiterzuentwickeln pflegen, unter Hinterlassung beim Abheilen einer Narbenatrophie als letztem Stadium dieser Krankheit. Die Therapie muß in der Eröffnung der Abszesse mit dem elektrischen Messer bestehen, weiter in der Depilation eines ganzen Haarstreifens oberhalb der Veränderung, und zwar mittels Pinzette, anschließend soll Röntgentherapie erfolgen.

Die *Folliculitis atrophicans* heilt spontan und hinterläßt eine flachere Narbe, die ganz leicht atrophisch ist. Man kann folgende Untergruppen unterscheiden: Die *lupoide Sykosis*, eine chronische, sehr seltene Folliculitis, die sich durch das Auftreten von leicht atrophischen fleckförmigen

Herden auszeichnet, die wie eine Alopecia areata aussehen, jedoch einen aktiven, pustulösen Rand haben. Durch zwar langsames, aber kontinuierliches Fortschreiten wird die Zone der zentralen Alopezie allmählich immer größer.

Hoffmann hat folgende drei Varietäten unterschieden:

1. *Folliculitis sycosiformis atrophicans capitis*, die immer symmetrisch über beiden Scheitelbeinen sitzt und sich mit ihrem aktiven papulösen Rand nach der Kopfmitte hin ausdehnt.

2. *Folliculitis sycosiformis atrophicans barbae* mit denselben Veränderungen, aber in der Bartgegend (von Unna als Erythema sycosiforme beschrieben).

3. *Folliculitis sycosiformis atrophicans cutis lanuginosae corporis.* Diese Abart wurde zuerst von Arnozan beschrieben. Ihre Lokalisation ist die seltenste von allen: fast ausschließlich die Vorderseite der Oberschenkel von stark behaarten Individuen.

Eng verwandt mit diesen Krankheitsbildern ist die von Lallier beschriebene *Acne decalvans*, die sich von den vorherigen Gruppen dadurch unterscheidet, daß die Pusteln mikroskopisch klein sind. Von der auf dem behaarten Kopfe auftretenden Sykosis lupoides auch dadurch, daß sie an jeder beliebigen Stelle des behaarten Kopfes in Erscheinung treten kann und nicht wie diese obligatorisch über dem Scheitelbein. Für Darier ist diese Acne decalvans nur eine besondere klinische Form der Pseudopelade von Brocq, bei der pustulöse Effloreszenzen ganz deutlich auftreten. Pierini hat auf das häufige Zusammenkommen von Pseudopelade und Lichen planus aufmerksam gemacht und die Hypothese aufgestellt, daß die Pseudopelade keine atrophische Folliculitis ist, sondern ein Lichen sclerosus atrophicans des behaarten Kopfes. In der Tat sahen wir im vergangenen Semester 3 Fälle mit beiden Affektionen: Lichen und Pseudopelade gleichzeitig. Die Histologie der Pseudopelade-Flecken ist allerdings eine ganz andere als die des Lichen planus.

Etwas eingehender wollen wir nunmehr einige besondere *Formen chronischer Pyodermien,* die von den verschiedensten Autoren unter allen möglichen Namen beschrieben worden sind, besprechen; besonders auch deshalb, weil es spanische Autoren waren, welche diese Fälle als erste und in ziemlich großer Anzahl veröffentlicht haben. Der follikuläre Beginn ist hier nicht immer ganz deutlich und die Ätiologie auch heute noch unklar. Wahrscheinlich bilden die verschiedenen Formen nur eine Serie von klinischen Bildern, die Beziehungen haben zu 2 im folgenden kurz angeführten Arten der Pyodermitis, deren Kenntnis wir der deutschen Dermatologie verdanken.

Die *Perifolliculitis abscedens et suffodiens* von Hoffmann, die am Nackenrande mit Pusteln und entzündlichen perifollikulären Knoten beginnt. Diese gehen bald in multiple Abszesse über, die durch zahlreiche hypodermische Fistelgänge miteinander in Verbindung stehen. Die befallene behaarte Haut erscheint durch die weichen, fluktuierenden Knoten wie vorgebuckelt, die Farbe der Herde spielt vom Rotgelblichen ins Violette. An der Oberfläche fehlen die Haare vollständig bzw. es sind so wenige übriggeblieben, daß sie in Büscheln aus ein und demselben

Follikel zu kommen scheinen. Bei Druck auf die Knoten tritt der Eiter oft aus entfernt liegenden Fisteln nach außen. Wir selbst haben diese Affektion vorwiegend bei Kindern beobachtet. Die Behandlung muß in einer rigorosen Antiseptik des behaarten Kopfes und in Penicillininjektionen bestehen; wenn nach ein paar Tagen noch Abszesse vorhanden sind, muß man sie mit einer Schere öffnen, indem man die Oberfläche der Herde wegschneidet.

Acne conglobata. Es handelt sich um eine recht seltene, erstmalig von SPITZER und LANG als *Folliculitis et Perifolliculitis conglobata* beschriebene Erkrankung. Sie zeichnet sich durch ausgedehnte, über den ganzen Körper verbreitete Herde aus. Diese bestehen aus Riesenkomedonen, die vor allem am Rücken zu finden sind, und aus Abszessen, die mit Fisteln oder perifollikulären Knoten beginnen, eine beträchtliche Größe erreichen und sich durch multiple Fistelgänge spontan nach außen öffnen können. Sie kommen isoliert oder multipel, in Form von ganzen Plaques vor. Dazu gesellen sich an manchen Stellen teilweise atrophische Narben, die durch den mechanischen Druck der Komedonen zustande gekommen sind. Andere wiederum sind hypertrophisch, keloidförmig. Die Effloreszenzen können alle zusammen Stränge, Brücken und Knoten bilden, zwischen denen sich tiefsitzende Abszesse und fistulöse Gänge befinden, die einerseits eine Verbindung untereinander haben, andererseits nach außen bilden. Manchmal sieht man dazwischen auch ulcerös-vegetierende Plaques.

Die Behandlung muß zunächst in einer Besserung der Ernährungsverhältnisse des Patienten bestehen. Täglich ist ein Säuberungsbad mit anschließender energischer Jodalkoholabreibung erforderlich. Die Abszesse müssen weit gespalten, ihre Wände mit dem Thermokauter oder elektrischen Messer zerstört werden. Dann erfolgt Auflegen von Schwefelpaste auf die Acneherde und Penicillinsalbe auf die Pyodermien bei gleichzeitiger Allgemeinbehandlung mit Penicillininjektionen.

Nun einige Worte zum *Problem der vegetierenden Pyodermien.*

Offenbar ist der Ausdruck vegetierende Pyodermie zum ersten Mal 1904 von LEDERMANN angewendet worden, um damit eine bereits 1889 von HALLOPEAU unter dem Namen: «Dermatite pustuleuse chronique en foyers à progression excentrique» beobachtete Affektion zu bezeichnen. Bereits HALLOPEAU hat jedoch anerkannt, daß es sich dabei um den von NEUMANN beschriebenen „Pemphigus vegetans" handelte, welcher Ansicht sich eine ganze Anzahl französischer Dermatologen jener Zeit (BROCQ, HUDELO, LEREDDE, DANLOS u. a.) anschlossen. Wir stimmen ebenfalls der Ansicht des Autors des Krankheitsbildes zu und identifizieren es mit dem vegetierenden Pemphigus.

In Wirklichkeit verdankt man die erste klinische Beschreibung einem spanischen Autor: AZUA, der bereits 1894 eine Hautveränderung beschrieben hat, die, einem vegetierenden „pseudoentzündlichen" Hautepitheliom ähnlich, allein durch antiseptische Mittel zur Abheilung kam. 1903 beobachteten AZUA und SALA einen neuen Fall. Sie gebrauchten wieder den Namen Pseudoepitheliom unter Hinweis auf die Schwierigkeiten der Differentialdiagnose. Denn abgesehen vom klinischen Bild kann auch histologisch eine Verwechslung erfolgen. Derselbe AZUA benannte 1908 den von ihm vorher als Pseudoepitheliom beschriebenen

Prozeß nunmehr „papillomatöse, chronisch vegetierende Pyodermitis", unter Hinweis auf die Übereinstimmung des von ihm herausgestellten Krankheitsbildes mit der 1905 von Bosellini beschriebenen Dermatitis verrucosa der Hand.

In der französischen Literatur findet man einige einschlägige Veröffentlichungen seit dem Vortrag von Peyri auf dem Kongreß der Dermatologen französischer Sprache in Brüssel 1926, der die Arbeiten der spanischen dermatologischen Schule bekanntgegeben hatte.

Erst 1926 haben in Deutschland Zurhelle und Klein die ersten Fälle dieser Art beschrieben und „Pyodermia chronica vegetans et exulcerans" bezeichnet. Neuerdings hat Miescher auf Grund einiger eigener Beobachtungen die von Nikolowski und Eisenlohr aus der Gottronschen Schule beschriebene „Papillomatosis carcinoides cutis" aufrechtzuerhalten versucht. Die Miescherschen Fälle zeigen aber mit solchen, von uns als vegetierende Pyodermien aufgefaßten, große Ähnlichkeit.

Es ist sehr schwer, die vielen klinischen Pyodermieformen zu klassifizieren. Wenn man die ganze Literatur eingehend durchsieht, wie das 1947 von Margarot geschehen ist, so erkennt man, daß ein sehr großes Interesse daran besteht, die klinischen Beobachtungen zahlreicher Autoren unter einheitlichen Namen zusammenzufassen. Die gemeinsamen klinischen und histologischen Merkmale sollen jetzt besprochen werden. Im Anschluß daran will ich versuchen, eine einfache Klassifizierung der typischen klinischen Varietäten zu geben.

Klinisch handelt es sich um umschriebene Plaques von verschiedener Größe (von solchen von 4—5 cm im Durchmesser bis zu handtellergroßen), die vor allem an den unbedeckten Hautpartien, insbesondere am Handrücken und Vorderarm, vor allem von Landarbeitern, auftreten, doch auch an anderen Stellen lokalisiert sein können. Die Effloreszenzen sind vegetierend, papillomatös; ihre Oberfläche kann verrukös oder an einigen Punkten auch ulcerös sein. Die Geschwüre sind eventuell von Krusten bedeckt. Ein klinisch charakteristisches Symptom ist das des „Schaumlöffels"; wenn man nämlich den Herd oberflächlich zwischen den Fingern zusammendrückt, so treten kleine, punktförmige Eitertropfen hervor, wie aus einem Schaumlöffel (Azua).

Histologisch findet man eine entzündliche Infiltration der Kutis aus Lymphoiden und reichlich polynukleären Zellen. Stets ist eine enorme reaktive Epithelwucherung vorhanden, deren Zapfen tief in das Innere der Lederhaut eindringen. Diese Epithelstränge sind manchmal so breit, daß sich in ihnen echte parakeratotische Hornperlen bilden, ganz ähnlich, wie man sie von spinozellulären Epitheliomen kennt. Die Stränge sind außerdem von zahlreichen leukozytären Wanderzellen durchsetzt, die sich hin und wieder im Innern der Stränge zu echten Mikroabszessen zusammenballen. Die differentialdiagnostische Abgrenzung gegen das Epitheliom ist unserer Ansicht nach immer möglich. In dieser Hinsicht stimmen wir völlig mit Miescher überein, der darauf aufmerksam macht, daß die Basalzellenseite überall gut erhalten bleibt und auch Kernmißbildungen fehlen.

Ätiologisch hat man Staphylokokken und Streptokokken gefunden, zu denen sich manchmal noch andere Keime hinzugesellen, welche aber nach unserer Ansicht keinerlei Bedeutung haben. Unserer Erfahrung nach entstehen die meisten Fälle durch Staphylokokken. Bei einem Patienten mit einem vegetierenden Herd an der Nase, der ein charakteristisches lupoides Aussehen hatte, bei dem aber eine Tuberkulose mit Sicherheit ausgeschlossen werden konnte — wir hatten mehrmals eine Übertragung auf Meerschweinchen gemacht, doch immer mit negativem Ergebnis — fanden wir bei Inokulationen und in Kulturen immer wieder einen Streptococcus haemolyticus.

Eine Klassifizierung in klinische Formen hat immer etwa Künstliches. MARGAROT erkennt eine „allgemeine" Form an. Das wäre die kaum infiltrierte *papillomatös-ulceröse* Form, wozu die Mehrzahl der Fälle von ZURHELLE und KLEIN gehört.

Die *pseudoepitheliomatöse* Form ist die, welche klinisch und histologisch an ein Epitheliom erinnert. In einigen Fällen kann man dabei auf große diagnostische Schwierigkeiten stoßen. Die chronische Reizung, die durch den Prozeß selbst und durch die Anwendung von ungeeigneten Lokalbehandlungen entstehen kann, ist in der Lage, zur Entartung zum Tumor eines anfänglich entzündlichen Prozesses zu führen. So haben wir z. B. ein ganzes Jahr einen Patienten beobachtet, der gegen jede lokale Therapie resistent war. Man sah zwar vorübergehende Besserungen, aber es kam niemals zur völligen Abheilung. Erst die fünfte Biopsie gestattete einwandfrei die Diagnose eines spinozellulären Epithelioms!

Die erstmalig von BOSELLINI beschriebene *verruköse* Form sieht ganz wie eine Tuberculosis verrucosa cutis aus. Die Struktur beider Affektionen ist so ähnlich, daß wir bei einem Patienten, bei dem wir mit Rücksicht auf die entzündliche Komponente geneigt waren, eine Pyodermitis anzunehmen, die richtige Diagnose erst nach völligem Versagen der korrekt durchgeführten lokalen Therapie und Positivwerden des Meerschweinchenversuchs stellen konnten.

In der ganzen Mittelmeergegend kommen chronisch-vegetierende Pyodermien ziemlich oft vor, auch in Deutschland dürften sie, besonders dort, wo viel Landwirtschaft getrieben wird, häufiger sein. Die Diagnose *ex juvantibus* mit Abheilung chronisch-vegetierender Pyodermien innerhalb weniger Wochen mit Hilfe von antiseptischen Mitteln, Penicillinpasten und evtl. parenteralen Penicillininjektionen dürfte es bei Vorliegen von Zweifeln in den meisten Fällen erlauben, das Richtige zu treffen. Man darf allerdings nicht vergessen, daß es, wie wir wohl alle aus Erfahrung wissen, äußerst therapieresistente Fälle gibt, bei denen der stets negative Ausfall mehrmaliger Biopsien, Tierinokulationen, Kulturversuche dann doch keine andere Diagnose als die einer vegetierenden Pyodermie erlaubt. Um in solchen Fällen zu einem Erfolg zu gelangen, müssen besonders energische lokale Methoden angewandt werden, wie Elektrokoagulation und Röntgentherapie. Ja, in einem bekannten Fall von RUITER mußte sogar das erkrankte Glied amputiert werden!

Welche Bedingungen lokal existieren müssen, damit ganz banale Eiterkeime vom üblichen so verschiedene Veränderungen erzeugen können, ist noch weitgehend ungeklärt.

Zum Schluß wäre noch eine Art von Staphylokokken-Pyodermitis zu erwähnen, die ebenfalls erstmalig in Spanien beschrieben worden ist: die „schankerartige Pyodermitis" von COVISA und BEJARANO. Sie wurde zuerst am Praeputium von Kindern mit Phimose beobachtet, im Aussehen genau wie ein syphilitischer Schanker, von dem sie sich nur durch das Fehlen der Spirochäten unterschied. Später sind andere Fälle mit anderer Lokalisation veröffentlicht worden, vorwiegend im Gesicht. Beispiele dafür findet man z. B. in der deutschsprachigen Literatur in dem neuen Lehrbuch von LUTZ.

Aus der Dermatologischen Klinik und Poliklinik der Universität München.
(Direktor: Prof. Dr. A. MARCHIONINI.)

Antibiotische Behandlung der Hautkrankheiten.

Von

HANS GÖTZ.

Mit 1 Textabbildung.

Seit der Einführung des Salvarsans in die Therapie ist fortgesetzt an dem Ziel gearbeitet worden, durch Auffindung und Anwendung geeigneter chemischer Verbindungen die uns bekannten spezifischen Krankheitserreger zu vernichten, um auf diese Weise Heilung zu erstreben. Die Entwicklung der Sulfonamide und die therapeutische Nutzanwendung des Penicillins bildeten weitere entscheidende Schritte auf diesem Wege. Immer neue Antibiotica wurden in der Folgezeit entdeckt, deren praktischer therapeutischer Wert sich aber erst im Laufe weiterer Jahre erweisen kann.

Zwar unterscheiden wir heute noch zwischen Chemotherapeuticis und Antibioticis, doch scheint mir mit der synthetischen Herstellung des Chloromycetins ein wesentliches Differenzierungsmerkmal, nämlich die synthetische Herstellung der Chemotherapeutica und die natürliche Produktion der Antibiotica, entfallen zu sein. Auch dürften grundsätzliche Unterschiede in der Wirkungsweise der Chemotherapeutica und der Antibiotica kaum bestehen.

In meinen folgenden Ausführungen möchte ich mich auf die heute im Vordergrund des Interesses stehenden Antibiotica Penicillin, Aureomycin und Streptomycin beschränken. An Hand unserer eigenen Erfahrungen sowie der Angaben in der Literatur will ich versuchen, Ihnen einen Überblick über die Anwendung dieser Heilmittel in der Dermatologie zu geben. Chloromycetin stand uns leider noch nicht zur Verfügung, doch soll es kurz mitbesprochen werden.

Das *Penicillin* wurde erstmalig 1928 aus einer Penicillium-notatum-Kultur gewonnen. Es vergingen jedoch noch weitere 12 Jahre, bis die volle Bedeutung dieser Entdeckung für die Medizin erkannt wurde.

Sie wissen, daß es mehrere Penicilline gibt, von denen das gebräuchlichste heute das Penicillin G ist. Alle Penicilline sind Säuren, deren Na- oder K-Salze vorwiegend therapeutische Verwendung finden. Die Applikation des Penicillins erfolgt intramuskulär als wässeriges oder als Depotpenicillin und lokal in Form von feuchten Umschlägen, Sprays, Cremes, Salben, Puder, Suppositorien, Mundpastillen. Eine Zwischenform stellt die Inhalation von Penicillin dar. Es wird rasch durch die Nieren ausgeschieden. Die Dosierung erfolgt nach internationalen Einheiten. Eine Einheit entspricht 0,6 γ. Bei parenteraler Behandlung besteht die durchschnittliche Tagesdosis in 300—400000 iE.

Streptomycin wurde 1943 aus dem Bodenpilz Streptomyces griseus isoliert. Diese Verbindung ist eine Base, deren mit Säuren gebildeten Salze therapeutisch verwendet werden. Dem Streptomycin wird aber heute das Dihydro-Streptomycin (als Sulfat) vorgezogen, da es weniger toxisch wirkt. Nach intramuskulärer Injektion erfolgt rasche Resorption, während vom Magen-Darm-Kanal aus praktisch keine Aufnahme erfolgt. Im Gegensatz zum Penicillin wird dieses Antibioticum aber im Darm nicht zerstört. Die Dosierung erfolgt nach Gewicht. 1 g entspricht einer Mill. Einheiten, also eine Einheit = 1 γ. Im allgemeinen werden täglich 1,5—2,0 g verabreicht, die 6stündlich in gleich großen Dosen unterteilt injiziert werden.

Aureomycin ist das Produkt des Bodenpilzes Streptomyces aureofaciens. Dieses Antibioticum wurde 1948 gefunden. Da es sowohl intramuskulär als auch intravenös injiziert nicht selten Reizungen auslöst, wird es im allgemeinen oral gegeben. Im Gegensatz zum Penicillin läßt es sich rasch in sämtlichen Körperflüssigkeiten finden. Die Dosierung erfolgt nach mg. Die Kapseln enthalten 50, 100 oder 250 mg Wirksubstanz, von denen man beim Erwachsenen 4stündlich eine oder 6stündlich 2 zu je 250 mg verabreicht. Als Anhaltspunkt gelten 25 mg pro kg Körpergewicht in 24 Stunden. Ferner wird Aureomycin lokal als Salbe appliziert. 1 g enthält 30000 γ.

Das 1947 entdeckte *Chloromycetin* wird von dem Bodenpilz Streptomyces venezuela gebildet. Das synthetische Produkt ist unter dem Namen Chloramphenicol im Handel. Dieses Antibioticum wird oral gegeben, bei Erwachsenen 3—4 g täglich in entsprechenden Einzeldosen alle 6 Stunden. Es wird rasch resorbiert und ist in allen Körperflüssigkeiten, einschließlich des Liquors, nachweisbar.

Es muß nun darauf hingewiesen werden, daß die bisher bei der Anwendung des Penicillins gesammelten reichen Erfahrungen grundsätzlich auch bei der Verwendung der übrigen angeführten Antibiotica gelten. Als wichtigste Erkenntnis ist hervorzuheben, daß jegliche antibiotische Therapie nur gerechtfertigt ist, wenn die Empfindlichkeit der Erreger einer Dermatose gegen ein bestimmtes Antibioticum auch erwiesen ist. Die verschiedenen in der Dermatologie eine Rolle spielenden Bakterien zeigen nun gegenüber den Ihnen angeführten 4 Antibioticis ein unterschiedliches Verhalten. Die Abb. 1 soll Ihnen daher die Wirkung von Penicillin, Streptomycin, Chloromycetin und Aureomycin auf verschiedene Mikroben anschaulich vor Augen führen.

Sie sehen, daß Penicillin besonders auf die Actinomyceten, Spirochäten und Gram-positiven Bakterien Einfluß besitzt, durch die Entdeckung des Streptomycins jedoch auch die Gram-negativen Bakterien miterfaßt werden konnten, insbesondere aber die Tuberkelbazillen. Chloromycetin zeigt ein breites Wirkungsspektrum, das von den Gram-negativen Bakterien über die Rickettsien bis zu den Virus-Arten reicht. Aureomycin besitzt ein entsprechendes Spektrum, darüber hinaus dehnt sich aber dessen bakteriostatischer Wirkungsbereich auch noch auf die Gram-positiven Bakterien aus. Eine ganze Anzahl von Mikroben, die in

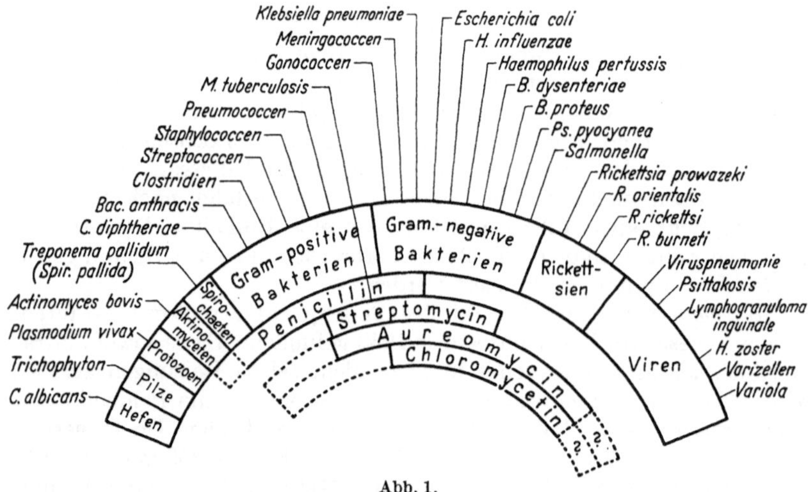

Abb. 1.

der Dermatologie Bedeutung besitzt, wird durch mehrere Antibiotica erfaßt, so z. B. die Staphylokokken durch Penicillin, Streptomycin, Aureomycin und Chloromycetin.

Für welches dieser Medikamente man sich nun therapeutisch entscheidet, hängt von der wechselnden Resistenz dieser Erreger ab. Wenn man das breite Wirkungsspektrum des Aureomycins betrachtet, könnte man leicht versucht sein, von vornherein auf alle jene Antibiotica mit kleinerem Wirkungsspektrum zu verzichten und in allen Fällen ohne vorausgehende Resistenzprüfung nur Aureomycin anzuwenden.

Einer solchen Auffassung stehen jedoch zwei wichtige Gründe gegenüber. Jeder Gebrauch eines Antibioticums birgt die Gefahr der Resistenzbildung von Keimen in sich. Vom Penicillin wissen wir dies seit langem, und Streptomycin führt beispielsweise bei Colibazillen, aber auch bei anderen Bakterien, sehr schnell zur Streptomycinfestigkeit. Bei Dauergebrauch immer nur eines Antibioticums wäre es daher nur eine Frage der Zeit, bis die therapeutische Wirkung nachzulassen begänne. Der zweite besonders in Deutschland heute sehr wichtige Grund liegt in der Unwirtschaftlichkeit einer solchen Maßnahme. Vom Penicillin abgesehen sind die Kosten der Antibiotica noch immer sehr hoch, und solange daher die seit Jahrzehnten bewährten und dazu billigen bakteriziden Medikamente wie Quecksilberverbindungen, Schwefel, Jod u. a. Substanzen lokal den gleichen Effekt zu erzielen vermögen, sollte man nicht auf sie verzichten. Auch auf die gute Wirkung der Sulfonamide bei bestimmten Erregern sei hingewiesen.

Stehen uns mehrere Antibiotica therapeutisch zur freien Verfügung, so hängt die Wahl des geeignetsten Mittels von dem Ergebnis der bakteriologischen Resistenzprüfung ab. Das setzt voraus, daß wir zunächst einmal die bei dermatologischen Affektionen anzutreffenden Mikroben isolieren und bestimmen. RÖCKL hat daher an unserer Klinik stationäre und ambulante Patienten mit verschiedensten Dermatosen auf die Art der in den Läsionen anwesenden Bakterien untersucht. Die Tab. 1 zeigt die Ergebnisse.

Tabelle 1.
Überblick über die bei verschiedenen Hautkrankheiten gefundenen Bakterienarten.

	Ekzem, Dermatitis (sek.inf.)	Akne vulgaris	Furunkel, Abszeß	Pyodermie	Follikulitiden im Bartbereich	Pyodermia chron. vegetans	Folliculitis absc. et suff. capitis	Ulcus crur. varic.	Ulzerierte Carcinome
Zahl der Fälle	34	25	10	12	18	3	3	22	9
Staphyloc. aureus (haemolyticus)	27	25	10	10	18	2	2	8	6
Staphyloc. albus	2	2		1				2	1
Streptoc. haem.	16			1	1		2	4	2
Streptoc. anhaem.								1	1
Streptoc. salivarius									2
Streptoc. mucosus							1		
Escherichia coli	5	2	2	2				11	1
Klebsiella pneum. (Friedländer)			1						
Aerobacter-aerogenes									2
Pseudomonas pyocyanea	2			2		3		12	
Proteus vulgaris	1							5	1
Bac. subtilis								2	

Links sehen Sie die von uns gefundenen Keime, in der oberen Tabellenspalte die Hautkrankheiten, aus deren Herden die Züchtung der Bakterien erfolgte. So wird z. B. ersichtlich, daß wir aus 34 sekundär infizierten Dermatitiden und Ekzemen 27 mal einen Staphylococcus aureus hämolyticus, 16 mal einen Streptococcus hämolyticus, 5 mal Colibazillen, 2 mal Pseudomonas pyocyanea und 1 mal Proteus vulgaris isolierten. Die auf diese Weise gezüchteten Erreger wurden dann auf ihre Empfindlichkeit gegen Penicillin, Aureomycin und Streptomycin geprüft.

Chloromycetin stand uns leider nicht zur Verfügung. Bei den Penicillintestungen arbeiteten wir mit einer Konzentration von 3 iE, bei den Aureomycintestungen mit 5 γ und bei den Streptomycintestungen mit 15 γ pro Streifen. Nach unseren Erfahrungen entsprechen die Hemmungsresultate der Streifentests mit den von uns verwendeten

Antibioticum-Mengen etwa den Ergebnissen, wie wir sie durch die durchschnittliche Blutkonzentration bei üblicher therapeutischer Dosierung erhalten. Die Angaben in der Literatur über Penicillinresistenz bestimmter Keime differieren oft sehr. Nicht zuletzt ist dies darauf zurückzuführen, daß die einzelnen Autoren die zur Wachstumshemmung erforderlichen Penicillinkonzentrationen willkürlich festsetzten, ohne jedoch in jedem Fall die Konzentration auch immer anzugeben. Es wird dann nur von penicillinresistenten Keimen gesprochen. Bei Untersuchungen der Penicillinresistenz von Staphylokokken gesunder Haut haben wir zusammen mit RUNGE 1 iE/ccm Plasma als Grenzwert festgesetzt. Dies entsprach im Streifentest mit 3 iE Penicillin einer Wachstumshemmzone von 6 mm. Wir haben bei dermatologischen Affektionen ja immer die Möglichkeit der Lokaltherapie, wie z. B. in Form feuchter Umschläge oder von Penicillinsalben, deren Konzentrationen pro ccm oder g Flüssigkeit bzw. Trägersubstanz 1000—2000 iE betragen. Diese von uns gewählte Penicillinkonzentration bei der Resistenzbestimmung von Bakterien dürfte daher den praktischen dermatologischen Bedürfnissen gerecht werden.

Bei der Testung der aus sekundär infizierten Dermatitiden und Ekzemen (34 Fälle) gezüchteten Keime gegen Penicillin, Aureomycin und Streptomycin ergab sich, daß von 27 Staphylococcus aureus hämolyticus-Stämmen 15 penicillinempfindlich, 12 aber penicillinresistent waren. Hingegen konnten alle 27 Stämme sowohl vom Aureomycin als auch vom Streptomycin im Wachstum gut gehemmt werden. Hämolysierende Streptokokken fanden wir 16mal. Davon waren 14 penicillinempfindlich und nur 2 penicillinresistent. Während Aureomycin aber auch hier eine Hemmung dieser Bakterien in allen Fällen gewährleistete, versagte Streptomycin bei einem Stamm. Colibazillen produzieren bekanntlich Penicillinase. Diese zerstört das Penicillin. Das gleiche Phänomen wurde verschiedentlich auch bei Pseudomonas pyocyanea und bei Proteus vulgaris angetroffen. Die Resistenz dieser Stämme gegen Penicillin ist daher nicht überraschend, wenn auch grundsätzlich gesehen Penicillinaseproduktion und Resistenz nicht parallel gehen. Bemerkenswert ist auch hier wieder die Hemmung durch Aureomycin. Gegen Pyocyaneus- und Proteus-Stämme versagte dieses Antibioticum jedoch. Streptomycin war nur bei 4 Coli-Stämmen und bei den 2 Pyocyaneus-Stämmen wirksam, jedoch unwirksam gegen Proteus vulgaris. Bei hartnäckigen, infolge sekundärer Infektion nässenden Ekzemen und Dermatitiden haben wir an der Klinik in der Mehrzahl der Fälle durch parenterale Penicillinapplikation den Heilungsverlauf wesentlich abkürzen können, bei Penicillinresistenz der Keime vereinzelt (Kostenfrage!) auch Aureomycin oral mit gleich gutem Ergebnis verabreicht.

Von Interesse sind ferner die Testergebnisse bei Follikulitiden des Bartbereiches. Insgesamt untersuchten wir 18 Fälle. 18mal isolierten wir einen Staphylococcus aureus hämolyticus-Stamm. 10 Stämme waren penicillinempfindlich, 8 penicillinunempfindlich. Wieder wurde die ausgezeichnete Wirkung des Aureomycins, aber auch des Streptomycins sichtbar. Alle 18 Stämme wurden gehemmt. Ein Streptococcus hämolyticus-Stamm war penicillin-, aureomycin- und streptomycin-empfindlich. Therapeutisch haben wir bei chronischen Formen der Sycosis barbae wiederholt Aureomycin oral (8 Tage lang, 6stündlich 2 Kapseln zu je 250 mg) und lokal als Salbe appliziert. In einigen Fällen waren die Erfolge überraschend gut, in anderen kam es nach längeren Remissionen doch wieder zum Rückfall.

Eine weitere Untersuchungsgruppe umfaßte 22 Ulcera cruris-Fälle. Die außerordentliche Reichhaltigkeit der isolierten Bakterien war hier das auffallendste. In Übereinstimmung mit den Resultaten der Literatur haben wir es bei Ulcera cruris-Patienten in der Mehrzahl der Fälle mit einer Mischflora zu tun, die gerade bei der Penicillin-Behandlung oft genug zum Versagen der antibiotischen Therapie führt. 5 der isolierten Staphylococcus aureus hämolyticus-Stämme waren penicillin-resistent, jedoch wiederum in allen 8 Fällen aureomycin- und strepto-mycinempfindlich. Die hämolysierenden Streptokokken waren penicillin-, aureomycin- und streptomycinempfindlich. Von 11 gezüchteten Coli-Stämmen waren 8 aureomycinempfindlich, 9 streptomycinempfindlich. Bemerkenswert war die häufige Isolierung von Pyocyaneus-Stämmen. Bei 10 Stämmen dieser Keime versagte Aureomycin, während die gleiche Anzahl durch Streptomycin im Wachstum gehemmt werden konnte. Auch bei Proteus vulgaris zeigte sich Streptomycin als eindeutig überlegen. Unsere jetzigen Erfahrungen bei der Ulcera cruris-Therapie mit Aureo-mycin decken sich mit denen von LUDWIG und Mitarbeitern veröffent-lichten Resultaten, nämlich im allgemeinen eine wesentliche Förderung der Heilungstendenz nach lokaler Applikation von Aureomycin-Salbe.

Als nächste Dermatose möchte ich die Akne vulgaris anführen. Zu-sammen mit MARCHIONINI haben wir die international erhaltenen Penicillinbehandlungsergebnisse der Akne vulgaris an anderer Stelle ein-gehend dargestellt (MARCHIONINI-GÖTZ: Penicillinbehandlung der Haut-krankheiten, Springer-Verlag). Nach unseren eigenen Beobachtungen er-zielten wir nicht selten gute Resultate, insbesondere bei den pustulösen Formen. Die relativ guten Ergebnisse ließen sich durch unsere Test-ergebnisse erklären.

Von 25 Fällen einer Akne vulgaris isolierten wir 25mal Staphylo-coccus aureus hämolyticus-Stämme. Davon waren immerhin 17 peni-cillinempfindlich. Wie schon bei den früheren Dermatosen übertrafen jedoch Aureomycin und Streptomycin die Wirksamkeit des Penicillins, denn alle Stämme wurden von jenen Antibioticis gehemmt. Die Behand-lung der Akne vulgaris mit Aureomycin im Sinne der Besserung ist daher durchaus erfolgversprechend, wenn auch die hohen Kosten dieses Anti-bioticums berücksichtigt werden müssen.

Die Wirksamkeit des Penicillins bei der Furunkulose und bei be-stimmten Abszessen (12 Fälle) ist bekannt.

Von 10 Staphylococcus aureus hämolyticus-Stämmen waren 7 peni-cillinempfindlich, alle Stämme jedoch aureomycin- und 9 Stämme streptomycinempfindlich. Die Behandlung insbesondere der Furunku-lose mit Aureomycin ist daher bei Penicillinversagern die Methode der Wahl. Bei 4stündlicher Verabreichung einer Kapsel zu je 250 mg (erste

Dosis 2 Kapseln) 3 Tage lang, haben wir im allgemeinen das Ziel der Heilung erreicht. Aus 2 Abszessen isolierten wir 2 Coli-Stämme, die sowohl aureomycin- als auch streptomycinempfindlich waren.

Als letzte Hautaffektion möchte ich hier nur noch die Pyodermien (12 Fälle) anführen. Bei den hämolysierenden Staphylokokken und den Coli-Stämmen fanden wir die gleichen Prozentsätze der Wirksamkeit des Penicillins und Aureomycins wie bei der Furunkulose. Auch Streptomycin hat sich als gutes Therapeuticum erwiesen, wie aus der Empfindlichkeit aller gefundenen Bakterienstämme ersichtlich wird, jedoch ist bei diesem Mittel immer die größere Gefahr der Sensibilisierung zu berücksichtigen. Bei hartnäckigen Pyodermien, insbesondere dann, wenn bereits eine lokale Überempfindlichkeit vorliegt, hat sich uns daher die orale Aureomycinbehandlung bewährt.

In der Tab. 2 möchte ich Ihnen noch einen Gesamtüberblick über alle aus verschiedensten Dermatosen isolierten Mikroben und ihre Empfindlichkeit gegen Penicillin, Aureomycin und Streptomycin geben.

Tabelle 2. *Die Penicillin-, Aureomycin- und Streptomycinempfindlichkeit von 346 Bakterienstämmen (200 Dermatosen).*

Arten	Zahl der Stämme	Penicillin			Aureomycin			Streptomycin		
		+	±	⌀	+	±	⌀	+	±	⌀
Staphyloc. aureus (hämolyticus)	161	88		73	159	2		160		1
Staphyloc. albus	25	7	2	16	24		1	25		
Streptoc. hämol.	41	36	1	4	41			39	1	1
Streptoc. anhämol.	4	2		2	4			2	1	1
Streptoc. salivarius	8	7		1	8			6	1	1
Streptoc. mucosus	1	1			1			1		
Enterococcen	3	3			3			2		1
Gaffkya tetragena	3	1		2	2		1	3		
Sarcina	1	1			1			1		
Gram-neg. Diplococcen (außer Gonoc. u. Meningococcen)	17	12	1	4	17			16		1
Klebsiella pneumon. (Friedländer)	3			3	3					3
Escherichia coli	34			34	23	4	7	29	4	1
Aerobacter-aerogenes	3			3	1		2	2		1
Pseudomonas pyocyanea	22			22	2	2	18	18	1	3
Proteus vulgaris	19			19	1	2	16	13	3	3
Bac. subtilis	1			1	1			1		

Zeichenerklärung: + = gut empfindlich; ± = schwach empfindlich; ⌀ = nicht empfindlich.

Aus dieser Tabelle geht die Bedeutung des Aureomycins, aber auch des Streptomycins für die Behandlung bakteriell bedingter Hautkrankheiten klar hervor. Die am häufigsten isolierte Bakterienart waren die Staphylokokken. Von den hämolysierenden Stämmen waren nur 88 gut

penicillinempfindlich, jedoch 159 aureomycin- und 160 streptomycinempfindlich. Daß man jedoch trotz dieser guten Wirksamkeit des Streptomycins dieses Antibioticum nicht in stärkerem Maße zur Therapie
heranzieht, hängt damit zusammen, wie schon angedeutet, daß Überempfindlichkeitsreaktionen nach Streptomycin weit häufiger sind als nach
Penicillin. Als die Domäne der Penicillinbehandlung gelten auch heute
noch jene Affektionen, die durch Streptokokken hervorgerufen werden,
wie z. B. die Impetigo contagiosa. Die gute Ansprechbarkeit dieser
Bakterien gegen Penicillin tritt deutlich hervor. Von 41 isolierten
Stämmen wurden 36 gehemmt. Bei den Gram-negativen Bakterien,
außer den Gram-negativen Diplokokken (ohne Berücksichtigung der
Gonokokken), erweist sich Penicillin indessen als völliger Versager. Es ist
interessant, daß bei diesen Keimen aber auch Aureomycin nicht die
Leistungsfähigkeit des Streptomycins erreicht. So waren von 22 Pyocyaneus-Stämmen 18 aureomycinunempfindlich, die gleiche Zahl jedoch
streptomycinempfindlich. Ein ähnliches Bild ergab sich bei Proteus
vulgaris, der in der Mehrzahl der Stämme vom Streptomycin gehemmt
wurde.

Aus der Schilderung unserer Züchtungs- und Resistenzbestimmungs-
ergebnisse geht klar hervor, daß in diesen Untersuchungen die Basis
einer exakten antibiotischen Therapie zu erblicken ist. Wir stehen daher
auf dem Standpunkt, daß ohne solche Untersuchungen Antibiotica
therapeutisch nicht verwendet werden sollten, es sei denn, es handele
sich um akut lebensbedrohende Zustände, die schnell beseitigt werden
müssen. Versuchsweise Verabreichung eines Antibioticums birgt immer
die Gefahr einer Resistenzbildung der Mikroben in sich, und gerade
dieser ist unter allen Umständen zu begegnen. Wie notwendig dieser
Hinweis ist, geht aus der hohen Zahl penicillinresistenter Staphylokokken hervor.

Nun gibt es aber eine Reihe von Hautkrankheiten, deren Ätiologie
zweifelhaft oder unklar ist. Bei diesen hat man, weil man die Ursache
ja noch nicht kennt, versuchsweise Antibiotica gegeben. Welche Affektionen kommen hier in Frage und welches Antibioticum kann in solchen
Fällen besonders empfohlen werden? Als Affektionen solcher unklaren
Ätiologie gelten u. a.: Pemphigus, Dermatitis herpetiformis Duhring,
Erythema exsudativum multiforme, Lupus erythematodes chronicus et
acutus, Akrodermatitis atrophicans chronica Herxheimer, Sklerodermie.
Überblickt man die in der Literatur veröffentlichten Fälle und prüft
man das jeweils im Einzelfall applizierte Antibioticum, dann stellt man
folgendes fest: Alle jene Erfahrungen, die bereits seit Jahren bei der
Verwendung des Penicillins bei solchen Affektionen gesammelt werden
konnten, wurden in gleicher Weise nach Verabreichung von Aureomycin
oder Chloromycetin gemacht. Der wesentlichste Faktor bei der antibiotischen Behandlung der meisten dieser ätiologisch unklaren Dermatosen scheint die Bekämpfung der sekundären Infektion zu sein. Der von
Miescher geprägte Begriff der Abschirmwirkung des Penicillins, z. B.
beim Pemphigus, trifft also in gleicher Weise für die neueren Antibiotica
zu. Als ein Vorteil gegenüber Penicillin stellt sich allerdings das breitere

antibakterielle Wirkungsspektrum vor allem des Aureomycins heraus. Dadurch gelingt es, insbesondere bei Mischflora in den Läsionen, einen umfassenderen bakteriziden oder bakteriostatischen Effekt auszuüben und somit wesentlich zur Entlastung der Abwehrkräfte des Kranken beizutragen. Wie schon beim Penicillin wird aber oft genug der ungünstige Ausgang solcher Krankheiten leider nicht verhindert. Trotz intensiver Behandlung mehrerer Pemphigus-Fälle an unserer Klinik mit Aureomycin kamen alle ad exitum. Als bemerkenswert muß in einem Fall die ständige Neigung zur Bildung vegetierender Herde erwähnt werden, die jedoch durch jeweilige lokale Aureomycinsalbenapplikation immer wieder völlig zum Rückgang gebracht werden konnten. Ein Zeichen dafür, in welchem Ausmaße beim Pemphigus vegetans Mikroben als konditioneller Faktor beteiligt sind.

Nach Chloromycetin und Aureomycin sahen einige Autoren beim Morbus Duhring rasche Abheilung der Blasen und Remissionen, andere Autoren aber konnten keine Besserung feststellen.

Jüngere Lupus erythematodes discoides-Herde besserten sich rasch nach Penicillin. Verhältnismäßig gut bewährt hat sich uns bei solchen Kranken die Kombination von Penicillin mit Pyripher-Fieberzacken. Es gelingt damit, einen Rückgang der Erscheinungen zu erzielen; Rückfälle konnten aber nicht verhindert werden. Alte Lupus erythematodes-Herde reagieren kaum oder überhaupt nicht.

Die Acrodermatitis atrophicans Herxheimer spricht ausgezeichnet auf die Behandlung mit Penicillin an. Im allgemeinen geben wir jetzt 6 Mill. iE und wiederholen die Verabreichung dieser Menge nach 3 Monaten. Rasches Abklingen der livid-roten Verfärbung, zunehmende Sukkulenz des Gewebes sowie Verschwinden der subjektiven Beschwerden sind die auffallendsten Besserungszeichen. Eine bereits bestehende Atrophie wird im allgemeinen jedoch nicht mehr rückgängig zu machen sein, wenn Thyresson auch in 2 Fällen erneutes Haarwachstum im Erkrankungsbereich beobachtet hat. In 4 Fällen haben wir die Acrodermatitis atrophicans Herxheimer mit Aureomycin behandelt. Durchschnittlich gaben wir pro Patient 50 Kapseln zu je 250 mg (4stündlich 1 Kapsel). Auch mit diesem Antibioticum ist eine deutliche Besserung zu erzielen, der Erfolg war aber nicht so überzeugend wie nach Penicillin. Weitere Beobachtungen sind jedoch erforderlich.

Ein Teil der circumscripten Sklerodermie-Fälle pflegt nach Penicillin nach durchschnittlich 6 Mill. iE eine Erweichung der Herde zu zeigen. Eine Kombination mit mechanischer Therapie wie Massage oder Ultraschall fördert die Besserung noch wesentlich.

Von den Virus-Erkrankungen zeigte besonders der Herpes zoster eine günstige Beeinflussung nach Penicillin. Übereinstimmend mit den Erfahrungen in der Literatur wird diese in der Verhinderung einer sekundären Infektion gesehen. Noch erfolgversprechender, da vielleicht spezifischer, scheinen sich hier Chloromycetin und Aureomycin auszuwirken.

Eine Reihe ausländischer Autoren, von deutscher Seite Kimmig, haben auf die gute Beeinflussung der varizelliformen Eruption von Kaposi, der Pustulosis herpetica, hingewiesen. Rascher Stillstand in der

Tendenz zur Ausbreitung und schnelle Rückbildung der Effloreszenzen waren charakteristisch.

Bei einer Stomatitis et Vulvitis aphthosa haben wir in einem Fall von 2jähriger Dauer nach Aureomycin gute Besserung gesehen. Insgesamt wurden 12 g 4stündlich zu je 250 mg verabreicht. Eine Heilung trat jedoch nicht ein, und kurze Zeit nach dem Absetzen des Medikamentes verschlimmerte sich der Zustand wieder. DISTELHEIM und SULZBERGER empfehlen bei der Stomatitis aphthosa als bisher wirksamste Therapie die lokale Aureomycinbehandlung in Form von Mundspülungen. In 100 ccm Wasser werden 250 mg Aureomycin aufgelöst. Mit dieser Behandlung beobachteten ARNOLD und Mitarbeiter schnelle Befreiung von Schmerzen und Heilung der Läsionen. Wir selbst sahen mit dieser Methode rasches Abheilen einer Aphthosis POSPISCHILL bei einem Säugling. Andererseits muß man aber bei der Beurteilung des Effektes von Aureomycin, nicht nur bei aphthösen Veränderungen, sondern auch beim Herpes simplex an verschiedensten Körperstellen, Zurückhaltung üben, da diese Affektionen als unberechenbar gelten müssen, und insbesondere bei aphthösen Läsionen Spontanheilungen schwer abzugrenzen sind. Die Beobachtung weiterer Fälle vermag hier vielleicht zur Klärung zu führen.

Noch einige Bemerkungen zur Frage der Überempfindlichkeitsreaktionen nach Antibioticis. Nach unseren Erfahrungen ist die Gefahr der Sensibilisierung nach Penicillin nicht so groß, wie man vor allem auf Grund der angloamerikanischen Angaben hätte erwarten können. Die häufigste Nebenreaktion nach Penicillin ist eine Urticaria, die wir auch gelegentlich beobachteten. Ausgedehnte Dermatitiden haben wir jedoch nur selten gesehen. Um jedoch unerwartete Komplikationen zu vermeiden, pflegen wir vor einer Penicillintherapie immer erst die Verträglichkeit des Patienten durch eine Penicillintestung vorzunehmen (2000 iE/0,1 ccm physiologischer Kochsalzlösung i.c.). Dabei hat sich uns überraschenderweise gezeigt, daß die Wahrscheinlichkeit des Auftretens einer positiven Penicillinreaktion wesentlich vergrößert wird, wenn gleichzeitig bei dem Patienten eine hohe Tuberkulinempfindlichkeit vorliegt, wie dies bei Hauttuberkulosefällen zutrifft (parallergische Reaktion).

Streptomycin scheint insbesondere eine starke Neigung zur Auslösung von Kontaktdermatitiden zu besitzen. Aus diesem Grunde wird von vielen Autoren beim Umgang mit Streptomycin das Tragen von Gummihandschuhen empfohlen. Bei längerer Applikation und höherer Dosierung sind Störungen im Bereich des Vestibularis beschrieben worden. Wird eine tägliche Dosis von 1,5—2 g nicht überschritten, so ist diese Komplikation jedoch kaum zu erwarten.

Auffallenderweise liegen über Aureomycin noch sehr wenig Berichte in der Literatur vor, die nach oraler oder lokaler Applikation dieses Antibioticums von Sensibilisierungen sprechen. Auch wir haben bisher noch keine Unverträglichkeitsreaktion nach Aureomycinsalbe gesehen. BERGMANN teilte mir allerdings jüngst eine von ihm beobachtete Kontaktdermatitis nach Aureomycinsalbe mit, wobei jedoch theoretisch die

Möglichkeit der Überempfindlichkeit gegen die Salbengrundlage besteht. Vereinzelt wurden ein urticarielles Exanthem, Pruritus sowie Skrotaldermatitiden beschrieben. Gastrointestinale Störungen, insbesondere Übelkeit, Erbrechen, Durchfälle werden bisweilen beobachtet. Diese sind jedoch harmlos und zwingen im allgemeinen nur zur Herabsetzung der Dosis, selten aber zur Aufgabe der Therapie. Ganz ähnliche Erfahrungen gelten auch für Chloromycetin.

Aus der Universitäts-Hautklinik Würzburg. (Vorstand: Prof. Dr. H. Schuermann.)

Festigung von Erregern gegen spezifische Heilmittel.

Von

H. Schuermann.

Das Problem der Festigung von Erregern gegen spezifische Heilmittel ist dem Dermatologen nicht neu. Wenn auch schon vor der Ära der Chemotherapie im Sinne Paul Ehrlichs bekannt war, daß einzellige Lebewesen gegen sie schädigende Stoffe zunehmend unempfindlich werden können, so haben die Vorarbeiten, die schließlich zur Salvarsanentwicklung führten, und später die Salvarsanbehandlung der Lues eine systematische Beschäftigung mit dem genannten Thema notwendig gemacht. — Ganz besonders aber ist wohl allen von Ihnen noch die fatale Entwicklung bei der Sulfonamidbehandlung der Gonorrhoe in Erinnerung. Es ist daher wohl nicht erforderlich, die Bedeutung des Themas zu begründen.

Schon 1907 fand Paul Ehrlich, daß das Trypanosoma Brucei aus dem Blute infizierter Mäuse verschwand, wenn diese mit Fuchsin behandelt wurden. Bei erneutem Erscheinen der Trypanosomen im Blut konnten sie wieder durch Fuchsin beseitigt werden. Aber nach mehrmaliger Wiederholung der Fuchsinanwendung gelang dieses nicht mehr: Die Trypanosomen waren gegen das Fuchsin „resistent" („arzneifest") geworden. Ähnliche Verhältnisse zeigten sich bei der Anwendung von Arsenpräparaten.

Als nun ab 1910 Salvarsan gegen die Syphilis zur Verfügung stand, tauchte sofort die Befürchtung auf, daß das Treponema pallidum ebenfalls gegen Salvarsan resistent werden könnte. Dieser Gedanke war auch mitentscheidend für Paul Ehrlichs Forderung nach der Therapia sterilisans magna.

Über „salvarsanresistente Syphilis" ist ja bekanntlich viel diskutiert worden. Partnerfälle sollten beweisen, daß die Resistenz und die Organwahl (z. B. Neurotropie) im Erreger fixiert läge. Eine zunehmende Salvarsanresistenz von Lueskranken wurde nach dem ersten und zweiten Weltkrieg behauptet und von vielen Autoren ebenfalls in die jeweiligen Erreger verlegt. Heute, nach 4 Jahrzehnten Salvarsanbehandlung der

Syphilis läßt sich wohl sagen, daß die umfangreiche Literatur über dieses Thema in gar keinem Verhältnis zu den Tatsachen steht. Sehr aufschlußreich in dieser Hinsicht scheinen mir vor allem auch Rössles Feststellungen in seiner „Pathologischen Anatomie der Familie" zu sein. Kommt doch Rössle dabei zu dem Ergebnis, daß gleichartige Lokalisation syphilitischer Prozesse bei vermutlich doch mit demselben Erreger infizierten Ehegatten „eher durch zufällige gleichartige Disposition oder Konstitution der beiden Ehegatten bedingt ist". Interessant in diesem Zusammenhang erscheint auch, daß die zusammengewachsenen „böhmischen Schwestern" (Pyopagie) auf die Infektion (natürlich mit dem gleichen Erregerstamm) verschiedene Organmanifestationen aufwiesen, und zwar die eine syphilitische Cirrhose und Mesaortitis, die andere keine syphilitischen Organveränderungen.

Da die Salvarsane nicht unmittelbar treponemocid wirken, sondern erst im Organismus in ihre „avide" Form überführt werden, dürfte eine Salvarsanresistenz eher in *Faktoren des (nerval gesteuerten) Organismus* als in Faktoren des erworbenen Erregers begründet liegen. Die Bezeichnung „salvarsanträge Patienten" erscheint insofern recht treffend. Daß unter dem Gesichtspunkt der Permeabilität sich manches Interessante ergibt, insbesondere eine Gegensätzlichkeit von „Resistenz" und „Nebenwirkungen", sei nur nebenbei bemerkt.

Völlig anders liegen die Verhältnisse bei der *Sulfonamidbehandlung der Gonorrhoe.* Hier hatten ursprünglich nur ganz wenige Autoren (Felke u. a.) die aus der Salvarsanbehandlung der Lues bekannten Befürchtungen gehegt. In unvorstellbar kurzer Zeit war das bei der Salvarsanbehandlung der Lues Erwartete, aber nie Eingetretene, bei der Sulfonamidbehandlung der Gonorrhoe wirklich erfolgt. Die ursprünglich hervorragenden Heilmittel hatten sich in rund einem Jahrzehnt — jedenfalls in großen geographischen Räumen — außer Kurs gesetzt. Die wichtigsten Tatsachen sind so bekannt, daß ich darauf nicht mehr einzugehen brauche. Die zunehmende Sulfonamidresistenz der Gonorrhoe, von der heute nicht mehr bestritten werden kann, daß sie ganz überwiegend im Erreger begründet liegt, war das erste und katastrophale Beispiel in der Medizin, aber nicht in der Biologie schlechthin. Ich verweise auf meine diesbezüglichen Ausführungen auf dem Kongreß der Deutschen Dermatologischen Gesellschaft in Heidelberg 1949.

Als ab 1945 *Penicillin für die Gonorrhoe-Behandlung* zur Verfügung gestellt wurde, wer von uns hat damals nicht befürchtet, daß eine ähnliche Entwicklung eintreten würde? Nach allem, was wir bis heute wissen, ist diese Entwicklung bisher nicht eingetreten. Partnerfälle reagieren, wie wir zeigen konnten, im Gegensatz zur Sulfonamidbehandlung nicht gleich. In vitro soll eine Festigung der Gonokokken gegen Penicillin bis zum 350fachen möglich sein. Aber in vivo ist bisher keine Steigerung der durchschnittlichen Dosen notwendig gewesen. Sichere Fälle von penicillinresistenter Gonorrhoe scheinen bisher kaum vorzuliegen. Im übrigen kann die Penicillindosis ja praktisch beliebig hoch gesteigert werden.

Penicillin bei Syphilis. Verschiedene Syphilisstämme der Kaninchen brauchen unterschiedliche Penicillindosen zur Abheilung. Unterschwellige

Dosierung des Penicillins bei Syphilis soll hier zur Festigung führen. Bei der kurzen Erfahrung mit der Penicillinbehandlung der Syphilis erscheint eine zurückhaltende Stellungnahme für unsere Frage empfehlenswert. Über einige Fälle von angeblich penicillinresistenter Syphilis wurde in der Literatur berichtet. Es ist aber nicht ganz leicht zu entscheiden, ob diese Beobachtungen wirklich einwandfrei sind. So entsteht der Eindruck, daß bisher *kein sicherer Anhalt für penicillinresistente Luesfälle* und erst recht kein Anhalt für eine zunehmende, im Erreger begründete Penicillinresistenz der Lues vorliegt.

Über die *Penicillinempfindlichkeit* der Erreger bei *Staphylokokkenkrankheiten* gibt es zahlreiche interessante Untersuchungen. Nach 28 Passagen in vitro gelang es, die Erreger um das 4000fache, nach 56 Passagen um das 6000fache zu festigen. In einem eigenen Fall ergab sich z. B. folgendes: Bei einem Kranken mit Salvarsanerythrodermie schossen Hunderte von Impetigo Bockhart-Pusteln auf. Der isolierte Staphylococcus aureus war in vitro sehr penicillinempfindlich. Auf Penicillinbehandlung des Kranken fast völlige Abheilung. Nach einigen Tagen, noch unter der Penicillinbehandlung, kam es zum Neuaufschießen zahlreicher Herde, die aber trotz wesentlich erhöhter Penicillindosierung nicht zur Abheilung gebracht werden konnten. Bei erneuter Testung ergab sich eine fast absolute Penicillinunempfindlichkeit bei hoher Empfindlichkeit gegen Aureomycin. Auf Aureomycinanwendung 3,0 täglich glatte, recidivfreie Abheilung in wenigen Tagen.

Untersuchungen größerer Menschenkollektive ergaben, daß *stationäre* Kranke im Nasenrachenraum zu 68% penicillinresistente Staphylokokken aufwiesen, *ambulante* nur 13%. Weiter ergab sich, daß *Penicillinbehandelte* Menschen 40%, *noch nicht mit Penicillin Behandelte* 12% resistente Staphylokokken aufwiesen. *Krankenhäuser und Penicillinbehandelte Kranke sind somit Brutstätten penicillinresistenter Staphylokokken.* Vom Krankenpersonal werden diese penicillinresistenten Erreger über den Nasenrachenraum und die Haut weiter verbreitet. Von Jahr zu Jahr scheint eine zunehmende Zahl von Menschen penicillinresistente Staphylokokken aufzuweisen. Nach einer Mitteilung der Literatur z. B. im Ausland 1946 14%, 1947 38%, 1948 59%. In Deutschland wurden ähnliche Ziffern gefunden: 1948 11%, 1949 17%, 1950 33%. Ob Penicillinresistenz bei Staphylokokken mit morphologischen und funktionellen Veränderungen einhergeht, scheint noch nicht gesichert zu sein.

Ursprünglich glaubte man, daß die *Dauer der Penicillinresistenz* unbegrenzt sei. Heute wird angenommen, daß sie — mindestens unter bestimmten Bedingungen — reversibel ist. Letzteres soll zutreffen bei Mischkultur mit penicillinempfindlichen Keimen oder auch bei Mischkultur mit primär nicht empfindlichen Erregern (z. B. Bacterium coli). Auch bestimmte Bakterienautolysate sollen ähnlich „resensibilisierend" wirken. — Penicillinempfindliche und unempfindliche Erreger sollen ihre diesbezüglichen Eigenschaften „austauschen" können („Fusionen", ähnlich den sexuellen Vorgängen höherer Organismen). Das könnte insofern auch große praktische Bedeutung haben, als Erreger im Organismus (Nasenrachenraum, Haut usw.) häufig in „Mischkulturen" vorhanden sind. Daß auch Meningokokken, Diphtheriebakterien, Typhusbakterien und Pneumokokken penicillinresistent werden können, wobei die Penicillinresistenz in Tierpassagen unter Umständen erhalten bleibt, erscheint bemerkenswert.

Über *Aureomycin* und *Chloromycetin* liegen bisher nur geringe diesbezügliche Erfahrungen vor. Resistenzanstiege gegen Aureomycin scheinen relativ selten und in relativ geringem Ausmaß (verglichen mit Penicillin) vorzukommen. Aureomycin scheint u. a. bei penicillinresistenten Staphylokokken von besonderem Nutzen zu sein.

Das erörterte Problem ist beim *Streptomycin* von ganz besonderer Bedeutung, und zwar aus verschiedenen Gründen: Das Streptomycin ist bis zu einem gewissen Grade das Mittel der Wahl bei schweren hämatogenen Streuungen und lebensbedrohlichen Formen der Tuberkulose (Meningitis). Die Resistenz der Tuberkelbakterien gegen das Streptomycin tritt erstaunlich regelmäßig und schnell ein. Dabei hat die Dosierung des Streptomycins im Gegensaz zum Penicillin ihre Grenzen. Die Streptomycinresistenz bei Überimpfung der Tuberkelbakterien auf andere Individuen bleibt erhalten. Diese beiden letztgenannten Kriterien — Grenzen der Dosis, Erhaltenbleiben der Resistenz bei Überimpfung — erinnern in fataler Weise an die Entwicklung der Sulfonamidresistenz der Gonorrhoe. In vitro gelingt es sogar, Tuberkelbakterien um das 4000fache resistent zu machen. — Zahlreiche andere Erreger können ebenfalls streptomycinresistent werden, z. B. Colibakterien, Typhusbakterien, Meningokokken, weiter Staphylokokken, Streptokokken, Gonokokken, Pneumokokken usw.

Die Frage der Erregerfestigung ist nach den Untersuchungen über die sulfonamidresistente Gonorrhoe bei dem Problem Tuberkulose-Streptomycinresistenz am besten und gründlichsten studiert, besonders auch im Hinblick auf den Zeitfaktor und die Dosis: Bei 1,0 bis 2,0 pro die wird die Resistenz nach 30 bis 50 Tagen meist schon deutlich, und nach 3 bis 4 Monaten besteht Unwirksamkeit bei zwei Dritteln aller Fälle. Große Dosen führen besonders schnell zur Resistenz.

Die Streptomycinresistenz kann *individuell* ein Todesurteil bedeuten, *epidemiologisch* eine Entwicklung anbahnen, die geradezu unübersehbar erscheint. Es gibt jetzt schon mehrere Fälle von Tuberkulose-Infektionen mit streptomycinresistenten Tuberkelbakterien, z. B. beim Pflegepersonal auf Tuberkulose-Abteilungen mit Streptomycin Behandelter, die durch Streptomycin völlig unbeeinflußbar blieben und in kurzer Zeit starben. Von der Sulfonamidbehandlung der Gonorrhoe her wissen wir Dermatologen, was das, auf lange Sicht gesehen, bedeuten kann. Im übrigen kann Streptomycin bei Bakterien in vitro sogar unentbehrlicher Wuchsstoff werden.

Wie man die Entwicklung einer Streptomycinresistenz verhindert, ist wenig erforscht. Was eine intermittierende Behandlung oder eine *Kombination* mit anderen tuberkulostatischen Mitteln leistet, ist noch nicht zu übersehen. *Das Streptomycin sollte reserviert werden für die großen hämatogenen Streuungen und lebensbedrohlichen tuberkulösen Komplikationen.* Tun wir das nicht, so besteht die große Gefahr, daß bei

Eintreten solcher Komplikationen „das Pulver bereits verschossen ist“. Ist doch zu beachten, daß der Lupus vulgaris-Kranke in bis 40% der Fälle andere tuberkulöse Organmanifestationen und in 5 bis 10% sogar anderweitige *aktive* Organtuberkulosen aufweist. Im übrigen ist nach meiner eigenen Erfahrung das Streptomycin beim Lupus vulgaris durchschnittlich nicht wesentlich wirksamer als die Thiosemicarbazone und das Vitamin D 2.

Erfahrungen mit *PAS* bei Hauttuberkulosen sind noch gering. In vitro soll eine Festigung der Tuberkelbakterien schwierig sein, während in vivo schon innerhalb von 3 bis 4 Monaten deutliche Resistenzanstiege beobachtet wurden, z.T. um das 40 bis 50 bis 100fache, nach HOFMANN und NICKEL noch schneller als gegen Streptomycin. PAS-Resistenz der Tuberkelbakterien soll mit morphologischen und funktionellen (Virulenzverlust) Veränderungen einhergehen.

Thiosemicarbazone (Conteben) bei Tuberkulose. Bekanntlich sind die Thiosemicarbazone von DOMAGK zunächst den Dermatologen zur Behandlung der Hauttuberkulosen übergeben worden.

MONCORPS und KALKOFF haben an der Hauttuberkulose erstmalig die Wirksamkeit dieser Mittel festgestellt und ihren Wirkungsmechanismus grundsätzlich aufgeklärt. Die ersten Resistenzprüfungen von Tuberkelbakterien gegen Thiosemicarbazon sind auch an Hauttuberkulosen vorgenommen worden. R. KOCH fand bei 56 von 312 Stämmen 18% „primär“ resistente. Das deckt sich etwa mit den Untersuchungen von HOFMANN und NICKEL an „inneren“ Tuberkulosen. Bei diesen Tuberkulosen mit gegen Conteben resistenten Tuberkelbakterien soll nach HOFMANN und NICKEL die Prognose für eine entsprechende Behandlung schlecht sein. Einen Lichtblick aber bedeutet es, daß ein *Resistentwerden* seltener *und in geringerem Umfang* beobachtet wird als nach PAS und Streptomycin.

Bezüglich der *Vitamin D 2*-Behandlung der Tuberkulose ist nichts über die Frage der Resistenz bekannt. Es ist ja bis heute nicht klar, auf welche Weise die Wirkung des D 2 überhaupt zustande kommt. Eine unmittelbare Wirkung auf Tuberkelbakterien ist bisher nicht erwiesen. Auch das Blutserum von Kranken, die mit D 2 behandelt werden, zeigt in vitro keine tuberkulostatische Wirkung. In gewisser Hinsicht liegen hier die Verhältnisse also ähnlich wie bei der Salvarsanbehandlung der Lues.

Über die *Genese der Resistenzsteigerungen* bzw. Arzneifestigkeit besteht eine umfangreiche Literatur mit sehr abweichenden Auffassungen. Es ist mir daher völlig unmöglich, hier auf noch so wichtige Einzelheiten einzugehen. Die besonders Interessierten verweise ich auf mein Heidelberger Referat. Diskutiert werden für die Resistenzzunahme folgende Möglichkeiten:

1. Adaptation
2. Dauermodifikation,
3. Richtungslose Spontanmutation mit Selektionierung,
4. Induzierte Mutation.

Für alle Prinzipien lassen sich Argumente und Gegenargumente anführen. Wichtig scheinen vor allem die Fragen zu sein, *ob die klassischen Grundsätze der Vererbungslehre auch für Protisten gelten*, ob es eine plasmatische Vererbung gibt, usw. Wichtig scheint mir weiter zu sein, daß man nicht verallgemeinert: Es ist sehr wohl möglich, daß bei den einzelnen Erregern und bei den einzelnen spezifischen Mitteln verschiedene genetische Vorgänge eine Rolle spielen, *ja daß mehrere Vorgänge sich kombinieren.* So wird behauptet, daß gerade das Streptomycin ein „*mutagener*" Stoff sei, der z. B. bei einer Süßwasseralge (Euglena viridis) zum Verlust des Chlorophylls führt, so daß die Alge nun hochwertige Nahrungsmittel nicht mehr selbst aufbauen kann, vielmehr ihre Zuführung verlangt und damit in ein „Tier" verwandelt wird.

Wenn spezifische Heilmittel versagen, so *kann* das an der Resistenz der Erreger liegen, und immer sollte man diese Möglichkeit im Auge behalten. *Es gibt aber auch andere Gründe für ein Versagen spezifischer Heilmittel. Der Respekt der Kliniker vor dem Laboratorium* darf nicht dazu führen, daß die Erfahrung am Kranken mißachtet wird. Ich nenne Ihnen nur einige Beispiele dafür: Das klassische Beispiel dafür ist die salvarsanresistente Lues. Die „Resistenz" lag nicht im Erreger, sondern im Wirt. Weiter: Gonokokken können in vitro um das 350fache gegen Penicillin gefestigt werden, aber es gibt nichts annähernd Entsprechendes in vivo. Penicillinversager nach einer (oder selten nach zwei) Behandlung(en) sind in der Regel nicht durch resistente Gonokokken bedingt, wie Testungen und Gruppeninfektionen uns gezeigt haben. In der Sulfonamidära kam es immer wieder vor, daß Gonorrhoen mit sulfonamidresistenten Gonokokken auf Sulfonamidbehandlung heilten und umgekehrt. Die akute Osteomyelitis reagiert in der Regel gut auf Penicillin, die chronische schlechter ggf. trotz gleich penicillinempfindlicher Staphylokokken, weil hier die örtlichen Kreislaufverhältnisse das Penicillin trotz hohen Blutspiegels nicht an den Ort der Krankheit heranbringen. *Frische* tuberkulöse Lungencavernen enthalten im Exsudat bei Thiosemicarbazonbehandlung reichliche Mengen dieser Substanz, bei etwas älteren findet man schon weniger, und alte schwielige Cavernen weisen in ihrem Exsudat *trotz hohen Blutspiegels* praktisch kein Conteben auf. Die Bindegewebskapsel verhindert die Permeation. Das Erythema induratum reagiert unter Umständen gar nicht auf spezifische Mittel, weil diese nicht in den durch Gefäßverschluß nekrotischen Bezirk eintreten können. Das überrascht uns nicht, da wir aus dem gleichen Grunde unter Umständen keine Tuberkulinherdreaktion auslösen können. Alle diese Beispiele, die ich noch willkürlich vermehren könnte, haben *mit Erregerresistenz gar nichts zu tun.* Die Frage der Erregerresistenz ist zu wichtig, als daß sie durch Unklarheiten verwässert werden dürfte.

Es ist ein Irrtum zu glauben, daß durch die neuen und z. T. wunderbaren spezifischen Heilmittel die Therapie einfacher geworden sei. Man muß auch heute zunächst eine richtige Diagnose stellen! Man muß den und die Erreger genauestens kennen. Man muß ihre Empfindlichkeit gegen verschiedene spezifische Heilmittel bestimmen. Man muß sie im Laufe der Behandlung unter Umständen wiederholt bestimmen. Man muß die Zahl der spezifischen, zu testenden Heilmittel bei wiederholter Prüfung unter Umständen erweitern. Man muß die erforderliche Dosis und die notwendige Dauer der Behandlung kennen. Bezüglich des quantitativen Moments ist das Wissen um den Blutspiegel allein nicht

ausreichend: Man muß auch wissen, daß das Heilmittel vielleicht gar nicht
an den Krankheitsherd herankommt, *trotz hohen Blutspiegels* (örtliche
Kreislaufverhältnisse, Gefäßverschluß, Nekrose, Verkäsung, Bindegewebskapsel usw.). *Die Therapie in der Ära der spezifischen chemischen
und antibiotischen Heilmittel ist somit außerordentlich kompliziert geworden. Dem steht in der Praxis vielfach eine erschreckende Verflachung
gegenüber!* — Die Anwendung spezifischer Heilmittel setzt neben besonderer Sorgfalt und Überwachung des Kranken wirklich besondere Kenntnisse voraus. Es ist daher nicht zu ändern, daß heute mehr denn je viele
Kranke zum Facharzt, zu mehreren Fachärzten, ja in die Klinik gehören.
Dabei stehen wir erst ganz am Anfang einer neuen Entwicklung, deren
weiteren Weg noch niemand abzusehen vermag. Eines aber ist heute
schon sicher: *Das Problem der Erregerresistenz ist sehr ernst.* Es ist vielleicht eines der ernstesten unserer heutigen Medizin.

Aus der Dermatologischen Klinik und Poliklinik der Universität München.
(Direktor: Prof. Dr. A. Marchionini.)

Diagnose und Klinik der Pilzkrankheiten der Haut.

Von

Hans Götz.

Einen nicht geringen Prozentsatz aller Hautkrankheiten, die der
Dermatologe täglich in seiner Sprechstunde zu sehen bekommt, bilden
bekanntlich Mykosen. Wenn auch der Praktiker kaum die Zeit finden
wird, sein Krankengut einmal nach verschiedensten Dermatosen zu
ordnen, um selbst eine Vorstellung über die Höhe des Anteils der Pilzkrankheiten bei seiner Klientel zu gewinnen, so glaube ich doch, daß
seine Zahlen nicht wesentlich von den an der Klinik gewonnenen ab-
weichen werden. In der Tab. 1 gebe ich Ihnen einige Zahlen wieder, die
zeigen sollen, welch ein Unterschied in der Häufigkeit mykotischer
Affektionen vor und nach dem 2. Weltkrieg eingetreten ist.

Tabelle 1. *Die Zunahme der Pilzkrankheiten vor und nach dem 2. Weltkrieg.*

	Zahl aller Hautfälle	Zahl aller Pilzkrankheiten	Zahl aller Hautfälle	Zahl aller Pilzkrankheiten
	1938	1938	1949	1949
Hamburg	2423	106 = 4,3%	5950	537 = 9%
	1938	1938	1950	1950
München	3385	157 = 4,6%	6352	645 = 10%

In Übereinstimmung mit anderen Autoren können wir also sagen, daß
nach dem Kriege bei uns in Deutschland etwa eine Verdoppelung der

Erkrankungshäufigkeit an pathogenen Hautpilzen eingetreten ist. Eine Aufschlüsselung der Gesamtzahl aller Mykosen läßt nun erkennen, daß im Vordergrund aller Pilzkrankheiten heute die Epidermophytie steht.

Bevor ich nun auf spezielle Pilzerkrankungen zu sprechen komme, möchte ich noch einen Hinweis geben. Bei dem Umfang, den die medizinische Mykologie heute angenommen hat, war es unumgänglich, eine Begrenzung des Ihnen vorzutragenden Stoffes vorzunehmen. In meinen folgenden Ausführungen werde ich mich daher im wesentlichen auf die epidemiologisch und praktisch wichtigen Fadenpilzerkrankungen beschränken.

Zunächst wollen wir die *Mikrosporie* einer näheren Betrachtung unterziehen. Wie nach dem 1. Weltkrieg sollte auch nach 1945 die Mikrosporie an verschiedenen Orten in Deutschland epidemieartig aufflammen. Über solche Epidemien wurde berichtet u. a. Orten aus Berlin, Westfalen, aus dem Ruhrgebiet, aus Schleswig-Holstein, aus Hannover, Köln usw. Auch jetzt haben wir auf unserer Kinderstation noch eine Anzahl von Mikrosporiefällen in Behandlung, die zu einer Münchener Epidemie gehören. Nicht selten lassen sich dabei anamnestisch Beziehungen zu Epidemieherden an anderen Orten finden.

Klinisch ist die Mikrosporie vor allem ausgezeichnet durch das gleichmäßige Befallensein aller Haare im Erkrankungsbereich und die geringe entzündliche Reaktion. Die häufigste Reaktion der Haut auf den Erreger ist eine feine Schuppung. Auffallend sind die weißlich verfärbten, etwa 3—5 mm über der Kopfhaut abgebrochenen, in den Follikeln zurückgebliebenen Haarstümpfe. Diagnostisch dürfte diese Krankheit, sofern man nur an sie denkt, von allen Pilzerkrankungen des behaarten Kopfes wohl am leichtesten festzustellen sein, zumal wir in der Woodlicht-Untersuchung eine ausgezeichnete Methode besitzen, um auch den Beginn einer Erkrankung rechtzeitig aufzudecken. Jeder Facharzt sollte daher im Besitze einer Woodlicht-Einrichtung sein. Im Woodlicht fluoreszieren die erkrankten Haare grünlich. Hierbei muß man nur berücksichtigen, daß viele anorganische Substanzen, wie z. B. Vaseline, ebenfalls fluoreszieren und so zu Täuschungen Anlaß geben können, sofern die Haare mit diesen Stoffen verschmutzt sein sollten. In solchen Fällen empfiehlt es sich, unter dem Woodlicht aufleuchtende Härchen mit der Pinzette abzunehmen und anschließend ein Kalilaugenpräparat anzufertigen. Man sieht dann bei abgeblendetem Trockensystem zahlreiche kleine Sporen, die regellos über das Haar verteilt sind. Ein solches Bild findet man fast nur bei der Mikrosporie. Man kann also allein aus dem mikroskopischen Bilde die Diagnose stellen.

Die kulturelle Züchtung des Erregers gelingt immer leicht. In Deutschland wird fast allgemein nur ein humaner Mikrosporon-Pilz gezüchtet, das M. Audouini. Daneben wird vor allem in Westeuropa auch ein animaler Stamm, das M. lanosum, isoliert. Neuerdings häufen sich die Nachrichten aus Rußland, nach denen dort das M. ferrugineum der führende Pilz bei der Auslösung von Mikrosporieepidemien geworden sein soll.

Bei dem engen Kontakt Ostdeutschlands mit Rußland kann es durchaus zum Einschleppen dieses Pilzes nach Deutschland kommen. Es

ist nun sehr wichtig zu wissen, daß dieser Pilz, im Gegensatz zum
M. Audouini und M. lanosum, unter dem Woodlicht keine Fluoreszenz
im erkrankten Haar auslöst, so daß die Woodlicht-Untersuchungsmethode
hier versagt. Klinisch unterscheiden sich die Herde aber nicht von
einer Audouini-Infektion, nur ist die Tendenz größer, die glatte Körperhaut zu befallen. Da das M. ferrugineum sehr infektiös ist, erkranken
auch Erwachsene mit Körperherden.

Die nächste wichtige Pilzgruppe umfaßt die *Trichophyten*. Diese
Pilze haben eine größere Neigung, außer Erkrankungen des behaarten
Kopfes auch solche der glatten Körperhaut auszulösen. Klinisch ist
die Kopferkrankung fast immer ausgezeichnet durch heftige entzündliche Reaktionen. So kommt es zu Bildern, die wir als Kerion Celsi
oder beim Erwachsenen im Bartbereich als Sycosis parasitaria, besser
als Trichophytia profunda barbae kennen. Der Pilznachweis ist schwieriger als bei der Mikrosporie. Am besten sucht man am Rande des
Herdes nach weißlich verfärbten Haaren, die leicht abbrechen, wenn
man sie mit der Pinzette faßt. Oder man hebt eine Kruste ab und sucht
an der Unterseite nach noch anhaftenden Haarstümpfen. Im Kalilaugenpräparat ist die Lagerung der Sporen und des Mycels charakteristisch, so daß man aus diesem Bilde meist die Diagnose Trichophytie stellen kann. Immer finden wir nämlich neben den Sporen Mycelfäden oder
Sporenketten, die bei der Mikrosporie, sofern das Haar nicht unter dem
Deckglas zerdrückt wird, fehlen. Leider versagt das Woodlicht bei den
Trichophytie-Infektionen, die durch das häufigste Trichophyton, nämlich
das Tr. gypseum, ausgelöst werden.

Hat sich ein Trichophyton auf der glatten Körperhaut angesiedelt, so
gelingt es bei frischen Affektionen leicht, in Hautschuppen nach Aufhellung durch Kalilauge Sporen und Mycelien nachzuweisen. In der
Kultur sind die Trichophyten indessen anspruchsvoller und pflegen
nicht immer zu wachsen.

In Norddeutschland sind die wichtigsten Trichophyten, die im allgemeinen alle vom Tier auf den Menschen übergehen, das Tr. faviforme
album und das Tr. gypseum. Gelegentlich isoliertem wird das aus Ost-
europa zu uns gekommene Tr. violaceum. Hier in München haben wir
bis jetzt 5mal ein Trichophyton finden können, von denen 3mal ein
Tr. gypseum klassifiziert wurde. Merkwürdigerweise sind Trichophytie-
erkrankungen an der Dermatologischen Klinik in München bisher weit
weniger häufig als in Hamburg beobachtet worden. Ich habe mich daher
einmal mit dem tierhygienischen Institut in München in Verbindung gesetzt, um einiges über die Häufigkeit der Pilzerkrankungen beim Vieh
zu erfahren. Auf Grund der von dort erhaltenen Auskunft scheint es,
als ob tatsächlich die Pilzerkrankungen des Viehes in Norddeutschland
häufiger sind als in Süddeutschland.

Einen Favus-Pilz haben wir in Süddeutschland bisher nicht isolieren
können. Der *Favus* wird bekanntlich durch das Achorion Schönleinii
hervorgerufen, dessen Infektiosität aber geringer ist als die der Mikro-
spora und Trichophyta. In Hamburg beobachteten wir gelegentlich
den Mäusefavus, ausgelöst durch das Achorion Quinckeanum. Dieser

erzeugt auf der glatten Körperhaut typische Scutulabildung, wobei man nur berücksichtigen muß, daß gelegentlich auch einmal ein Mikrosporon gypseum[1] eine solche auslösen kann.

Die wichtigste Pilzdermatose der Gegenwart ist ohne Zweifel die *Epidermophytie*. Von 135 in München gezüchteten Pilzstämmen waren die Epidermophyten zu $^2/_3$ beteiligt. Diese Affektion hat gegenüber der Vorkriegszeit klinisch um 100% zugenommen. Diese Zunahme betrifft alle Bevölkerungskreise, einzelne Berufsgruppen scheinen aber der Infektionsgefahr besonders ausgesetzt zu sein. So weisen CARRIÉ und ZANTOPF darauf hin, daß bei Untertagearbeitern des Bergbaues ein Epidermophytie-Befall zu 30%, bei Übertagearbeitern zu über 15% gefunden werden konnte. Ein wichtiger Grund für die ständige Zunahme der Epidermophytien dürfte wohl darin zu sehen sein, daß gerade die Epidermophyten sehr widerstandsfähig sind und sich lange Zeit in der Natur auf Holz und Stroh sowie auf Gebrauchsgegenständen, wie z. B. Leder (Schuhe), Wolle, Handtüchern halten, und sogar vermehren können.

Schon früh wurde erkannt, daß ein charakteristisches Kennzeichen der Epidermophytie ihre Neigung zur Ekzematisation ist. Dies ist auch der Grund, warum bei längerer Dauer der Affektion die Unterscheidung zwischen einem banalen Ekzem und der Epidermophytie sehr schwierig, ja unmöglich werden kann. Bei negativem Pilzbefund der untersuchten Hautschuppen verlassen sich dann eine Reihe von Ärzten auf den Ausfall der Trichophytinreaktion. Um zu klären, welche Bedeutung der Trichophytinreaktion bei der Diagnose eigentlich zukommt, haben wir dieser Frage unsere besondere Aufmerksamkeit gewidmet.

384 klinisch nichtmykotische und nichttuberkulöse Dermatosen der verschiedensten Arten, 80 Dermatomykosen, vorwiegend Epidermophytien, und 36 Hauttuberkulosefälle wurden (zusammen mit THIES) an unserer Klinik mit Trichophytin 1:50 und 1:300, mit Penicillin 2000 E in 0,1 ccm phys. Kochsalzlösung und Tuberkulin 1:1000, 1:10000, 1:100000 intrakutan getestet. Zur Durchführung dieser Tests wurden wir durch eine Publikation von FALK angeregt, der bei Vorliegen einer Hauttuberkulose in 60% der Fälle eine unspezifische positive Trichophytinreaktion gefunden haben will. Die eingehende Auswertung unserer Ergebnisse soll an anderer Stelle erfolgen. Ich möchte Ihnen nur die wichtigsten Resultate und Schlußfolgerungen vortragen.

Wir erhielten bei 384 klinisch nichtmykotischen und nichttuberkulösen Affektionen in 63% der Fälle und bei klinischer Hauttuberkulose in 77% der Fälle eine positive Trichophytinreaktion. Gleichzeitig ergab sich eine positive Tuberkulinreaktion in 84 bzw. 86% der Fälle. Nun könnte man sagen, die Durchseuchung der Bevölkerung mit Tuberkulose sei so verbreitet, daß der hohe positive Ausfall der Tuberkulin-Testungen und das doch hohe positive Ergebnis der Trichophytinreaktionen nur ein zufälliges Zusammentreffen sei. FALK folgerte aber, daß bei Vorliegen einer Hauttuberkulose (und damit bei erhöhter Tuberkulinempfindlichkeit)

---

[1] Dieser Pilz wurde jüngst in unserem mykologischen Laboratorium gezüchtet. Siehe auch GÖTZ, H. u. R. BRENDLER: Über einen bisher seltenen Hautpilz in Deutschland: Mikrosporon gypseum. Arch. Dermat. (im Druck).

die Wahrscheinlichkeit des Auftretens einer unspezifischen positiven Trichophytinreaktion vergrößert wird. Hätte dieser Autor Recht, dann müßten wir in der Gruppe der Patienten mit einer negativen Tuberkulinreaktion zumindest einen geringeren Prozentsatz positiver unspezifischer Trichophytinreaktionen erhalten, als dies bei den Kranken mit hoher Tuberkulinempfindlichkeit der Fall war. Tatsächlich traf diese Überlegung zu. Bei 58 Patienten nämlich, bei denen keine nachweisbare Mykose und keine Kochsche-Erkrankung der Haut vorlag, und die tuberkulinnegativ reagierten, erhielten wir nur 18mal eine positive Trichophytinreaktion. Das sind aber nur 31% gegenüber 69% der entsprechenden Krankheitsgruppe mit positiver Tuberkulinreaktion. Positive Tuberkulinreaktion geht also mit einer größeren Zahl positiver Trichophytinreaktionen parallel.

Noch eine weitere sehr interessante Beobachtung konnten wir aber bei unseren Testversuchen machen. Es zeigte sich, daß in den 80 Fällen einer Dermatomykose mit einer Trichophytinempfindlichkeit von 90%, bei 16% dieser Patienten ein positiver Penicillintest gefunden wurde. Dieses Ergebnis ist noch nicht überraschend, wissen wir doch seit längerem, daß bei Pilzinfektionen Penicillin als Antigen zu wirken vermag, und daher nach Injektionen des Antibioticums eine Antigen-Antikörperreaktion zustande kommen kann. Nicht bekannt ist aber meines Wissens bisher, daß eine hohe Tuberkulinempfindlichkeit, wie diese in der Mehrzahl unserer 36 Hauttuberkulosefälle vorlag, ihrerseits eine höhere Penicillinempfindlichkeit bedingt. Bei diesen 15 Kranken, in 42% aller Hauttuberkulosefälle also, erhielten wir nämlich einen positiven Ausfall der intrakutanen Penicillintestung. Die Prüfung des Grades der Tuberkulinempfindlichkeit zeigt nun, daß von den 15 Patienten mit positiver Penicillinreaktion 12 eine sehr hohe Tuberkulinempfindlichkeit aufwiesen. Die Schlußfolgerung liegt daher nahe, daß hohe Tuberkulinempfindlichkeit auch eine hohe Penicillinempfindlichkeit bedingt. Wenn es eines weiteren Beweises für diese Feststellung bedurfte, so konnte dieser bei Betrachtung der 58 nichtmykotischen und nichttuberkulösen Fälle mit negativer Tuberkulinreaktion erhalten werden: Nur 2 Patienten dieser Gruppe (3,5%) reagierten auf Penicillin positiv. Wir sind also in Zukunft nicht mehr berechtigt, den positiven Ausfall einer Penicillintestung bei Fehlen klinischer Erscheinungen einer Pilzkrankheit allein darauf zurückzuführen, daß früher vielleicht einmal eine mykotische Affektion bestand. Vielmehr könnte diese auch durch eine vorliegende hohe Tuberkulinempfindlichkeit bedingt sein, die zu der als parallergisches Phänomen zu deutenden Penicillinreaktion führt.

Hinsichtlich der *diagnostischen Bedeutung der Trichophytinreaktion* bei suspekten mykotischen Affektionen möchte ich auf Grund unserer Testergebnisse abschließend sagen: Die biologisch falschen positiven Reaktionen machen einen solch hohen Wert aus, daß der positive Ausfall des Testes bei suspekten mykotischen Affektionen praktisch keine Bedeutung im Sinne der Erhärtung der Diagnose „Mykose" besitzt. Da aber von allen Dermatosen die Epidermophytien den geringsten

Prozentsatz an negativen Reaktionen zeigten, kommt dem Trichophytintest zumindest der Wert eines „Ausschlußtestes" zu. Wenn also die angestellte Testung (1:50) negativ ist, und trotz intensivem Suchen in den pilzverdächtigen Läsionen weder mikroskopisch noch kulturell Myzeten gefunden werden, dann sind wir berechtigt, die Krankheit mit Wahrscheinlichkeit als „nichtmykotisch" zu bezeichnen.

Klinisch tritt die Epidermophytie unter 3 Bildern auf, der dyshidrotischen Form, der hyperkeratotischen — squamösen Form und der intertriginösen Form. Der Hauptlokalisationsort sind die Füße. Aber auch die Hände können erkranken. Erfahrungsgemäß kommt es jedoch häufig an den Händen, seltener auch am Rumpf zu einer allergischen Reaktion in Form von Bläschenbildungen oder lichenoiden Herden, wenn der, wie schon gesagt, meist an den Füßen lokalisierte primäre Pilzherd exacerbiert. Die wichtigste Frage vom epidemiologischen Standpunkt, die sich uns in solchen Fällen stellt, ist dann: Befindet sich der Pilz nicht vielleicht doch auch in der Epidermis der Hand? Hier vermögen nur das Kalilaugenpräparat bzw. die Kultur zu entscheiden. Wenn es sich um Epidermis der Fußsohle oder Handteller handelt, kann man mikroskopisch leicht durch die dort lokalisierten Mosaikfungi getäuscht werden, die lange Zeit als degeneriertes Pilzmycel angesehen wurden, von denen wir aber heute wissen, daß sie in der Haut oxydierte lipoidartige Substanzen sind, die mit Pilzen überhaupt nichts zu tun haben (Götz).

Allgemein handelt es sich immer dann um allergische Reaktionen an den Händen, wenn die Bläschenbildungen plötzlich, gleichsam über Nacht, an mehreren Fingern oder an beiden Handinnenflächen beginnen (Mykid). Der Pilz pflegt sich erfahrungsgemäß immer nur an einer Stelle anzusiedeln. Vom primären Ort der Ansiedlung aus wird dann im Laufe von Wochen oder Monaten die Ausbreitung in die Umgebung erfolgen. Die Frage „Epidermophytie der Hände oder Mykid" kann daher durch eine eingehende Anamnese, jedenfalls in einem großen Teil der Fälle, geklärt werden.

In der Tab. 2 zeige ich Ihnen nun unsere Pilzzüchtungsergebnisse, wie sie unter Assistenz von Brendler seit Oktober 1950 in München erhalten werden konnten.

Tabelle 2. *Die Pilzzüchtungsergebnisse Okt. 1950— Juni 1951 an der Dermotologischen Univ.-Klinik München.*

	Kopfhaar	Extremitäten, Rumpf	Nur Hände	Nur Füße	Hände u. Füße	Haut d. Hände u. Füße. Nägel	Nur Nägel	Insgesamt
Trichophyton gypseum	(2)	3	—	—	—	—	—	3(2)
Mikrosporon Audouini	27	3	—	—	—	—	1	31
Epidermophyton rubrum	—	—	1	14	2	8	1	26
Epidermophyton interdigitale	—	5	—	41	8	15	4	73
Epidermophyton inguinale	—	—	—	2	—	—	—	2
								135

Die hohe Zahl der Mikrosporien ist Ausdruck der seit dem letzten Jahr in München nachgewiesenen Mikrosporieepidemie. Von Interesse ist aber auch der zahlenmäßig hohe Anteil der Epidermophyten am gesamten Kulturmaterial. 101 mal isolierten wir ein Epidermophyton, 91 mal waren die Füße der Fundort. Das darf uns aber nicht dazu verführen, und diese Tendenz ist in steigendem Maße festzustellen, daß jede Abweichung vom normalen Hautbild an den Füßen, z. B. in Form einer Schuppung, bereits klinisch die Diagnose Epidermophytie rechtfertigt. Matthews untersuchte 2008 Personen auf das Vorliegen einer Pilzerkrankung an den Füßen. 63% aller Probanden zeigten klinisch einen anomalen Befund, aber nur in 8,9% aller Fälle ließen sich Pilze nachweisen. Marples und Medna prüften 568 Studenten im gleichen Sinne. Auch sie fanden in 63% der Fälle Schuppen oder Mazeration zwischen den Zehen. Mikroskopisch oder kulturell deckten sie jedoch nur in 13% aller Fälle eine Pilzinfektion auf. Differentialdiagnostisch müssen besonders Pyodermien, Hyperhidrosis, Dermatitis, Ekzem, Psoriasis erwogen werden. Gartmann führt bei der Differentialdiagnose auch die Lues an, da in einigen von ihm beobachteten Fällen Papeln zwischen den Zehen als Mykose gedeutet worden waren.

Gegen die durch Fadenpilze hervorgerufenen Affektionen müssen differentialdiagnostisch auch Hefeerkrankungen abgegrenzt werden. In Übereinstimmung mit amerikanischen und englischen Autoren hat aber nach unseren Erfahrungen die praktisch wichtigste Hefeerkrankung, nämlich der *Soor*, gegenüber der Vorkriegszeit nicht sonderlich zugenommen. Von einer Soorepidemie in einem anderen Krankenhaus abgesehen, beobachteten wir 1948 bis 1950 in Hamburg nur 4 Soorerkrankungen. Hier in München bisher 2. Pathogenetische Bedeutung dürfte vor allem die Candida albicans haben. Auf der gesunden Haut hat Marvin diesen Erreger von 200 Menschen in 1,5% der Fälle gefunden. Walker konnte ihn bei Rekrutenuntersuchungen nur einmal von 1000 Soldaten nachweisen, und dieser eine Soldat litt auch klinisch an einer Soorerkrankung der Füße. Bei intertriginösen Affektionen muß an Soor gedacht werden. Bei Nagelanomalien ist der Verdacht einer Soorerkrankung besonders dann gegeben, wenn entzündliche Veränderungen im Sinne einer Paronychie vorliegen. Im Kalilaugenpräparat fallen besonders die in traubenartiger Form auftretenden Hefezellansammlungen auf, aber gelegentlich sieht man auch zahlreiche Mycelfäden.

Die wichtigsten Epidermophyten sind das E. interdigitale und das E. rubrum. Im Gegensatz zu Hamburg hat aber das E. rubrum in München zahlenmäßig noch nicht die Bedeutung erlangt, die ihm in der Hansestadt zukommt. Auf die zunehmende Ausbreitung des E. rubrum in Deutschland haben wir ja auf der Frühjahrstagung der Nordwestdeutschen Dermatologischen Ges. 1950 erstmalig hingewiesen, nachdem Zündel vor dem Krieg diesen Erreger bereits in Berlin gehäuft finden konnte. Tab. 3 zeigt das zahlenmäßige Verhältnis der isolierten Epidermophytonpilze in Berlin 1939, in Hamburg 1948—1950 und in München 1950—1951.

Aus der Tab. 3 geht hervor, daß das Epidermophyton rubrum nur zu 26% aller isolierten Epidermophyten gefunden wurde, das Epidermophyton interdigitale aber zu 72%. Der dominierende Erreger in München ist also, im Gegensatz zu Hamburg, das E. interdigitale KAUFMANN-WOLF.

Bei dem Epidermophyton rubrum handelt es sich um einen ursprünglich aus den Tropen kommenden Pilz, der allmählich in ganz Europa Eingang gefunden hat. Offenbar erfolgt die Ausbreitung auf dem Kontinent von den Hafenstädten im Norden aus. Der seit Jahrzehnten in München heimische Erreger ist das E. interdigitale. Jedoch wird das E. rubrum jetzt in steigendem Maße auch in Süddeutschland isoliert (PFISTER). Das charakteristischste Merkmal des Epidermophyton rubrum ist die rotviolette Pigmentbildung, deren Intensität jedoch auf Grund seiner Neigung zur Variabilität stark schwanken kann.

Tabelle 3. *Die Epidermophytonpilze in Berlin 1939, Hamburg 1948/50 und München 1950/51.*

	Berlin 1939 (Zündel)	Hamburg 1948—50	München 1950—51
Epidermophyton inguinale SABOURAUD	15 = 12%	10 = 8%	2 = 2%
Epidermophyton interdigitale KAUFMANN-WOLF	68 = 53%	39 = 29%	73 = 72%
Epidermophyton rubrum CASTELLANI	45 = 35%	70 = 63%	26 = 26%
	128 = 100%	119 = 100%	101 = 100%

Die Aufgabe der medizinischen Mykologie ist es, zwischen Erreger und klinischen Erscheinungen, wenn möglich, Beziehungen zu finden, ohne sich jedoch andererseits in Spekulationen zu verlieren. Jede mykologische Arbeit würde ihren Sinn verlieren, wenn sie nicht mehr in Beziehung zur Klinik stünde. Aus diesem Grunde hat sich die Einteilung der Pilzarten nach SABOURAUD, trotz vieler abweichender Vorschläge seit 1910, aufrecht erhalten, weil eben durch diesen Autor die Belange der Klinik berücksichtigt wurden. So ist z. B. die Zunahme der *Nagelpilzerkrankungen* in den letzten 10 Jahren eine zahlenmäßig feststehende Tatsache. Jede Verfärbung, Verdickung, Aufsplitterung des Nagels muß daher heute zunächst an eine Pilzerkrankung denken lassen. Bei den ursächlichen Erregern handelt es sich aber nicht mehr um Trichophyten, wie in früheren Jahren, sondern um Epidermophyten. Es war nun interessant, daß wir in Hamburg als wichtigsten Erreger der Nagelmykosen das E. rubrum aufdecken konnten. Wir deuteten diese Erscheinung damals in dem Sinne, daß das E. rubrum wahrscheinlich eine erhöhte Affinität zum Nagelkeratin besitzt. Ähnliche Beobachtungen wurden inzwischen auch an der Freiburger Klinik gemacht (PFISTER). Andererseits isolierten wir in München in der Mehrzahl der Fälle aus Onychomykosen noch das E. interdigitale. Erst die weitere Beobachtungszeit kann daher erweisen, ob dieser Erreger bei den Onychomykosen in München ebenfalls zugunsten des Epidermophyton rubrum verdrängt wird.

Indessen müssen für die zunehmende Häufigkeit der Nagelpilzerkrankungen eine Reihe weiterer, uns noch unbekannter Faktoren verantwortlich gemacht werden. Sehr bemerkenswert erscheint mir, daß
sowohl in Hamburg wie in München doppelt so viele Frauen wie Männer
an Onychomykosen erkrankt sind. 1949 kamen in Hamburg auf 41
Frauen mit Nagelpilzkrankheit 17 Männer. Eine Übersicht aller Nagelpilzerkrankungen in München von 1937 bis jetzt zeigt ein Verhältnis von
110 Frauen zu 45 Männern. In einer großen Zahl der Fälle sind es Haus-
frauen, die erkranken. Das deutet darauf hin, daß der Erweichung der
Nägel durch intensives Waschen und Spülen eine wesentliche Bedeutung
zukommt. Auch könnte die bei Frauen im allgemeinen intensivere Nagel-
pflege zur Haftung von Pilzsporen prädisponieren.

Ferner verdient das Problem der unterschiedlichen Empfänglichkeit
der verschiedenen Körperregionen für pathogene Pilze unsere erhöhte
Aufmerksamkeit. Neben der individuellen und regionalen Differenz in
der Schweißproduktion könnte auch der Art des unterschiedlichen
Eiweißaufbaues der Epidermis eine Bedeutung zukommen. So wies
Wilde darauf hin, daß Epidermophytien bei Kindern weit seltener gefunden werden als bei Erwachsenen.

Das wichtigste Ziel der mykologischen Forschung ist natürlich die
Heilung des Kranken. Die Feststellung des ursächlichen Erregers spielt
daher eine große Rolle, gestattet dieses Verfahren uns doch allein, durch
eingehende Untersuchung bestimmter Pilzarten ihre biologischen Eigenschaften aufzudecken, die uns ihrerseits Hinweise für die geeignetsten
Gegenmittel geben. Auch der einfache Pilznachweis im Kalilaugenpräparat ist aber kein unnötiger Zeitverlust, sondern er allein erlaubt es
uns, bei positivem Pilzbefund mit dem Gefühl der Sicherheit an die best-
mögliche Behandlung heranzugehen.

Aus der Univ.-Hautklinik Erlangen. (Direktor: Prof. Dr. C. M. Hasselmann.)

Neue Erfahrungen
über die Behandlung der Pilzerkrankungen.

Von

Richard Richter.

Konnte man noch vor wenigen Jahren sagen, daß das letzte Jahrzehnt
chemotherapeutischer Forschung fast ausschließlich im Zeichen der
Sulfonamide und der Antibiotika stand, und die Entwicklung einer
Chemotherapie der Pilzerkrankungen ein Stiefkind der Forschung war,
so hat sich dies in den letzten Jahren wesentlich geändert. Aus dem
ganzen Schrifttum der Welt liegen eine große Anzahl von Arbeiten vor,
die der Schaffung einer rationellen und wirksamen Behandlung der

Pilzerkrankungen gewidmet sind. Die Zahl der neu erprobten und vielfach neugeschaffenen Präparate ist schon so groß, daß es schwer fällt, sich einen Überblick zu bewahren und Spreu von dem Weizen zu trennen. So erfreulich an sich es ist, daß von Forschern aller Nationen der Bekämpfung der Pilzerkrankungen und der Schaffung neuer, gegen diese Erkrankungen wirksamer Mittel so viel Aufmerksamkeit gewidmet wird, so beweist doch die Zahl der Mittel, daß eine befriedigende Lösung noch nicht gefunden ist. Das ist auch bei der großen Zahl der klinisch so verschiedenen Formen der Pilzerkrankungen nicht anders möglich. Die Bedingungen für das Wirksamwerden eines Mittels sind schon durch die pathologischen Gegebenheiten der einzelnen Formen der Pilzerkrankungen ganz verschiedene. Sind bei der Mikrosporie, bei der Trichophytia superficialis capillitii nur die Haare befallen, ohne daß der Pilz über den Haarbalg hinaus in das Gewebe eindringt und dort zu reaktiv entzündlicher Reaktion führt, sind bei den Nagelinfektionen gewöhnlich nur die verhornten Nagelplatten selbst Sitz der Erreger, so sind bei vielen oberflächlichen Pilzinfektionen auch tiefere Gewebsanteile mit beteiligt, und bei den tiefen Pilzinfektionen spielt sich der Krankheitsprozeß oft nicht nur in den tiefen Lagen der Haut ab, sondern ergreift auch die inneren Organe. Schon diese Überlegung zeigt uns, daß es sehr schwierig sein dürfte, ein universelles Pilzmittel zu finden, das einerseits eine externe Anwendung gestattet und dabei nicht nur die Keratinmassen, sondern auch die oberen Schichten der Haut in therapeutisch genügender Konzentration durchdringt und andererseits durch eine innere Anwendung ein Herankommen an den Erreger in der Tiefe der Haut oder in inneren Organen gestattet.

Überblicken wir die in den letzten Jahren erschienenen Berichte über neue, antimykotisch wirkende Substanzen, so können wir diese in einige große Gruppen einteilen.

Weitaus die größte Zahl der beschriebenen Substanzen wirkt antiparasitär im Sinne einer desinfizierenden, bzw. fungiziden Wirkung. Dahin gehören nicht nur die seit alters her verwendeten Mittel, wie Jodtinktur, Farbstoffe, Quecksilbersalze, Borsäure, Phenol, Resorcin, Naphthol, Salicylsäure und Benzoesäure, sondern auch eine große Reihe neu entwickelter Präparate. Unter ihnen sind viele, die in vitro eine ausgezeichnete Hemmwirkung entfalten. Auch hier macht sich das Bestreben geltend, Präparate zu entwickeln, die noch in höchstmöglichster Verdünnung auf die Erreger einen abtötenden Einfluß ausüben. Das ist nicht nur aus dem Grunde erwünscht, um eine Reizung der Haut weitgehendst auszuschließen, sondern vor allem aus dem Grunde, daß noch die durch die oberflächlichen Lagen des Epithels in dessen tiefere Lagen oder gar bis in die Cutis gelangenden Mengen des Wirkstoffes ausreichen, um dort befindliche Pilzelemente zu schädigen. Die Penetrationsmöglichkeit eines derartigen Stoffes ist nun natürlich nicht nur durch seine eigenen physikalisch-chemischen Eigenschaften bestimmt, sondern im weit größeren Maße noch durch das Vehikel, das ihn in die tieferen Lagen der Haut oder der Anhangsgebilde der Haut bringen soll. So geht Hand in Hand mit der Suche nach stark fungiziden Mitteln auch die Suche nach

neuen Grundlagen für Salben und Lösungen, die eine gesteigerte Pene-
trationswirkung und damit Vehikelwirkung haben. Es sei nur an Stoffe
erinnert, wie Lanette N, ein kolloid-disperses Gemisch von Cetyl- und
Stearylalkohol mit Natriumcetylsulfat und Natriumstearylsulfat, weiter
an die katioaktiven Emulgiermittel, deren oberflächenaktive Eigenschaften an das positiv geladene Kation gebunden sind und die als Invertseifen eine bedeutende Rolle spielen. Die therapeutischen Eigenschaften
dieser Invertseifen werden später noch einmal kurz gestreift werden.
Eine weitere Gruppe neuer Salbengrundlagen geht von Fettsäureestern
aus, deren hydrophiler Charakter dadurch gesteigert wird, daß man die
Zahl der für die Wasserbindung notwendigen freien alkoholischen Hydroxyle durch Verwendung höherwertiger Alkohole vermehrt. Derartige
Präparate sind unter den Namen „Crill" und „Tween" in Verwendung.
Weiters muß noch der Äthylenoxydpolymerisate gedacht werden, durch
deren freie Hydroxyle eine völlige Wasserlöslichkeit erreicht wird. Diese
Stoffe sind unter dem Namen Carbowax in vielfacher Verwendung. Mit
diesen genannten Grundlagen hat nur ein Teil der Stoffe Erwähnung gefunden, die als Trägersubstanzen und Vehikel für antimykotische Stoffe
heute Verwendung finden.

Doch wenden wir uns zurück zu den Präparaten, deren weitgehende fungizide
Wirkung zu ihrer Anwendung als antimykotische Mittel geführt hat. Von den Sil-
bersalzen findet die Anwendung des ammoniakalischen Silbernitrats auch in letzter
Zeit im Schrifttum noch Erwähnung. Von NICKERSON und WHITE zur Behandlung
der Nagelinfektionen erstmalig verwendet, berichten in neuester Zeit auch FRANKS
und STERNBERG bei einer Trichophyton rubrum-Infektion der Nägel gute Erfolge.
Dabei wurde auf die chirurgische Entfernung der Nägel verzichtet und nur vor dem
neuerlichen Auftragen der Lösung die Nagelplatte jeweils abgeschabt. Über die
pilzhemmende und pilztötende Wirkung von Silber- und Quecksilbersalzen der
Benzoesäure, Salicylsäure und Zimtsäure berichten GONDESEN und SCHUSTER.
Die pilzhemmende Wirkung fanden sie sehr gering, eine pilztötende Wirkung war
erst nach 30 Minuten Einwirkungszeit zu erzielen. Das salicylsaure Silber war sogar
noch schwächer wirksam als die freie Salicylsäure.

MEMMESHEIMER empfiehlt als wirksamstes Präparat bei der Behandlung von
Nagelmykosen Hexylresorcin. Dessen gute Wirkung auch bei anderen mykotischen
Erkrankungen der Haut wird auch von MÜLHENS betont. HORAČEK und POLSTER
fanden in den Monohalogenderivaten des Paranitrophenols stark fungizid wirkende
Mittel. Über das Chlorisept, ein 5—8 Chloroxychinolin als wirksames Antimykotikum berichtet SCHULZ, während WEILE den Phebroconpräparaten, die Dioxy-
phenylhexan, Chloromethylisopropylphenol und Benzoesäure enthalten, überzeu-
gende Heilerfolge zuschreibt. Neuartige organische Polysulfidverbindungen enthält das Thioformol, das als Antiphytin in den Handel kommt und über das BIT-
TERSOHL und GRAHLOW berichten. Besonders in Amerika wird das Salicylanilid in
Salbenform viel verwendet (DOBES, ROBINSON u. a.). TRAUB und SCHULTHEIS lassen gasförmiges Chlor direkt auf Pilzherde einwirken. Das von KUHN synthetisierte Dibromsalicil empfiehlt VONKENNEL zur antimykotischen Behandlung.

Eine gute Hemmwirkung entfalten auch die Ester der para-Oxybenzoesäure,
die zuerst von LOOS und später von KIMMIG, GONDESEN und SCHUSTER auf ihre
fungizide Wirkung geprüft wurden. Diese Ester sind unter dem Namen Nipagin A
und N in die Therapie der Mykosen eingeführt worden. Die Hemmwirkung in vitro
all dieser Stoffe ist jedoch im Verhältnis zu der Hemmwirkung, die Antibiotika
auf Bakterien entfalten, relativ gering. So war es ein weiterer Fortschritt, als die
sogenannten quartären Ammoniumbasen in die Behandlung der Pilzerkrankung
eingeführt wurden. Schon REISS und LUSTIG hatten vor einigen Jahren die fungizide Wirkung quartärer Ammoniumverbindungen geprüft und recht gute Ergebnisse
erzielt. Verbindungen mit quartär substituiertem Stickstoff sind als bakterizide

Mittel schon lange bekannt, wie z. B. das von SCHULEMANN und DOMAGK entwikkelte Zephirol. KIMMIG prüfte nun von KUHN und JERSCHEL synthetisierte quartäre Ammoniumbasen, quartäre Phosphoniumbasen und quartäre Arsoniumbasen. Er konnte dabei Wachstumshemmungen bis zu Verdünnungen 1:100000 bei Trichophyton- und Epidermophytonstämmen feststellen. Eine von ihm als SK 97 bezeichnete quartäre Stickstoffbase, deren Seitenketten geändert wurden, zeigte sogar eine Wachstumshemmung für die beiden Erreger noch bis zu 1:250000. Als Myxal ist eine Phosphoniumverbindung in die Therapie eingeführt. Auch das von KIMMIG untersuchte Aminoxyd ergab Hemmwirkungen bis 1:100000. KIMMIG untersuchte weiter noch eine Reihe polyoxäthoxylierter quartärer Ammoniumbasen vom Typus der Invertseifen, die nicht nur auf Staphylokokken und Streptokokken, sondern auch auf pathogene Hautpilze stark hemmend wirkten. Die Wirkung dieser Stoffe beruht auf einer Zerstörung des Eiweißgefüges der Erreger. Damit sei die Besprechung der Verbindungen, die eine rein desinfizierende Wirkung entfalten, abgeschlossen.

Die 2. Gruppe von Substanzen, die als Antimykotika heute eine Verwendung finden, betrifft solche, die bis zu einem gewissen Teil schon physiologischerweise eine Schutzwirkung auf der Haut gegen anfliegende Infektionen ausüben. Seit den Untersuchungen von MARCHIONINI und SCHADE und später von MARCHIONINI und seinen Mitarbeitern wissen wir über die Schutzfunktion des Säuremantels der Haut gut Bescheid. PECK und ROSENFELD zeigten nun schon vor längerer Zeit, daß die fungistatische Schutzfunktion des Säuremantels der Haut nicht nur von dem Säuregrad als solchem, sondern auch von der Zusammensetzung der Fettsäuren abhängig ist. So entdeckte man die fungistatische und fungizide Wirkung einer Reihe von Fettsäuren. Nach GRUNDBERG nimmt die fungistatische Wirkung von C^1—C^{11} mit der Kettenlänge und mit dem Abfall des p_H zu. Besonders seit ROTHMAN, SMILJANIC und SHAPIRO zeigen konnten, daß die Entwicklung der Immunität gegen eine Mikrosporoninfektion der Kopfhaare zur Zeit der Pubertät mit einer Zunahme bestimmter Fettsäuren im Haare einher geht, und daß Extrakten aus Kinderhaaren eine 5mal niedrigere fungistatische Wirkung zukommt als solchen aus Haaren von Erwachsenen, hat die Erforschung und Prüfung der verschiedenen Fettsäuren auf ihre fungistatische Wirkung und therapeutische Verwendbarkeit zahlreiche Untersuchungen veranlaßt. Es seien an dieser Stelle nur die wichtigsten Arbeiten der letzten Jahre angeführt, da bereits vielfach an den verschiedensten Stellen über diese Untersuchungen berichtet wurde. PECK und RUSS erhielten die besten Hemmungsergebnisse bei Trichophyton mentagrophytes in vitro mit einem Gemisch von Natriumpropionat und Natriumcaprylat. VILANOVA und CASANOVA untersuchten vergleichsweise die fungistatische Wirkung der Kopfhaarfette der Erwachsenen und der Undecylensäure und fanden die letztere in ihrer fungistatischen Wirkung weit überlegen. Auch die fungizide Wirkung der Undecylensäure übertrifft die der Kopfhaarfette. SING und VERHAGEN prüften mit Hilfe der „Agarhole-Methode" den fungistatischen Einfluß verschiedener Fettsäuren mit demjenigen mehrerer älterer, zur Behandlung von Pilzerkrankungen der Haut verwendeter Mittel. Sie prüften Capronsäure, Caprylsäure, Caprinsäure, Laurinsäure, Propionsäure und Undecylensäure. Alle diese Säuren wurden in Salbenform untersucht und es zeigte sich zunächst, daß einige Salbengrundlagen das Eindringen der Wirksubstanzen in den Agar beträchtlich verhindern. Am besten erwies sich als Grundlage eine basische Carbowaxsalbe. Mit Curamycon, einem Gemisch von Capron-, Capryl-, Caprin- und Laurinsäure in einer O/W-Emulsion konnte die beste Hemmung bei Trichophyton mentagrophytes festgestellt werden, welche diejenige der besten älteren Mittel übertrifft. Bei längerem Kontakt von Pilzen mit Fettsäuren tritt jedoch eine Festigung der Pilze ein (SING). Nach ROBINSON wirken jedoch Natriumpropionat, Propylenglycol-dipropionat, Propylenglycol-dipelargonat, Zinkundecylenat und Undecylensäure in verschiedenen Flüssigkeiten und Salben in vitro nicht stärker fungizid als z. B. Jodtinktur und ammoniakalisches Silbernitrat. Eine innere Verabreichung von Undecylensäure bei der Behandlung mykotischer Haarerkrankungen im Kindesalter hat versagt.

Zu den Bestrebungen, die natürliche physiologische Schutzwirkung der Fettsäuren im Haarfett durch eine künstliche Steigerung ihrer

Produktion im Kindesalter auszunützen, müssen auch die Versuche gezählt werden, bei denen man diesen Zustand durch Verabreichung von Keimdrüsenhormonen zu erreichen versuchte. Schon Carrick hat seinerzeit diese Methode wegen der Gefahr einer Pubertas praecox abgelehnt, und ich glaube mit Recht. Trotzdem hat z. B. in neuerer Zeit erst wieder Dobes diese Methode einer klinischen Prüfung unterzogen. 13 Patienten mit einer Mikrosporon-Audouini-Infektion wurden mit Diäthylstilbestrol behandelt. In keinem Falle hatte die Behandlung Erfolg, nur in 6 Fällen gelang eine schmerzlose, manuelle Epilation. 68 Kinder erhielten Injektionen mit östrogenem Hormon. In den meisten Fällen konnte das Haar nach der 3. oder 4. Injektion schmerzlos ausgezogen werden. Der Verf. scheint in dieser Methode eine wertvolle Bereicherung der Therapie zu sehen und zieht sie der Rö-Epilation vor. Er betont allerdings, daß man eine derartige Behandlung nur bei männlichen Individuen machen dürfe, weil es bei Mädchen zu Nebenerscheinungen kommt, die vorwiegend in Schwellung und in Schmerzen der Brüste bestehen. Als beste Dosierung gibt er 10000—20000 IE östrogener Substanz einmal in der Woche durch 6 Wochen an. Die Lokalbehandlung besteht dabei in einer Salicylanilidsalbe. Ob bei den Kindern auch psychische Veränderungen durch die Hormonbehandlung eintraten, wird nicht angegeben. Ich glaube aber, daß eine derartige intensive Hormonbehandlung von Kindern nicht verantwortet werden kann.

Die für die Therapie vieler bakterieller Erkrankungen revolutionierend wirkende Entdeckung der Antibiotika führte naturgemäß auch dazu, Antibiotika auf ihre Wirkung gegenüber pathogenen Pilzen zu untersuchen. Die wichtigsten Antibiotika, wie Penicillin, Aureomycin und Streptomycin, enttäuschten in dieser Hinsicht völlig.

Kimmig berichtet uns über die Hemmwirkung einiger Antibiotika auf eine Reihe pathogener Hautpilze. Als Teststämme wurden Cryptococcus neoformans, Sporotrichum Schenckii, Trichophyton gypseum, Trichophyton interdigitale, Microsporum canis, Epidermophyton floccosum, Blastomyces dermatitidis, Achorion Schoenleinii, Mikrosporon gypseum und Candida albicans verwendet. Die Hemmwirkung von Streptomycin, Streptothricin, Tyrothricin, Gliotoxin, Actinomycin, Clavicin, Fumigacin, Chaetomin, Streptamin, Pyocyanin und Hemipyocyanin ist aber im Vergleich gegenüber der Hemmung von Bakterien sehr gering. Nur Hemipyocyanin zeigt bei einigen Pilzen eine Hemmwirkung bis zu einer Verdünnung von 1:60000. Eine recht gute Hemmwirkung zeigte hingegen das Actidion, das aus Streptomyces griseus isoliert wurde und nicht nur gegen pathogene Hyphomyceten, sondern auch gegen Hefen stark wirksam ist. Es soll innerlich anwendbar sein. Desgleichen ist das Clavacol gegen Hefen wirksam. So übertreffen diese Antibiotika keineswegs die bisher genannten antimykotisch wirkenden Präparate, ja erreichen sie vielfach nicht einmal in ihrer Wirkung. Dazu kommt, daß viele dieser Stoffe wegen ihrer starken toxischen Wirkung für eine innere Anwendung nicht in Frage kommen. Erst in neuerer Zeit berichteten Hazen und Brown über ein neues Antibiotikum, das Fungicidin, das aus einer Streptomycesar gewonnen wurde und das gegen zahlreiche pathogene Pilze sowohl fungistatische als fungizide Wirkung entfaltet. Es ist relativ wenig giftig, so daß es für eine innere Verabreichung in Frage kommt. Über klinische Erfahrungen bei menschlichen Pilzinfektionen waren mir jedoch Berichte noch nicht zugänglich. Scheinbar können auch die verschiedensten pathogenen Pilzstämme Hemmstoffe gegeneinander bilden. So konnten Dostrovsky und Raubitschek in Kulturversuchen feststellen, daß sich nebeneinander geimpfte, verschiedenartige, pathogene Pilzstämme gegenseitig in ihrem Wachstum behindern. Von den gleichen Autoren stammen auch Untersuchungen über ein gegen Dermatophyten wirksames Antibiotikum aus dem Bacillus subtilis. Unter mehr als 260 untersuchten Bakterien- und Pilzstämmen zeigte ein Stamm Bacillus subtilis eine reichliche Bildung eines das Wachstum des Trichophyton mentagrophytes hemmenden Stoffes. Das von ihnen gewonnene Antibiotikum scheint ein Polypeptid zu sein. Dieser Stoff hemmt außer den genannten Stamm noch einige weitere Trichophytonstämme, beeinflußte jedoch Candida albicans nicht. Auch von anderen Autoren wurden antimykotisch wirkende Antibiotika aus Bacillus subtilis-Stämmen gewonnen, so z. B. das Bacillomycin. Jedoch auch dieser Stoff ist für eine therapeutische Anwendung zu toxisch.

So findet sich die antibiotische Forschung im Hinblick auf der Suche nach einem therapeutisch gut anwendbaren und wirksamen antimykotisch wirkenden Antibiotikum noch in Fluß. Doch steht zu hoffen, daß auch hier Erfolge erzielt werden.

Bei all den bisher genannten antimykotischen Mitteln kann man von einer Chemotherapie im strengen Sinne des Wortes nicht sprechen. Von einem Chemotherapeutikum verlangt man, daß es innerlich anwendbar, bei guter Verträglichkeit für den Makroorganismus die eingedrungenen Mikroorganismen selektiv zu schädigen vermag. Mit Ausnahme einiger Antibiotika, deren therapeutischer Wert aber noch nicht feststeht, ermöglicht keines der angeführten Präparate eine innerliche Anwendung. Das bei tiefen Mykosen früher so viel verwendete Jodkali ist nun zweifellos in dem obengenannten Sinne als Chemotherapeutikum aufzufassen, jedoch seine Wirkung ist unsicher und die Verträglichkeit bei längerer und höherer Dosierung nicht allzu gut. Es lag auf der Hand, bei tiefen Mykosen die Wirkung der Sulfonamide zu erproben.

Eine Reihe Autoren wollen bei tiefen Trichophytien gute Erfolge mit der inneren Sulfonamidverabreichung gesehen haben (WERNSDÖRFER, RESL, HOLZ und LOHEL, W. SCHMIDT). Die Untersuchung der Hemmwirkung der Sulfonamide in vitro zeigt aber, daß zu einer wirkungsvollen Unterdrückung des Pilzwachstums Mengen notwendig sind, die man nie als Blut- oder Gewebsspiegel erreichen kann. So sprechen sich KWOCZEK und v. MOERS-MESSMER, GROSCH, DIMOND, THOMPSEN und ROBERT gegen eine spezifische Wirkung der Sulfonamide aus. P. W. SCHMIDT und KRANTZ konnten ebenfalls bei tierexperimentellen Untersuchungen keine eindeutigen Befunde im Sinne einer Beeinflussung der Pilzinfektionen erheben. Bei Blastomykose, Sporotrichose und anderen tiefen Pilzerkrankungen werden meistens ebenfalls bei der Verwendung von Sulfonamiden Mißerfolge berichtet. Nur ALBERT konnte einen Fall von Blastomykose mit Sulfapyridin und Sulfathiazol heilen. CARLOS berichtet über eine Heilung einer Chromoblastomykose durch Sulfonamide und NOOJIN und CALLAWAY wollen eine günstige Beeinflussung einer Sporotrichose gesehen haben. In neuerer Zeit berichtet WÖLCKER über negative Ergebnisse der Behandlung von Epidermophytien mit Sulfonamiden. Günstige Ergebnisse bei der tiefen Trichophytie sah BERGMANN. Im Gegensatz zu den bisher erwähnten Formen von Pilzerkrankungen scheinen aber Sulfonamide und Penicillin bei der Aktinomykose die Mittel der Wahl zu sein.

Überblickt man das Schrifttum, so kann man also mit Ausnahme der Aktinomykose bei allen anderen Pilzerkrankungen nicht von einer wirksamen Chemotherapie mit Sulfonamiden sprechen, und es scheint eher wahrscheinlich, daß die Sulfonamide mehr die begleitenden bakteriellen Sekundärinfektionen beeinflussen.

Die vermutete nahe Verwandtschaft der Tuberkelbazillen mit Pilzen bewog DOMAGK, die fungistatische und fungizide Wirkung der Thiosemicarbazone zu untersuchen, und er konnte in vitro bei den meisten Pilzarten eine beträchtliche Hemmung durch ein als V 741 bezeichnetes Thiosemicarbacid feststellen. Auch eine als

Me 2207 bezeichnete Substanz ergab stärkste Hemmungseffekte bei den meisten Pilzarten. In neuester Zeit liegt nun der erste Bericht von BERG über die Erfahrung der äußeren Anwendung von V 741 bei Mikrosporie vor. Dessen Ergebnisse sind nicht ermutigend, doch konnten LEINBROCK, SCHUSTER und ZINZIUS 73% ihrer *nur* mit V 741 behandelten Mikrosporiefälle zur Heilung bringen. Die Behandlungsdauer betrug 2—5 Wochen. Die Verfasser erachten sogar trotz weiterer Herabsetzung der Behandlungsdauer bei zusätzlicher Rö-Epilation diese nicht für notwendig. Kulturelle Proben des mit V 741 behandelten Kopfhaare verliefen bereits nach 8 Tagen negativ. Reizungen wurden auch nach wochenlanger äußerer Anwendung von V 741 nicht gesehen.

V 741 ist jedoch innerlich nicht verwendbar. DOMAGK stellte bereits bei einer Dosis von 20 mg/kg im Tierversuch toxische Wirkung fest.

Von DOMAGK wurde ferner bei einem von ihm als V 741x bezeichneten Präparat eine gegenüber V 741 zehnmal stärkere Wirkung in vitro festgestellt, doch liegen klinische Erfahrungen noch nicht vor.

Von PFLEGER, RICHTER, SCHRAUFSTÄTTER, DITSCHEID und Mitarbeitern wurden in den letzten Jahren ausgedehnte Untersuchungen über eine Reihe teils schon bekannter, teils neu synthetisierter Stoffe mit starker fungistatischer Wirkung angestellt. Aus der Reihe dieser Untersuchungen wählte RICHTER auf Grund der guten fungistatischen Wirkung in vitro das 2,2'-Dioxy-5,5'-dichlordiphenylsulfid (D 25) zur tierexperimentellen und klinischen Erprobung. Nach Feststellung der relativ geringen Toxizität erprobte RICHTER das Präparat auf seine Eignung für äußere und innere Anwendung bei den verschiedensten Pilzerkrankungen und berichtete erstmalig darüber auf der Nordwestdeutschen Dermatologentagung in Hannover. Inzwischen konnten nun bei einigen tiefen schweren Pilzerkrankungen neue Erfahrungen über die innereAnwendung dieses Präparates, das inzwischen als D 25 oder Novex in den Handel gekommen ist, gesammelt werden. Bei einer Reihe von Fällen von Kerion Celsi, tiefer Trichophytie des Bartes, tiefer Trichophytie der mit Lanugohaar besetzten Haut konnten die schon früher mitgeteilten günstigen Ergebnisse bei reiner innerer Behandlung von D 25 wieder bestätigt werden. Betreffs der Dosierung sei auf die bereits erfolgten Angaben verwiesen. Ernstere Unverträglichkeitserscheinungen konnten bisher nicht beobachtet werden, und nur ein Teil der Patienten gab das Auftreten von Durchfall an, der jedoch in keinem Falle zur Absetzung des Präparates zwang. Bei allen beobachteten Fällen ließ die schmerzhafte Spannung gewöhnlich schon am 2. Tage der Verabreichung von D 25 nach, und entzündliche Veränderungen und Eiterung schwanden in der Regel nach dem 5. Tage. Meist hatte sich auch das Infiltrat schon größtenteils rückgebildet. Der Eindruck, daß durch die Verabreichung von D 25 der eigentliche Infektionsprozeß abgestoppt sei und nur noch die Resorption des restlichen Granulationsgewebes zu erfolgen habe, wurde dadurch bestätigt, daß dieses sich im Verlaufe der nächsten Zeit ohne jegliche weitere Therapie zurückbildete. Bei allen Fällen wurde auf eine zusätzliche Epilation verzichtet.

Auch bei der interdigitalen Mykose der Füße und bei Epidermophytien des Körpers wurde neben der lokalen Anwendung von D 25 die innere Anwendung erprobt und deutlich eine wesentliche Herabsetzung der Behandlungszeit festgestellt. Vor allem schwanden nach einigen

Tagen die akut entzündlichen Erscheinungen, Schwellung und Spannung der Haut, so daß die nachfolgende Lokalbehandlung wesentlich erleichtert wurde. Seit MEMMESHEIMER festgestellt hat, daß der Erreger der interdigitalen Epidermophytie selbst in den Lymphspalten der Cutis nachweisbar ist, ist eine innere Beeinflussung dieser Mykosen verständlich. So lange es sich bei den Fällen um reine Epidermophytien ohne bereits erfolgte sekundäre Ekzematisation handelte, konnten wir die glatte Abheilung durch innerliche und äußerliche Anwendung von D 25 in einem Zeitraume von 8 Tagen bis höchstens 3 Wochen erzielen. Es ist natürlich verständlich, daß im Falle einer bereits eingetretenen sekundären Ekzematisation eine reine antimykotische Behandlung nur die Mykose selbst zu beseitigen vermag und das Ekzem nur bis zu einem gewissen Grade beeinflußt, so daß in diesen Fällen eine anschließende Ekzembehandlung notwendig ist. Man kann von einem Antimykotikum nicht verlangen, daß es auch gegenüber dem Ekzem eine therapeutische Wirkung entfaltet. Aber die Beseitigung der Mykose ermöglicht erst eine erfolgreiche Ekzembehandlung. So scheint D 25, innerlich verabreicht, seine Indikation auch bei der interdigitalen Mykose zu bestätigen.

Es sei an dieser Stelle auf einige Beobachtungen hingewiesen, die als Nebenerscheinungen bei der Anwendung von D 25 im Sinne einer Art von JARISCH-HERXHEIMERschen Reaktion gedeutet werden können. Wir konnten bei Fällen von Epidermophytien sowohl bei innerer als auch bei äußerer Anwendung von D 25 am 2. und 3. Tage das Auftreten von bullösen Exanthemen an nichtbefallenen Stellen der Fußsohlen und Handflächen beobachten. Der erste Eindruck war der einer akuten Dermatitis im Sinne einer Reizung durch das Medikament. Die weitere Anwendung lokal und intern von D 25 zeigte jedoch, daß sich die genannten Erscheinungen innerhalb weniger Tage wieder völlig zurückbildeten und abschuppten, ohne daß später noch einmal eine Irritation zu bemerken war. Man geht wohl nicht fehl, diese Erscheinungen als vorübergehende allergische Reaktion gegenüber den durch Absterben der Pilze freiwerdenden Eiweißkörpern derselben zu deuten. Würde es sich um eine Überempfindlichkeit gegenüber dem Medikament gehandelt haben, so müßte die weitere Verabreichung desselben nicht zu einer Besserung, sondern zu einer weiteren Verschlechterung geführt haben.

Der Wert eines intern anwendbaren Antimykotikums ist aber vor allem durch die therapeutische Beeinflussung schwerer innerer Mykosen erkennbar.

So sei an dieser Stelle über 4 Fälle berichtet, deren therapeutische Beeinflussung nur durch D 25 gelang, nachdem Antibiotika u. a. chemotherapeutische Maßnahmen völlig erfolglos waren.

Fall 1 betrifft eine Meningitis blastomycetica. Der 32 Jahre alte Mann wurde mit schwersten meningitischen Symptomen an der inneren Klinik Prof. Dr. MATTHES aufgenommen. Durch mehrfache Kultur aus dem Liquor wurde die Ätiologie der Meningitis sichergestellt. Es fand sich ein Hefestamm, der mit größter Wahrscheinlichkeit eine Torulopsis minor war. Die innere Verabreichung von D 25, die wegen des ständigen Erbrechens hauptsächlich als Klysma und in i. m. Injektionen einer öligen Aufschwemmung von D 25 erfolgte, führte vorübergehend zu einer wesentlichen Besserung des klinischen Zustandes, zum Absinken der Zellzahl

im Liquor und zur Abnahme des Druckes. Ein Verschwinden der Hefen aus
dem Liquor gelang aber erst durch die intralumbale Verabreichung von 2 mg D 25.
Da jedoch die Anwendung von D 25 erst zu einem Zeitpunkt erfolgte, in dem der
Prozeß schon im weitgehendsten Maße die Meningen ergriffen hatte und es auch zu
perivaskulären Ansiedlungen von Hefen in der Gegend des Stammhirnes gekommen
war, war eine Ausheilung nicht möglich und der Patient erlag seinem Leiden. Die
Sektion ergab eine weitgehende Vernarbung und Rückbildung des meningitischen
Prozesses, starke Schwellung des Plexus chorioideus mit multiplen weißlichen
Knötchenbildungen. Es bestand ein ausgesprochener Hydrocephalus internus.
Histologisch fanden sich die Hefen perivaskulär um die Gefäße des Stammhirnes.

Trotz dieses schweren Zustandes war also eine chemotherapeutische Beeinflussung deutlich, jedoch konnte eine Heilung, wie der Sektionsbefund zeigt, nicht mehr
erzielt werden. Auch bei der tuberkulösen Meningitis und ihrer Behandlung durch
Streptomycin sind die gleichen Verlaufsformen bekannt.

Bei Fall 2 handelte es sich um einen 42jährigen Mann mit einer Blastomykose
der Haut, die 4 Jahre bestand und sich trotz der Behandlung mit Jodkali und Röntgenstrahlen unaufhaltsam ausgebreitet hatte. Als Erreger fand sich histologisch
und kulturell eine Hefe vom Candida-Typ. Der Patient erhielt insgesamt 398 g
D 25 per os und 48,2 g i. m. Die Hautherde heilten ab. Im Beginn der Verabreichung konnte eine Herdreaktion in Form von stärkerer Rötung und verstärkter
Exsudation beobachtet werden. Die Verträglichkeit war sehr gut. Trat nach längerer Verabreichung von D 25 eine leichte Unverträglichkeit als Übelkeit oder leichter
Kopfschmerz auf, so genügte das Aussetzen des Medikamentes für einige Tage, um
dann wieder anstandslos vertragen zu werden.

Fall 3. Bei einer 63jähr. Frau bestand eine ausgedehnte verrukös-ulzeröse
Blastomykose fast der gesamten rechten Gesichtshälfte und der linken Hand mit
Übergreifen auf den Unterarm. Der Prozeß hatte auch den rechten Warzenfortsatz
ergriffen. Inwieweit eine Osteoporose des Armskelettes ebenfalls auf den Krankheitsprozeß zu beziehen war, ließ sich nicht mit Sicherheit entscheiden. Eine cy-
stische Aufhellung im Metakarpale III dürfte einem Knochenherd entsprochen haben. Der Prozeß bestand bei der Aufnahme ein Jahr. Der histologische Befund
und die gelungene Kultur einer Hefe von Torulopsistyp bestätigten die klinische
Diagnose. Die Krankheitsherde konnten durch Penicillin- und Aureomycingaben
nur insofern etwas beeinflußt werden, als die aufgepfropfte Sekundärinfektion
zurückging. Der eigentliche Prozeß erwies sich als unbeeinflußbar. Die Patientin
erhielt im Verlaufe ihres 10monatigen Klinikaufenthaltes insgesamt 650 g D 25,
größtenteils als Klysma. Die Verträglichkeit war auch hier gut. Leichte Kopf-
schmerzen gingen nach Aussetzen des Medikamentes prompt zurück und behinder-
ten nicht die weitere Verabreichung. Blutbefunde und Leberfunktionsprüfungen
waren immer o. B. Es kam zur völligen Abheilung mit glatter Narbenbildung.

Fall 4. Bei dem 20jähr. Mann begann die Erkrankung 1945. Es entwickelte
sich damals plötzlich eine starke Schmerzhaftigkeit beider Hüftgelenke. Die Untersuchung ergab einen destruierenden Prozeß der Knochen des re. Hüftgelenkes,
des li. Oberschenkelschaftes und des sternalen Anteiles der re. Clavicula. Trotz
sofort einsetzender chirurgischer und Allgemeinbehandlung besserte sich der Zustand kaum. Es wurde eine tuberkulöse Osteomyelitis angenommen. Im Verlaufe
der nächsten Jahre traten laufend neue Knochenherde auf, so an der li. Fibula,
der li. Ulna, am re. Radius. Die Weichteile über den Knochenherden wurden ergriffen, es bildeten sich Fisteln. Trotz vielfacher Operationen waren die Krankheitsherde nicht beherrschbar. Bei den Operationen gewonnenes Material aus den
Knochenhöhlen zeigte histologisch teils das Bild einer unspezifischen Osteomyelitis,
teils tuberkuloiden Aufbau. Penicillin, TB I, PAS und Sulfonamide brachten
keinerlei Besserung des Zustandes. Ein mehrmals durchgeführter Tierversuch auf
Tuberkelbazillen verlief immer negativ. Trotzdem wurde an der Diagnose einer
tuberkulösen Osteomyelitis festgehalten, bis im August 1950 gummöse Granulationen in den Leistenbeugen, perigenital und an verschiedenen Stellen an den Extremitäten auftraten. Nun erfolgte die Verlegung des Patienten an unsere Klinik.
Der histologische Befund der Hautherde ergab ein Granulationsgewebe von tuber-
kuloider Struktur. Bei der Gramfärbung, der Färbung nach Giemsa und der

Kresylechtviolettfärbung fanden sich eigenartig gestaltete, teils ovale, teils polygonale Gebilde, die größer als die Kerne waren und als Pilzelemente angesprochen werden mußten. Die Kultur ergab in zahlreichen Röhrchen einen Pilz, der eine gewisse Ähnlichkeit mit dem Trichophyton gypseum asteroides aufwies, aber wohl einer Schimmelpilzart zugehört. Der Stamm war auch für Mäuse und Ratten pathogen. Der Stamm gab mit dem Serum des Patienten die von Neill, Castillo, Smith und Kapros beschriebene Kapselquellungsreaktion der Sporen, so daß an seiner Pathogenität im vorliegenden Falle nicht gezweifelt werden kann. Der Patient erhielt nun in der folgenden Zeit 285 g D 25 als Klysma und D 25 Salbenverbände der Hautherde. Nach 4¹/₂ Monaten Klinikaufenthalt konnte der Patient klinisch und histologisch geheilt bei voller Gebrauchsfähigkeit seiner Extremitäten entlassen werden und der Patient geht nun seinem Beruf nach. Nachuntersuchungen im Juni und Dezember 1951 bestätigten den Heilerfolg. Nach jahrelangem, nicht beeinflußbarem Siechtum ist die therapeutische Beeinflussung dieses Falles durch D 25 wohl als eklatant zu bezeichnen.

Die hier kurz skizzierten Fälle von tiefen Pilzerkrankungen bieten klinisch und therapeutisch viel Interessantes und sollen daher an anderer Stelle noch eine eingehendere Darstellung und kritische Beurteilung erfahren.

Überblicken wir nun die durch die Forschung der letzten Jahre geschaffenen antimykotisch wirkenden Mittel, so sehen wir, daß sie uns in großer Anzahl und nach den verschiedensten Wirkungsprinzipien zur Verfügung stehen. Das ist in gewisser Hinsicht sehr erfreulich, denn es erlaubt den Austausch eines Mittels während der Behandlung einer Mykose bei auftretenden Unverträglichkeitserscheinungen gegen ein anderes. Die Vielzahl der Mittel zeigt uns aber auch, daß es kein absolut dominierendes Präparat gibt. Bei der großen biologischen Verschiedenheit des Ablaufes und der Reaktion der einzelnen Pilzerkrankungen, aber auch der einzelnen Pilzstämme, ist ein solches Universalmittel wohl nur sehr schwierig zu finden. Vor allem aber bedarf eine wirksame Chemotherapie im echten Sinne, nämlich durch innere Anwendung eines Antimykotikums, eines weiteren Ausbaues und eingehender Forschung. Die innere Anwendung des 2,2'-Dioxy-5,5'-dichlordiphenylsulfids bedeutet einen ersten Schritt auf diesem Wege und ich glaube, daß durch die mitgeteilten Fälle die Wirksamkeit bei innerlicher Verabreichung des Präparates bewiesen erscheint. Neue weitere Mittel, die eine innerliche Anwendung erlauben, werden hinzu kommen und sind z. T. bereits in Erprobung. Die experimentelle und klinische Forschung wird sich weiterhin mit der Frage zu beschäftigen haben, ob bei Schaffung neuer, intern anwendbarer Antimykotika sich eine genauere Indikationsstellung für die Anwendung der einzelnen Präparate gegenüber bestimmten pilzlichen Krankheitserregern wird herausarbeiten lassen, so, wie Sulfonamide der verschiedensten Art oder die Antibiotika für bestimmte bakterielle Erregerstämme indiziert erscheinen. Dieses ist zweifellos eine große Aufgabe und ihre Lösung kann sich segensreich vor allem bei den schweren und tiefen Pilzerkrankungen der tropischen Zonen auswirken, bei deren Behandlung heute noch schwer überbrückbare Schwierigkeiten auftreten. Aber auch in unseren Breiten sind schwere, lebensbedrohende Pilzerkrankungen nicht allzu selten, und manch ein derartiger Fall mag unter falscher Diagnose in den Tuberkuloseheilstätten liegen. Vielleicht gewinnt die innere Behandlung von Lungenmykosen als Berufserkrankung von Textilarbeitern bereits auch eine allgemeinere Bedeutung, wenn solche Fälle erst einmal richtig gedeutet werden und nicht als Tuberkulose laufen. In Argentinien hat erst kürzlich Blanco auf die Häufigkeit solcher Pseudotuberkulosen bei Textilarbeitern hingewiesen.

Literatur.

Albert, M. A.: Brit. J. Dermat. 55, 294 (1943).
Berg, H.: Z. Haut- u. Geschlechtskrkh. 10, 456 (1951).
Bergmann, B.: Z. Haut- u. Geschlechtskrkh. 6, 28 (1949).
Bittersohl, G.: Z. Haut- u. Geschlechtskrkh. 9, 249 (1950).
Blanco, M. C.: Prensa méd. Argent. 37, 1239 (1950).
Carlos, C. M.: Rev. inst. Salubridad y enferm. trop. 8, 119 (1947).
Carrick, Lee: J. Amer. Med. Assoc. 131, 1189 (1946).
Dimond and Thompson: J. Invest. Dermat. 5, 397 (1942).
Dobes, W. L.: Arch. of Dermat. 62, 58 (1950).
Domagk, G.: Arch. Dermat. 191, 173 (1950).
Dostrovsky, A. F., u. F. Raubitschek: Dermatologica 94, 231 (1947); 100, 45 (1950).
Fischer, E.: Dermatologica 97, 312 (1948).
Franks, A. G., and A. Sternberg: Arch. of Dermat. 62, 287 (1950).
Gondesen u. Schuster: Arch. f. Dermat. 189, 270 (1949).
Grahlow, U.: Z. Haut- u. Geschlechtskrkh. 7, 299 (1949).
Grosch, W.: Z. Haut- u. Geschlechtskrkh. 6, 415 (1949).
Götz, H.: Hautarzt 1, 368 (1950).
Grunberg, E.: Bacter. (Am.) 54, 45 (1947).
Hazen, E. L., and R. Brown: Science (Lancaster, Pa.) 1950, 423.
Holz, H., u. H. Lohel: Z. Haut- u. Geschlechtskrkh. 4, 44 (1948).
Horáček, J., u. M. Polster: Dermatologica 96, 342 (1948).
Kimmig, J.: Arch. f. Dermat. 187, 545 (1949); 186, 156 (1947); 189, 265 (1949); 191, 213 (1950). — Hautarzt 2, 187 (1951).
Krantz, W.: Dermat. Wschr. 120, 394 (1949).
Kwoczek, J., u. W. v. Moers-Messmer: Dermat. Wschr. 120, 98 (1949).
Leinbrock, A.. H. Schuster u. J. Zinzius: Hautarzt 2, 222 (1951).
Memmesheimer: Z. Haut- u. Geschlechtskrkh. 6, 213 (1949). — Arch. f. Dermat. 189, 261 (1949); 187, 134 (1948).
Mülhens, K.: Z. Haut- u. Geschlechtskrkh. 6, 406 (1949).
Neill, J. M., C. G. Castillo, R. H. Smith and Ch. E. Kapros: J. of Exper. Med. 89, 93 (1949).
Nickerson, W. J., and S. J. White: Arch. of Dermat. 57, 935 (1948).
Noojin, R. O., and J. L. Callaway: Arch. of Dermat. 47, 620 (1943); 49, 30 (1949).
Peck, S. M., and H. Rosenfeld: J. Invest. Dermat. 1, 237 (1938).
—, and W. R. Russ: Arch. of Dermat. 56, 601 (1947).
Pfleger, R., E. Schraufstätter, F. Geringer u. J. Sciuk: Z. Naturforsch. 1946, 344.
Reiss. F., u. B. Lustig: Dermatologica 97, 312 (1948).
Resl: Schweiz. med. Wschr. 1945, 493.
Richter, R.: Arch. f. Dermat. 190, 563 (1950).
—, u. E. Schraufstätter· Arch. f. Dermat. 190, 546 (1950).
Robinson, H. M.: Arch. of Dermat. 57, 991 (1948).
Rothman, S., M. Smiljanic and A. Shapiro: Proc. Soc. Exper. Biol. a. Med. 60, 394 (1945).
Schmidt, P. W.: Dtsch. med. Wschr. 1940, 240.
Schmidt, W.: Z. Haut- u. Geschlechtskrkh. 5, 101 (1948).
Schraufstätter, E., R. Richter u. W. Ditscheid: Arch. f. Dermat. 188, 259 (1949).
Schulz, H. J.: Z. Haut- u. Geschlechtskrkh. 9, 470 (1950).
Sing, Tio Biauw: Dermatologica 99, 230 (1949).
—, and B. A. Verhagen: Dermatologica 99, 139 (1949).

TRAUB, E. F., and D. SCHULTHEIS: Arch. of Dermat. **60**, 272 (1949).
VILANOVA, X., u. M. CASANOVA: Arch. f. Dermat. **189**, 254 (1949).
VONKENNEL, J.: Dtsch. med. Wschr. **74**, 146 (1949).
WEILE, H.: Z. Haut- u. Geschlechtskrkh. **10**, 19 (1951).
WERNSDÖRFER, R.: Arch. f. Dermat. **186**, 694 (1948).
WÖLCKER: Z. Haut- u. Geschlechtskrkh. **8**, 74 (1950).

Aus der Hautabteilung des Allgemeinen Städtischen Krankenhauses Regensburg.
(Leiter: Prof. Dr. C. FR. FUNK.)

Zur Pathogenese der Hauttuberkulose.

Von
CARL FR. FUNK.

Eine ungeheure Fülle umstrittener Probleme wird mit dem Thema: über die Pathogenese der Hauttuberkulose zu sprechen, berührt, die von den Fragen der Durchseuchung, Resistenz, Immunität, von Vererbungsfragen bis Allergie und von relations- und neuralpathologischen Gedankengängen bis zur Endokrinologie reichen. Es ist vermessen und kühn, in diesen Wirbel vorzustoßen, und doch lockt es, das Thema in kurzen Zügen, fast möchte ich sagen, synoptisch darzustellen, weil die Grundfragen und Vorstellungen ja auch für unser therapeutisches Handeln von Belang sind, uns die Augen dafür zu öffnen, wo die modernen Behandlungsmaßnahmen noch nicht befriedigen, und zwar schon beim Vorreiter der Hauttuberkulose, der Lymphdrüsentuberkulose. Letzten Endes vermitteln sie uns auch ein Verständnis dafür, daß unsere ganz auf Seuchenbekämpfung abgestellte Tbc.-Fürsorge einschließlich der Lupuskartei notwendig ist, und warum diese gleichzeitig im Gegensatz zu den Erfolgen bei Typhus, Cholera und anderen Seuchenbekämpfungsmaßnahmen nicht zum durchschlagenden Erfolg führen kann.

Die durch den Krieg wiederum in Bewegung gekommene „Seuche" Tuberkulose steht im aktuellen Interesse der Klinik, der Sozialhygiene und bevölkerungspolitischer Maßnahmen, wobei als spezifisch vorbeugende Prophylaxe auch die BCG-Impfung eine Rolle spielt.

Auch für das Verständnis der Hauttuberkulose ist die Kenntnis von Grundbegriffen erforderlich. Erst mit dem Vertrautsein dieser Vorstellungswelt, die in schwerer Arbeit errungen ist, und um von den zahllosen Autoren nur BRUNO LANGE und seine Mitarbeiter (z. B. LYDTIN), DOERR und PIRQUET zu nennen, erwächst die Grundlage, die dem Arzt fruchtbare Arbeit ermöglicht. Die Tuberkulose ist daher vom Standpunkt einer allgemeinen Infektion aus zu betrachten, auch wenn die Manifestationen primär oder sekundär an der Haut lokalisiert sind. Definieren wir nach DOERR die Resistenz, so verstehen wir darunter den Sonderfall der natürlichen, individuellen Empfänglichkeit, die die Infektion ohne besondere Krankheitserscheinungen überwinden läßt.

Hinsichtlich der Tuberkulose wissen wir, daß der Mensch und die für die Tuberkulose empfänglichen Säuger, Affen, Meerschweinchen usw. eine mehr oder minder ausgeprägte Widerstandsfähigkeit, d. h. „Resistenz" besitzen gegenüber dem Tuberkelbazillus. Die Widerstandsfähigkeit ist eine individuell und zeitlich stark schwankende, wobei aber wichtig und festzustellen ist, daß die Resistenz schon vor der Berührung mit dem Krankheitserreger als angeborene Eigenschaft vorhanden ist. Demgegenüber muß weiter daran festgehalten werden, daß der Mensch als „species" 100%ig für Tuberkulose disponiert ist, d. h. daß in allen dichtbevölkerten Teilen der Welt, und das gilt für Europa von vornherein, die Menschen insgesamt eine Tuberkulose-Infektion erfahren, wobei sich lediglich die Durchseuchung örtlich verschieden und mit zeitlich sich ändernder Durchseuchungsgeschwindigkeit vollzieht (Lydtin).

Fassen wir diese Grundkenntnisse zusammen, so können wir sagen, daß

1. die Species „Homo sapiens" 100%ig für eine Tuberkulose-Infektion disponiert ist (Speciesdisposition);

2. die individuelle natürliche Empfänglichkeit, „tuberkulös" zu erkranken, (individuelle Disposition) sehr verschieden ist. Von den im Laufe des Lebens infizierten Menschen erkrankt nur ein kleiner Bruchteil an Tuberkulose, z. B. Lungentuberkulose und ein minimaler an Hauttuberkulose. Dadurch wird offenbar, daß nur ein kleiner Bruchteil an Infizierten eine individuelle Disposition aufweist und damit relativ resistent oder resistenzlos ist.

Zu dieser allgemeinen natürlichen Widerstandskraft sind noch einige Bemerkungen nötig. Wir wissen heute, daß diese Resistenz infolge der totalen Durchseuchung der Bevölkerung und der damit verbundenen Auslesewirkung zu einem erheblichen Anteil auf Erbfaktoren beruht. Diese können tierexperimentell belegt werden.

1. An Tierversuchen konnten sippenmäßige Unterschiede im Absterbeverhalten und im Erscheinungsbild der Tuberkulose (auch der Hautanfälligkeitsfaktor, auf den später noch zurückzukommen sein wird) und angeborene Resistenzunterschiede innerhalb der gleichen Species nachgewiesen werden (Neufeld, Bieling, Diehl).

2. Liegen neben zahlreichen Einzelbeobachtungen 3 größere Zwillingserhebungen von Diehl und Verschuer (1933, 1936), von Uehlinger u. Künsch (1939, 1946) und F. Kallmann u. D. Reisner (1943) vor, die bezüglich der Entstehung und Ablauf der Tuberkulose bei erbgleichen Zwillingen in 65%, bei erbverschiedenen in nur 25% übereinstimmende Werte (Konkordanzwerte) ergaben. Die Chance, an Tbc. zu erkranken, liegt also bei denjenigen Menschen in Zwillingsfamilien mit höchstmöglichem Grad der Blutsverwandschaft (Homozygotie) zu einem tuberkulösen Probanden ungeheuer hoch.

Aus allen diesen Belegen geht hervor, daß eine Tendenz auf erblicher Basis besteht, an manifester Tuberkulose zu erkranken. Aus den Tierversuchen Diehls geht weiter hervor, daß die Anordnung der Herde im Tierkörper erblichen Einflüssen unterliegt, also den Mendelschen Gesetzen folgt. Das Prinzip, das der Ausbildung einer Lungentuberkulose beim Kaninchen entgegenwirkt und zur Ansiedlung der Keime in den extrapulmonalen Organen führt, bzw. diese begünstigt, vererbt sich dominant. Max Lurie kam im Hurry Phipps Institut (Philadelphia) auf Grund genealogischer Untersuchungen am Kaninchen ebenfalls zu der Erkenntnis, daß die Tuberkuloseform eine Funktion der jeweiligen Tuberkuloseresistenz der Tiere sei. Diese allgemeine Resistenz oder Hinfälligkeit gegenüber der tuberkulösen Infektion vererbt sich von Generation zu Generation weiter.

3. Liegen auch für den Menschen genealogische-statistische Untersuchungen über sippenmäßig gehäuftes Vorkommen von extrapulmonalen Tuberkulosen, erblichen, organgebundenen Dispositionen vor (Berghaus, Ickert, Stickl, Kressner-Zieler u. a.).

Zusammenfassend kann gesagt werden, daß der Mensch schlechthin für Tuberkulose empfänglich ist. Infolge einer Auslesewirkung, die darin besteht, daß die Hinfälligen aussterben, die Resistenten sich fortpflanzen, wird eine natürlich angeborene, also erbliche Resistenz herausgezüchtet, die selbst nur noch von Umweltfaktoren (soziale Lage: Wohnungsnot, Krieg, körperlich-seelische Belastung, Hunger usw.) eine individuelle Prägung erhalten kann (Lebensalter der Erkrankten usw.).

Die vererbte Resistenz ist also veränderlich.

Auf ein Ergebnis Uehlingers scheint mir wert, in diesem Zusammenhang noch hinzuweisen. Uehlinger stellte fest, daß es bei den Erstinfektionen vor dem 18. Lebensjahr mehr zur Metastasierung im großen Kreislauf und nach dem 18. Lebensjahr mehr zur Metastasierung im kleinen Kreislauf, also in den Lungen kommt. Dieses Verhalten ist den Dermatologen eine Bestätigung dafür, daß der Lupus vorwiegend im 1. und 2. Lebensjahrzehnt seine Entstehung hat.

Hier spielen aber wiederum Probleme der Tuberkuloseepidemiologie herein, die einem steten Wechsel unterworfen sind. Von besonderer Bedeutung ist die Verschiebung des Erstinfektionsalters. Das Erstinfektionsalter scheint nach unserem heutigen Wissen — wie bereits erwähnt — für die extrapulmonale Metastasierung von Bedeutung zu sein. Auf der Festsitzung aus Anlaß des 25jährigen Bestehens der Gießener Lupusheilstätte wies ich darauf hin, daß früher 80%, 1931 etwa 40% der Volksschüler bei der Entlassung tuberkulös positiv waren. Griesbach findet neuerdings Durchschnittswerte von 33% bei Volksschülern in Schwaben. Das gleiche beobachtet die Schweiz. Während Nägeli im Obduktionsgut des Züricher Pathologischen Instituts 1900 festgestellt hat, daß schon im Kindesalter eine annähernde vollständige Durchseuchung stattfindet, ergab die Nachprüfung am gleichen Institut in den Jahren 1933/34, daß die Tuberkuloseerstinfektion sich weitgehendst in das Erwachsenenalter hineinverlagert. Der Tuberkulinkataster der Jugendlichen muß gleichsam ein Steckbrief für die Fahndung werden.

Lediglich die beiden Weltkriege erschütterten die Linie der Verschiebung, aber keine Maßnahmen, wie Lydtin ausdrücklich betont, können die seit Jahrzehnten beobachtete Kurve des Abfalles der Tuberkulosemortalität bei den Kulturvölkern in ihrer sinkenden Tendenz beeinflussen. Lydtin stellt keine Cäsur in der Kurve fest, so daß sich weder die Entdeckung des Tuberkelbazillus markiert, noch der Beginn der Heilstättenbewegung um die Jahrhundertwende, noch die Verdichtung und der Ausbau der Tuberkulosefürsorge, keine neuen Behandlungsmethoden oder das Eingreifen der Sozialversicherung bzgl. der Bewilligung der Heilverfahren. Lediglich der Krieg greift in dieses Schicksal ein, wobei auf die Gründe: Massierung der Menschen in Kasernen, im Heer, in Lagern, Industriezentren und der dadurch bedingten Durchseuchungsgeschwindigkeit und Vorwegnahme späterer Erstinfektion und Milieufaktoren einer an sich resistenten Bevölkerung nicht eingegangen werden soll.

Auch die Hauttuberkulose unterliegt diesen Gesetzen, weil die Tuberkulose eine Seuche und damit eine allgemeine Infektionskrankheit und kein Organleiden ist. Anstieg und Abfall stehen in Relation zur Durchseuchung einer Bevölkerung, deren Ablauf von der Stärke und Beschleunigung (Tempo) dieses Vorganges abhängig ist. Auf Uehlingers Beobachtung haben jedoch die Dermatologen auch in Zukunft zu achten, die die bevorzugte Metastasierung der Tuberkulose im kleinen Kreislauf nach dem 18. Lebensjahr betrifft. Rückt nämlich der Zeitpunkt immer mehr ins Erwachsenenzeitalter hinein, dann muß sich automatisch der Hauttuberkulose-Anteil verringern, wenn die Bereitschaft der Metastasierung im großen Kreislauf vor dem 18. Lebensjahr liegt.

Aus diesen Erkenntnissen, die uns eigentlich den grundlegenden Wandel in der Auffassung der Infektionskrankheiten überhaupt offenbaren, sehen wir, daß die Resistenz (Immunität im Sinne der angeborenen Feiung), Konstitution und Vererbung ineinandergreifen und vorwiegend erbbiologisch bedingt sind. Es sind also die angeborenen genotypischen Faktoren, die dem Menschen die Eigenschaft verleihen, eine natürliche, unspezifische Widerstandskraft gegen eine Tuberkuloseinfektion zu verleihen. Diese Faktoren sind aber auch die Voraussetzung dafür, daß der Mensch überhaupt die Eignung besitzt, in den Zustand der Allergie versetzt zu werden und damit anders zu reagieren. Diese Allergisierbarkeit setzt eine natürliche angeborene Resistenz voraus; würde diese aber fehlen, läge eine Feiunfähigkeit vor. Diese Nichtallergisierbarkeit käme einer genotypischen Verlustvariante (Stickl) gleich.

Was verstehen wir nun unter einer Tuberkuloseallergie ?

Die Tuberkuloseallergie ist die veränderte Reaktionsfähigkeit des Körpers gegen den Erregerkomplex: „Tuberkelbazillus". Von Erregerkomplex spreche ich, weil der Allergiezustand nicht allein als eine Antigen-Antikörperreaktion betrachtet werden kann. Selbst über Tuberkulin können wir noch keine bindende Aussage machen, obwohl wir dieselbe in Partialantigene mit Vollantigencharakter und Haptencharakter aufspalten können. Letztere sind Halbantigene und zeichnen sich als Eiweißmolekülgruppen (lipoide Polysaccharide) dadurch aus, daß sie nicht allergisierend wirken, doch in Verbindung mit spezifischen Eiweißkörpern oder Adsorbentien (Kaolin, Kolloid) ihre antigene Wirksamkeit (Vollantigen) wiedergewinnen. Diese Einschränkung gilt für das ganze Problem der Tuberkuloseallergie, deren Definition in allen Einzelheiten (chemische Struktur der Tuberkuloseallergie) noch nicht befriedigend gelöst ist. Der menschliche Körper wird also etwa 2—3 Wochen nach stattgehabter Infektion in einen anderen Zustand versetzt, und zwar ist er spezifisch gegen Tuberkulose sensibilisiert. Diese veränderte Reaktionsfähigkeit besteht gegenüber dem Tuberkelbazillus, gegen seine Stoffwechselprodukte und Abbauprodukte. Dieser Zustand ist also erworben, ausschließlich durch den Tuberkuloseinfekt erworben und daher spezifisch. Die Spezifität ist durch die Tuberkulinprobe nachweisbar. Tuberkulin ist aber kein Gift und löst bei Nichtsensibilisierten keine

Reaktion aus. Die Umstimmung des Körpers ist eine universelle, da jede Zelle des Körpers diesem Strukturwandel unterliegt (WEILAND). Man nimmt an, daß die Chemie des Zellplasmas speziell in den Globulinen eine Änderung in den physikalisch-kolloiden Zustand erfährt: dieser Zustand ist auch kein gleichbleibender; er unterliegt im Krankheitsverlauf Schwankungen von wellenförmigem Charakter mit Summierung und Potenzierung oder sogar mit Interferenzerscheinungen. STICKL sieht eine Verstärkung oder Abschwächung von einzelnen Schüben oder interkurrenten Krankheiten dann, wenn die Allergiewellen gleichsinnig oder gegensinnig verlaufen und damit die Reaktionen verstärken oder gar nicht mehr zur Auswirkung kommen lassen. (Auslöschphaenomen der Interferenz: Anergie; vgl. Erlöschen der Tuberkulinreaktion nach Masern.)

Somit ist die Allergie ein labiler Zustand. Er durchläuft die Skala aller Gradabstufungen von der Hyperergie über eine Allergie mittlerer Intensität bis zur Anergie, der fehlenden Reaktionsbereitschaft, worauf später noch zurückzukommen sein wird.

Das Wesen der Allergie scheint ebenfalls erst in den Grundzügen festzustehen, und es muß, solange nichts Endgültiges ausgesagt werden kann, dem einzelnen überlassen bleiben, ob er einer RICKERschen oder SPERANSKYschen Conception zustimmen will, oder die neuesten Erkenntnisse der Endokrinologie (ACTH und Cortison) zu einem alles umfassenden Mittelweg ausbauen will. Schematisch gesehen wirken im lebenden Organismus vielfältige Prinzipien zusammen, die den komplexen Vorgang nicht leichter, sondern schwieriger gestalten.

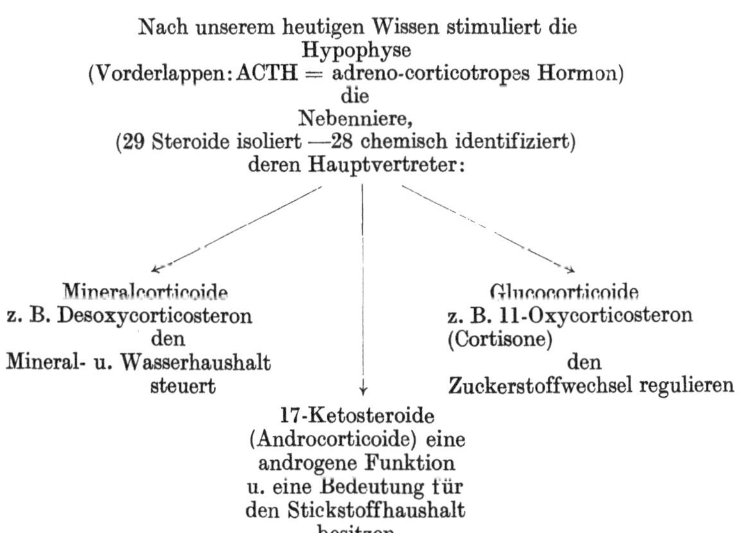

Mit dieser endokrinen Steuerung werden also der Elektrolythaushalt gesteuert, der Zuckerstoffwechsel beeinflußt und auch immunbiologische

Reaktionen ausgelöst, die positive und negative Auswirkungen zur Folge haben können, wie nachstehende Zusammenfassung zeigt.

ACTH (20—30 mg) oder entsprechende Menge Cortison bewirken:

1. Abfall der Eosinophilen (Träger der H-Substanzen) um 50%.

       1. Kann latenten Diabetes mellitus wecken.

2. Verringern Leukocyten
    Lymphocyten
    Monocyten

       2. Hohe Dosen führen zum Cushing-Syndrom: Fettsucht
            (Mondgesicht
            Nacken

3. Vermehrte Stickstoffausscheidung im Harn.

            Rumpf

4. Wirkung immunologisch und serologisch einer unspezifischen Reizkörper-Therapie.

frei: Extremitäten)
      Osteoporese
      Spontanfraktur

5. Bremst die Proliferation der Fibroplasten u. a. Gewebszellen.

      Hypertonie
      Polyglobulie

6. Steigert die Psychomotorik, führt zur Euphorie.

      Glykosurie.

Aus diesen Kenntnissen erhalten wir auch Einblick in die pathogenetischen und allergischen Vorgänge. Denn die Belastungen jeder Art (STRESS) führen zur ACTH-Ausschüttung, so daß ein Reaktionskomplex zum Ablauf kommt. Für die Allergie läßt sich der Belastungsfaktor als sinnvolles Regulativ gegen den Infekt nach folgendem Schema veranschaulichen:

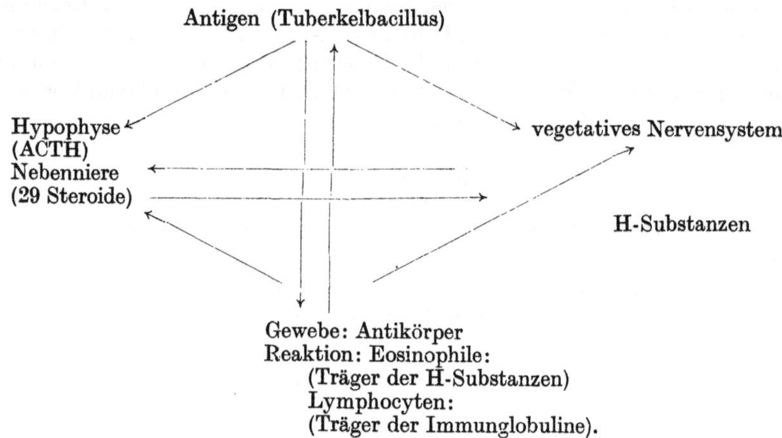

Cortison unterdrückt also allergische Phaenomene, setzt die Empfindlichkeit gegen Tuberkulin herab, hemmt die Bildung von Granulationsgewebe und greift in die Antikörperbildung ein [vgl. Cortison und ACTH bei Tuberkulose. Leitartikel: Lancet 6639, 632 (1950)]. Jedenfalls ist die Gewebsallergie nachweisbar, das Stufengesetz der Strombahnänderung und seiner relationspathologischen Auslegung im Sinne RICKERs auch für die Tuberkulose weitgehendst anerkannt. Auch der großen und entscheidenden Rolle des Nervensystems kann die Berechtigung als potentieller Wirkungsfaktor nicht abgesprochen werden. Es liegt eine ausgesprochene funktionelle Dynamik vor, die über die H-Substanzen (Entfesselungs-Theorie) das sympathische, parasympathische Gleichgewicht beeinflußt und damit erst die intrazellulär ablaufende Antigen-Antikörperreaktion auf den ganzen Körper und seine Endstrombahnen ausstrahlen läßt (Tuberkulin: Lokal-Herd und Allgemeinreaktion). So wird diese sinnvolle Abwehrfunktion, und als solche ist die Tuberkuloseallergie zu betrachten, maßgeblich vom vegetativen Nervensystem gesteuert. Die Aufgabe aber besteht nach ROESSLE in der allgemeinen und grundsätzlichen Bedeutung einer jeden hyperergischen Reaktion, das antigene Gift (besser Agens) zu binden, die Blutvergiftung zu lokalisieren und die Generalisierung in eine beschränkte Organerkrankung hinüberzuführen. Somit ist die lokalisierte Organerkrankung eine Immunform der Tuberkulose, eine humorale Immunität von relativem Wert. Sie kann jederzeit erschüttert werden, die Reaktionslage ist veränderlich, wellenförmig (vgl. Frühjahrsgipfel der Allergie nach DE RUDDER) und kann als Infektionsimmunität mit dem Infekt erlöschen. In dieser Betrachtung gesehen ist die Tuberkuloseimmunität der Zustand, in dem die Tuberkulose selbst gegen Tuberkulose schützt (vgl. Lupus und Lungentuberkulose sowie ZIELER, der nie Lupusherde restlos entfernte), und als Folge allergischen Geschehens zu betrachten. Die Infektionsimmunität ist zwar von Allergie zu trennen und doch aufs engste mit ihr verknüpft. Im Verfolg dieser Anschauung läßt sich auch die Pathogenese der Hauttuberkulose verstehen. Neben den primären genotypischen Gestaltsfaktoren ist also die allergische Reaktionslage des Körpers bzw. der Haut von ausschlaggebender Bedeutung, ob ein Tuberkulid oder ein Lupus entsteht. Das beinhaltet ferner die Terrainschädigung, die durch Durchblutungsstörungen im Sinne einer gestörten Anpassungsfähigkeit der terminalen Strombahn charakterisiert ist (RICKER, PFAFF, GOTTRON, KALKOFF u. a.) und die den Tuberkelbacillus am Locus minoris resistentiae im v. ZUMBUSCHschen Sinn stranden läßt.

Ich vermeide absichtlich, auf die aus didaktischen Gründen beliebten Schemen der Rubrizierung der Hauttuberkuloseformen einzugehen, weil die Vorgänge viel zu komplexer Art sind. Kommt aber unter bestimmter Voraussetzung die Metastasierung von Tuberkelbazillen auf lymphogenem oder haematogenem Wege in der Haut zustande, dann spielt zweifelsohne auch das Haften in verschiedener Höhe der Hautschichten eine Rolle. Oberflächliche Infektion begünstigt die lupöse oder verrucöse Form, tiefere die colliquative Tuberkulose. Bleiben die Bazillen dagegen in den obersten Kapillaren hängen, so werden bei der entsprechenden Allergiephase papulös-lichenoide, in den mittleren Lagen papulonekrotische und bei Lokalisation in den tieferen Gefäßen subcutane Knoten der indurativen Tbc. entstehen. Bei diesen Gedankengängen, die auch LUTZ vertritt und bei GOTTRON in der Etagentuberkulose Beachtung finden möchte ich auf die verschiedene therapeutische Ansprechbarkeit der Hauttuberkuloseformen, speziell auf Vitamin-D_2-Behandlung, hinweisen. Der unspezifische Effekt dieser Behandlungsmethode liegt auf der gleichen Ebene der vegetativen Neuroregulation wie die SHG-Diät, worauf ich schon 1931 hingewiesen habe [Med. Klinik **31** (1931)]. Nach diesen Vorstellungen gruppiert sich alles, was zur Tuberkulosemanifestation führt, um die Begriffe: Erreger-Reiz-Reaktion,

Zellgedächtnis und Sensibilisierung, wobei die letzten Faktoren die erbbiologisch bedingte angeborene Resistenz voraussetzen.

Als weitere Gestaltungsfaktoren der Tuberkulose bzw. der Hauttuberkulose sind noch kurz die Erregertypen selbst zu betrachten. Ursächlich sind die Tuberkulosen nach allgemeiner Ansicht zu 90% von humanen und 10% von bovinen Tuberkelbazillen hervorgerufen. Diese Zahlen verschieben sich je nach der Gegend entsprechend ihrer Sozial- und Wirtschaftsstruktur. Eigene Ergebnisse aus der ehemaligen Heilstätte Müncheberg/Mark, deren Einzugsgebiete vorwiegend Berlin-Brandenburg, Pommern, Ostpreußen waren, ergaben bei 83 Lupusfällen 78,4% humanen und 21,6% bovinen Anteil. Diese Zahlen verschieben sich bei Kindern und Jugendlichen unter 20 Jahren in einem Verhältnis von 13,2% human zu 9,6% bovin. Dieses Ergebnis sagt aus, daß die bovine Infektion im höheren Alter von einer humanen Superinfektion verdrängt wird. Der Perlsuchtinfekt ist als Fütterungsinfekt zu werten. Die hohe Verseuchung unserer Tierställe gestattet den Genuß roher Milch nicht. Die Milch muß abgekocht werden, eine Maßnahme, die Geschmack und Wert beeinträchtigt. In Schulen darf nur hocherhitzte Milch (85°) in Flaschen abgezogen verabfolgt werden. Ob eine Milch hoch erhitzt ist, läßt sich leicht mit der Peroxydaseprobe mittels des Guajakreagens nachweisen (Bezugsquelle: Fa. Hauptner-Solingen). Um die Molkereien in der Bundesrepublik auf Hocherhitzung umzustellen, sind nach Plock-Kiel 18—20 Millionen DM und eine Zeit von 3—5 Jahren erforderlich. Von den Milchprodukten besteht Gefahr bei Quark und Landbutter, nicht bei Molkereibutter, da diese aus technischen Gründen aus auf 90° erhitzter Sahne hergestellt wird. In Niederbayern-Oberpfalz wurden 4624 Ställe untersucht und etwa 30% der Rinder mit Tuberkulose infiziert befunden (852 Tiere offene Tbc.). Nachgewiesene Tuberkulose der Schlachttiere ergab 31—64,6%. So ist die Gefahr der Fütterungstuberkulose, die sich vor allem im Steigen der Drüsentuberkulose bemerkbar machen kann, nicht zu unterschätzen.

Wie weit aber selbst bei aller Zurückhaltung zu neuralpathologischen Gedankengängen der Lupus in seinem Bestand und Ablauf weniger vom Erreger und seiner Virulenz bestimmt wird, sondern von dynamischen Auswirkungen, also einer funktionellen Potenz des Wirtsorganismus gesteuert wird, zeigen eigene Virulenzprüfungen von 81 Lupusfällen. Von der Erkenntnis ausgehend, daß ein einziger Tuberkelbacillus von hinreichender Virulenz genügt, ein Meerschweinchen an manifester Tuberkulose erkranken zu lassen, wurden die aus direkten Dorsetkulturen gewonnenen humanen und bovinen Stämme nach einer einheitlichen und planmäßigen Versuchsanordnung geprüft. Nachfolgende Gleichung veranschaulicht den Arbeitsplan, wobei „x" die gesuchte Virulenzstärke ist, die aus den Sektionsergebnissen untereinander und zu bekannten vollvirulenten Standardstämmen in Beziehung gesetzt wurde.

$$x = \frac{1}{1\,000\,000} \text{ mg Tb-Suspension auf Meerschweinchen (von 200 g Durchschnitts-}$$

gewicht, von gleicher Rasse, von gleicher Herkunft und gleichen Alters) verimpft und nach einer Sitzdauer von 3 Monaten seziert.

Die gleiche Suspension von $\frac{1}{1\,000\,000}$ mg Tuberkelbazillen wurde ferner auf eine Kulturplatte gebracht und die angegangenen Kolonien ausgezählt, zum Beweis dafür, daß eine Tb-Bazillen-haltige Impfung auch wirklich erfolgt ist.

Das Ergebnis zeitigte:

    20% vollvirulente Stämme $(++++:+++)$
    57% abgeschwächte Stämme $(++:+)$
    14% stark abgeschwächte Stämme $(\pm:\varnothing)$
    9% avirulente Stämme $(\varnothing)$. [FUNK: Arch. f. Dermat. **174**, 273—372 (1936)].

Nebenbei sei bemerkt, daß auch für Lungentuberkulose BRUNO LANGE, LYDTIN, ROLOFF und PAGEL feststellten, daß zwischen Virulenz und Tuberkelbazillen, Art und Verlauf der Lungentuberkulose kein Zusammenhang besteht. Der Lupus vulgaris kann trotz avirulenter oder stark abgeschwächter Bazillen florid und schwer in der Verlaufsform sein. Das sagt uns, daß nicht mehr der Erreger der Akteur ist, sondern komplexe Vorgänge einer Kausalkette (vegetative Allergie im Sinne NONNENBRUCHs) der eigentliche Ausdruck der Krankheit sind. Der Erreger ist spezifisch, die Reaktion aber ist unspezifisch und ist im wesentlichen als Ausdruck der Sensibilisierung neural gesteuert. Der Erreger startet die Krankheit, den Verlauf bestimmt der Wirt, wobei die Erbfaktoren sehr stark beteiligt sind. Die Fähigkeit aber, wie weit die Sensibilisierung getrieben werden kann, zeigt ein Beispiel, das infolge individuellen Verhaltens nicht zielstrebig reproduzierbar ist (bekanntlich auch nicht das Sanarelliphaenomen).

Löst man nämlich durch eine i.m. Tuberkulingabe (etwa 1/100 mg) eine Sensibilisierung eines Lupusherdes aus, wobei noch keine wesentliche Herdreaktion ausgelöst werden muß, dann wird durch einen 2. Schock mit einer massiven Alttuberkulingabe (1/4 mg) oft ein Arthusphaenomen „fern" ausgelöst.

Das Arthusphaenomen offenbart sich bekanntlich in Nekrose und Abstoßung der Haut am Ort der Reinjektion des Antigens, wobei die vorausgegangene Sensibilisierung die Bedingung ist. Das Phaenomen beruht nach allgemeiner Ansicht auf einer Antigen-Antikörperreaktion. Die Antikörper sind intrazellulär fixiert. Im Demonstrationsobjekt werden also durch die primäre Injektion die Antikörperbildung angeregt und durch den brutalen 2. Stoß mit heftigster explosiver Entzündung der ganze Lupusherd von Handflächengröße zur Abstoßung gebracht. Phaenomen und Heilerfolg sind in der Berliner Dermatologischen Gesellschaft demonstriert [FUNK: Dermat. Z. **68**, S. 91 (1933), Karger-Verlag].

Mit vorstehenden Ausführungen versuchte ich, in großen Zügen die Tuberkulose vom Standpunkt einer allgemeinen Infektion aus zu betrachten, um für die praktische Arbeit die Grenzen unserer derzeitigen Einwirkungsmöglichkeit zu erkennen. Der Faktor Zeit, das Tempo der Durchseuchung spielen ebenso eine wichtige Rolle wie somatische, nervöspsychische Einflüsse. Die Resistenz ist erbgebunden, auch die Organdisposition, ebenso die Fähigkeit des Organismus, auf die Tuberkulose-infektion mit einer cyklisch verlaufenden Krankheit zu reagieren, deren Wesen in Inkubation, Generalisierung und Organmanifestation besteht (vgl. Lues, Lepra, Framboesie). Die Allergie steht unter einem entscheidenden Einfluß des Nervensystems und des endokrinen Systems, das somit zum eigentlichen Gestaltungsfaktor wird. So gesehen, stellt uns nach wie vor die Tuberkulose vor ein Problem mit Verkettung und Verzweigungen, das von einer Einmütigkeit der Auffassung noch weit entfernt ist. Die Rindertuberkulose und der Bazillengehalt der Milch verdienen Beachtung, nicht nur die der Kinderärzte, sondern auch der Dermatologen, weil die Lymphdrüsentuberkulose (Fütterungsinfekt) als Vorreiter der colliquativen Tuberkulose und des Lupus (MONCORPS) gilt. Der Landwirt hat wirtschaftliche Interessen, der Hygieniker und der Arzt ideelle. Die BCG-Impfung hat den Sinn, die sogenannte Infektionsimmunität der Tuberkuloseinfizierten auszunützen. Sie ist keine Vollimmunität. Man hofft aber, den Säugling und das Kind so weit zu schützen, daß es entweder nicht oder nicht schwer oder erst im Erwachsenenalter erkrankt, um damit den Verlauf und vielleicht auch die Art der Metastasierung (vgl. UEHLINGER) der Tuberkulose zu steuern.

Mit allen diesen Maßnahmen wird aber nur ein Ziel verfolgt, die Tuberkulose zu erfassen, zu heilen und ihr vorzubeugen. Die Lupuskarteien müssen gleich den bewährten Tuberkulosefürsorgestellen, die bekanntlich trotz größter Sorgfalt und Arbeitsintensität einen frischen Streuherd gemäß der Tücke des Objekts immer erst relativ spät erfassen können, Treuhänder dieser selbstlosen Arbeit sein.

Aus der Lupusheilstätte des Wilhelminenspitals Wien.
(Vorstand: Prof. Dr. G. RIEHL.)

Behandlung der Hauttuberkulose.

Von

G. RIEHL.

Die noch vor gar nicht langer Zeit äußerst schwierige, komplizierte und kostspielige Behandlung des Lupus ist bekanntlich durch die revolutionierenden Neuerungen auf therapeutischem Gebiet von Grund auf vereinfacht und unvergleichlich wirksamer gestaltet worden. Schlag auf Schlag folgten dem *Vitamin D_2* das *Conteben*, das *Streptomycin* und die *Para-Aminosalicylsäure*. Fast scheint es mir die wichtigere Aufgabe zu sein, die Ärzteschaft mit den oft beträchtlichen Gefahren der neuen Methoden vertraut zu machen, als mit den allgemein bekannten Vorteilen. Schon 1947, als wir in Wien mit der Vitamin-D-Therapie begannen, versäumten wir es nicht — gewarnt durch Meldungen über Todesfälle in der Weltliteratur — bei Anwendung des neuen Mittels alle erdenklichen Vorsichtsmaßnahmen aufs genaueste einzuhalten. Wenn wir daher glücklicherweise unter einer Zahl von etwa 700 so behandelten Patienten kein Opfer zu beklagen haben, so war doch die Zahl der gefährlichen Zwischenfälle eine beachtliche. An *Lungenkomplikationen* während der Vitamin-D-Behandlung sahen wir einen Fall von Kavernenbildung und sechs Fälle von miliarer Aussaat, die alle mit Streptomycin beherrscht werden konnten. Selbst in einem Fall mit nur einem Drittel der üblichen Einzel-Dosierung kam es nach 40×200000 E zu miliarer Lungenaussaat. Noch gefährdeter sind naturgemäß Fälle, die unserer direkten Beobachtung entzogen sind. Wir erhielten von einem Fall in der Provinz Kenntnis, der infolge ungenügender ärztlicher Überwachung während der Kur und Weiterführung derselben trotz Warnung, an Phthise zugrundeging. Es handelte sich um einen 30jährigen Mann mit Lupus der Mundschleimhaut. Eine 32jährige Frau mit Gesichtslupus wurde an unserer Anstalt mit Vitamin D anbehandelt, in ihrer Heimat führte der dortige Arzt die Kur weiter, stellte nach 60 Dosen plötzlich Anstieg der BKS fest und entdeckte daraufhin eine Caverne im linken Oberlappen. Heilung mit Streptomycin. Ein hervorragendes Verdienst des Praktikers.

In zahlreichen Fällen sahen wir durch Vitamin D *Nieren*schädigungen auftreten. Nur in wenigen Fällen kam es zu längerdauernder Reizung bzw. Entzündung; meist gingen die Erscheinungen nach Aussetzen der Therapie rasch zurück, nur wenige zogen sich durch Monate hin. Auch hierin liegt ein nicht zu unterschätzendes Gefahrenmoment.

Hingegen ist die im Schrifttum besonders hervorgehobene Gefahr einer *Hypercalcaemie* sehr gering. Unter den 700 Fällen fand sich nicht ein einziger bedrohlicher Anstieg des Blutcalciumspiegels während der Kur. Immerhin halten wir an der fallweisen Kontrolle des Blut-Ca fest.

Für den Praktiker, der Hauttuberkulose *ambulatorisch* behandeln will, sind also folgende Punkte besonders zu beachten: Vor Beginn der Kur genaueste klinische und röntgenologische Untersuchung. Nur bei einwandfreiem Lungen- und Nierenbefund soll die Behandlung in Betracht kommen. Während derselben periodische Kontrolle des Harns, der BKS, des Blutdrucks, auch der Lungen (Rö). Während der Kur genaues Achten auf Intoleranz- bzw. Intoxikationserscheinungen, wie Anorexie, Nausea, Schmerzen in abdomine, Darmstörungen, Polydipsie, Poly- bzw. Pollakisurie; seltener vorkommend: periphere Neuritiden, Polyneuritis oder gar laesio nervi optici, manchmal Gewichtssturz. Kalktransport kann nur bei verantwortungsloser Überdosierung zustandekommen.

Auffallend ist es, daß bei unserem Krankengut die in der Anfangszeit der Vitamin-D-Behandlung häufig gesehenen schweren Herdreaktionen an den Lupusherden immer seltener werden, daß auch alle anderen Intoxikationserscheinungen weniger häufig zur Beobachtung gelangen. Ob dies mit dem damals sehr schlechten, inzwischen normalisierten Ernährungszustand der Bevölkerung zusammenhängt, bleibe dahingestellt.

So wichtig auch die Vermeidung von Schäden bei der Vitamin-D-Behandlung ist, darf man doch im Interesse des *Dauer*erfolges, nicht in den Fehler verfallen, nach klinischer Abheilung die Behandlung *zu früh abzubrechen*. Wir können und sollen im Einzelfall weitgehend individualisieren, doch möchte ich als Minimum 100 Dosen zu 600000 E pro Kur annehmen. Das Einschieben von Pausen, gleichzeitige Anwendung anderer Mittel bleibt dem Ermessen des Behandelnden überlassen. Unbestritten ist der große Wert der Gerson-Sauerbruch-Diät als Unterstützung. Selbstverständlich wird an unserer Anstalt von den Einrichtungen wie Finsenbestrahlung, aber auch in bestimmten Fällen von der Ätzung oder der Exzision weitgehend Gebrauch gemacht. Gerade das Zusammenspiel aller verfügbaren Methoden führt zu optimalen Erfolgen. Wenn auch völlige Versager des Vitamin D sehr selten sind — wir sahen im ganzen nur 10 refraktäre Fälle — so sind gerade bei solchen die alten Methoden, die neuen Chemotherapeutica und Antibiotika besonders wertvoll. An *Rezidiven*, trotz ausreichender Behandlung mit Vitamin D, kamen bisher 22 Fälle zur Beobachtung. Diese Rückfälle bestanden durchwegs nur aus wenigen, oberflächlichen Knötchen und waren leicht zu beseitigen.

Besonders wichtig sind die neuesten Mittel für Fälle, in denen Vitamin D wegen bestehender Gegenanzeigen, z. B. florider Lungentuberkulose, nicht angewendet werden kann.

Über die unterschiedliche Wirkung des Vitamin D bei den verschiedenen Haut-Tbc-Formen sei gesagt, daß der *Lupus vulg.* das Hauptindikationsgebiet bildet. Klinische Erscheinungsfreiheit wird fast regelmäßig innerhalb der ersten 3—4 Monate der Kur erzielt; histologische Kontrollen ergeben, daß die Weiterführung der Behandlung durch lange Zeit unbedingt notwendig ist. Bezeichnenderweise spricht das *Sarkoid* Boeck auf Vitamin D besser an als auf irgendwelche anderen Mittel, allerdings viel langsamer als beim Lupus vulg. Beim Scrophuloderm können wir in den meisten Fällen bei bestehenden eingeschmolzenen Lymphknoten einer unterstützenden operativen Behandlung nicht entraten (Messer oder Diaschlinge). Auch die selteneren kolliquativen Formen (*Tbc. fungosa* usw.) sprechen nach unseren geringen Erfahrungen nicht gut an. Schwer beeinflußbar ist das *Erythema induratum Bazin*. *Papulonekrotische* Tuberkulide und *Lichen scrophulosorum* sind praktisch refraktär. Wir sahen sogar Neuauftreten dieser Formen während der Vitamin-D-Behandlung (haematogene Streuung). Dasselbe gilt auch für das *Granuloma annulare*. Ähnliche Beobachtungen finden sich in der Literatur. Bei *ulzeröser Schleimhauttuberkulose*, die ja meist, wie auch spezifische Analfisteln, Ausdruck tuberkulöser Infektion innerer Organe ist, hat größte Vorsicht zu obwalten, auch sind die Erfolge gering. Behandlung mit *reduzierten* Dosen schützt nicht immer vor Schäden; am ehesten kommt die von mir angegebene *lokale* Um- und Unterspritzung mit Vitamin D in öliger Form in Frage.

Von den übrigen Mitteln ist das harmloseste die *Paraaminosalicylsäure* bzw. ihr Na-Salz. Die besten Wirkungen sahen wir bei *Lymphomata colli* und *Scrophuloderm*. Dosierung: 18 Tabl. tägl. auf einmal zu nehmen (Aminacyl Wander), evtl. Spülung mit 5%iger Lösung. Volle Heilung bei Lupus ist nur ganz ausnahmsweise erzielbar. An Nebenerscheinungen kamen nur Anorexie und Magenbeschwerden vor.

Unsere Erfahrungen mit *Thiosemicarbazon* reichen erst etwa $1^1/_2$ Jahre zurück. Ich kann die in Deutschland gemachten ausgezeichneten Erfahrungen nur bestätigen. Beim *Conteben* wie auch beim österreichischen *TBK* (Dr. KUTIAK) kommen Knochenmarksschädigungen vor. Große Vorsicht und ständige Kontrolle des Blutbildes ist daher am Platze. Die Gefahr einer Provokation bestehender Lungenaffektionen scheint geringer zu sein als beim Vitamin D, was einen Vorteil bedeutet. Wir sahen eindrucksvolle Wirkung besonders bei *Schleimhautlupus*; auch Tuberkulide, wie *Lichen scrophulosorum* und *papulonekrotische* Tuberkulide und *Inokulationstuberkulose* sprechen gut an. Die Neigung zu Rückfällen scheint größer zu sein als beim Vitamin D, weshalb mit einer Behandlungsdauer von vielen Monaten gerechnet werden muß. Für die intensive tuberkulostatische Wirkung spricht, daß bisher über völlige Versager noch kein Bericht vorliegt. Unter 44 Schleimhaut- und Hautlupusfällen sahen wir allerdings einen Versager. Langsameres Ansprechen der colliquativen Tuberkulose scheint die Regel zu sein. Thiosemicarbazon wird also vor allem dann mit Vorteil gegeben, wenn Vitamin D versagt bzw. nicht gegeben werden kann. Ob es dazu angetan ist, Vitamin D evtl. ganz zu ersetzen, darüber fehlt uns noch genügende Erfahrung. Dosierung: $^1/_2$ —1 Tabl. oder Dragee tägl. nach der Mahlzeit (0,05 g), alle 8—14 Tage Steigerung der Dosis um $^1/_2$—1 Tabl. Maximum: 2 Tabl. tägl. Die bisher beobachteten toxischen Erscheinungen waren durchwegs leichte. Ein toxisches Exanthem rezidivierte, ein Enanthem der Mund- und Nasenschleimhaut trat auf. In vielen Fällen kam es zu Menstruationsstörungen, bei postklimakterischen Patientinnen zu Schmerzen in der Adnexgegend. Appetitlosigkeit, Erbrechen, Durchfall usw. sind manchmal bei Reduktion der Dosis und Verabreichung von Sedativa und Antihistaminika beherrschbar.

Über das *Streptomycin* sind unsere eigenen Erfahrungen noch geringer, da uns das kostspielige Präparat nur in kleinen Mengen zur Verfügung stand. Immerhin haben wir schon einige verblüffend rasche Heilwirkungen gesehen. Dies steht im Einklang mit den übrigen, gerade für die Haut-Tbc ebenfalls spärlichen Angaben aus der Literatur. Besonders *Schleimhaut*erscheinungen, auch bei der sonst so schwer beeinflußbaren *Tuberculosis ulcerosa mucosae*, gehen u. U. innerhalb weniger Tage zurück. Freilich neigen auch scheinbar völlig geheilte Läsionen zu Rückfällen, auch wird über eine sich relativ häufig entwickelnde Resistenz der Tbc-Bazillen gegen das Mittel berichtet, die innerhalb von 60—90 Tagen eintritt. Bekannt sind die Nebenerscheinungen, vor allem die *Schädigung des Gehörorgans*. Die Dosierung besteht in der üblichen Allgemeinbehandlung mit i.m. Injektionen. Es werden ungefähr 20 mg/kg verwendet, wobei tägl. 1 g i.m. verabreicht wird. Sehr wirksam ist häufig die Lokalbehandlung, die in Um- und Unterspritzung der Herde mit Streptomycinlösung (pro Injektion etwa $^1/_4$ g) besteht. Auch in Salbenform bewährt sich das Mittel besonders bei ulzerösen Prozessen. Bei einer Reihe von Fällen sahen wir vor allem von der lokalen Umspritzung, die z. T. mit Streptomycinsalbenbehandlung und i.m. Injektionen kombiniert war, Hervorragendes (exulzeriertes Erythema induratum, tuberkulöse

Ulzera der Zunge und ad anum). Bei mehreren Lupusfällen war eine
deutliche Besserung innerhalb kurzer Zeit erzielbar, in 2 Fällen durch
örtliche Umspritzung allein, von denen einer gegen Vitamin D und Thiosemicarbazon resistent war. Bei 2 Fällen von Lupus vulg. plus Lungen-
Tbc wirkte das Streptomycin auf beide Prozesse günstig. Allerdings verfügen wir auch über einen Fall von Lupus vulg., der auf 60 g Streptomycin (i.m. und lokal) nicht ansprach. Zweifellos lebensrettend wirkte
es bei einem jungen Mädchen, bei welchem nach 60 Dosen Vitamin D eine
miliare Aussaat in beiden Lungen auftrat. Diese infauste Komplikation
wurde durch Streptomycin geheilt, leider stellte sich aber völlige Taub-
heit ein.

Über *Dihydrostreptomycin* fehlt uns noch die genügende Erfahrung.
Seine geringe Toxizität bei bester Wirkung wird gerühmt; ebenso die des
Neomycin's, das bei uns noch nicht erhältlich ist.

In einer geeigneten *Kombination* der einzelnen Mittel sehen wir große
therapeutische Möglichkeiten, die zu erkunden wir eben bemüht sind.
KALKOFF verwendet mit Vorteil Vitamin D und Conteben gleichzeitig,
was wir bestätigen können. Streptomycin mit Thiosemicarbazon bewährte sich uns in einigen Fällen von Erythema induratum, wobei das
Antibiotikum in relativ geringer Dosis in die Knoten gespritzt wurde.
Andere Kombinationen, wie PAS plus Conteben usw., sind erfolgversprechend.

In der erfreulichen Vielfalt der Mittel und ihrer gegenseitigen Ergänzung und Unterstützung liegt die große Schlagkraft der modernen
Behandlungsmethoden.

Aus der Lupusheilstätte des Wilhelminenspitals Wien.
(Vorstand: Prof. Dr. G. RIEHL.)

Pathogenese
und Therapie des Erythematodes discoides.

Von
GUSTAV RIEHL.

Der ehrenden Einladung, über die chronischen Formen des Erythematodes zu sprechen, bin ich mit Vergnügen gefolgt; gibt uns doch
die Krankheit mit ihren Übergängen ins subakute und akute Stadium
immer noch Rätsel auf, ebenso wie die Therapie immer noch problematisch ist

Die Wiener Lupusheilstätte befürsorgt auch die Erythematodesfälle
des ganzen Landes Österreich. Aus dem großen Krankengut möchte ich
heute einiges herausgreifen.

Ohne auf das vertraute klinische Bild des E. chron. discoides oder disseminatus einzugehen, seien nur einige seltene klinische Bilder erwähnt,

die differentialdiagnostische Schwierigkeiten hervorrufen können; so die scharf begrenzten Anhäufungen von *colloid degeneriertem* Bindegewebe, die in den atrophischen Zentralpartien des Erythematodes bisweilen bräunliche, den Knötchen des Lupus vulg. täuschend ähnlichsehende Maculae bzw. Noduli bilden. Auch *banale Rundzellinfiltrate* können solche vortäuschen. Differentialdiagnostisch wichtig sind auch *hypertrophische* Formen des Erythematodes, die Lupus vulgaris nachahmen können. *Körperherde* an nicht dem Licht ausgesetzten Stellen können differentialdiagnostische Schwierigkeiten bereiten. *Ulzeration* und *Mutilation* sind beim Erythematodes weit seltener als beim L. vulg.; ab und zu sehen wir jedoch sogar weitgehende Veränderungen und Zerstörungen beim Erythematodes. Dasselbe gilt für die maligne Degeneration auf dem Boden eines Erythematodes chronicus. Ein ganz besonders seltenes Vorkommnis stellt die Entstehung eines Sarcoma in Erythematodes dar. Den, wie wir glauben, bisher einzigen einschlägigen Fall beobachteten wir vor einigen Jahren (Projektion von Lichtbildern). Klinisch schwer zu erkennen ist der Lupus *vulgaris erythematoides* (LELOIR). Scheibenförmige Herde, im Zentrum atrophisch, der Rand von einem diffusen, bräunlichen, kaum erhabenen ringförmigen Infiltrat gebildet, welcher von festhaftenden Schuppen bedeckt ist, täuschen einen Erythematodes in so vollkommener Weise vor, daß nur die histologische Untersuchung den Irrtum aufklärt. Als *Chilblainlupus* (HUTCHINSON) wird einerseits eine Mischform von *papulonekrotischen Tuberkuliden* und *Erythematodes* beschrieben, während JADASSOHN eine *akroasphyktische* Form des *Erythematodes ohne* tuberkulöse Komponente darunter verstanden wissen will. *Echte Mischfälle* (Vulgaris plus Erythematodes) sind als große Seltenheit beschrieben.

In frühen Stadien ist die Diagnose Erythematodes schwer mit Sicherheit zu stellen. *Lichtdermatosen, Hydroa vacciniformia, Perniosis* und BOECKs *Sarkoid* müssen manchmal differentialdiagnostisch in Erwägung gezogen werden; auch *Erythema exsudativum multiforme* und *Psoriasis* können u. U. Ähnlichkeit mit Erythematodes aufweisen.

An der *Schleimhaut* kommen der *Lichen ruber planus*, die *Lues*, *Leukoplakien* und bei *Exulzeration* auch die *Tuberkulose* differentialdiagnostisch in Betracht.

Die *Ätiologie* ist bekanntlich trotz aller Bemühungen noch ungeklärt, doch ist die Annahme engen Zusammenhanges des Erythematodes mit Tuberkulose für einen Großteil der Fälle als falsch erkannt. Freilich mögen folgende Beobachtungen zeigen, daß eine Entscheidung oft nicht leicht ist. Bei einer Patientin mit Körperherden von Lupus vulg., Erythema induratum, Lymphomata colli und gleichzeitig Erythematodes chron. des Gesichts kam es bei Alttuberkulinauswertung nach MANTOUX, die hoch positiv ausfiel, zu starken Herdreaktionen des Erythematodes, während die tuberkulösen Manifestationen unverändert blieben. Nach Abklingen der Entzündung heilte der Erythematodes rasch spontan ab. Durch die angeschlossene Vitamin-D-Kur kam es zu langsamer Heilung des L. vulg. und Erythema induratum, während der Erythematodes in gleicher Lokalisation wieder zum Vorschein kam. So verlockend es wäre, in diesen Vorgängen einen Beweis für die Tbc-Ätiologie des Erythematodes zu sehen, läßt sich einwenden, daß auch unspezifische Mittel oder solche anderer Spezifität, z. B. Trichophytin, ähnliche Reaktionen hervorrufen können. Auch das Wiederauftauchen des Erythematodes trotz der Vitamin-D-Kur spricht gegen die Tbc-Ätiologie. Bekanntlich ist ja auch das histologische Bild des Erythematodes nicht einmal „tuberkuloid". Hingegen spricht die häufig auch von uns gemachte Beobachtung, daß nach einer Entfernung von fokalen Infektionsherden Erythematodes nach Aufflackern abheilt, wie auch manch anderes Moment, für die Richtigkeit der Ansicht BROCQs, der Erythematodes sei als „réaction cutanée" bei nicht einheitlicher Ätiologie zu betrachten.

Wenden wir uns nun *auslösenden* und *prädisponierenden* Momenten zu, so können *lichte Haar-* und *Hautfarbe* sowie *Akroasphyxie* als sicher *prädisponierend* gelten, während die Rolle der Rosacea und Seborrhoe umstritten ist. *Auslösend* wirken meist das *Ultraviolettlicht*, vielleicht auch die *Hitze*; zweifellos gibt es aber auch eine Gruppe von *kälteempfindlichen* Erythematodeskranken. Bei manchen von diesen wirkt das Ultraviolettlicht paradoxerweise geradezu günstig. Was die *geographische Verteilung* anlangt, so behaupten die einen Autoren *nördliches*, *feuchtkaltes*, die anderen *südlich-sonniges* Klima begünstige den Erythematodes. Sicher *fehlt* die Krankheit in den *Tropen*. In Österreich kommt mehr Erythematodes in den südlichen Teilen vor. Bei lichtempfindlichen Fällen kreist zweifellos eine *sensibilisierende* Substanz im Blut, sei es das manchmal nachweisbare Porphyrin oder andere chemisch noch nicht definierte Substanzen. Es liegt nahe, einen Zusammenhang mit toxischer *Leberschädigung* anzunehmen, deren Nachweis in einzelnen Fällen gelingt. Ein weiterer auffallender Zusammenhang besteht manchmal einwandfrei mit dem *Menstrualzyklus*. Immer wieder berichten Patientinnen — diese überwiegen etwa 3:1 gegenüber den Männern — über *praemenstruelle Exazerbation* des Erythematodes. APFELTHALLER hat nachgewiesen, daß es sich in solchen Fällen um *Gelbkörpermangel* mit *Follikelhormon-Abbruchsblutung* handelt und konnte durch entsprechende, fein ausgewogene Hormontherapie manchmal deutliche Erfolge erzielen. Ferner sind *chemische* und *traumatische* Reize vielfach als für den Erythematodes auslösend bezeichnet worden. Eine einschlägige eigene Beobachtung betrifft einen Lokomotivführer, der bald nach einer Naphthaverbrennung der Nase an Erythematodes erkrankte. Nach Jahren entwickelte sich auch auf diesem Boden ein spinocelluläres Carcinom.

Was die *Therapie* anlangt, so erübrigt es sich, allgemein Bekanntes zu besprechen. Nur vermutlich Neues soll Erwähnung finden.

Lokale Maßnahmen: Je inveterierter der Herd, desto intensiver wirkende Mittel können angewendet werden. Bei subakut entzündlichen oder in frischem Ausbruch befindlichen Herden sind wegen Gefahr bedrohlicher Verschlechterung nur *mildeste* Maßnahmen gestattet. Manche bei Lupus vulg. bewährte Eingriffe, wie Exzision, Ätzung mit Pyrogallol, Röntgen-, Radium- oder gar U.V.-Bestrahlung sind verpönt. Ausnahmen bilden die kälteempfindlichen Erythematodesfälle (siehe oben). Eine milde, saubere und wirkungsvolle Anwendung des CO_2-Schnees stellt die m. E. nicht genug bekannte *CO_2-Acetonbreimethode* dar. Dem Kohlensäureschnee wird etwas Aceton beigefügt, die breiige streichbare Masse mittels Stieltupfers aufgetragen. Besonders mild und wirksam ist die 30—50%ige *Resorcin-Alkohol*-Betupfung (Spir. vini dil.), selbst bei leicht subakut entzündeten Herden. *Trichloressigsäure* soll für besondere inveterierte Fälle reserviert bleiben.

So skeptisch wir im allgemeinen sogenannten „Hausmitteln" meist mit Recht gegenüberstehen, muß ich doch zugeben, daß wir in vielen Fällen von chronischem und subakutem Erythematodes von der lokalen Anwendung von *Ziegenmilch* sehr Gutes sahen. Es wird entweder rohe Sahne oder die Haut abgekochter Milch auf die Herde gelegt.

Allgemeintherapie: Auch hier sei Bekanntes nur gestreift. Die oft ausgezeichnete Wirkung von *Goldpräparaten*, wie *Lopion*, *Solganal*, wird durch zwei nach dem Kriege in Österreich entwickelte Goldpräparate, *Auromeol* (TRAXL) und *Ultrachrysol* (MALIS & Co.) bestätigt. Auromeol forte, durch Bi. aktiviert, hat durch des letzteren katalysatorische Eigenschaften erhöhte Wirkung. Bekannt ist auch die Verwendbarkeit von Bi-Präparaten, wie *Bismogenol* (TOSSE), etwas niedriger dosiert als bei Lues. *Arsen*präparate werden besonders in der französischen Literatur gelobt. Es geht zu weit, daraus auf ätiologische Zusammenhänge mit Lues zu schließen. Anderseits wäre es falsch, aus der meist fehlenden Wirkung von *Sulfonamid*stößen und *Penicillin* zu folgern, Zusammenhänge mit fokaler Infektion seien damit widerlegt. Wissen wir doch, daß gerade abgekapselte Herde für diese Mittel unzugänglich sein können. Nicht vergessen sei Erwähnung der fallweise hervorragend wirkenden *Holländerkur* (Jod + Chinin). Unter Hinweis auf die schon besprochene Rolle der Leberschädigung muß zugegeben werden, daß in manchen Fällen ausgiebige Therapie mit *Leberpräparaten* und *Nicotinsäureamid* zum Erfolg geführt hat (VOLAVSEK).

Ebensowenig wie das Vitamin D_2 hat bei chronischen Fällen das *adrenocorticotrope Hormon (ACTH)* bzw. das *Cortison* irgendwelchen Heileffekt. Um so mehr beeindruckte uns die Heilung eines Falles von *Erythematodes acutus* mit infauster Prognose, der uns in moribundem Zustand eingeliefert wurde, durch das *adrenocorticotrope Hormon*. Ein zweiter Fall von Erythematodes chronicus cum exacerbatione acuta, der ganz im Anfangsstadium erfaßt wurde, konnte durch ACTH in kürzester Zeit ins chronische Stadium zurückgeführt werden, ohne daß allerdings dieses beeinflußbar gewesen wäre. Der ersterwähnte Fall ist seit $1^1/_2$ Jahren rezidivfrei.

Im Gegensatz zur Hauttuberkulose steht uns für den Erythematodes chronicus kein ätiotropes, auch kein Rezidive verhinderndes Mittel zur Verfügung. Im September 1949 wurde uns von der F. „Eggochemia" (Wien) ein Präparat namens „*Kresulfin*" als tuberkulostatisch zur Erprobung übergeben. Im Verlauf der Versuche erwies es sich gegen Erythematodes bedeutend wirksamer als gegen Lupus vulg., der nur wenig beeinflußt wird. Unter 110 Fällen waren 69 Erythematodesfälle; 21 heilten vollkommen ab. Von den übrigen wurde ein Großteil deutlich gebessert, manche stehen noch zu kurz in Behandlung. Dosierung:

Tabletten zu 0,1 g 3mal tägl. durch 5 Tage, 3 Tage Pause usw. Lokal kann Pinselung mit 3% öliger oder alkoholischer Lösung oder 5% Salbe angewendet werden. Selbst bei allein peroraler Anwendung vorkommende Entzündungsreaktionen dürfen nicht ausarten, daher ist Vorsicht am Platze, besonders, wenn auch lokal behandelt wird. Nach jeder Herdreaktion ist eine Involution des Erythematodes zu erwarten. *Kresulfin* ist eine organische Schwefelverbindung, leicht in Thiokresol umwandelbar und kann als Dithiokresol bezeichnet werden. Fortlaufende Überprüfung des *Blutbildes* ist unerläßlich, da das Mittel die *Haematopoese* schädigen kann. In solchen Fällen ist sofortiges Absetzen des Mittels, wenn auch nur temporär, geboten. Wenn es sich also beim *Kresulfin* auch wieder nur um ein symptomatisches Mittel handelt, so müssen wir doch seine große Brauchbarkeit anerkennen, um so mehr, als es sich beim *Lupus miliaris disseminatus* ebenfalls unerwarteterweise gut bewährt.

Aus der Universitäts-Hautklinik Freiburg. (Direktor: Prof. Dr. A. Stühmer.)

Allgemeine physikalische Therapie im Rahmen der Gesamtbehandlung von Hautkranken.

Von

A. Stühmer.

Wenn man die Behandlung von Hautkranken kritisch betrachtet, so ergibt sich ein eigenartiger Zwiespalt: Das moderne Schrifttum und die moderne Denkweise in der Gesamtmedizin legen immer wieder Wert auf die Feststellung, daß auch Hautkrankheiten vorwiegend als Teilerscheinungen allgemeiner Gesamterkrankung anzusehen seien. Es würde zu weit führen, Einzelheiten in dieser Beziehung anzuführen. Sie sind uns allen hinreichend bekannt. Demgegenüber steht auf der andern Seite unsere dermatologische Erfahrung, daß die Grundlage einer zielklaren und schnellen Beseitigung von Hautkrankheiten eben doch immer Maßnahmen rein äußerlicher Lokalbehandlung darstellen.

Dieser ewige Widerspruch muß meiner Ansicht nach jeden denkenden Dermatologen durch seine ganze praktische Tätigkeit begleiten. So z. B. ist die Vorstellung, daß gewisse „Ekzem"reaktionen der Haut auf fehlerhafte Ernährung zurückzuführen seien, in der Laienwelt und auch in den „Ganzheitsbestrebungen" der modernen Medizin so fest verankert, daß vielfach bestimmte Diätvorschriften angegeben werden, mit denen Ärzte sowohl wie Naturheilbehandler glauben, solche Krankheiten allein beseitigen zu können. Dabei wird immer wieder in positivem Sinne das eindeutige Beispiel der exsudativen Diathese des Kleinkindes angeführt, bei dem man nahezu mit experimenteller Sicherheit durch Milchfütterung eine Ekzemreaktion hervorrufen kann. Aber schon Jadassohn, der doch gewiß über eine riesige Erfahrung auf diesem Gebiete verfügte, hat mehrfach auf die eigenartige Inkongruenz hingewiesen, die darin besteht, daß er, im Gegensatz zu diesem Wissen um die Zusammenhänge bei der exsudativen Diathese der Säuglinge, sich nicht erinnern könne, einmal beim Erwachsenen auf eine Ekzemreaktion irgendeinen eindeutigen Einfluß allein durch diätetische Maßnahmen erzielt zu haben. Ich glaube, daß jeder erfahrene und kritisch denkende Dermatologe auch heute diese Meinung JADASSOHNs im wesentlichen noch wird bestätigen müssen. Es ist sehr merkwürdig, daß im Gegensatz dazu gerade von naturheilärztlicher Seite auf dem Gebiet der Hautkrankheiten die Theorie der internen Genese von Hautveränderungen und damit auch der Allgemeinbeeinflussung von Hautkrankheiten durch diätetische Behandlungsmaßnahmen hartnäckig festgehalten wird. Am weitesten geht in dieser Beziehung wohl BRAUCHLE, der noch 1943 in seinem „Handbuch der Naturheilkunde" schließlich in diesem Zusammenhang die lapidare Feststellung macht, daß es bei Hautkrankheiten eigentlich überhaupt nicht auf die Diagnose ankomme! Ob jemand eine Psoriasis, ein Ekzem oder auch eine floride, sekundäre Syphilis habe, sei im Grunde für den naturheilerischen Arzt gleichgültig, da die Behandlung sich doch höchstens graduell in den einzelnen Fällen unterscheide! Daß solche grotesken Übertreibungen nicht richtig sein können, liegt auf der Hand. Aber immerhin wird das Denken in unserem Fache doch von diesem ewigen Zwiespalt beherrscht.

Nun ist ganz sicher, daß in der Behandlung der Hautkrankheiten — oder besser vielleicht gesagt — des hautkranken Menschen in den letzten Jahrzehnten doch erhebliche Veränderungen vor sich gegangen sind. Wenn ich z. B. selbst noch daran denke, wie vor etwa 40 Jahren mich JESSNER in der NEISSERschen Klinik in die Hauttherapie einführte, so wird mir der Unterschied gegen heute außerordentlich deutlich. In dem kleinen Behandlungszimmer der NEISSERschen Klinik, das vielleicht $2^1/_2$ zu 2 m Bodenfläche hatte, waren die Wände von unendlich vielen kleinen Salbentöpfchen besetzt, die nun in ebenso unendlicher Kombination überall verwendet wurden. Man mußte dort unbedingt den Eindruck haben, daß man in eine ausschließliche „Salbenklinik" geraten war, wenn man, wie ich, von der Innern Medizin herkommend, die Dinge ansah.

In der heutigen Inneren Medizin werden die Hautkrankheiten oft auch ohne fachliche Diagnose in das Gesamtgeschehen des kranken Menschen eingeordnet. Wenn ich z. B. das anregende Buch „Die funktionelle Pathologie" VON v. BERGMANN betrachte, so findet sich darin die Auffassung, daß ihm z. B. die Lokalbehandlung der Colitis immer vorkäme wie eine „primitive Dermatologie, die sich einbildet, durch äußere Maßnahmen Hautkrankheiten beseitigen zu können". Daraus spricht die Grundanschauung, daß solche Lokalbehandlung auch bei Hautkrankheiten an sich auf falschen Voraussetzungen beruhe!

Demgegenüber glaube ich aber doch, bei aller Wertschätzung der allgemeinen funktionell-pathologischen Denkweise v. BERGMANNs, darauf hinweisen zu müssen, daß eben doch die dermatologische Grunderfahrung seit der Abgrenzung unseres Faches aus der Inneren Medizin und der Chirurgie dafür spricht, daß wir auf dem rechten Wege sind, wenn wir das Objekt unserer Tätigkeit, nämlich die Haut als Organ im Erkrankungsfalle zunächst *durch rein äußerliche lokale Behandlungsmaßnahmen* zu beeinflussen suchen. Wenn wir das außer acht ließen, würden wir uns eines wesentlichen Vorteiles unseres Faches begeben, der darin besteht, daß wir, im Gegensatz zum Inneren Mediziner, das uns interessierende erkrankte Organ unmittelbar vor uns sehen und damit auch lokalen Einwirkungen direkt zugänglich finden. Gegenüber allen dilettantischen Übergriffen anderer Disziplinen auf unser Fachgebiet müssen wir aufs schärfste betonen, daß, wie überall, auch für die Hautkrankheiten eine exakte fachlich-kritische Diagnose die Grundlage allen ärztlichen Handelns bleibt. GANS hat in letzter Zeit einmal gesagt, *„die Dermatologie*

wird Morphologie sein oder sie wird überhaupt nicht sein". Wenn das
für das Gebiet der Diagnostik und der Differentialdiagnose gilt, so muß
für das Gebiet der Behandlung von Hautkrankheiten der ergänzende
Zusatz gemacht werden: *„Die Grundlage der Behandlung von Hautkrankheiten wird immer zunächst eine gekonnte Lokalbehandlung sein müssen"*.

Das hindert natürlich nicht, daß wir trotzdem stets unser Augenmerk darauf
richten, ob sich Anhaltspunkte finden für innere Zusammenhänge und damit auch
Ansatzpunkte für eine irgendwie geartete innere *zusätzliche* Behandlung. Wir
wissen alle, daß gerade dieses einstweilen noch in einem unklaren Dämmerlicht
liegende Gebiet gegenwärtig geradezu die Domäne „modernster" therapeutischer
Bestrebungen ist. Ich sage im Kreise praktisch tätiger Dermatologen nichts Neues,
wenn ich auf die Hochflut von neuen Präparaten der pharmazeutischen Industrie
hinweise, welche täglich den einzelnen Arzt mit suggestiv wirkenden Prospekten
bestürmt und bedrängt. Es hat sich eine *„Spritztherapie der Hautkrankheiten"* entwickelt, die außerordentlich kostspielig ist, bei der aber im Allgemeinen der wirklich gesicherte Erfolg im umgekehrten Verhältnis steht zur Intensität der Werbung.
Ich bestreite keinesfalls, daß hie und da auf all den verschiedenen Gebieten mit
allgemein einwirkenden Mitteln auch Hautkrankheiten günstig beeinflußt werden
können, manchmal ganz überraschend, wie z. B. die Penicillinwirkung bei Acrodermatitis atrophicans, bei Sklerodermie u. ä. Aber ich glaube doch, einmal darauf
hinweisen zu müssen, daß *allzu kritiklos* in der Praxis Serien solcher Injektionen
verabfolgt werden, die oft völlig wirkungslos sind, die Krankenkassen über Gebühr
belasten und schließlich das Vertrauen in die ärztliche Kunst herabsetzen.

Ich pflege meinen Assistenten und Studenten immer wieder einzu-
prägen, daß eine *„gekonnte"* lokale *Behandlung* der Hautkrankheiten die
Grundlage ist, *wenn man das Vertrauen des Kranken gewinnen will!*
Denn man kommt auch bei hartnäckigen, z. T. außerordentlich quälenden chronischen Hautkrankheiten in der Regel relativ schnell zum Ziele,
befreit den Patienten von den belästigendsten Symptomen des Juckens,
der Schlaflosigkeit usw. und gewinnt so sein Vertrauen. Dabei halte ich
es für außerordentlich wichtig, sich nicht allzuviel auf die *Verschreibung
von Fertigpräparaten*, Salben in Tubenform usw. zu verlassen, sondern
durch *eigene Rezeptur* bei dem Patienten die begründete Meinung entstehen zu lassen, daß die Anwendungen auf seinen speziellen Fall sorgfältig vom Arzt abgestimmt sind. Hier schon beginnt die *psychische*
Seite des Problems der Behandlung von Hautkrankheiten, die meiner
Ansicht nach viel zu wenig berücksichtigt wird.

Wenn man die Behandlung des Hautkranken als *Persönlichkeit*, die
unter der Herrschaft ihrer Hautkrankheit steht, in den Vordergrund
stellt, so muß man festhalten, daß auf dem Gebiet der Hauttherapie die
klinische Behandlung, im Vergleich zu anderen Disziplinen, *einen auffallend geringen Raum einnimmt!* Das hat die verschiedensten Gründe.
Einer davon liegt in dem Odium der Hautklinik, die „Klinik der Geschlechtskranken" zu sein. Und trotzdem liegt hier ein grundsätzlicher
Fehler vor. Die chronisch juckenden und äußerlich entstellenden Hautkrankheiten beherrschen den Träger auch seelisch vollständig. Dabei
brauchen es nicht sehr ausgedehnte Krankheiten zu sein. Der Kranke
überschätzt vielmehr in der Regel den eigenen Zustand, weil er immer
wieder durch Jucken, Schlaflosigkeit usw. daran erinnert wird. Und er
glaubt, daß nun auch die Umwelt in ihm immer den Kranken sieht.
Das bedarf sorgfältiger Berücksichtigung.

Ich habe früher bei der Erörterung der *Lupusbehandlung* immer die einer zielklaren Lupusbekämpfung entgegenstehende Tatsache hervorgehoben, daß sich in der *Vorgeschichte* schwerer Lupuskranker *erst nach einer endlosen Kette von Versuchen unzulänglicher ambulanter Behandlung* eine klinische Aufnahme findet, nachdem der Patient, seelisch zusammengebrochen, sich nun den schweren Krankheitserscheinungen beugt. Auf dem Gebiet der chronisch juckenden und durch kosmetische Störungen entstellenden Hautkrankheiten liegen die Dinge ähnlich. Beim Lupus habe ich den Satz aufgestellt: *Wir müssen zu einer „Umkehrung der Anamnesen"* kommen. Eine gründliche klinische Behandlung sollte am *Anfang* eines Heilplanes stehen, der — über längere Zeit voraus erörtert — den Kranken zu der Überzeugung bringt, daß ihm geholfen wird. Der Kranke muß wissen, daß die anschließende Betreuung durch den sachkundigen Facharzt ihn dann weiter ausheilen und gesunderhalten wird.

Wenn wir so verfahren würden, so würde am *Beginn* der Behandlung ein eindrucksvoller Eingriff mit durchgreifendem Erfolg stehen, während bei dem anderen System zunächst mit jedem weiteren erfolglosen *ambulanten* Behandlungsversuch ein wesentlicher Teil des Vertrauens zur ärztlichen Kunst abgebaut wird, bis schließlich der Patient ziemlich hoffnungslos, ja häufig geradezu im Kampfstellung gegenüber dem Arzt, in die Klinik kommt. Es ist dann sehr schwer, das Vertrauensverhältnis wieder herzustellen.

Im Zusammenhang mit der *klinischen* Behandlung sei dabei noch folgendes hervorgehoben: Auch schwere und schwerste Hautkranke verhalten sich ganz eigenartig. Sie kommen herein völlig zusammengebrochen, erklären unter Tränen so nicht mehr weiterleben zu können usw. Wenn man ihnen dann durch klare *äußere* Behandlungsmaßnahmen in wenigen Tagen oft die quälenden Symptome nimmt, die Irritationen der kranken Hautstellen durch Scheuerung, Kratzen usw. beseitigt, so erholen sie sich sehr schnell. Die Haut — oft sehr viel gutwilliger als der Patient — stellt sofort ihr normales Oberflächengefüge wieder her, so daß zuweilen schon nach wenigen Tagen für den Laien das äußere Hautbild wieder normal erscheint. So überrascht einen der noch vor wenigen Tagen völlig lebensunlustige Kranke sehr bald mit der Frage, ob er nicht die Klinik wieder verlassen könne. Das ist ein Vorgang, den wir immer wieder erleben. Wenn wir diesem Bestreben der Kranken, dem natürlich auch wirtschaftliche Dinge zugrundeliegen, allzuleicht nachgeben würden, würden wir einen ärztlichen Fehler begehen.

v. BERGMANN hat in dem oben bereits zitierten Buch für den Bereich der Inneren Klinik darauf hingewiesen, daß es *Störungen funktioneller Art* der Organe gibt, die sich oberflächenmäßig gesehen noch nicht in pathologischen Erscheinungen ausdrücken. Er spricht z. B. im Zusammenhang mit der funktionellen Pathologie der Colitis von dem krankhaften Zustand einer „*Irritation*", die aber noch nicht pathologisch-anatomisch als Krankheit sichtbare Erscheinungen macht.

Er bezeichnet solche im äußeren pathologisch-anatomischen Bilde sich nicht ausdrückende Störungen als „*Betriebsstörungen*" und meint, daß diese ganz allgemein im Krankheitsgeschehen eine sehr viel größere Rolle spielen, als das allgemein angenommen wird. Auch in der Dermatologie haben wir allen Grund, mit solchen „Betriebsstörungen" zu rechnen und uns eingehend mit ihnen zu befassen. Die *Herdförmigkeit* der weitaus größten Mehrzahl der Hautkrankheiten darf nicht dazu verleiten, jeweils nur die erkrankten Hautabschnitte als betroffen anzusehen. Wir können vielmehr mit Recht vermuten, daß weit darüber hinaus, für unser Auge noch unsichtbar, Veränderungen im inneren Gefüge und vor allen Dingen in der Funktion des Gewebes vorhanden sind, die sich noch nicht sichtbar ausdrücken, die aber jederzeit durch sekundäre Reize zu sichtbaren Hauterscheinungen gesteigert werden können.

Ich erinnere in diesem Zusammenhang an die bei verschiedenen Hautkrankheiten bekannten Köbnerschen Reizeffekte, die ja darin bestehen, daß irgend eine mechanische oder chemische Reizursache, z. B. beim Psoriasiskranken das Kratzen an der Stelle des Reizes das Erscheinen von spezifischen Psoriasiseffloreszenzen hervorrufen. Wir müssen damit rechnen, daß solche spezifischen Betriebsstörungen in gewissem Sinne jeweils das *gesamte* Hautorgan betreffen. Es reagiert als *Ganzes*, auch wenn es nur in einzelnen Krankheitsherden sichtbar erkrankt erscheint. Auch die „Ekzembereitschaft" bei irgendwo am Körper bestehenden, umschriebenen Ekzemreaktionen ist ja eine bekannte Erscheinung, und es kommt bei dermatitischen Reizen bekanntermaßen zur *Mitreaktion* von Körperstellen, die weit entfernt liegen vom ursprünglich angreifenden Reiz. Ich habe schon früher in meinen Studien über ein Geschwisterpaar, welches an der *dystrophischen Form der Epidermolysis* litt, festgestellt, daß die *histologischen* Vorbedingungen für die dystrophische Lösung der Epidermis vom Papillarkörper auch an denjenigen Stellen vorhanden waren, an denen zuverlässig bis dahin keinerlei traumatische Blasenbildung aufgetreten war. Ich habe damals die Meinung vertreten, daß es sich bei diesem Krankheitsbild um eine generelle *neurovaskuläre Dysregulation* der gesamten Körperoberfläche handeln müsse, die von hormonalen Störungsfaktoren ausging, denn es handelte sich bei diesem Geschwisterpaar um *thyreogene Kretins!* Auch das Nikolskysche Phänomen bei Pemphigus deutet in dieser Richtung.

In diesem Zusammenhang sind für uns Dermatologen Beobachtungen wichtig, wie sie z. B. Kauffmann mit der Kantharidenblasenmethode machte. W. Bergmann berichtet darüber, daß in dem Blaseninhalt bei kruppöser Pneumonie *vor der Krise* ein zellarmes Exsudat festgestellt wurde. Nach der Krise dagegen sah Kauffmann den Kantharidenblaseninhalt so stark mit Fibrin durchsetzt, daß die Blase nicht entleert werden konnte, sondern auch nach der Entfernung der Blasendecke gallertig stehen blieb. Hier läuft also offenbar zum gleichen Zeitpunkt, wo in der Lunge die fibrinöse Ausschwitzung vor sich geht, *auf der gesamten Hautoberfläche* eine gleichgerichtete Reaktionsbereitschaft ab. Ich glaube, daß man sich mit solchen *funktionellen Hautproben* in Zukunft mehr wird befassen müssen, denn sie versprechen Aufschlüsse gerade auf dem Gebiete der oben erörterten *unsichtbaren Betriebsstörungen*. Jede Bereicherung der Methoden zur Funktionsprüfung der *scheinbar gesunden* Haut muß von uns mit Freuden ergriffen werden, denn wir müssen gestehen, daß der Begriff einer normalen Hautfunktion noch außerordentlich unklar ist, und daß uns nur relativ wenige, sehr komplizierte Methoden mit unendlich vielen Fehlerquellen zur Verfügung stehen, wenn wir etwa mit Hautfunktionsproben an die Probleme herangehen wollen.

Aber der Begriff der *Betriebsstörung* wird uns auch in therapeutischer Beziehung weiterführen können. Es ist zuweilen gegen die energische klinische Behandlung von Ekzemkranken z. B. eingewendet worden, daß die im Krankenhaus bei Milieuänderung und lokaler Behandlung relativ leicht zu erzielende Abheilung einzelner Ekzemherde deshalb keinen besonderen Wert habe, weil nach der Erfahrung die Krankheit bald nach der Entlassung aus dem Krankenhaus wieder *rückfällig* werde. Die Beobachtung ist richtig. Sie hat aber ihren Grund darin, daß eben die *einigermaßen normal aussehende* Haut nach der Behandlung eines Ekzemherdes als „*gesund*" angesehen wird. In der Regel ist der Vorgang doch so, daß die Patienten gar nicht so lange warten wollen, bis auch das kritische Auge des Facharztes die erkrankt gewesene Hautstelle als normal bezeichnet. Schon wenn die äußeren Reizerscheinungen verschwunden sind, keine nennenswerte Schuppung, keine Bläschenbildung und kein Jucken mehr bestehen, drängt der Patient auf Entlassung. Er hält sich dann auch für berechtigt, die eben einigermaßen zur Ruhe gebrachte Haut schon wieder allen Schädlichkeiten des täglichen Lebens, Wassereinwirkung, Seifenwaschen usw. auszusetzen. Es ist erfahrungsgemäß außerordentlich schwierig, solchen Kranken klar zu machen, daß die in wenigen Tagen erzielte normale Oberflächenbeschaffenheit der Haut noch lange nicht beweist, daß nun auch jene unsichtbaren Betriebsstörungen wirklich beseitigt sind, als deren Ausdruck man das u. U. monatelang bestehende Ekzem bezeichnen mußte.

Es ist geradezu erstaunlich, warum der Begriff der „*Rekonvaleszenz*" auf dem Gebiet der Hautkrankheiten bisher überhaupt noch nicht berücksichtigt worden ist! Ich sehe die Aufgabe des Hautarztes darin, nach der durch äußere Behandlungsmittel erzielten Normalisierung der Hautoberfläche dafür zu sorgen, daß auch diese Betriebsstörungen planmäßig beseitigt werden. Und das kann nur in einer *Nachbehandlungsperiode der Rekonvaleszenz geschehen, die sich auf das ganze Hautorgan erstrecken muß! Es ist das der Augenblick, wo der Arzt der lokalisierten Hautkrankheit, vielleicht sogar des einzelnen Krankheitsherdes, zum ärztlichen Fürsorger des hautkranken Menschen wird!* Schon während der ersten kritischen Tage der Behandlung der quälenden Krankheitsherde muß der Dermatologe seinen Patienten seelisch so weit in die Hand bekommen, daß er eben von vornherein nicht erwartet, daß mit der Beseitigung der gröbsten Störungen nun auch bereits Gesundung eingetreten sei.

Für diese Behandlungsperiode der *Rekonvaleszenz* nach einer Hautkrankheit müssen naturgemäß ganz andere Behandlungsgrundsätze gelten als für die Periode der lokalen Beseitigung der einzelnen Krankheitsmanifestationen. Die *Rezidivneigung* vieler Hautkrankheiten entspringt eben der Tatsache, daß man die Behandlung mit der lokalen Behandlungsperiode für abgeschlossen hält, was natürlich den Wünschen und der Gedankenwelt des Kranken entgegenkommt. Die *viel wichtigere* Rekonvaleszenzbehandlung muß sich an die Haut als ein Gesamtorgan wenden, das volle Funktionen über die ganze Körperoberfläche haben muß, um den Körper gesund zu halten. In letzter Zeit sind auf diesem Gebiete wesentliche Fortschritte erzielt worden. Ich erinnere an die Erkenntnisse, die, auf allen Gebieten der Medizin das Wissen bereichernd, sich an die Entdeckung des Feinbaus der peripheren Nervenversorgung des lebenden Gewebes anschließen. Die Untersuchungen von STÖHR, VON FEYRTER, SUNDER-PLASSMANN u. a. haben die Annahme eines weit verzweigten *vegetativen Nervenendnetzes (Terminalreticulum)* als Vermittler universeller Lebensreize immer mehr wahrscheinlich gemacht. An meiner Klinik hat JOHN für die verschiedenen Bestandteile der Haut eine Bestätigung der Forschungen STÖHRs erbracht, und auch ORMEA konnte in erneuter Überprüfung diese Befunde wiederholen und erweitern. Damit wird es sehr wahrscheinlich, daß die beherrschende Rolle, welche den *neurovegetativen Zwischenhirnzentren* von VEIL und STURM zugeschrieben wird, für alle peripheren Vorgänge Geltung hat, und daß damit das gesamte normale physiologische und krankhafte Geschehen von diesen Innervationseinflüssen beherrscht zu denken ist. RICKER hatte in seiner *Relationspathologie* schon vor SPERANSKY dem neuro-vegetativen Geschehen eine ganz beherrschende Rolle zugeschrieben. Es kann allerdings nicht außer Acht gelassen werden, daß dagegen sich auch mancher Widerspruch geltend machte. Gegenüber dem Satze, daß *nichts ohne das Nervensystem*" im Organismus vor sich gehen könne, ist doch daran zu erinnern, wie das z. B. FRITZ LANGE vor kurzem tat, daß im Pflanzenreich sehr viele Erscheinungen beobachtet werden, welche Reaktionsformen des menschlichen Körpers sehr ähnlich sind. LANGE erinnert an den Phototropismus, an die

Bewegungsreize des Sonnentaus, der Mimosen, die alle ohne Nerveneinfluß vor sich gehen, da ja im Pflanzenreich Nerven nicht bekannt sind. Ich möchte auch darauf hinweisen, daß der unendlich geheimnisvolle Vorgang der *Wundheilung* und *Narbenbildung* bei der Pflanze mit der gleichen Zielstrebigkeit abläuft wie bei Mensch und Tier. Und man weiß auch, daß die *Blutstrombahn des Dotterblattes* beim Hühnerembryo keine Nerven enthält, wie der Pathologe Ehrlich und Alfred Cohn festgestellt haben. Die Nerven des Hühnerembryos enden am Austritt der Dottergefäße aus dem Körper, und trotzdem glauben die genannten Autoren festgestellt zu haben, daß das sog. Rickersche Stufengesetz auch für die nichtinnervierten Strombahngebiete des Dotterblattes gilt.

Unter allen Umständen aber werden gerade wir Dermatologen bei der Abschätzung des Wertes solcher modernen Erkenntnisse die Eigenart der Haut als weitgespanntes Oberflächenorgan besonders berücksichtigen müssen. Die Hautbeschaffenheit, auch des gesunden Menschen, entspricht eigentlich niemals einer „*Norm*". Wer bei sich selbst aufmerksam die Durchblutung, die Durchfeuchtung der Haut, die Faltbarkeit, das Oberflächenbild der Epidermis beachtet und die subjektiven Empfindungen über diese Hautbeschaffenheit sich von Zeit zu Zeit klarzumachen versucht, wird feststellen, daß allein schon die Suche nach dem Begriff einer „*gesunden Haut*" außerordentlich schwierig ist. Nicht nur das Lebensalter, das Geschlecht usw. haben Abänderungen zur Folge, sondern im Laufe eines Tages kann man einen steten Wechsel in all diesen genannten Zuständen feststellen! Am sinnfälligsten ist wohl die Empfindung, daß man geschmeidige dünne Finger hat zu irgendeiner Tageszeit und dann wieder kurze Zeit darauf das Gefühl maximal durchbluteter, gespannter Haut. Es gibt praktisch für diese in unseren dermatologischen Befundberichten so gut wie niemals berücksichtigten Dinge keine Normen. Wir sind z. Z. bestrebt, objektive Maße für die Durchfeuchtung, Durchblutung, den Turgor der Haut usw. zu bekommen. Aber alle Methoden der Elastometrie u. ä. lassen vollständig im Stich, weil sie zu kompliziert sind, um schnell vorübergehend wechselnde Zustände zu fixieren.

Ganz sicher ist aber, daß für die Beurteilung des *hautkranken Menschen* die jeweilige *allgemeine reaktive Ausgangslage* seines Hautorgans von entscheidender Bedeutung sein wird. Abgesehen von sehr ausgedehnten, universellen Erythrodermien bleiben bei jedem Hautkranken, um den wir uns ärztlich bemühen, die meisten Hautbezirke unverändert, jedenfalls makroskopisch. Und für diese Hautbezirke wird man die jeweilige Reaktionslage sorgfältig prüfen müssen und den Befund zu dem Verhalten der erkrankten Hautabschnitte in Beziehung zu setzen versuchen.

Die meisten Hautkrankheiten treten in mehr oder weniger kreisförmigen oder jedenfalls bogenförmig begrenzten Einzelherden auf und schreiten *nur sehr langsam* nach der Peripherie zu fort. Nicht nur offenbar parasitäre Erkrankungen, Pilzflechten usw. breiten sich so aus, sondern auch andere chronische Dermatosen Psoriasis, Ekzem u. ä. Das gibt einen Hinweis für die dem Krankheitsgeschehen zugrunde liegenden *funktionellen Vorgänge*. Wir finden die reaktiven Reizerscheinungen Rötung, Exsudation, Pustelbildung mit den charakteristischen Primäreffloreszenzen am fortschreitenden Rand. Sie sind Zeichen der Auseinandersetzung des oft unbekannten „Krankheitsprinzips" mit der *gesunden*

Umgebung. Das gesunde, normal funktionsfähige Gewebe der Haut, insbesondere der Epidermis, setzt offenbar dem vordringenden Krankheitsprinzip *natürliche Widerstände* entgegen, die erst langsam überwunden werden können. Für die Behandlung solcher Kranker, die an den normal gebliebenen Hautstellen einsetzen muß, gibt das wertvolle Hinweise.

Ich möchte in diesem Zusammenhang auf neue Untersuchungsergebnisse zu sprechen kommen über den *Bau der Blutgefäße der Haut*. Man hat bisher angenommen, daß die Blutgefäßversorgung der Haut so konstruiert ist, daß aus den tiefen Gefäßbäumen in immer verfeinerter Verzweigung schließlich das periphere Kapillargespinst von der arteriellen Seite her hervorgeht, und daß dann über die venösen Kapillarbezirke der Weg wieder durch Zusammenfließen der feineren Strombahnen zu immer größeren zur Zentrale zurückführt. Man hat angenommen, daß nicht alle Kapillaren regelmäßig und gleichmäßig durchströmt werden, daß sie vielmehr je nach Bedarf mehr oder weniger verengt und vielleicht ganz abgeschaltet werden. Aber man hat für die Haut sowohl wie für die allermeisten inneren Organe doch die Vorstellung gehabt, *daß die einmal in das Verteilersystem eingeleitete Blutmenge nur auf dem Weg über das periphere Kapillarsystem den Kreislauf vollenden kann.* Nach Untersuchungen von HAVLICZEK, SPANNER u. a. Mitarbeitern scheint es nun aber so, daß in sehr großer Zahl in dieses Kreislaufsystem in einer tieferliegenden Schicht *arteriovenöse Anastomosen* eingeschaltet sind, die unter Umgehung des Kapillarsystems die direkte Überleitung arteriellen Blutes in den venösen Rückfluß ermöglichen. Bisher waren solche Anastomosen nur als seltene Vorkommnisse, z. B. in den MASSONschen Glomi unter den Nägeln und auch in einigen inneren Organen, z. B. in der Niere, funktionell bekannt. HAVLICZEK hat nun mit dem von ihm geführten Nachweis von unerhört vielen derartigen *Anastomosen in der Haut* eine völlig neue Auffassung von der Konstruktion der Blutgefäßversorgung der Haut angeregt: Er spricht von einer *Zweiteilung des Blutkreislaufs* insofern, als zu jedem Hautbezirk ein solches *Kurzschlußsystem* gehört, welches es ermöglicht, den Durchfluß durch die Kapillaren ganz oder teilweise auszuschalten. Er hat auch den Mechanismus dieser Vorgangs anatomisch klar gestellt. In der Intima der arteriovenösen Anastomosen finden sich Zellen, die offenbar auf vegetative Innervationen hin schwellen und abschwellen können. Durch Schwellung dieser Zellen wird die Anastomose geschlossen und damit der Blutstrom durch das Kapillarsystem gezwungen, durch Entschwellung dagegen die Kurzschlußbahn geöffnet, das Kapillarsystem mehr oder weniger ausgeschaltet.

Es liegt auf der Hand, daß solche neuen Auffassungen von der Blutversorgung der Haut für uns von größter Bedeutung sein müssen. Es ist durchaus möglich, daß diese Hautgefäßbezirke, die einzelnen solchen Strombahneinheiten zugeordnet sind, und die aller Voraussicht nach von der Hautoberfläche her gesehen, runde Epidermisbezirke versorgen, daß diese mit *eine* Ursache für die häufige *Kreisform* dermatologischer Krankheitsbilder darstellen. Ich halte es für durchaus möglich, daß dem oft gesehenen Bilde mehrerer, kreisförmiger, benachbart liegender Krankheitsherde, die dann ineinanderfließen und sich girlandenförmig begrenzen, das *Überspringen eines vegetativen Nervenreizes* von einem Gefäßbezirk auf den benachbarten zugrundeliegt. Unter solchen neuen Gesichtspunkten erfährt die *Morphologie* der chronischen Hautkrankheiten unter Umständen eine neue Beleuchtung. Die funktionellen Vorgänge hinter solchen morphologisch fixierten Krankheitsbildern zu suchen, ist unsere Aufgabe.

Im ganzen gesehen kann man einen großen Teil der chronischen Hautkrankheiten, die für solche Erwägungen in Betracht kommen, auffassen als sog. „*Domestikationsschäden der Haut*". Es ist sicher kein

Zufall, daß Hautkrankheiten nicht infektiöser Ursache in chronischer
Form bei all den Völkern südlicher Länder kaum vorkommen, die in
ursprünglichen Lebensverhältnissen leben, ihre Haut viel der Sonne,
der Luft, d. h. den natürlichen Lebensreizen aussetzen. Solche Domestikationsschäden sind also Folgeerscheinungen der Zivilisation und der
unzweckmäßigen Behandlung, die die Haut als Organ unter den bei uns
üblichen Lebensbedingungen erfährt.

Eine zielbewußte *Behandlung von Hautkrankheiten* wird darauf
Rücksicht nehmen müssen, und es ergibt sich, wie gesagt, eine *Zweiteilung der Behandlungsaufgabe*. Zunächst muß mit *lokalen* Behandlungs-
mitteln möglichst schnell das normale Oberflächengefüge der Haut wieder
hergestellt werden, womit es dann meist gleichzeitig gelingt, die subjektiven Beschwerden ebenfalls zu beseitigen. Das wird in der Regel
schnell möglich sein. Allerdings muß man da auf eine Eigenart der Hautkranken gefaßt sein. Die Forderungen, die nämlich der Hautkranke an
den Arzt stellt, sind meistens geradezu erstaunlich. Eine Hautkrankheit,
die den Menschen Monate oder Jahre auf das schwerste belästigte, soll
nun vom Facharzt behandelt werden: In selbstverständlich ambulanter
Behandlung, ohne auffallende Verbände, ohne Verfärbung, ohne Berufs-
störung, ohne gesellschaftliche Belästigung und ohne Störung in irgendwelchen sportlichen Vergnügungen, aber selbstverständlich mit soforti-
gem dauernden Erfolg in wenigen Tagen. Dabei wird oft der *Termin*
bereits durch eine Reise, einen Festtag oder eine Familienfeier von
vorneherein festgelegt! Von dieser Gewohnheit der „*Terminarbeit*"
müssen wir unsere Hautkranken zunächst einmal abbringen.

Schon bei der *ersten* Beratung lege ich den größten Wert darauf,
dem Kranken klar zu machen, daß die zunächst einzuleitenden lokalen
Behandlungsmaßnahmen nicht etwa das einzige sind, was ihm zur Heilung verhelfen kann. Es muß mit ihm nach sorgfältiger Klärung der
Anamnese ein *vollständiger Heilplan* besprochen werden. Er muß von
vorneherein darauf vorbereitet werden, daß die Behandlung seines Leidens nicht abgeschlossen ist, wenn äußerlich das *Oberflächenbild* seiner
Haut wieder normal erscheint. Er muß aber wissen, daß auf diese *einleitende Lokalbehandlung* dann mindestens ebenso wichtig die *Allgemeinbehandlung* folgen muß, welche sich auf die gesamte Haut erstreckt, um
Rückfälle zu vermeiden.

*Diese allgemeine Nachbehandlung muß eine regelmäßige Gepflogenheit der Haut-
ärzte werden.* Sie werden damit ihre hautkranken Patienten wieder mehr allgemein
ärztlich als Menschen in die Hand bekommen. Die Kranken werden es verstehen,
daß, wie bei einem inneren Leiden, sich auch bei einer Hautkrankheit an die Beseitigung gröbster Schäden eine Zeit der Rekonvaleszenz unter planmäßiger ärztlicher Fürsorge anschließen muß. Wir nähern uns mit solcher Denkweise zum Teil
den Vorstellungen, die in der oben geschilderten Form bei Naturheilärzten üblich ist.
Dennoch ist ein *grundsätzlicher Unterschied* vorhanden, ob man solche allgemein-
wirkenden Maßnahmen zur Steigerung aller natürlichen Funktionen der Haut
allein verwendet, um schwere Hautkrankheiten zu heilen oder ob wir nach einer
erfolgreichen Lokalbehandlung in der *Rekonvaleszenz* eine solche *Übungstherapie*
funktionssteigernd anschließen. Ohne Lokalbehandlung ist das Ziel völliger Ausheilung in der Regel nicht oder jedenfalls nur mit erheblichem Zeitverlust und
Kostenaufwand zu erreichen.

So tritt die *Balneotherapie* als *beherrschender Faktor* zum modernen Rüstzeug des praktischen Dermatologen. Das immer wieder ausgesprochene Waschverbot, z. B. bei Ekzemreaktionen, hat nur insofern Berechtigung, als solche erkrankten Hautstellen im allgemeinen Seifenwaschungen *zunächst* nicht vertragen.

Das hat uns nie gehindert, schon sehr frühzeitig eine planmäßige *Bäderbehandlung* in den Heilplan einzufügen. An meiner Klinik ist das in den letzten Jahren so weitgehend geschehen, daß alle einigermaßen chronisch Hautkranken sofort beim Eintritt in die Klinik oder auch bei *Beginn einer ambulanten Behandlung* ein reinigendes Kleiebad bekommen, und daß dann regelmäßig neben der Lokalbehandlung Bäder der verschiedensten Art laufend verwendet werden. Diese Gewohnheit wirkt vor allen Dingen psychisch auf die Kranken vorzüglich. Es ist ja nicht zu verkennen, daß Kranke mit einem einigermaßen entwickelten Reinlichkeitsbedürfnis das Gefühl des Ungewaschenseins außerordentlich lästig empfinden. Die meist reichlich vorher betriebene Salbenschmiererei steigert mit den verbleibenden Salbenresten und Auflagerungen das Unbehagen. Es wirkt schon rein seelisch auf den Kranken in der Regel befreiend, wenn man ihm als erstes zunächst einmal eine gründliche Reinigung durch ein Bad vorschreibt. Dabei gelegentlich auftretende *vorübergehende Verschlimmerungen* eines lokalen Herdes nehme ich gern in Kauf. Man hat manchmal den Eindruck, daß durch solche dermatitische Reizvorgänge die spätere Heilung nicht verzögert, sondern geradezu begünstigt wird! An meiner Klinik gilt es als Grundsatz, alle einigermaßen entzündlichen Krankheitsherde in unmittelbarem Anschluß an das einleitende Reinigungsbad zunächst mit feuchten Umschlägen zu versehen

Rp. Acidum salicylicum   1,0
    Resorcin   5,0
    Aqua dest.   ad   1000.

Diese wäßrigen Umschläge werden mindestens dreimal am Tag durch neue ersetzt und in den Zwischenzeiten feucht gehalten *ohne wasserdichten Stoff.* Auf den regelmäßigen Wechsel des Verbandstoffes ist besonderer Wert zu legen, da es sonst durch Verdunstung zu *Konzentrationssteigerungen* und schließlich zur Ablagerung von Resorcin und Salicylsäure-Kristallen auf der Haut kommt und damit zu Reizungen. In der Regel ist nach zwei Tagen das Bild soweit geklärt und schon gebessert, daß nun zur *Pastenbehandlung* übergegangen werden kann, die meist schon nach wenigen Tagen die Oberflächenheilung ergibt. Bei ausgedehnteren Hautkrankheiten behalte ich von Anfang an die Gewohnheit der Verabfolgung von Bädern bei, auch wenn die Krankheitsherde im einzelnen noch nicht ganz geheilt sind, werden Kleiebäder vorzüglich vertragen.

In letzter Zeit haben wir mit dem *Waschmittel* „*Rei*" Versuche angestellt. Es schien uns zweckmäßig, ein Waschmittel zu verwenden, das *nicht* die Eigenschaften der *Seife* hätte, sondern als Netzmittel reinigend wirkt. Das „*Rei*" in der üblichen Form, wie es zur Feinwäsche verwendet wird, stellt einen ausgezeichneten Badezusatz dar. Drei Eßlöffel auf eine normale Badewannenfüllung genügen, um die Reinigungswirkung vollständig zu erreichen. Sowohl Salbenauflagen wie sekundäre Wundsekrete usw. werden leicht entfernt. Das Badewasser reizt nicht, und ein solches „Reibad" hinterläßt auf der gesamten Hautoberfläche das angenehme Gefühl der Sauberkeit. Lästige Austrocknungserscheinungen durch zu starke Entfettung haben wir nicht beobachtet, vorausgesetzt, daß man nicht mehr als angegeben dem Badewasser zusetzt und das Bad nicht unnötig über 1 Viertelstunde ausdehnt. In der klinischen Arbeit und auch in der Ambulanz ist uns dieses Hilfsmittel unentbehrlich geworden. Für das Pflegepersonal hat es noch den Vorteil, daß die Badewannen, wenn sie mit Reiwasser verwendet wurden, keiner besonderen Reinigung, außer einer einfachen Ausspülung bedürfen. Salbenreste usw. haften nicht an der Badewanne. Für den Betrieb der Badeabteilung ist das nicht nur eine Annehmlichkeit, sondern auch eine Ersparnis an Arbeitskraft und Zeit.

Ich übergehe hier alle *medikamentösen* Bäder, die wir in jeder Form nach allgemein bekannten Grundsätzen verwenden. Besonders das saure Teerbad KLINGMÜLLERS *(Balnazid)* hat sich uns in jahrelanger Übung vorzüglich bewährt. Vorschriften im einzelnen für die Behandlung einzelner Krankheiten wären als Gegenstand zukünftiger zusammenfassender Darstellungen in Aussicht zu nehmen.

Die *Unterwasserstrahlmassage* (nach dem System der Firma Trautwein-Freiburg) stellt *unser mächtigstes physikalisches Behandlungsmittel* gegenwärtig dar. Die Versuche damit laufen seit einigen Jahren. Der Verwendung liegt der Gedanke zugrunde, daß eine schonende Massage, die flächenhaft die Haut trifft, für die Ausheilung chronischer Hautkrankheiten besonders geeignet sein müßte. Von der Peripherie zur Zentrale unter wechselndem Atmosphärendruck streichend, muß der massierende Wasserstrahl, unter Schonung der Oberfläche, sehr vorteilhaft wirken. Bei den Domestikationsschäden der Haut besteht die Unterfunktion nicht nur in fehlerhaft herabgesetzter Durchblutung. Fehlende Wärme- und Kältereize, Mangel an Licht usw. verhindern mit dem allgemeinen Kreislauf die Versorgung des weitgespannten Oberflächenorganes mit allen lebenswichtigen Stoffen.

Darüber hinaus aber halte ich es durchaus nicht für abwegig, im Sinne naturheilkundlicher Vorstellungen, eine *„Schlackenstauung"* in der Haut als Krankheitsursache anzunehmen. Wir müssen voraussetzen, daß eine schlecht durchblutete Haut nicht nur an Sauerstoffmangel leidet, sondern daß es an der Grenzschicht zwischen Epidermis und Papillarkörper durch mangelhaften Austausch zu einer Anhäufung von Stoffwechselschlacken kommt. Ich halte deshalb die Vorstellung für durchaus diskutierbar, daß das feine Mausergewebe der Epidermis, welches in der Intaktheit seiner Oberfläche ausschließlich auf den regelmäßigen Nachschub des Zellmaterials aus der Tiefe angewiesen ist, durch solche Schlackenstauung erkranken kann. Solche Gedankengänge berühren sich mit den laienhaften Vorstellungen von den „schlechten Säften", die einen Ausweg aus dem Körper suchen, und die dann durch nässende Hautstellen ausgeschieden werden, um nicht innerlich krankmachend zu wirken. Ein typischer unwissenschaftlicher Kurzschluß ist es aber, wenn man nun annehmen wollte, daß solche nässenden Hautprozesse *offenbleiben müßten, um das Körperganze gesund zu erhalten.* So einfach können die Dinge nicht liegen. Mit der Unterwasserstrahlmassage kann ich unzweifelhaft in den träge fließenden, schlackenüberladenen Abwasserstrom eine Hilfskraft einfügen, mit der es sozusagen gelingt, krankmachende Produkte wegzumassieren. Von anderen Erwägungen ausgehend sind schon früher solche Versuche gemacht worden.

Dabei waren allerdings Vorstellungen leitend, die sich mit neurovegetativen Zusammenhängen die Dinge gekoppelt dachten (ANTONY).

Sei dem auch wie ihm wolle. Wir haben die Erfahrung, daß wir mit der *Unterwasserstrahlmassage*, die wöchentlich 2—3 mal eine halbe Stunde lang bei 37—40° Wassertemperatur die gesamte Körperoberfläche bearbeitet, ganz ausgezeichnete Heilerfolge feststellen können. Sowohl subjektiv wie objektiv ändert sich die Haut im Sinne einer stärkeren Durchblutung, Entspannung und allgemeinen Belebung. Die Patienten haben das Gefühl der Erleichterung, sie schildern uns, daß sie ein bis dahin nicht gekanntes Gesundheitsgefühl der Haut haben usw.

Es ist hier nicht der Ort, näher auf die Technik der Unterwasserstrahlmassage einzugehen, die nach bestimmtem Schema vorgeht, mit wechselndem Strahldruck von 1—3 Atmosphären arbeitet und so dem Bedürfnis des Einzelfalles angepaßt werden kann.

Wir kombinieren häufig diese Unterwasserstrahlmassage, je nach der Lage des Einzelfalles, nach der Beschaffenheit der Haut und dem Sitz der eigentlichen Krankheitsherde, mit allgemeinen *Höhensonnenbestrahlungen*, möglichst gleichmäßig bis zu mäßigem Erythem, ferner bei abgeschlossener Lokalheilung der Krankheitsherde mit *Schwitzbädern im Sanitas-Lichtkastenbad*. Auch diese leisten uns unter sorgfältiger ärztlicher Überwachung und Anpassung an den Gesamtzustand der Kranken beste Dienste. Ein solches Lichtbad von 30 Min. Dauer bei 55—60° mit anschließender Unterwasserstrahlmassage pflegt die Haut des Kranken sehr schnell in den von uns gewünschten gesunden Reaktionszustand zu versetzen. Eine Anzahl unserer Kranken behält die Gewohnheit dieser in der Woche 1—2 mal vorzunehmenden Hautbehandlung bei und fühlt sich dabei im Gegensatz zu früher außerordentlich wohl. Die Kranken haben selbst das Gefühl, daß eine solche, zur normalen Hautpflege gewordenen Reizbehandlung der Haut sie aus der früheren äußerst lästigen Abhängigkeit von ihrem Hautleiden befreit.

In letzter Zeit haben wir auch das *Luftsprudelbad* (Aerotherm) in unsere Behandlungsmaßnahmen aufgenommen. Es hat eine ausgezeichnet belebende Wirkung, ohne das angreifende der Kohlensäurebäder zu haben. Es ist nach den Vorschriften gegeben leicht dosierbar, erhöht das subjektive Wohlbefinden und steigert das Schlafbedürfnis und die Schlaftiefe. Wenn man dem Badewasser beim Luftperlbad 3 Eßlöffel des Waschmittels Rei zusetzt, hat man ein reinigendes Schaumbad, welches von den Patienten besonders angenehm empfunden wird.

Ich bin überzeugt, daß wir mit diesen unseren Versuchen erst am Anfang einer Entwicklung stehen, die, planmäßig weiterverfolgt, die Behandlung der Hautkranken, gegenüber den früheren Gewohnheiten, völlig umwandeln wird. Gerade in der gegenwärtigen Zeit, mit den *krisenhaften Erscheinungen im Bereich der praktischen Dermatologie*, halte ich mich für verpflichtet, die Kollegen sehr eindringlich auf solche Entwicklungsmöglichkeiten, ja Notwendigkeiten hinzuweisen.

Der Hautarzt als Tripperarzt oder als Behandler Syphiliskranker mit immer wiederholten kombinierten Kuren gehört der Vergangenheit an! Ich habe mehrfach in den letzten Jahren diese Tatsache im Interesse des Ansehens der Dermatologie unter den anderen Disziplinen begrüßt. Wir müssen uns allerdings darüber klar sein, daß die dadurch entstandene neue Lage, sowohl *wissenschaftlich-ärztlich*, wie auch *wirtschaftlich*, den Praktiker unseres Faches vor völlig neue Aufgaben stellt. Aber gerade deshalb benutze ich die Gelegenheit dieses Fortbildungskurses, um ganz offen diese Dinge zu besprechen. Der Hautarzt wird in der Zukunft ganz bewußt sich auf die Behandlung der Hautkranken, und wie ich oben schon hervorhob, des hautkranken Menschen konzentrieren müssen. *Er wird dabei, ohne die unerläßliche, sehr exakte, fachliche Diagnose etwa zu vernachlässigen, in seinem Behandlungssystem die von mir skizzierte Zweiteilung der Behandlungsaufgaben schon in der äußeren Gestaltung seiner Arbeitsstätte zum Ausdruck bringen müssen.*

Wo badet der Hautkranke? Diese Frage, so banal sie scheint, ist praktisch nicht beantwortet. Hautkranke Menschen, die von uns den Rat bekommen, ihre Haut der Sonne, der Luft, dem Licht, Kälte- und Wärmereizen fleißig auszusetzen, fragen uns mit Recht, wo sie das denn tun könnten. In öffentlichen Badeanstalten werden sie nicht geduldet, und spezielle Bademöglichkeiten für Hautkranke sind noch nicht einmal in unseren Kliniken und Fachabteilungen immer in ausreichendem Maße vorhanden. Es fehlt hier bei den Behörden, die für die Ausstattung und den Ausbau dieser Anstalten verantwortlich sind, meistens das Verständnis für die Notwendigkeit kostspieliger einmaliger Einrichtungen, die sich aber im Laufe der Zeit sicher außerordentlich schnell bezahlt machen würden. Ich kann von dieser Regel leider auch meine Klinik nicht ausnehmen, in der ich nun schon seit dem Jahre 1935 vergeblich um die Errichtung einer ausreichenden Bäderabteilung mit speziell geschultem Personal ringe. Das muß anders werden, und dazu muß uns die Gesamtheit der praktischen Dermatologen auch ihrerseits helfen.

Vor allen Dingen aber wird jeder der praktisch tätigen Fachkollegen sich überlegen müssen, wie er sich irgendwie leitend und anregend in diesen Zweig der allgemeinen physikalisch-therapeutischen Richtung der dermatologischen Praxis einschalten kann. Er wird Verbindung suchen müssen mit einer geeigneten Krankenhaus-Abteilung oder auch mit einem privaten Badeanstaltsunternehmen, das bereit ist, die geforderten Behandlungsmittel auf Verordnung sachgemäß unter ärztlicher Kontrolle zu verabfolgen. Denn das ist nötig. Wie sich die Wege zu diesem Ziel in den allernächsten Jahren gestalten werden, müssen wir abwarten und durch regen Gedankenaustausch versuchen, fördernd einzugreifen.

Dabei ein Wort über die *Sauna* als gesundheitsförderndes Pflegemittel auch der Haut. Über die gesundheitliche Wirkung der Sauna-Schwitzbäder braucht man nichts mehr zu sagen. Es liegen außer der praktischen Erfahrung in Finnland und in allen möglichen Kulturländern jetzt auch wissenschaftliche Untersuchungen vor, die beweisen, daß Beeinflussungen des Körperganzen und damit auch der Haut im Sinne allgemeiner Funktionssteigerung vorhanden sind, und daß bei Einhaltung bestimmter Regeln Schäden vermieden werden können. Allerdings muß man in Verbindung der Behandlung von *Hautkranken* eine Schwierigkeit von vorneherein erkennen. Die begeisterten Anhänger der Sauna haben z. T. die in Finnland gesehene primitive Bauart als unerläßlich für den Erfolg des Verfahrens angesehen. Ja, man kann nicht verkennen, daß geradezu eine Art ritueller Kult aus den Einzelheiten des Saunagebrauchs gemacht worden ist. Ich verkenne nicht, daß in diesen Dingen auch ein gut Teil Schätzenswertes liegt, und daß vor allen Dingen der mit der ursprünglichen Form der Sauna verbundene Gedanke primitiver Einfachheit erzieherisch wertvoll gerade in der gegenwärtigen Zeit ist. Aber wir Hautärzte dürfen doch nicht verkennen, daß die primitiven Einrichtungen der ursprünglichen Sauna es praktisch unmöglich machen, diese Vorrichtungen *für hautkranke Menschen* zu benutzen! Wir müssen, wenn wir die Sauna als trockenes Schwitzbad mit einzelnen Wasserdampfstößen in unsere Rekonvaleszenzbestrebungen bei Hautkranken einbauen wollen, Vorrichtungen schaffen, wie sie als *Einzel-Sauna* bereits beschrieben sind. Nur so kann man Hautkranke dort behandeln, ohne die anderen Benutzer zu belästigen. Ich beabsichtige, in einer zukünftigen Badeabteilung meiner Klinik auch eine solche Vorrichtung für Einzelsaunabäder zu schaffen. Aber das ist einstweilen noch recht schwierig, und man wird dabei sich die Frage vorlegen müssen, wie weit die fast rituell fixierte Bauweise der finnischen Sauna in solche Anstalten übernommen werden kann.

Es würde für mich selbstverständlich naheliegen, hier auch noch über *klimatische Einflüsse auf die Haut* in gesundem und krankem Zustand etwas zu sagen. Aber das ist ein außerordentlich weites Gebiet, und ich würde damit den mir zur Verfügung stehenden Raum weit überschreiten müssen. Ich habe in Freiburg vor einigen Jahren eine „Bioklimatische Arbeitsgemeinschaft" zwischen Mitgliedern der Medizinischen Fakultät und der bioklimatischen Forschungsstelle beim Bundeswetterdienst (Prof. LOSSNITZER) ins Leben gerufen. Und wir haben mit allen in Betracht kommenden Meteorologen und Klinikern, die sich für die Dinge interessieren, eine sehr anregende Arbeitstagung im März 1950 in Freiburg gehabt. Über diese Tagung ist ein Bericht erschienen in den „Annalen der Meteorologie" H. 4 und 5, 1951 in Hamburg. Aus diesem Bericht geht hervor, daß auf dem Gebiete klimatischer Beeinflussung des gesunden und kranken Menschen wir in der Erkenntnis noch am Anfang stehen. Es fehlt zwischen Bioklimatologen, Meteorologen und Klinikern sozusagen noch an dem Handwerkszeug und vor allen Dingen an einer gemeinsamen Sprache, mit der wir uns wissenschaftlich verständigen können. Das Schrifttum über diese Dinge nimmt außerordentlich schnell zu, aber es läßt sich nicht verkennen, daß die kritische Sichtung des Beobachtungsgutes oft zu wünschen übrig läßt.

Für uns Dermatologen ist es ja selbstverständlich, daß die Haut als Reiz-übernehmendes Organ bei solchen Forschungen besonders wichtig sein muß. Aber gerade wir verstehen auch, wie schwer es ist, Untersuchungsmethoden zu finden, mit denen man zu objektiv feststellbaren und vergleichbaren Ergebnissen kommt. Die *Suche nach den Klimafaktoren* beherrscht gegenwärtig noch die gesamte Arbeit auf diesem Gebiete. Und es wird manchem der Zuhörer nicht unbekannt sein, daß man hie und da glaubt, die Vielheit der möglichen Einwirkungsfaktoren klimatischer und kosmetischer Vorgänge auf den Menschen reduzieren zu können auf wenige, ja vielleicht einen Klimafaktor.

In dieser Beziehung sei wenigstens kurz der Name des amerikanischen Kollegen CURRY erwähnt, der in seinem zweibändigen Werk „Bioklimatik" den Nachweis zu erbringen versucht, daß es im wesentlichen *einen* beherrschenden Faktor gibt, über den Klimawirkungen beim gesunden und kranken Menschen laufen. Er meint, daß es die *oxydierenden* Substanzen sind, die in der Einatmungsluft dem Körper zugeführt werden, die alles das zuwege bringen, was man als Klimawirkung, gesundheitsfördernden oder krankmachenden Lebensreiz kennt. Er nennt die Gesamtheit der oxydierenden Substanzen in der Luft „*Aran*" und hat Meßgeräte konstruiert, die es gestatten, eine Arankurve über das ganze Jahr hin aufzuzeichnen und so Einzelereignisse des Krankheitsgeschehens mit diesen Kurven in Beziehung zu setzen. CURRY geht noch weiter, indem er an der Hand von Körperbautypen den Nachweis zu führen versucht, daß es 2 Menschentypen gibt, die entweder auf niedrige Aranwerte oder auf hohe Aranwerte empfindlich reagieren, und er versucht die Kurven des Arans mit ihren steigenden oder fallenden Werten im Laufe der Wettervorgänge, der Luftfrontenwechsel in der Atmosphäre mit dem Eintreten von Krankheitsereignissen in Beziehung zu setzen. Wir haben mit den Curryschen Apparaten an unserer Klinik diese Untersuchungen schon seit 2 Jahren aufgenommen. Wir verfolgen dabei den Grundsatz, so kritisch wie möglich vorzugehen. Denn es ist unverkennbar, daß die Literatur über Klimaeinwirkungen beim Menschen häufig die unerläßliche Kritik vermissen läßt. Ich bin aber überzeugt, daß gerade der Hautarzt auch draußen in der Praxis sich mit diesen Dingen befassen sollte. Denn auch sie gehören hinein in das Gebiet physikalischer Beeinflussung des Hautgeschehens. Ich hoffe, daß es mir gelingt, in allernächster Zeit in meiner Klinik für die experimentelle Klärung der Fragen der *Klimabeeinflussung des hautkranken Menschen* sog. „*Klimakammern*" zu bauen. Leider sind die vorhandenen Konstruktionen noch sehr kostspielig. Aber es gelingt damit, den Kranken willkürlich, ohne daß er über die Veränderungen selbst Bescheid weiß, unter die verschiedensten Klimabedingungen zu versetzen. Solche Forschungen halte ich gerade für die Hautkrankheiten in der Zukunft für außerordentlich wichtig. Es ist bisher in dieser Beziehung noch nicht viel geschehen. Und doch werden wir uns da rechtzeitig einschalten müssen, um auch hier die Belange der praktisch tätigen Dermatologen zu wahren.

Ich schließe mit der kurzen *Zusammenfassung*:

Die fachärztliche Tätigkeit in der Dermatologie wird sich in der nächsten Zukunft unter weiterem Zurücktreten der Geschlechtskrankheiten *überwiegend auf die Hautkrankheiten* erstrecken. Besonders die Behandlung chronischer Hautkrankheiten muß in den Händen des *gründlich fachärztlich* gebildeten Arztes bleiben, der eine vierjährige Fachausbildung nachweisen kann.

Es ist zweckmäßig, wenn der Hautarzt bei der Behandlung chronischer Hautkranker von vorneherein schon bei einer der ersten Konsultationen mit dem Kranken einen *vollständigen Heilplan* erörtert. Ein solcher Heilplan muß für den Kranken erkennbar *2 Behandlungsaufgaben* unterscheiden. Nämlich 1. die *Lokalbehandlung* der augenblicklich bestehenden vereinzelten Krankheitsherde, die in der Regel vorwiegend mit äußeren Heilmitteln zum Ziele kommt. Und 2. muß einleitend und vor allen Dingen nachfolgend eine *Allgemeinbehandlung mit physikalisch-therapeutischen Einwirkungen* laufen, die sich auf das gesamte Hautorgan erstreckt. Diese *Rekonvaleszenz-Behandlung* hat das Ziel, durch Steigerung der Abwehrfähigkeit der gesund gebliebenen Hautabschnitte die Krankheitsneigung in der Umgebung der ursprünglichen Krankheitsherde herabzusetzen und überhaupt durch planmäßige Reize die *Domestikationsschäden* der Haut zu beseitigen und dieses wichtige Organ zu *voller Normalfunktion* zu bringen. So hat der Hautarzt als Wegweiser und Helfer die Aufgabe, den hautkranken Menschen zu einer planmäßigen, in den Lebensgewohnheiten sich ausdrückenden *Hautpflege* zu führen. Solche Ziele für die Tätigkeit des Dermatologen müssen Kliniker und Fachärzte auch in der Öffentlichkeit vertreten. Vor allem aber müssen ausreichende Bademöglichkeiten für Hautkranke getroffen werden.

Aus der Dermatologischen Klinik und Poliklinik der Universität München.
(Direktor: Prof. Dr. A. Marchionini.)

Über Fortschritte in der Strahlentherapie der Hautkrankheiten.

Von

Wolfgang Knierer.

Die modernen Ergebnisse der physikalischen und biologischen Strahlenforschung und der Strahlentechnik sind für die Therapie der Hautkrankheiten in der Praxis ohne große Auswirkungen geblieben. Die Anwendung von radioaktiven Indikatoren erlaubt es noch nicht, Hautkrankheiten zu diagnostizieren, und auch tumoraffine Elemente oder Verbindungen haben sich noch nicht gefunden, mit denen sich maligne Tumoren von anderen Affektionen sicher abgrenzen ließen. Die von der Technik ausgebauten Apparate für Hochvoltstrahlungen kommen in erster Linie für die Strahlentiefentherapie in Frage, und die hochbeschleunigten Corpuskularstrahlen sind für die Praxis noch zu unwirtschaftlich. Die mit ihnen erzielten Ergebnisse bei Affektionen der Haut übertreffen diejenigen mit den bisher bekannten Methoden der Therapie noch nicht. Es hat auch nicht an Rückschlägen gefehlt. Die mit viel Enthusiasmus in die Therapie eingeführte Bestrahlung maligner Tumoren mit Neutronen mußte einstweilen starker Schädigungen wegen wieder verlassen werden. Die praktisch wichtigen Fortschritte in der Strahlentherapie der Hautkrankheiten liegen in erster Linie im Ausbau bekannter Methoden und in der Ausweitung der Indikationsbereiche.

Die bis jetzt rein empirisch ausgearbeiteten Variationen der Strahlenapplikation hinsichtlich der Fraktionierung und Protrahierung der Strahlendosen haben durch experimentelle Forschungen von Wachsmann, Kepp und anderen eine exakte Untermauerung erfahren. Sie sind durch diese Untersuchungen zum größten Teil als berechtigt erkannt worden. Man weiß heute, bis zu welchen Graden eine Fraktionierung und eine Protrahierung sinnvoll sind.

Zahlreiche therapeutische Bemühungen erstreckten sich in den letzten Jahren auf die Ausweitung der Indikationen zur Strahlentherapie. Bei der *Induratio penis plastica*, für die bislang die Radiumtherapie die erfolgreichste Strahlentherapie war, konnte gezeigt werden, daß mit einer zweckmäßigen Dosierung der Nahbestrahlung nach Chaoul mindestens ebenso gute Resultate erzielt werden können wie mit Radium. Wir konnten damit etwa 80% sehr gute und gute Resultate erzielen. Eine weitere Verbesserung dieser Resultate durch Änderung der Dosierung wird fortlaufend angestrebt.

Zur Beseitigung lästigen *Bartwuchses bei Frauen* haben wir in vielen Fällen versucht, mit der Röntgen-Nahbestrahlung eine Dauerepilation zu erreichen. Die Empfindlichkeit der Haarpapillen gegen die Röntgenstrahlen hat sich dabei als individuell unterschiedlich erwiesen. Ebenso lag die Toleranzdosis, bis zu der eine Strahlendosis ohne Schädigung der Haut vertragen wurde, verschieden hoch. Versuche, mit stärkerer Fraktionierung zwar den gleichen Epilationseffekt, jedoch geringere Hautschäden zu erzielen, haben gezeigt, daß dann die Schädigung der Haut zwar geringer ausfällt oder ausbleibt, daß aber die herrschende Meinung, die Röntgenstrahlen würden bezüglich der Epilationswirkung total kumuliert, nicht zutrifft. Die Anwendung gleicher aber etwa auf

das doppelte fraktionierter Dosen zeigte geringere Epilationseffekte als
nach schwächerer Fraktionierung. Es ist Glücksache, beim einzelnen
Individuum gerade so zu dosieren, hinsichtlich der Gesamtdosis und der
Fraktionierung, daß ein dauernder Epilationseffekt resultiert und keine
Schädigung der Haut eintritt. Eine Testbestrahlung am einzelnen Indi-
viduum zum Zwecke der Erforschung der für diesen Fall geeigneten
Dosierung ist leider nicht möglich.

Ähnlich liegen die Verhältnisse bei der Strahlenbehandlung des
Keratoma plantare et palmare hereditarium. Bei dieser Erkrankung konnten wir zeigen, daß eine fraktionierte Röntgennahbestrahlung von insgesamt etwa 3000 r wohl imstande sein kann, einen Patienten, der
durch sein Keratom arbeitsunfähig war, wieder arbeitsfähig zu machen.
Jedoch ist auch hierbei, wie bei der Bestrahlung der Hypertrichose,
äußerste Vorsicht und Kritik geboten.

Sehr schöne Besserungen konnten wir mit der indirekten Bestrahlung (Grenzstrang des Sympaticus) nach PAUTRIER bei der diffusen
Sklerodermie und *Sklerodaktylie* erzielen, worauf auch SCHNEIDER
(Tübingen) hingewiesen hat. Es gelingt mit dieser Methode sehr oft,
die eingeschränkte Beweglichkeit der Gelenke in den befallenen Bezirken
wesentlich zu verbessern und die sklerosierte Haut zu erweichen. Der geringen Dosen wegen (150—200 r bei einer HWS von etwa 0,5—1,0 mm Cu)
kann die Behandlung in mehrwöchentlichen Abständen wiederholt werden.

Bei der circumskripten Sklerodermie haben wir den Eindruck, daß
die PAUTRIERsche Bestrahlung zu einer schnellen Besserung und auch
Heilung führen kann.

Unsere Versuche, mit der gleichen Methode die *Vitiligo* zu beeinflussen, haben bisher zu keinen sicheren Resultaten geführt. Die Versuche werden fortgeführt.

Die Bestrahlungsmethode nach PAUTRIER bewährt sich uns laufend
beim *Lichen ruber planus*, weniger beim Lichen ruber verrucosus. Auch
in Fällen von lokalisiertem und generalisiertem Pruritus kann man bisweilen Erfolge damit sehen. Überhaupt soll man in allen Fällen, bei
denen der Verdacht auf das Mitspielen einer neurovegetativen Dystonie
besteht, an diese Methode denken.

Durch die guten Erfolge in der Behandlung infektiös-entzündlicher
Affektionen mit Sulfonamiden und antibiotischen Mitteln wurden die
Indikationsbereiche für die Entzündungsbestrahlung mit Röntgen sehr
eingeengt. Trotzdem ist diese Bestrahlungsmethode nicht ad acta gelegt,
denn es gibt zahlreiche Fälle, bei denen einerseits entweder eine absolute
oder eine relative Resistenz der Erreger gegen die genannten Mittel besteht und bei denen andererseits Eile geboten ist. Ich denke hierbei in
erster Linie an *maligne Gesichtsfurunkel.* In solchen Fällen wird man die
oft lebensrettende Entzündungsbestrahlung gern anwenden. Das
gleiche gilt für die allerdings heute recht seltene *Arthritis gonorrhoica,*
die verhältnismäßig oft penicillinresistent ist. Die Erfolge mit der Entzündungsbestrahlung sind hierbei meist sehr gute.

Eine *Hidradenitis* zu bestrahlen, sind wir kaum je genötigt. Sie heilt
unter zweckmäßiger Lokalbehandlung, gegebenenfalls unter zusätzlicher

Sulfonamid- oder antibiotischer Behandlung in recht kurzer Zeit rezidivfrei ab. Allenfalls kann eine Entzündungsbestrahlung, bevor eine Abszedierung eingetreten ist, zur Anwendung kommen, wodurch, wie beim Furunkel, entweder eine abortive Rückbildung oder eine schnellere Einschmelzung erzielt werden kann. Über längere Zeit fortgesetzte Bestrahlungen mit dem Ziele einer temporären Epilation oder Lähmung der Schweißdrüsen lehnen wir ab. Denn einerseits sind die dazu notwendigen Gesamtdosen doch recht hoch und andererseits heilen die Schweißdrüsenabszesse bei zweckmäßiger Lokalbehandlung ab, bevor eine solche Bestrahlungsserie beendet ist, eine Tatsache, die sicher oft den Erfolg der Strahlenbehandlung vorgetäuscht hat.

Unter Beschreitung eines Grenzgebietes sei erwähnt, daß *Panaritien* vor der Abszedierung, auch wenn schon klopfende Schmerzen bestehen, sehr gut auf Entzündungsbestrahlung ansprechen. Man hüte sich aber, den richtigen Zeitpunkt eines notwendigen chirurgischen Eingriffes zu verpassen.

Die Strahlenbehandlung der *Hauttuberkulose* ist durch die neuen Behandlungsmöglichkeiten mit Vigantol, Conteben und Parasal sehr in den Hintergrund getreten. Beim Lupus vulgaris erweisen sich zusätzliche Bestrahlungen mit der Kromayerlampe in resistenten Fällen als therapiefördernd. Es ist notwendig, starke exsudative Reaktionen zu erzeugen. Auch Totalbestrahlungen mit Ultraviolettlicht unter der Erythemschwelle halten ihren alten Platz im Schatze der Therapie.

Das alte, von HANS MEYER inaugurierte Schema der *Ekzem*bestrahlung mit Röntgenstrahlen — 3 × 100—150 r in 8—10 tägigen Abständen — hat seine alte Geltung für subacute und chronische Formen behalten. Mit analogem Schema lassen sich mit höheren Einzeldosen die Grenzstrahlen mit Erfolg verwenden. Sie haben den Vorteil, viel ungefährlicher zu sein, wenn man häufiger bestrahlen muß. Das gleiche gilt für das Thorium X, das in alkoholischer Lösung, in Lack oder Salbe Anwendung findet und in elektrostatischen Einheiten geeicht wird. Für Ekzeme kommen Dosen von 200—500 e.S.E. in 1 ccm in Frage, wobei 1 ccm für eine Hautfläche von 100 qcm ausreichend ist. Grenzstrahlen und Thorium X wird man besonders dann gerne anwenden, wenn trotz früherer Röntgenbestrahlung Hautaffektionen einer weiteren Bestrahlung zu bedürfen scheinen, ohne daß man die frühere Dosis feststellen kann. Jedoch muß man sich auch bei den Grenzstrahlen und dem Thorium X vor einer schrankenlosen Anwendung hüten.

Für die *Psoriasis vulgaris* gibt es kaum eine bessere und angenehmere Behandlung als die Bestrahlung mit Röntgen, wenigstens, was die Beseitigung der Erscheinungen anbelangt. Darin liegt aber eine Gefahr. Denn auch mit Röntgenstrahlen gelingt es nicht, Rezidive zu verhüten, und die Patienten, begeistert von dem Erfolg und der angenehmen Behandlung, verlangen immer wieder erneute Bestrahlung. Diese muß schließlich vom verantwortungsbewußten Strahlentherapeuten abgelehnt werden, und jetzt besteht die Möglichkeit, daß der Patient zu einem anderen Arzt geht, die frühere Strahlenbehandlung verheimlicht und so immer wieder bestrahlt wird. Die schließlichen Folgen lassen sich ausdenken. Ähnlich liegen im übrigen die Verhältnisse auch beim Ekzem. Wenn man also glaubt, eine Psoriasis bestrahlen zu sollen — und es gibt Indikationen dafür —, soll man sich der Grenzstrahlen und des Thorium X erinnern, die in etwa gleicher Dosis wie beim Ekzem Anwendung finden können. Bei alten indurierten Herden und bei Erkrankung der Handteller und Fußsohlen sind beide wenig wirksam. Hier nützt oft nur relativ hohe Röntgendosierung. Im übrigen erlebt man es oft, daß nach Bestrahlung eines einzelnen größeren Psoriasisherdes mit dessen Verschwinden auch der übrige Körper erscheinungsfrei wird.

Zur Behandlung der *malignen Tumoren* der Haut bewährt sich nach wie vor — in ausgedehnteren Fällen mit ausgefeilter Technik der Applikation — glänzend die Röntgen-Nahbestrahlung nach CHAOUL. Auch bei den wegen ihrer Lokalisation maligneren Carcinomen der Lippen und der äußeren Genitalien sind mit entsprechender Technik erfreuliche Erfolge zu erzielen. Es ist vielleicht von Interesse, daß unter 229 Patienten mit Lippencarcinomen etwa $^1/_4$ Frauen gewesen sind. Bei diesen saßen in 45% die Tumoren an der Unterlippe, bei den übrigen an der Oberlippe. Bei den Männern waren in 93% die Unterlippen und in 7% die Oberlippen befallen. Ausgezeichnete Erfolge sind auch bei den Lidcarcinomen zu erzielen, insbesondere bei denen, die am freien Lidrand sitzen. Beim Sitz in den Lidwinkeln bedarf die Behandlung besonderer Sorgfalt, da bei ihnen die Neigung zu tieferer Infiltration gegeben ist. Die Erfolge sind bei entsprechender Technik auch bei diesen Formen sehr gute.

Daß bei allen Carcinompatienten eine sorgfältige, nicht nur visuelle sondern auch palpatorische Nachuntersuchung auf Rezidive und Metastasen über mindestens 2 Jahre stattfinden soll, muß besonders betont werden. Bei frühzeitigem Erkennen solcher Komplikationen ist die Prognose immer noch nicht schlecht.

Wenn nach Nahbestrahlungen von malignen Tumoren Spätveränderungen der Haut auftreten, so beschränken sie sich auch nach langen Jahren auf Atrophie (Alopecie), Pigmentverschiebungen und Teleangiektasien. Bisweilen kommt es vor, daß nach Irritation der bestrahlten Hautstelle (etwa durch eine starke Insolation oder eine Verletzung, durch Kälteeinwirkung) Ulcerationen auftreten, die als Kombinations-Strahlenschäden anzusehen sind. Der Unerfahrene ist geneigt, ein Rezidiv anzunehmen und wieder zu bestrahlen, der Erfahrenere kennt zwar die Möglichkeit des Kombinationsschadens, strebt aber zur Klärung der Situation eine histologische Untersuchung an. Der Erfahrene weiß, daß derartige Kombinationsschäden oft durch Infektionen kompliziert und unterhalten werden, und daß ein Eingriff zum Zwecke der Biopsie einen weiteren Schaden bedeutet, der die Heilaussichten verschlechtert. Er wird sich darnach richten und unter konservativer und gegebenenfalls desinfizierender oder antibiotischer Lokalbehandlung die erforderliche Geduld aufbringen. Diese Geduld wird — zwar oft erst nach langer Zeit — meist dadurch belohnt, daß der Schaden abheilt. Sollte es sich im Laufe der Beobachtung herausstellen, daß es sich doch um ein Tumorrezidiv handelt, so ist bei genügender Aufmerksamkeit keine wertvolle Zeit verloren. Allenfalls kommt bei entsprechender Lokalisation

Totalexcision im Gesunden in Frage. Anamnestisch ist von Bedeutung, daß solche Kombinationsschäden in sehr kurzer Zeit entstehen — viel schneller als ein Rezidiv gleicher Größe — und sich dann kaum mehr vergrößern, und daß später als zwei Jahre nach einer Strahlenbehandlung echte Rezidive bei allen Lokalisationen und Arten von Hautcarcinomen nur äußerst selten aufzutreten pflegen. Ein Hinweis auf die sogenannten Pseudorezidive nach Strahlenbehandlung sei hier gegeben. Es handelt sich dabei entweder um wallartige Ränder um ein Ulcus nach Tumorschwund, Ränder, deren pathologisch anatomische Grundlage entzündliche Infiltrate darstellen, oder um circumscripte Epidermisverdickungen mit oft verrucösen Auflagerungen.

In neuerer Zeit hat SCHREUS die alte (s. die Lehrbücher von KAPOSI. KREIBICH u. a.) und nie ganz vergessene (s. DARIER, Dermatologie 1949) Methode kombinierter Excochleation und Ätzbehandlung für maligne Epitheliome wieder empfohlen. Sie leistet in der Hand des Geübten sicher hervorragendes, besonders bei richtiger Indikationsstellung. Ob sie allerdings die Strahlentherapie mit elastischer Technik an Sicherheit übertrifft, ist schon aus theoretischen Gründen fraglich.

Es sind in letzter Zeit Stimmen laut geworden, daß man bei der Behandlung der *cavernösen Hämangiome* zurückhaltend sein soll, da ein hoher Prozentsatz von ihnen spontan heile. Diese Tatsache kann nicht bestritten werden, wer weiß aber im einzelnen Falle, ob dieser unter die voraussichtlichen Spontanheilungen fallen wird. Wir werden wohl, wenn wir erfahren, daß ein cavernöses Hämangiom seit einiger Zeit nicht mehr gewachsen ist, zurückhaltend sein können. Wenn wir aber die Angabe erhalten, daß der Tumor bis in die letzte Zeit schnell gewachsen ist, müssen wir wohl die Indikation zur Behandlung stellen. Hierbei hat sich die Röntgen-Nahbestrahlung nach CHAOUL hervorragend bewährt. Man kommt mit verhältnismäßig geringeren Dosen aus, so daß Schädigungen nicht zu befürchten sind. Möglichst frühzeitige Behandlung ist wünschenswert. Die sogenannten *hypertrophischen Hämangiome* und die Cavernome der Erwachsenen bedürfen wesentlich höherer Dosierung, die mit Vorsicht appliziert werden muß. Die Ergebnisse sind zu einem großen Teil recht befriedigend. Beim *Hämangioma simplex* nützt die Röntgennahbestrahlung ebenso wenig wie die Radiumbehandlung, doch kann man mit Grenzstrahlen, Thorium X und manchmal auch mit Ultraviolettdrucklicht nach KROMAYER mindestens wesentliche Besserung erzielen. Das Radium ist uns zugunsten der Röntgen-Nahbestrahlung bei malignen Tumoren und beim cavernösen Hämangiom vollkommen entbehrlich geworden. Die Vorteile der Nahbestrahlung liegen nicht auf strahlenbiologischem Gebiet, sondern in der Möglichkeit der exakteren Eichung und in der technisch und zeitlich bequemeren und sichereren Applikation.

Eine absolute Kontraindikation zur Röntgenbestrahlung liegt dann vor, wenn die betreffende Hautstelle entweder schon früher mit so hohen Dosen bestrahlt worden ist, daß bei einer weiteren Bestrahlung, unter Umständen auch erst beim Hinzukommen von anderen Belastungen, ein Strahlenschaden der Haut befürchtet werden muß, oder wenn früher mit unbekannten Dosen bestrahlt worden ist. Auch in diesem letzten Falle ist größte Vorsicht am Platze, denn den Letzten beißen die Hunde.

Etwas anders liegen die Verhältnisse beim Fortbestehen oder Rezidivieren eines malignen Tumors der Haut, wobei eine weitere Bestrahlung bei Inoperabilität unumgänglich ist. Man muß in solchen Fällen besonders vorsichtig sein und mit stärkerer Fraktionierung und unter Anwendung von Intermissionen bestrahlen. Mit Röntgen-Tiefentherapie vorbehandelte derartige Fälle erweisen sich als besonders unerfreulich. Auch bei Operationsrezidiven hat man den deutlichen Eindruck, daß sie mit besonderer Sorgfalt bestrahlt werden müssen, während mit Röntgen-Nahbestrahlung vorbehandelte maligne Tumoren einer erneuten Nahbestrahlung meist gut zugänglich sind.

Viele Ärzte, selbst Fachärzte für Dermatologie, haben die Gepflogenheit, ihre Patienten dem Fachröntgenologen zur Bestrahlung zuzuweisen. Hiergegen ist nach unseren Erfahrungen schärfster Einspruch zu erheben. Die Fachröntgenologen sind allermeist nicht in der Lage, die für den betreffenden Patienten notwendige Dosis in r und die zweckmäßige Härte der Strahlen für den einzelnen Fall zu bestimmen. Davon abgesehen haben sie auch meist nicht die Apparate zur Verfügung, die eine für Hautkrankheiten angemessene Strahlenqualität liefern.

Viele Kollegen schicken ihre Hautkrankheiten einer dermatologischen Fachklinik oder einem Fachdermatologen mit Röntgenmöglichkeit zu mit der Anweisung, sie zu bestrahlen. Dabei kann es vorkommen, daß der dermatologische Strahlentherapeut der Ansicht ist, daß der Patient nicht oder nicht zu diesem Zeitpunkt bestrahlt werden soll. Er kommt in die mißliche Alternative, entweder gegen seine Überzeugung doch zu bestrahlen, oder die vorgeschlagene Bestrahlung abzulehnen. Letzteres ist für alle drei Beteiligten unangenehm: der überweisende Arzt ärgert sich, der Patient verliert das Vertrauen, entweder zu seinem behandelnden Arzt oder zum Strahlentherapeuten, und der Strahlentherapeut ist in einer peinlichen Situation. Es wäre deshalb wünschenswert, derartige Überweisungen immer mit der offenen Fragestellung, ob bestrahlt werden soll oder nicht, vorzunehmen, wodurch sich der zuweisende Arzt nichts vergibt. Ein Strahlentherapeut mit Erfahrung muß es ablehnen, eine Art von Strahlenapotheker zu sein und Strahlen gleichsam auf Rezept abzugeben. Manchmal erscheint es zweckmäßig, Patienten, die zur Bestrahlung geschickt werden, zuerst einer medikamentösen lokalen Vorbehandlung oder, in den Pausen zwischen den einzelnen Bestrahlungen, einer Zwischenbehandlung zu unterziehen. Diese Art von Behandlungen werden am besten dem dermatologischen Strahlentherapeuten überlassen, die Patienten werden also für die Dauer der Strahlenbehandlung vollständig dem bestrahlenden Arzt zur Behandlung zugewiesen. Daß nach abgeschlossener Strahlenbehandlung Rücküberweisung erfolgt, ist dann selbstverständlich.

Aus diesen Ausführungen erhellt schon zum Teil, wie sehr die Einbeziehung der Strahlenbehandlung der Hautkrankheiten in den Zuständigkeitsbereich von Röntgenfachärzten oder Zentralröntgeninstituten von dermatologischer Seite abgelehnt werden muß. Selbst wenn Röntgenfachärzte und zentrale Röntgeninstitute die für die Behandlung von Hautkrankheiten nötigen Strahlenqualitäten und auch ein

Nahbestrahlungsgerät nach Chaoul besitzen, so können sie doch niemals eine so große Erfahrung in der Diagnosestellung, der Auswahl der Qualitäten und in der Dosierung haben, wie sie ein röntgenologisch ausgebildeter Dermatologe zum Vorteil der Patienten besitzt. Die Errichtung von Zentralröntgeninstituten könnte von dermatologischer Seite nur dann u. U. gebilligt werden, wenn an diesen Instituten röntgentherapeutisch erfahrene Fachdermatologen tätig sein können, die die Diagnosen und, was daraus folgt, die Indikationen zur Bestrahlung richtig stellen können, und die imstande sind zu beurteilen, welche Dosen in r und welche Strahlenqualitäten für den einzelnen Fall zweckmäßig sind.

Es dreht sich nicht darum, einzelnen in der Strahlentherapie der Hautkrankheiten wirklich erfahrenen Fachröntgenologen und Röntgeninstituten, die dermatologische Erfahrungen besitzen und ihre Möglichkeiten hinsichtlich der Therapie der Hautkrankheiten kritisch beurteilen können und die ihre Grenzen kennen, das Recht dermatologischer Strahlentherapie abzusprechen. Es handelt sich vielmehr darum zu verhindern, daß die Strahlentherapie den Fachkliniken für Dermatologie und den röntgenologisch ausgebildeten Dermatologen aus der Hand genommen und den Fachröntgenologen zugewiesen wird, wovon die Patienten oft den Schaden haben würden. Ein Dermatologe mit abgeschlossener Fachausbildung, wozu heute eine halbjährige Ausbildung in der Strahlentherapie gehört, ist gegenüber dem Fachröntgenologen, auch wenn dieser einige Zeit dermatologisch-röntgenologisch tätig war, in der Diagnosen- und Indikationsstellung immer der Stärkere.

Die Frage nach der Brauchbarkeit der auf die Initiative von Schreus von den Firmen Seifert und Siemens-Reiniger ausgebildeten Universalapparaten für Dermatologen ist wohl heute positiv zu beantworten. Man kann mit ihnen bei verschiedenen Spannungen Strahlenqualitäten bei durchaus tragbaren Bestrahlungszeiten erzielen, die für ziemlich alle dermatologischen Indikationen ausreichen. Etwas Ähnliches — ein für den einzelnen Fall in Qualität und Fokus-Hautabstand variables Gerät, womit die Raumdosis im Gewebe durch Änderung der Dispersion oder der Absorption beliebig gestaltet werden kann — hat mir vorgeschwebt, als ich im Jahre 1937 schrieb: „Wenn die Möglichkeit bestünde, mit beliebiger Spannung und Filterung und bei beliebigem Abstand zu bestrahlen, so wären die Voraussetzungen dafür gegeben, für jedes Carcinom die ihm zukommenden Strahlungsbedingungen zu wählen." Nach Überwindung der ersten Kinderkrankheiten — und dies ist heute soweit — glaube ich, daß die erwähnten Apparate für den dermatologischen Praktiker, wenn er eine Ausbildung in der Strahlentherapie durchgemacht hat, eine erfreuliche Neuheit darstellen.

Nichtoperative Kosmetik des praktischen Dermatologen.

Von

M. H. Welti.

Wenn ich heute zu Ihnen über „Nichtoperative Kosmetik des praktischen Dermatologen" sprechen darf, so geschieht dies deshalb mit einem *speziellen* Vergnügen, weil es schon seit über 20 Jahren meine Überzeugung ist, daß das Fach Kosmetik zumindest an dermatologischen Kliniken gelehrt werden sollte.

Welche Krankheiten oder Zustände können wir nun im Bereich der *Dermatologie* als solche *kosmetischer Art* bezeichnen ? Im Grunde genommen sind alle Hautkrankheiten häßlich und abstoßend und müßten schon vom ästhetischen Standpunkt aus korrigiert werden. Aber dies ist bestimmt zu weit gegangen, und wo ziehen wir nun die Grenzen ? Winter in Brüssel zählt in seinem ,,Handbuch der gesamten Parfümerie und Kosmetik" folgende Krankheiten zur ärztlichen Kosmetik:

Das Erythema solare, die Rosacea mit all ihren Abarten, alle Ekzeme, die Naevi flammei und aranei, die Furunkulose, alle Erkrankungen der Lippenschleimhaut, das Defluvium capillorum, die Seborrhoe, die Alopecia areata, die Canities, die Hypertrichose, die Pityriasis simplex, die Intertrigo, Prurigo, Urticaria, Trichophytie, Epidermophytie usw. usw.

Mit dieser Einteilung kann ich mich nicht einverstanden erklären, denn da müßten ja zumindest auch die Acrocyanose, der Lichen pilaris und und viele andere Affektionen mehr dazugezählt werden. Ich schlage vor, daß folgende Hautkrankheiten oder Hautanomalien dem Kompetenzbereich des Kosmetologen überlassen werden:

Die Hypertrichose, die Alopecia praematura, vielleicht auch die Alopecia areata, die verschiedenen Formen der Akne, wie die Akne vulgaris, die Kommedonenakne und dann selbstverständlich die Seborrhoea oleosa et sicca. Ferner natürlich alles, was unter dem Sammelnamen *Naevi* verstanden wird: die Naevi flammei, pigmentosi, verrucosi et fibromatosi, die Fibromata pendula, die Hautpapillome, die verschiedenen Warzenarten, die Milien, die Xanthomata. Daß es eo ipso keine genaue Abgrenzung gibt, versteht sich von selbst, ist dies ja auch in anderen Spezialfächern der Medizin meist der Fall.

Ich komme nun zum speziellen Teil meiner Ausführungen und will einige der eben angeführten Affektionen besprechen, um Ihnen einige therapeutische Winke geben zu können.

Die Behandlung der Akne vulgaris.

Die Pathogenese dieser Krankheit ist noch umstritten. Auf die verschiedenen Theorien einzugehen erübrigt sich hier, da im nachfolgenden Kapitel Priv.-Doz. Dr. Götz dazu Stellung nehmen wird. Nach meinen Erfahrungen ist von Interesse, daß es Akne-Formen gibt, die allen Behandlungen trotzen, außer einer solchen mit Tuberkulin. Zu diesem Zweck verwende ich ausschließlich Tuberkulin Beranek in einer Verdünnung von $1/10^{30}$. Diese homöopathische Lösung injiziere ich im Abstand von einer Woche intracutan; die Einzeldosis beträgt 0,01—0,05ccm. Tritt nach 6 Injektionen keine Besserung ein, so ist es zwecklos, diese Behandlung fortzusetzen.

Die meisten Akne juvenilis- und Akne vulgaris-Fälle sprechen aber gut an auf eine lokale, desinfizierende Behandlung mit Aqua Kummerfeld und $1/4\%$igem Sublimatspiritus oder einer 1%igen Zinnober Zinkpaste, mit Zusatz von 10% Schwefel.

Heiße Umschläge mit einer verdünnten Sol. Vlemingkx können sehr gut wirken, dann die Douche filiforme, über die ich nachher kurz referieren werde, ebenso das Eröffnen der Pusteln und das Exprimieren der Komedonen. Allen äußeren Methoden ist aber eine parenterale Therapie zu koordinieren: Seit 20 Jahren hat sich mir nun die Verabreichung von *Leberpräparaten* ausgezeichnet bewährt. In welchen Quantitäten diese gespritzt werden, richtet sich nach dem einzelnen Fall. Auch spielt die Provenienz des Präparates keine ausschlaggebende Rolle. Ich gebrauche *Campolon* oder das schweizerische *Neoton.* Wir nehmen heute an, daß das wirksame Agens die Vitamin-B-Komplexe der Leberextrakte sind. Nicht zuletzt können Erfolge mit einer klassischen Arsylentherapie erzielt werden. Von besonderer Wichtigkeit ist eine gesunde Lebensweise, viel Sonne und Luft, geregelte Verdauung, Belebung der Zirkulation durch Sport, Massage und Bürstenbäder, vitamin- und kohlehydratreiche, purin- und eiweißarme Kost, *Weglassen* gewisser Nahrungsmittel, die nach SABOURAUD die Akne begünstigen: Weißbrot, Weißwein, Schokolade, evtl. noch andere Nahrungsmittel, auf welche der Körper allergisch mit einem Akneschub reagiert. Auch Antibiotica, weniger Penicillin als Aureomycin, können bisweilen die Krankheit günstig beeinflussen.

Bei der *Rosacea* habe ich ebenfalls gute Resultate mit Injektionen von *Leberextrakten* zu verzeichnen. Daß hier die Regelung der *Lebensweise,* speziell der *Diät,* das Weglassen des Kaffees, des Alkohols und evtl. des Nikotins eine Rolle spielt, sind ja medizinische Binsenwahrheiten. Lokal erzielt wiederum Schwefel in Verbindung mit Zinnober gute Resultate, mehr aber noch eine 50%ige Ichtyolsalbe. Die Douche filiforme kann hier Wunder wirken. Vergessen wir auch nicht die Reinigung des Darmes mit subaqualen Darmbädern.

Kurz zwei Worte über die Behandlung der *Warzen:* Alle Arten behandeln wir erfolgreich, mit Ausnahme gewisser diffuser Formen von paraungualen Verrucae, mit Elektrokoagulation. Die letzteren reagieren vorzüglich auf Applikation von Radium. Größere Warzen, ich spreche hier von der Verruca vulgaris, schäle ich mit der feinen Epilationsnadel, welche hier als elektrisches Messer dient, unter der Führung des mit einer Lupe bewaffneten Auges, heraus. Das Resultat ist quoad Narben und Rezidiv gut. Ich will damit nicht behaupten, daß jede andere Methode, die zum Ziele führt, nicht ebenso gut sei.

Es folgt nun die Behandlung der unter dem Sammelbegriff *Naevi* verstandenen Hauteffloreszenzen:

Die braunen, hellen und absolut flachen Naevi werden mit ausgezeichneten kosmetischen Resultaten mittels Polierens mit Carborundumsteinen entfernt. Dazu benötigen wir einen Bohrapparat, wie ihn die Zahnärzte verwenden. Mit derselben Methode werden mit Vorteil die praesenilen Pigmentationen, die vorwiegend auf den Handrücken auftreten, entfernt, ebenso großfleckige Epheliden. Kleinere bis kleinmandelgroße, erhabene, also *fibromatöse* Naevi oder besser gesagt Hautfibrome, ob hyperpigmentiert oder nicht, werden einwandfrei mittels der Elektrokoagulationsnadel beseitigt. Um keine Narben zu setzen und um sicher zu gehen, arbeitet man lieber, falls man nicht die genügende Übung hat, in zwei Sitzungen. Sind diese Effloreszenzen mit Haaren besetzt, so muß *zuerst* die *Epilation* vorgenommen werden und erst anschließend die Elektrokoagulation der Geschwulst. Achten wir *nicht* darauf und entfernen wir die Geschwulst, so verschwinden wohl auch die Haare, die Haarwurzeln sind aber nicht zerstört, das Haar wächst somit wieder, ist aber nachträglich aus Gründen, die ich Ihnen bei der Besprechung der Epilation angeben werde, schwieriger zu entfernen. Wo es darauf ankommt, wie z. B. im Gesicht, ein möglichst einwandfreies Resultat zu erzielen, empfehle ich *ohne* Lokalanästhesie zu arbeiten, und zwar deshalb, weil durch die Injektion eines Anästhetikums das Hautniveau verändert wird und wir deshalb nicht mehr genau sehen, wo sich die kleine Geschwulst vom übrigen Hautniveau abhebt. Alle diese Eingriffe werden ausnahmslos unter der Leitung einer binoculären Lupe ausgeführt. Größte Vorsicht ist am Platze beim Entfernen von dunkelbraunen oder melanotischen Naevi. Müssen diese nicht ihrer Größe wegen weit im Gesunden excidiert werden — eine nachfolgende Bestrahlung ist ohnehin nicht überflüssig — so zerstöre ich sie mittels Hochfrequenz, mache aber den Patienten darauf aufmerksam, daß das Setzen eines kleinen Närbchens in Form einer Delle unumgänglich ist.

Naevi flammei werden je nach Größe elektrokoaguliert, mit Radium bestrahlt oder durch eine Lappenplastik ersetzt. Müssen *kleinere Geschwülste* mit dem Messer entfernt werden, so ist die Berücksichtigung der Spaltrichtung der betreffenden Hautstellen unumgänglich; dann feinstes Instrumentarium, erstklassige Klingen und vor allem eine Naht, die die Wundränder optimal adaptiert. Wir können uns heute solch komplizierte Scherze wie Intracutannähte ersparen; die ideale Naht scheinen mir — nachdem natürlich eine Spannung durch Subcutannähte eliminiert ist — Matratzennähte mit Nylonfäden. Die Amerikaner liefern das sogenannte *Dermalon*. Dies sind feinste Nadeln, in deren caudalen Enden der Nylonfaden eingeschmolzen ist. Je dünner der Faden, desto besser der Erfolg (Kaliber 5 × 0). Der Vorteil der *Matratzennaht* ist die Idealadaption der Wundränder, und derjenige des *Dermalons* der möglichst traumalose Durchstich der Haut, was bei Nadeln mit Öhr nicht der Fall ist, ebenso das Nichtquellen des Nylonfadens. Eine solche Narbe ist, wo sie auch sitzt, wenn selbstverständlich die aseptischen Kautelen gewahrt wurden, nach kurzer Zeit beinahe nicht mehr zu sehen. Auch scheinen mir die Keloidbildungen, auch an deren Prädilektionsstellen, weniger oft aufzutreten.

Über die Entfernung von *Keloiden* nur zwei Worte: Es gibt heute noch keine bessere Behandlung als Excision und sofortige Nachbestrahlung mit durch Kupfer filtrierten Röntgenstrahlen. Wichtig ist auch, daß die Narbe während ihrer Ausheilung vor ultravioletten Strahlen geschützt wird.

Über die Behandlung der *Hypertrichose* läßt sich diskutieren, ob sie überhaupt in den Bereich des Arztes gehört. Sicher ist, daß der Kosmetologe oft darum befragt wird, gibt es doch immer noch Patientinnen, die sich lieber dem Arzte als einem Laienkosmetiker anvertrauen.

Die einzige Methode und diejenige der Wahl ist heute immer noch die Zerstörung des Haarbulbus, oder gemeinhin gesprochen, der Haarwurzel mittels Elektrokoagulation, d. h. mit Kaltkaustik. Elektrolyse wird leider immer noch gebraucht, ist aber durchaus veraltet. Die Behandlung dauert bedeutend länger und gibt kosmetisch kein gutes Resultat, weil sie infolge der bedeutend dickeren Nadeln, die dazu notwendig sind, kleine Närbchen setzt. Von anderen Epilations- und Depilationsmitteln, wie Bimsstein, Bariumbrei oder Harzen, mittels derer die Haare ausgerissen werden, will ich nicht sprechen. Das Resultat ist ohnehin ein temporäres, und ich glaube kaum, daß sich Ärzte damit abgeben. Von der Röntgenepilation ist man aus Ihnen allen bekannten Gründen schon lange abgekommen.

Nun möchte ich Ihnen gerne ganz kurz einige Fingerzeige geben und Ihnen sagen, wie Sie am besten epilieren und am wenigsten unangenehme Nachwirkungen haben. Verwendet wird irgendein Diathermieapparat; ich gebrauche seit 20 Jahren denjenigen der Sanitas-Fabrik in Berlin und kann damit einpolig arbeiten. Angaben darüber, mit welcher Intensität man arbeiten muß, kann ich Ihnen mit Zahlen nicht ausdrücken, da es bei jedem Apparat verschieden ist. Das Maßgebende ist, daß ein kleiner Funke entsteht, der im Stande ist, die Haarwurzel zu koagulieren. Am besten tut man, die Intensität vorher an der Oberfläche der Haut auszuprobieren. Dann wird die Nadel entlang des Haarschaftes eingeführt. Darauf gibt man Kontakt. Ein Bruchteil einer Sekunde genügt. Ist das gewünschte Resultat erzielt, so läßt sich das Haar ohne Widerstand mit der Pinzette entfernen. Ist der geringste Widerstand da, so bedeutet dies, daß wir mit der Nadelspitze nicht auf den Haarbulbus gelangt sind. Närbchen gibt es nur, wenn wir mit der Nadel nicht im Haarkanal sitzen. Der einzige Anhaltspunkt für die Lage des Haarkanals ist *der* Teil des Haarschaftes, der außerhalb der Haut steht. Bei Haaren, welche nie durch Rasieren, Auszupfen oder dergleichen entfernt wurden, entspricht die Richtung des Haarschaftes dem Haarkanal. Wurde aber schon vielfach anderweitig epiliert, so ändert das Haar gern seine Richtung. Wir tappen also mit der Nadel quasi im Dunkeln, spüren wohl, daß wir nicht im Haarkanal drin sind, aber wir epilieren auf gut Glück; auf diese Weise können die unbeliebten kleinen Närbchen entstehen. Dazu kommt noch, daß die Haut durch vorangegangene, oft jahrelange Manipulationen lädiert und in ihrer Fähigkeit, sich gegen Keime zur Wehr zu setzen, beeinträchtigt wurde. Die Möglichkeit von kleinen follikulären Infektionen ist somit *auch* noch vorhanden. Um diese zu vermeiden, gebe ich nach der Epilationssitzung etwas Marfanilpuder auf die Haut. Wir tun gut daran, den Patienten, der schon jahrelang an seinen Haaren herummanipulierte, darauf aufmerksam zu machen, daß das Resultat unserer Behandlung nicht so schön wird, wie wenn er mit unbehandelter Hypertrichose zu uns gekommen wäre. Hinterläßt die Epilation einer vorher unberührten Hypertrichose Närbchen, so liegt das allein an fehlender Technik. Ich darf Sie noch darauf aufmerksam machen, daß alle im Handel befindlichen Nadeln zu dick *sind*, und zudem sehr teuer. Wenn ich Ihnen einen Rat geben darf, so verwenden Sie am besten die feinsten Sonden, welche die Zahnärzte zum Sondieren der Wurzelkanäle gebrauchen.

Zur Behandlung der *Teleangiektasien* habe ich schon teilweise bei der Besprechung der *Couperose* bzw. der *Rosacea* Stellung genommen. Das Mittel der Wahl ist die Elektrokoagulationsnadel, aber nur, wenn es sich um *Arteriektasien* handelt, ganz gleich ob wir es mit vereinzelten kleinen Gefäßen oder mit Naevi aranei zu tun haben.

Venektasien trotzen im Gegensatz dazu beinahe jeder Behandlung, es sei denn ihr Lumen sei so groß, daß die feinste existierende Injektionsnadel eingeführt werden kann, um irgend ein Gefäßverödungsmittel darin zu deponieren. Am besten eignet sich wohl heutzutage das von der Firma *Geigy* in Basel fabrizierte *Varsyl*. Es hat den Vorteil, daß es auch paravenös gespritzt keine Nekrose verursacht. Die kleinsten Venektasien aber, denen man auf diese Weise nicht beikommen kann, reagieren leider auch auf Elektrokoagulation sehr schlecht. Dies um so mehr, als sie halbzentimeterweise gestichelt werden müssen. Diese Affektion sitzt meistens an den Oberschenkeln, wo die Heilungstendenz ohnehin nicht sehr günstig ist, und wo es infolgedessen noch zu kleinen Narbenbildungen kommt. Andere Behandlungsweisen, wie Douche filiforme und Kohlensäureschnee, sind absolut erfolglos. Es ist höchstens denkbar, daß kleine Bezirke eines dichten Netzes solcher Venenerweiterungen mit einer Thorium-X-Salbe, dem *Doramad*, erfolgreich angegangen werden könnten

Am häufigsten wird der sich für Kosmetik interessierende Arzt nicht nur wegen *Hypertrichosen*, sondern wegen *Haarausfalls* konsultiert. Wie undankbar und schwierig diese Behandlungen sind, ist jedem von Ihnen bekannt, und auch ich werde Ihnen nicht viel Neues darüber zu sagen vermögen. Von reaktiven Alopecien nach Infektionskrankheiten oder von der Alopecia areata sei hier kaum die Rede. Roborierende oder hyperaemisierende Mittel zeitigen, konsequent angewandt, nach Monaten ziemlich sicheren Erfolg. Die jeder Behandlung trotzenden Fälle von Alopecia areata sind zum Glück selten. Lokal benützen wir Kohlensäureschnee, und zwar mit einwöchentlicher Applikation. Diese Behandlungsmethode benütze ich seit 20 Jahren. Darauf aufmerksam gemacht wurde ich durch eine Publikation eines ungarischen Arztes, dessen Name mit entfallen ist, und der die Vereisung der Kopfhaut mit Chloraethyl empfahl. Der zu erzielende Effekt liegt auf der Hand: eine Hyperaemie. Da diese Methode ziemlich kostspielig ist, bin ich zum Kohlensäureschnee übergegangen und vereise die kahlen Stellen oder die ganze Kopfhaut einmal pro Woche. Die dadurch erzielte Reaktion ist eine Verbrennung ersten Grades, die ungefähr gerade 7 Tage gebraucht, um abzuklingen. Diese Behandlungsweise ersetzt meiner Ansicht nach weitgehend die anderen üblichen Methoden, wie die Kromayer-Lampe oder die Höhensonne und scheint mir eine ähnliche Wirkung wie diese zu haben. Die Anwendung des CO_2-Schnees ist sauber, läßt sich rasch durchführen und ist mit einiger Erfahrung gut dosierbar. Bei aetiologisch unklarem Haarausfall versuche ich, durch Blutanalyse dessen Ursache zu ergründen.

Liegt eine Seborrhoe vor, so wissen wir ungefähr, wie wir zu behandeln haben. Ist aber dies nicht der Fall, so finden wir häufig eine Hypercholesterinämie, eine Hypoglykämie, einen zu hohen Harnsäurespiegel oder aber einen positiven Takata-Ara. Können diese Zustände gebessert werden, so tritt auch oft ein Aufhören des krankhaften Haarausfalles ein. Ich will ja nicht etwa die Behauptung aufstellen, daß meistens ein pathologischer Blut-Chemismus festzustellen ist, aber ich sehe es für unerläßlich an, auch nach dieser Richtung hin die Aetiologie der Alopecie zu klären. Lokal verschreibe ich entweder den fetthaltigen *Captolspiritus* oder aber den stark entfettenden *Formol*-Alkohol, dazu wöchentlich eine Kohlensäureschnee-Behandlung. Die Behandlung der Alopecien ist eine für Patient und Arzt langwierige, wenn aber von beiden Seiten durchgehalten wird, keine unbedingt undankbare Sache. Wichtig ist es, den Patienten von vornherein darauf aufmerksam zu machen, daß bei der Alopecia praematura das optimale Resultat dasjenige ist, daß man seinen jetzigen Zustand erhalten kann, und daß er sich keine Illusionen macht, mehr Haare durch die Behandlung zu bekommen. Im allgemeinen gilt die Regel, die von SABOURAUD aufgestellt wurde, und zwar, daß der Mensch die gleiche Quantität Haare, die er mit 30 Jahren besitzt, auch noch mit 50 Jahren hat. Wie Sie wissen, hat ebenfalls SABOURAUD festgestellt, daß ein Haar während eines Menschenlebens im ganzen 11 mal ausfallen kann, und daß seine jeweilige Länge nur 50% des vorherigen Haares beträgt. An uns ist es also, durch tonisierende Behandlungen die Geschwindigkeit der Haarausfall-Folge zu vermindern. *Parenteral* kann mit Vorteil *Arsen* in irgend einer der üblichen Handelsformen verabreicht werden.

Bei dieser Gelegenheit darf ich noch betonen, daß ich ein Gegner der Ansicht bin, die von Ärzten und Friseuren vertreten wird, wonach das Haar nur alle 3—4 Wochen gewaschen werden soll. Ebenso bin ich nicht der Ansicht, daß die Seborrhoea oleosa durch häufiges Haarwaschen verschlimmert werden soll. Warum muß ausgerechnet das Kopfhaar, welches der beste Schmutz- und Staubfänger darstellt, nur alle 4 Wochen einmal gewaschen werden, während wir das Gesicht z. B. mehrmals täglich reinigen. In Amerika waschen sich die Frauen die Haare 1 bis 2 mal pro Woche selbst, und selten sieht man so viel gesundes schönes Kopfhaar wie dort. Die unter dem Namen „Shampoos" verwendeten Mittel sind unnötig; am besten ist eine milde Toilettenseife, und besonders wichtig ist der Hinweis, um Reizungen der Kopfhaut zu vermeiden, jedwelche Seifenreste durch Abspülen unter fließendem Wasser zu entfernen.

Öfters werden Sie gefragt, wie *Narben* verschiedenster Genese zu korrigieren seien, und was mit Narbenwucherungen zu geschehen hat.

Was häßliche Narben anbetrifft, so kommt von einer gewissen Größe an nur Excision mit darauffolgender sorgfältigster Naht in Frage. Kleine Närbchen, wie solche nach Akne oder Pocken sind schwieriger zu entfernen. Es kommen 3 Methoden, die ähnliche Wirkungen haben, in Frage: Die Skarifikation, das Polieren und schlußendlich das Peeling.

Alle 3 Methoden bezwecken eine tiefgreifende Desquamation der Epidermis. Am einfachsten und am besten zu dosieren sind die ersten beiden, vor allem die Skarifikation. Diese geschieht mittels feiner beidseitig geschliffenen Messerchen, womit die Haut kreuz und quer zerschnitten wird. Nach einigen Tagen stößt sich die Epidermis ab und es bildet sich an deren Stellen eine neue Haut. Sorgfältig muß man darauf bedacht sein, daß die einzelnen Schnitte nicht zu tief gehen, um nicht wiederum eine neue Narbe zu setzen. Wie beim Polieren benötigt man keinen Verband. Die starke Blutung läßt bald nach, höchstens kann ein desinfizierender Puder in Form von Sulfonamiden oder Penicillin aufgetragen werden. Je nach dem Fall pflege ich auch Narben dadurch unsichtbarer zu machen, daß deren Wall durch Elektrokoagulation vermindert wird. Es ist klar, daß dadurch nur eine relative Besserung für das Auge eintritt, insofern, als eben der Niveauunterschied von Narbengrund zum Narbenwall verringert worden ist. Hier heißt es eben, von Fall zu Fall zu entscheiden, hängt es doch auch nicht zuletzt von den Wünschen des Patienten ab. Mancher ist wohl einverstanden, sich einen belanglosen Eingriff mit der Hochfrequenznadel machen zu lassen, nicht aber, daß man zur Excision schreitet.

Herr Prof. Marchionini machte den Vorschlag, ich solle Ihnen auch über die tägliche Behandlung des Gesichtes sprechen. Leider muß ich Sie da enttäuschen. Ich komme mit einem Arsenal von ganz wenigen Mitteln aus und verweise im allgemeinen die Patienten auf die handelsüblichen Gesichtscremen. Wir sind nicht imstande, etwas Besseres herzustellen, als es die guten Firmen für kosmetische Produkte können, ob sie nun *Arden, Rubinstein* usw. heißen. Als Fettcreme würde übrigens eine Coldcreme genügen; von einer Puderunterlage verlangen wir, daß diese Creme wenig fettet; dies ist sozusagen die einzige Salbe, die ich als Kosmetikum verschreibe:

Stea-Crème

Rp.	Acid. stearinic.	7,5
	Natr. carbonic.	0,6
	Aquae dest.	4,0
	Ammoniumhydric. solut. 10%	7,5
	adde:	
	Aqua dest.	36,0
	Aqua laurocerasi	10,0
	Oleum rosae	gtt II
	plus 15% Olei hydrogenisati	

Sie kann nicht fabrikmäßig hergestellt werden, weil sie nicht haltbar ist, d. h. nicht länger als 2 Monate. Sie wird mit dem Besen geschlagen und imponiert beinahe so wie geschlagene Sahne, muß also häufig frisch zusammengesetzt werden.

Zur Reinigung des Gesichtes genügt eine Gurkenmilch oder aber ein Witchhazel-Spiritus. Daß Hautcremen und Puder der Gesichtshaut schaden, ist ein Märchen; die schönste Haut hat die Französin und die Amerikanerin, welche von jung an durch derartige Kosmetica die Gesichtshaut vor der Unbill der Witterung wie vor Sonne, Wind und Kälte schützt. Auf die fragwürdigen Effekte der im Handel befindlichen Hormoncremen will ich nicht eingehen; z. Z. kann man in Paris eine solche Gesichtscreme kaufen, die mit einem Extrakt aus Hühnerembryonen zusammengesetzt wird. Ihr Erfolg, besonders was Verjüngung der Haut anbetrifft, soll verblüffend sein; mir persönlich fehlt bis jetzt jede eigene Erfahrung. Ob das Gesicht mit Seife gewaschen werden soll, richtet sich nach den einzelnen Fällen. Bei kräftiger Gesichtshaut schadet sie gewiß nichts, im Gegensatz zu einer zarten, trockenen Haut. Daß nur beste und milde, wenn möglich unparfümierte Seifen verwendet werden sollten, ist eine Selbstverständlichkeit. Neuerdings wird in der Schweiz eine alkalifreie Seife in Cremeform, genannt *Dermapon*, hergestellt, welche vollkommen reizlos ist, gut reinigt und maximal schäumt. Im Prospekt steht, sie sei auf Anregung Prof. MARCHIONINIs hergestellt worden. Ich habe ihm dazu schon schriftlich gratuliert, es scheint ihm da ein fremdes Kind untergeschoben worden zu sein. *Mehr* möchte ich Ihnen über *Gesichtsbehandlung* nicht sagen — jeder Kosmetiker und Chemiker, welcher sich damit abgibt, weiß ohnehin viel mehr als wir; was davon stimmt, wollen wir dahingestellt sein lassen. Die Hauptsache ist ja, daß aus solcherlei Produkten Milliarden pro Jahr umgesetzt werden.

Nun noch zwei Worte über die

Douche filiforme.

Die Douche filiforme wurde an der Klinik von Dr. BROCQ im Hôpital *St. Louis* in das therapeutische Arsenal des Dermatologen eingeführt. Frau Dr. NOËL in Paris ist es zu verdanken, daß sie nicht nur unter den Ärzten des weiteren Auslandes bekannt wurde, sondern daß sie auch einen praktischen Apparat konstruieren ließ. Es handelt sich um einen Wasserstrahl, den man unter einem Druck von 5—12 Atmosphären durch einen Rubinfilter von 0,25—1,0 mm schickt, mit einer Temperatur von 30 bis 40° C und dann das gewünschte Gewebe massiert. Natürlich ist eine besondere Einrichtung notwendig, um das Wasser aufzufangen und eine Bekleidung, welche den Patienten vor Nässe schützt. Gewöhnlich wird nur das Gesicht behandelt. Die Fadenstrahlbehandlung wurde von NOËL als Wassercurette bezeichnet und von VEYRIÈRES als „intelligente" Curette, und zwar deshalb, weil sie eigentümlicherweise elektiv *schlechtes* Gewebe zerstört und dessen Erneuerung fördert, ohne die geringste Narbe zu hinterlassen. Die Douche filiforme eignet sich besonders zur Behandlung der Akne vulgaris, der Rosacea, Seborrhoea oleosa und vor allem der unter Couperose bekannten Form der Rosacea, jener feinsten, netzartigen Teleangiektasien auf den Wangen. Der Strahl wird in rotierender Weise auf der Gesichtshaut herumgeleitet. Er drückt durch seine Feinheit und seine Stärke die kleine Oberfläche, die er berührt, einen kurzen Moment lang tief ein, so daß wir auf diese Weise eine ideale Zellmassage bekommen. Eine Sitzung dauert etwa 10—15 Minuten. Nachher stellt sich ein wohliges frisches Gefühl beim Behandelten ein. Der Nachteil ist der, daß empfindliche Personen die Behandlung nicht sehr gut vertragen. Dies ist wohl mit ein Grund — neben dem Umstand, daß die Apparatur gewisse Einrichtungen erfordert —, weshalb sich diese glänzende Methode nicht *mehr* eingebürgert hat. Es sind heute Apparaturen französischer Provenienz im Handel, welche das Wasser direkt der Leitung entnehmen und ihm durch eine Pumpe den erwünschten Druck geben. Leider können aber diese vereinfachten Apparaturen, weil sie nicht dieselben Leistungen hervorbringen wie die Konstruktion von

Madame NoËL, welche aus einem Behälter mit heißem Wasser und einer
Flasche komprimierter Luft besteht, nicht vollwertig ersetzen. Um noch-
mals darauf zurückzukommen, wird die Akne, deren Pusteln durch den
Wasserstrahl herausgeschält werden, vorteilhaft damit behandelt.

Die *Rosacea*, die durch ein Netz feiner Teleangiektasien imponiert,
wird von der Douche filiforme besonders günstig beeinflußt, und zwar
dadurch, daß durch den unter ca. 10—12 Atmosphären stehenden Wasserstrahl die Gefäßchen aufgerissen werden. Natürlich entsteht eine nam-
hafte Blutung, die aber bald zum Stehen kommt. Ein Verband ist nicht
notwendig; zur Desinfektion wird etwas Marfanil-Prontalbin darauf gegeben, und die sich bildenden Krusten fallen nach 10—12 Tagen weg.
Darunter kommt eine frische Haut ohne Gefäßerweiterung zum Vorschein.
Diese Methode ist gegenüber den Stichelungen mit der Hochfrequenznadel bedeutend radikaler und kürzer, wenn auch schmerzhafter.

Schlußendlich kann ich mir zur wöchentlichen oder 2mal wöchentlichen Behandlung der Gesichtshaut keine idealere Methode vorstellen
— außer eben, daß sie etwas schmerzhaft ist. Die Vorteile gegenüber
anderen Gesichtsbehandlungen in Form von Massagen verschiedenster
Natur, Masken, Douchen, Ozonisieren sind die, daß durch die Massage
des feinen Wasserstrahls die allerkleinsten Hautbezirke erfaßt werden
können, daß dadurch keine Verzerrungen der Haut und der Muskulatur
möglich sind, und daß die Dosierbarkeit eine optimale ist.

Meine sehr verehrten Damen und Herren, ich bin am Schlusse meiner
Ausführungen angelangt und bin mir über deren Unzulänglichkeit, was
ihre Wissenschaftlichkeit anbetrifft, vollkommen im klaren. Leider hat
mir die allzu kurz zur Verfügung stehende Zeit, um mich auf diese Ausführungen vorzubereiten, nicht erlaubt, das eine oder andere Gebiet durch-
greifend zu behandeln. Andererseits aber war mir, wie gesagt, daran ge-
legen, ganz allgemein über Kosmetik zu sprechen und Sie vielleicht *mehr*
dafür zu interessieren. Ist mir dies gelungen, so ist mein Zweck mit dem
Gesagten erreicht, und dies um so mehr noch, wenn ich Ihnen einige
praktische Winke habe geben können, die Ihnen bis jetzt unbekannt
waren. Auf alle Fälle sehen Sie, daß es auf diesem Gebiet eine ganze
Reihe Hypothesen zu wissenschaftlichen Arbeiten gibt, wenn man Zeit
und Gelegenheit hat, dies in einer Klinik mit dem dazu nötigen Krankengut durchzuführen.

Aus der Dermatologischen Klinik und Poliklinik der Universität München.
(Direktor: Prof. Dr. A. MARCHIONINI.)

Zur Ätiologie und Therapie der Akne vulgaris.

Von

HANS GÖTZ.

Die wichtigste Voraussetzung zur Bildung von Akneknötchen ist die
Zurückhaltung des von den Glandulae sebaceae der Haut abgeschiedenen
Talges in Follikeln, deren Mündungen hyperkeratotisch verändert sind.

Fest steht, daß es Familien gibt, in denen Akne gehäuft auftritt. Das Vorhandensein eines hereditären Faktors für den in eine bestimmte Richtung gedrängten Ablauf des Wachstumsprozesses der Haut (Grad der Keratinbildung, Intensität der Talgabsonderung) kann nach Ansicht vieler Autoren daher als gesichert gelten. Eine Anzahl Autoren beschäftigte sich in der Vergangenheit mit der Suche nach Erregern, denen mehr oder weniger eine ätiologische Bedeutung zugesprochen wurde. Diese Anschauung hat sich aber nicht halten lassen. Denn schon auf dem gesunden Integument können wir ja eine große Anzahl von Anflugs- und Haftkeimen finden, die sich besonders bei erkrankter Haut noch um zahlreiche Arten vermehren lassen, ohne daß ihnen tatsächlich eine für die Akne vulgaris spezifische Bedeutung zukäme.

Wichtig ist nun die Beobachtung, daß die Akne vulgaris eine Erkrankung jener Lebensabschnitte darstellt, in denen die Keimdrüsen aktiv sind. Mit zunehmendem Alter schwindet die Neigung zur Aknebildung. Eunuchen leiden niemals an dieser Krankheit, wohl aber gelingt es, durch Verabfolgung von Sexualhormonen bei jenen typische Akneknötchen und Pusteln zu erzeugen. Aus diesen Feststellungen folgt, daß offenbar den Sexualhormonen eine bedeutsame Rolle bei der Entstehung des Krankheitsbildes zukommt. Bei den engen Beziehungen zwischen Keimdrüsen und anderen Hormonorganen (Hypophyse, Schilddrüse, Nebennieren) ist weiterhin die Möglichkeit gegeben, daß auch von letzteren Impulse ausgehen, die einen fördernden oder hemmenden Einfluß auf die Akne gewinnen können. Daher einem einzelnen Hormon allein die ätiologische Rolle zuzuordnen, würde der Sachlage nicht gerecht.

Manche Ärzte pflegen routinemäßig bei männlichen Aknepatienten Follikelhormon, bei weiblichen Testosteron zu verabfolgen, um dem Übergewicht des geschlechtsspezifischen Sexualhormons entgegenzuwirken. Neuere Untersuchungen lassen aber erkennen, daß insbesondere die *männlichen Sexualhormone* in erhöhtem Maße die Fähigkeit besitzen, eine Akne zur Auslösung zu bringen. So wissen wir, daß bei Nebennierentumoren und beim Morbus Cushing, also bei Krankheiten, die mit vermehrter Produktion männlicher Sexualhormone einhergehen, plötzlich Aknepusteln auftreten. Auch hat man nach Untersuchungen akneerkrankter und aknefreier Menschen gefunden, daß die an Akne leidenden Patienten einen erhöhten Androgen-Spiegel aufweisen.

Shapiro weist auf folgende Argumente hin, die für die Bedeutung endokriner Faktoren, insbesondere aber der männlichen Sexualhormone, sprechen:

1. Beginn der Erkrankung zur Zeit der Pubertät.
2. Vor der Menstruation treten oft verstärkt neue Pusteln auf. Zu dieser Zeit ist aber der Follikelhormonspiegel am niedrigsten.
3. Entwicklung von Akneknötchen bei Frauen, die männliches Sexualhormon erhalten haben (dieses können wir auf Grund eigener Beobachtungen bestätigen).
4. Eunuchen sind frei von Akne.
5. Akne ist häufiger bei Männern.

Nicht die absolute Höhe des im Organismus zu einem gegebenen Zeitpunkt vorhandenen männlichen oder weiblichen Sexualhormonspiegels scheint aber für die Entstehung des Krankheitsbildes entscheidend zu sein, sondern die Störung ihres Gleichgewichtes, vorwiegend zugunsten der männlichen Sexualhormone. Eine Behandlung mit weiblichen Sexualhormonen ist daher in geeigneten Fällen durchaus folgerichtig, wenn auch nicht grundsätzlich sofort mit ihnen behandelt werden sollte.

Bei Patienten mit niedrigem Grundumsatz beobachtete Cardenal de Salas eine Besserung nach Verabfolgung von *Schilddrüsenhormonen.* Diese Therapie leitet sich von unserer Kenntnis des Einflusses von Schilddrüsenhormonen auf den Verhornungsprozeß der Epidermis ab. So wissen wir, daß Störungen der Schilddrüsenfunktionen mit verstärkter Hornbildung einhergehen können. Dies muß sich natürlich auf die Entleerung der Follikel hemmend auswirken. Lag ein erhöhter *Blutzuckerspiegel* vor, so half Insulin in Verbindung mit einer bestimmten Diät in 9 von 24 Fällen.

Nach den Ergebnissen neuerer Untersuchungen kommt auch dem *Vitamin A* eine nicht unbedeutende Rolle bei der Entstehung oder Unterhaltung der Akne vulgaris zu. Wir wissen, daß bei den Dyskeratosen (z. B. Darierschen Krankheit, Pityriasis rubra pilaris) Vitamin-A-Mangel wesentlich beteiligt sein kann. Da die übermäßige Verhornung der Follikelostien eine Fehlsteuerung im Keratinisierungsprozeß der Haut darstellt, überraschen die in geeigneten Fällen erzielten günstigen Resultate einer Vitamin-A-Behandlung nicht.

Moritz nennt das Vitamin A einen Differenzierungshemmer des gesamten Epithels. Bei Vitamin-A-Mangel wird daher die Hyperkeratose begünstigt. Frazier, Hu und Chu untersuchten den Einfluß des Vitamin-A-Mangels auf die Haut von der Kindheit bis zur Pubertät. Zur Zeit der Pubertät macht sich im Falle eines zu geringen Vitamin-A-Angebotes eine verstärkte Tendenz zur follikulären Hyperkeratose bemerkbar, die bei den jüngeren Individuen nur nicht so deutlich zum Ausdruck kommt. Dies weist wieder auf Beziehungen zu den sich während der Pubertät abspielenden Veränderungen im endokrinen System hin. Daß Beziehungen zwischen Sexualhormonen und Vitaminen tatsächlich vorhanden sind, konnte Keddy zeigen, und Hohlweg vermochte durch Vitamin A-Überdosierung die Östrusreaktion der kastrierten weiblichen Ratte zu hemmen.

Ob die Akne vulgaris zu den psychogen bedingten Dermatosen zu zählen sei, ist noch unentschieden. Bei den engen Beziehungen zwischen der Psyche und dem vegetativen Nervensystem wäre es schon denkbar, daß durch erstere über die alle Assimilations- und Dissimilationsvorgänge beherrschenden autonomen Nerven die Funktion nicht nur der Schweißdrüsen, sondern auch der Talgdrüsen im Sinne einer Überproduktion verändert wird.

Eine psychogen bedingte, vermehrte Schweißabsonderung z. B. könnte zur Quellung des Keratins und damit zum erschwerten oder verhinderten Austritt des Talges aus den Follikeln führen. Die Beobachtungen von Sulzberger, Addenbrooke u. Mitarbeitern über das gehäufte Vorkommen von Akne vulgaris bei Soldaten in feuchtem Tropenklima scheinen für die Bedeutung des Schweißes zu sprechen. Eine Verminderung des Kochsalzgehaltes des Blutes schied als konditioneller Faktor aus. Sobald die Soldaten wieder in kälteres, trockenes Klima kamen, bildete sich die Affektion zurück.

Die Mitwirkung *psychischer Faktoren* grundsätzlich abzulehnen, scheint den Tatsachen wohl nicht ganz gerecht zu werden. Andererseits heißt es aber zu weit gehen, wenn man auf Grund der Stimmungslage eines Menschen schließen wollte, daß er zur Akne vulgaris prädisponiert sei.

Weitere in nicht wenigen Fällen eine Akne vulgaris begünstigende Faktoren können bestimmte *Arzneimittel* sein, so z. B. Jod- und Bromsalze. Ferner vermögen sich salizylhaltige Kopfschmerztabletten sowie Barbitursäurepräparate ungünstig auszuwirken. Bemerkenswert sind die Beobachtungen von KORTING und MIOWSKI, die als Nebenwirkung einer Vitamin-D$_2$-Behandlung wegen Hauttuberkulose die Bildung von Akne vulgaris-Effloreszenzen feststellten. Bei therapieresistenten Fällen einer Akne vulgaris sollte ferner die Möglichkeit einer *Fokaltoxikose* in Erwägung gezogen werden, wenn auch erfahrungsgemäß ihre Beseitigung nur vereinzelt zum Erfolg führt. Von 12 durch CARDENAL DE SALAS beobachteten Fällen besserten sich nur 2. Es ist noch darauf hinzuweisen, daß auch auf die Beseitigung einer evtl. bestehenden Obstipation größter Wert zu legen ist.

Zu den Faktoren, die mit Sicherheit in gegebenen Fällen Akneknötchen und -pusteln auslösen können, müssen wir bestimmte *Nahrungsmittel* zählen. Ob dabei diese Nahrungsmittel im Sinne von Allergenen wirken, oder ob sie nicht einfach nur ein Überangebot bestimmter chemischer Bausteine darstellen, die die Talgdrüsen zur überstürzten Produktion und zur Veränderung der Konsistenz ihres Sekretes führen, soll dahingestellt bleiben. FLOOD gibt als wichtigste, eine Akne auslösende oder unterhaltende Nahrungsmittel Milch, Milchprodukte (Käse), Schokolade, Tomaten, Nüsse und Apfelsinen an. Diese Liste möchten wir durch Eier, Fisch und Schweinefleisch ergänzen. Intracutantests zur Ermittlung der schädigenden Nahrungsmittel sind ergebnislos verlaufen. Hier vermag nur der Expositionstest weiterzuhelfen. In hartnäckigen Aknefällen sollte man die Patienten genau über Getränke und Speisen Buch führen lassen, um bei einem erneuten Ausbruch die in den Vortagen eingenommenen Nahrungsmittel auf verdächtige Stoffe zu überprüfen. Wenn man mit einer Tee-Zwieback-Diät beginnt, kann man auch unter laufender Beobachtung den Speiseplan allmählich aufbauen. Größte Gewissenhaftigkeit bei der Aufzeichnung ist jedoch erforderlich. In einer Anzahl der Fälle wird der Erfolg nicht ausbleiben.

Wir wissen, daß wir durch die Lokalbehandlung einer Akne vulgaris die Möglichkeit besitzen, die Krankheit weitgehend zu bessern, ja zu heilen. Wie wir durch äußere Maßnahmen ein positives Ergebnis erzielen können, vermögen *äußere Faktoren* anderer Art das Leiden aber auch auszulösen oder zu unterhalten. Allgemein ist zu sagen, daß alle Salben, Cremes, Pasten und Öle die feinen Follikelostien schon rein mechanisch verstopfen können. Ihre Anwendung (in Form von Kosmetika) durch ein zur Akne neigendes Individuum vermag daher das Krankheitsbild erst richtig manifest werden zu lassen. Der Einfluß dieser Substanzen kann sich aber auch darin äußern, daß der Verhornungsprozeß der Epidermis im Sinne einer Hyperkeratose gestört wird, und diese begünstigt natürlich wiederum die Bildung von Akneknötchen. Der ungünstige Einfluß verschiedener *Kosmetika* bei Aknepatienten muß hervorgehoben werden. Nicht selten sind insbesondere weibliche Patienten nur

schwer zu veranlassen, tagsüber von der Verwendung all ihrer zur Schönheitspflege gebrauchten Mittel Abstand zu nehmen. Dadurch kann aber
jede Therapie illusorisch werden.

Im Zusammenhang mit der Schädlichkeit äußerer Faktoren müssen
noch *Kleidungsstücke* Erwähnung finden, die möglicherweise durch
Reizung der Haut und dadurch bedingte verstärkte Talgsekretion und
Hyperkeratose der Follikel ebenfalls eine Akne hervorrufen können.
Vor allem sind hier Wollsachen (Hemden, Pullover) zu nennen, die insbesondere im Bereich des Rückens zur Bildung von Aknepusteln führen.
Auch Pelzwerk ist angeschuldigt worden.

Wir wenden uns nunmehr der Therapie zu. Aus den Darlegungen über
die Ätiologie und die Pathogenese der Akne vulgaris wurde ersichtlich,
daß erst im Zusammenwirken innerer und äußerer Faktoren das Leiden
manifest wird. Daraus leitet sich für uns die Notwendigkeit ab, eine
Besserung oder Heilung mit inneren und äußeren Mitteln zu erstreben.
Dieses Bemühen kommt in der Literatur zum Ausdruck, wenn auch dabei
die lokaltherapeutischen Maßnahmen im Vordergrund stehen.

SULZBERGER u. Mitarb., BENEDEK u. a. empfehlen, täglich 150000 bis 200000
i. E. Vitamin A für eine mehr oder weniger begrenzte Zeit zu geben. Die guten Erfolge veranlaßten BENEDEK, die Akne vulgaris als klinischen Ausdruck einer Vitamin-A-Mangelkrankheit zu deuten. Seine Fälle besserten sich alle ohne zusätzliche Lokalbehandlung. LYNCH und COOK gaben 4 bis 5 Monate lang täglich
100000 i. E. Vitamin A. Nur 46% ihrer Patienten, in der Mehrzahl Frauen, besserten
sich. Wirkliche Heilung wies nur 1 Fall auf (vielleicht unterdosiert!). Auch ROBIN
SON sah nach Vitamin A, D oder B keine außergewöhnlichen Erfolge. Vitamin A
nicht in öliger Grundlage, sondern in wäßriger Dispersion verwendeten DAVIDSON
und SOBEL. Der Vorteil läge in der schnellen Resorption des letzten Präparates.
Während der Erfolg sich nach Gebrauch von Vitamin A in Öl erst in etwa 3 bis
6 Monaten einstelle, pflege er nach wäßrigen Präparaten schon in 2—4 Wochen
aufzutreten (28 Patienten). In Deutschland steht jetzt zur oralen Vitamin-A-
Therapie Vogan-Neu (Bayer) in Kapseln zu 50000 i. E. in wirtschaftlicherer Form
zur Verfügung. KLINE sah ausgezeichnete Ergebnisse nach bis zu 8 Monaten lang
fortgesetzten intramuekulären Injektionen von Multivitaminen. Er verabreichte
das amerikanische Präparat Vi-syneral, das in je 2 ccm 10000 i. E. Vit. A, 1000 E.
Vit. D, 10 mg Vit. D_1, 1 mg Vit. B_2, 3 mg Vit. B_1, 20 mg Nikotinamid, 50 mg Vit. C,
2 mg Vit. E (α-Tocopherol) in wäßriger Lösung enthält. Im Gegensatz zur oralen
Verabreichung von Vitaminpräparaten habe er nur eine geringe Neigung zu Rückfällen beobachtet, sobald die Injektionen abgesetzt wurden.

Da besonders die Verschiebung des Gleichgewichtes der Sexualhormone zugunsten der männlichen von ätiologischer Bedeutung sein kann, behandelten LAW
RENCE und WERTHESEN 25 Patienten lokal mit einer Follikelhormon enthaltenden
Creme (Premarin-Creme), die täglich 1—2mal in die erkrankte Haut eingerieben
wurde. Innerhalb von 6 Wochen schwanden bei 15 Patienten alle Efflorescenzen,
während der Erfolg bei 7 nicht so überzeugend war. Unerwünschte Nebenwirkungen auf die Menses, die Mammae oder die Libido wurden nicht bemerkt. GOECKER
MAN empfiehlt bei Frauen eine Behandlung mit natürlichen und synthetischen
weiblichen Sexualhormonen. Die Erfolge bei Männern wären indessen nicht so gut.
Wir selbst geben an der Klinik in geeigneten Fällen Progynon 2—3 wöchentlich
parenteral (10000 E. jeweils). In Verbindung mit einer geeigneten Lokalbehandlung sind die Ergebnisse zufriedenstellend. Eine weitere Möglichkeit der Hormontherapie ist in der Applikation von Nebennierenrindenhormonen gegeben. Besonders geeignet erscheinen die von der Firma CIBA-AG. auf den Markt gebrachten
Percorten-Krystallampullen zu 50 mg. Fünf Injektionen im Abstand von je
3 Wochen führen in einem Teil der Fälle zu gutem Erfolg (P. W. SCHMIDT und
KIRST).

Die günstige Wirkung der seit langem bewährten Mittel der Lokaltherapie beruht vor allem auf dem oberflächlichen Schäleffekt. Dadurch gelingt es, nach Ablösung der oberflächlichen Schichten der Epidermis, die Verstopfung der Follikelostien wieder zu beseitigen. Zum anderen kommt diesen Medikamenten eine bakterizide bzw. bakteriostatische Wirkung zu. Letztere ist vor allem der Vorteil der Antibiotika. Die geeignetsten Schälmedikamente sind Schwefel, Resorcin und Salicylsäure (s. Rezepte).

Die mehr zystischen oder indurierten Formen der Akne behandelte REICHES mit einer 5%igen Natriumsulfathiazollösung, die er direkt in die Läsionen injizierte. Im Verlauf von 8 Jahren habe er keinen Fall einer Sensibilisierung gesehen. Die Ergebnisse seien sogar besser als nach Penicillinanwendung. Die in der Literatur bisher bekannt gewordenen Penicillinbehandlungsergebnisse der Akne vulgaris sind von MARCHIONINI und GÖTZ anderenorts bereits wiedergegeben worden. Nach deren Erfahrungen kann die intramuskuläre Penicillinanwendung bei pustulösen Formen von Wert sein. Wichtig ist, die Injektionen nicht vorzeitig abzusetzen. Im allgemeinen kommt man mit einer Gesamtdosis von 1,5—3 Mill., täglich zu je 300000 i. E. Depotpenicillin, aus. Auch Aureomycin hat sich uns bewährt (alle 6 Stunden 2 Kapseln 4 Tage lang, dann 1 Kapsel 6 Tage lang). BAIRD sieht neben der Überproduktion der Talgdrüsen in einer verminderten Resistenz gegen Eiterkokken und örtlicher Überempfindlichkeit gegen diese wesentliche ätiologische Faktoren für die Akne vulgaris. Seine Methode soll einen 100%igen Erfolg erwarten lassen. Diese besteht im Waschen mit heißem Wasser und Seife und kaltem Nachduschen. Anschließend wird eine Schwefelschüttelmixtur aufgetragen. Innerlich verabfolgt er wöchentlich einmal 500 E. Prolan (Choriongonadotropin). In durchschnittlich 5 tägigem Abstand erfolgt die Injektion einer Streptokokken-Staphylokokken-Mischvakzine, (0,2—0,4—0,8—1,2—1,8—2,4—3 ccm). Schokolade sei in der Nahrung zu meiden.

Die bei vielen Leiden bewährten Eigenblutinjektionen wurden von Ross und RICHESON therapeutisch angewendet. Nach 2 Injektionen wöchentlich (bis zu 5 Wochen lang) sahen sie von 10 Fällen 2 Heilungen, 4 wesentliche Besserungen und 4 Versager.

Viele Autoren haben mit der Röntgenstrahlenbehandlung der Akne vulgaris schon seit längerem gute Erfahrungen gemacht. Dies wird auch durch die neuen Veröffentlichungen bestätigt. JOLLY und KOPFLER nennen sie die Methode der Wahl. JOULIA und LE COULANT bezeichnen als Ergebnis ihrer Oberflächenbestrahlungen nach 4 Monaten von 56 Patienten 80% als geheilt, 2% als nicht geheilt, 18% als Rezidive. Den Erfolg sehen sie in der sich zu Beginn der Bestrahlungen bemerkbar machenden Beeinflussung der entzündlichen Elemente der Haut, später in der eintretenden Atrophie der Haar-Schweiß-Ausführungsgänge. Kontraindikationen sind Patienten mit Pigmentnaevi und Epheliden. PASIECZNY und GRANT behandelten eine Gruppe (I) von 19 Aknepatienten nach der leicht modifizierten Methode von BAIRD (es wurde eine Vakzine englischer Herkunft verwendet) und eine zweite, gleichgroße Gruppe (II) wöchentlich einmal 8—12 Wochen lang mit Röntgenstrahlen (80r, 100 kV, 5 mA, ohne Filter). Die röntgenbestrahlte Gruppe durfte zusätzlich den Erkrankungsbereich mit täglichen heißen Seifenwasser- und nachfolgenden Kaltwasserwaschungen reinigen sowie abschließend Zinkschüttelmixtur auftragen. Schokolade wurde im Speiseplan ausgeschlossen. Als Resultat ergab sich, daß die Therapie der Gruppe II jener der Gruppe I im Endeffekt eindeutig überlegen war.

Hervorzuheben ist eine Beobachtung von KLINE und GAHAN, die ihre Parallele in der erstmalig von SIEMENS eingeführten Einseitenbehandlung findet. Die Autoren setzten nur eine Hälfte des Erkrankungsbereiches der Einwirkung von Röntgenstrahlen aus. Trotzdem kam es in 60% der Fälle auch auf der unbehandelten Seite zur Besserung. Die verschiedentlich verbreitete Anschauung, daß Röntgenbestrahlungen zur verstärkten Narbenbildung führen, konnten sie nicht bestätigen.

Einige bewährte Verschreibungen zur Lokalbehandlung der Akne vulgaris:

I. Zur Reinigung sehr fettiger Haut:

    Rp. Aceton
        Spirit. $\overline{a}\,\overline{a}$ 100,0
    M.D.S. 3mal täglich Abreiben der Haut mit einem Wattebausch.

II. Nicht sichtbarer, milder bis stark wirkender Schälspiritus für den Tag:

    Rp. Resorcin.   1,0— 5,0
        Acid. salicyl.   1,0— 5,0
        Spirit.   ad   100,0
    M.D.S. ad vitrum nigrum
           3mal täglich auftupfen.

III. Schälschüttelmixtur für die Nacht. Durch Zusatz von Bolus rubra auch tagsüber als flüssiger Gesichtspuder zu verwenden:

    Rp. Resorcin.   1,0— 5,0
        Sulf. praecip.   2,0—10,0
        Zinc. oxyd.
        Talc. $\overline{a}\,\overline{a}$ 20,0
        Glycerin.   10,0
        Spirit.
        Aquae dest. $\overline{a}\,\overline{a}$ ad   100,00
    M.D.S. Vor Gebrauch zu schütteln.
           Abends auftragen, morgens mit Wasser und Seife abwaschen.

IV. Größere Tiefenwirkung als I bis III. Bei manchen Aknepatienten wirken Pasten, Cremes, Salben jedoch verschlimmernd.

    Rp. Resorcin.   1,0— 5,0
        Sulf. praecip.   2,0—10,0
        Gold Cream oder
        Pastae Zinci   ad   100,0
    M.D.S. Schälpaste für die Nacht.

V. Ausgezeichnet wirksames Schälmittel, besonders gut bei pustulösen und cystischen Formen. Geruch nach H_2S. Keine Zusätze verwenden!

    Rp. Sol. Vleminckx   3,0—10,0
        Aquae dest.   ad   100,0
    M.D.S. Zu heißen Kompressen.
           15—30 Min. 1—2mal täglich auflegen lassen.

Abschließend lassen wir ein leicht modifiziertes Merkblatt folgen, das an der von SULZBERGER geleiteten New Yorker Klinik den Akne-Patienten zum besseren Verständnis der Behandlung ihres Hautleidens mitgegeben wird („Acne vulgaris and its managment" von M. B. SULZBERGER und R. L. BAER, Year Book of Dermatology, 1949).

Allgemeines.

Die gewöhnliche Akne ist vor allem die Folge der Überproduktion und der Verstopfung der Talgdrüsen der Haut (fettiges Haar, Schuppen und fettige Nase sind typische Zeichen einer solchen Überproduktion und der Verstopfung der Talgdrüsenausführungsgänge). Der häufige Beginn der Akne zur Zeit der Pubertät deutet darauf hin, daß eine Störung in der Haut vorliegt, die mit der Hormonbildung der inneren Drüsen im Zusammenhang steht. Im allgemeinen klingt die Erkrankung in einer Reihe von Jahren spontan ab, sie kann aber auch lange Zeit andauern. In einigen Fällen können auch schädliche Wirkungen von bestimmten Nahrungsmitteln oder äußeren Einflüssen ausgehen. Verschlimmerungen nach dem Genuß bestimmter Nahrungsmittel, Arzneimittel oder nach Anwendung kosmetischer Präparate sind bekannt. Obgleich über den ungünstigen Einfluß dieser Faktoren weitgehende Übereinstimmung herrscht, bleibt die wichtigste und wirksamste Behandlung der A. bei weitem die äußere Lokaltherapie.

Die Akne steckt weder an noch ist sie gefährlich, doch hinterläßt sie nicht selten Narben. Die Entwicklung von Grübchen und Narben in der Haut hängt vor allem von der Gewebsreaktion des Patienten auf die gereizten, vergrößerten und oft entzündeten Talgdrüsen ab. Narbenbildung ist nicht die Folge der Behandlung. Im Gegenteil, je länger die Krankheit unbehandelt andauert, um so größer ist die Wahrscheinlichkeit, daß sichtbare Narben zurückbleiben.

Behandlung.

Diese hat zum Ziel:
1. Lösung und Entfernung der Mitesser.
2. Verminderung der Überproduktion der Talgdrüsen.
3. Verhütung von Verschlimmerung und Rückfällen.

Heißes Wasser und eine gute Seife oder die vom Arzt verschriebenen Hautreinigungsmittel sollten oft angewendet werden (mindestens 3 × täglich). Der Erkrankungsbereich ist mit einem groben Tuch oder einer weichen Bürste zu reinigen. Am Abend nach der letzten Waschung wird die verschriebene Schüttelmixtur aufgetragen, die zu einem Puder eintrocknet. Das Medikament bleibt während der Nacht auf der Haut und wird am nächsten Morgen mit Wasser und Seife entfernt. Tagsüber kann diese Schüttelmixtur auch als flüssiger Hautpuder Verwendung finden. In diesem Fall wird dieser nach Ihrer Hautfarbe gefärbt. Sie verdeckt gleichzeitig die Hautflecken. Sollten eine in die Haut eindringende Lösung, Kompressen oder Cremes verschrieben werden, wird der Arzt weitere Verhaltungsmaßregeln geben. Vorübergehend soll die Haut unter dieser Behandlung etwas trocken und rauh werden. Diese vorübergehende Rauheit oder feine Schuppung ist erwünscht, denn sie stellt eine milde Schälwirkung dar, die wieder zur Öffnung der verstopften Poren führt. Wenn jedoch die Schuppung solch starke Ausmaße annimmt, daß die Haut sehr rot wird, verbunden mit Juckreiz oder sonstigen Beschwerden, dann wird die Anwendung der verschriebenen Medikamente für 1 oder 2 Nächte unterbrochen. In vielen Fällen ist die Überproduktion der Talgdrüsen so stark, daß sie durch andere Maßnahmen bekämpft werden muß. Die Pflege der Kopfhaut ist bei der Behandlung bestimmter Aknetypen notwendig. In solchen Fällen soll das Haar mindestens einmal in der Woche mit Shampoo gewaschen werden, noch besser 2 mal wöchentlich. Wenn ein Medikament für die Kopfhaut verschrieben wurde, schüttet man ein wenig in eine Untertasse, taucht eine weiche Zahnbürste hinein, teilt das Haar auseinander und massiert mit der angefeuchteten Bürste die Wurzeln der Haare sowie die Kopfhaut. Etwa 2 cm seitlich davon entfernt wird das Haar erneut geteilt und das Medikament wiederum eingerieben. Dieses Verfahren wird solange wiederholt, bis die gesamte Kopfhaut behandelt ist. Wenn eine Kopfhautcreme verschrieben wurde, wird diese mit dem Finger in gleicher Weise eingerieben. Dies wird gewöhnlich am Abend vor der am nächsten Tag zu erfolgenden Haarwäsche durchgeführt. So lange Sie die Ihnen verschriebenen Medikamente benutzen, ist keine andere Behandlung erlaubt. Fette und Cremes aller Art sind verboten, sofern sie nicht in besonderen Fällen verschrieben werden, da sie die Talgansammlung in den Ausführungsgängen begünstigen und somit die Akne verschlimmern.

Die Erfahrung lehrt, daß die folgenden Faktoren in bestimmten A.-Fällen verschlimmernd wirken und aus diesem Grunde unbedingt gemieden werden müssen, solange nicht feststeht, daß sie in Ihrem Fall unschädlich sind.

1. Medikamente.

Jodsalze (bisweilen dem Kochsalz zugesetzt; Hustensaft und andere Arzneimittel können Jod enthalten.

Bromsalze (Nervenberuhigungsmittel enthalten oft Brom).

Andere Arzneimittel (bei bestimmten Individuen können ein oder alle Arzneimittel auf die Haut verschlimmernd einwirken).

2. Nahrungsmittel.

Schokolade in jeder Form (also auch Kakao, Schokoladenkuchen usw.), Nüsse, besonders Erdnüsse, Delikateßkäse, Schellfisch und Salzwasserfisch. Vermeiden Sie ein Übermaß an Fetten und Süßigkeiten.

In besonderen Fällen können noch andere Nahrungsmittel verschlimmernd auf die A. einwirken. Meist sind es die folgenden: Schweinefleisch und dessen Erzeugnisse, Weizen, Malzgetränke, Eier und Spinat. Wenn Sie von diesen oder anderen Nahrungsmitteln eine ungünstige Wirkung bemerkt haben, lassen Sie sie in Ihrem Speiseplan weg. Sorgen Sie für Bewegung und Schlaf in ausreichendem Maße. Trinken Sie 6 Glas Wasser täglich. Wenn Sie an Verstopfung leiden, besprechen Sie die Angelegenheit bei Ihrem nächsten Besuch.

3. Kleidung.

Vermeiden Sie das Tragen wollener oder rauher Kleidung, von Pullovern usw. direkt auf der Haut. Es ist bekannt, daß durch diese Kleidungsstücke die Akne auf Rücken und Brust, an Nacken und Kinn verschlimmert wird. Pelzbesatz, Pelzkragen und Pelzkolliers können am Kinn und am unteren Teil der Wangen eine Akne unterhalten. Im allgemeinen genügt ein weiches, glattes Halstuch zum Schutze der Haut.

4. Innere Störungen.

Chronische Infektionen der Zähne, Nebenhöhlen, Gaumenmandeln usw., Anämie, Menstruationsstörungen und Störungen anderer innerer Drüsen können in bestimmten Akne-Fällen eine Rolle spielen. Sie sollten daher Ihren Hausarzt zu Rate ziehen, sowie Ihren Zahnarzt, wenn Ihre Zähne im letzten Jahr nicht geröntgt wurden. Andere moderne Behandlungsmethoden bestehen in der Verabreichung bestimmter Injektionen (Vakzinen) und bestimmter, innerlich zu nehmender Medikamente. Diese sind angezeigt, wenn die vorstehend aufgeführten Maßnahmen nicht zum Ziele führen.

Aus der Univ.-Hautklinik Freiburg i. Br. (Direktor: Prof. Dr. A. Stühmer.)

Das heutige Bild der Syphilis und ihrer Behandlung.

Von

A. Stühmer.

Mit 7 Textabbildungen.

Unverkennbar ist in den letzten Jahren das Gebiet der Syphilis und der Syphilisbehandlung wieder einmal in eine Periode der Neuerung und damit der Unruhe eingetreten. Man kann es als ein Glück, z. T. aber auch vielleicht als ein Unglück bezeichnen, daß das gerade geschieht in einer Zeit sehr stark erhöhter Syphilisgefährdung der europäischen Menschheit infolge der Kriegs- und Nachkriegsereignisse. Dem aufmerksamen Beobachter der Syphilis und der Syphiliskranken in der Praxis, in der Klinik, im Schrifttum und vor allen Dingen auch in den Anfragen ratsuchender Kollegen, schälen sich dabei allmählich einige grundsätzlich wichtige Fragen heraus, die gerade unter dem Gesichtswinkel der Praxis einmal besprochen werden sollen.

Je nach der Generation, der der Beurteiler angehört, stellen sich alle die Probleme des Syphilisablaufs, ihrer klinischen Erscheinungen und auch der Behandlungserfolge verschieden dar. Allen Darstellungen haftet deshalb ganz selbstverständlich immer etwas Subjektives an. So wird es vorwiegend auf die Erfahrung des einzelnen Forschers ankommen, wie er die Erscheinungen der Gegenwart in die überlieferten und vor allen Dingen selbst gewonnenen Erinnerungsbilder der letzten Jahrzehnte einreiht. Wenn ich also meinen eigenen Werdegang meinem Urteil zugrundelege, so kann ich dabei bereits auf fast 50 Jahre Syphilisbeobachtung zurückblicken. Als ich in den Jahren 1904/05, damals in Breslau, mein klinisches Studium begann, war der Erreger der Syphilis noch nicht bekannt. Der Vertreter der Dermatologie, ALBERT NEISSER in Breslau, befand sich auf seiner Java-Expedition. Und auch in den folgenden Jahren bis zum Staatsexamen 1908 hatte sich, trotz der inzwischen uns klinische Studenten in Breslau naturgemäß außerordentlich erregenden Entdeckung der Spirochaeta pallida, der Seroreaktionen auf Syphilis, an dem uns vermittelten klinischen Bilde und ihrer Behandlungs- und Heilungsmöglichkeiten noch nicht viel geändert. Dermatologie und Syphilislehre waren noch nicht Prüfungsfach, ich bin während des ganzen Staatsexamens niemals nach irgend etwas auf diesem Gebiete gefragt worden! Aber wir hatten unter dem Einfluß des lebendigen und anregenden Unterrichts ALBERT NEISSERs die Dermatologische Klinik eifrig besucht und uns dabei an der Hand des ungewöhnlich reichhaltigen Breslauer Krankengutes ein außerordentlich farbenreiches Bild der klinischen Erscheinungen der Syphilis angeeignet. NEISSER hatte es verstanden, uns in die unscheinbarsten Erscheinungsformen bis zu den monströsesten, zerstörenden Krankheitsbildern, wie sie aus den östlichen Bezirken ungewöhnlich gehäuft nach Breslau kamen, einzuführen. So war damals das klinische Bild in unseren Köpfen ein außerordentlich erscheinungsreiches. Erst allmählich wurde uns später in der praktischen Arbeit klar, daß daneben eine weit größere Zahl syphiliskranker Menschen deshalb zunächst der Beobachtung entging, weil eben sichtbare Erscheinungen nicht vorhanden waren.

Vor allen Dingen aber war bis zu meinem Staatsexamen auf dem Gebiet der Behandlung der Syphilis das alte FOURNIER-NEISSERsche Schema der chronisch intermittierenden Quecksilberbehandlung vollständig beherrschend. Mir ist es unvergeßlich, wie seinerzeit NEISSER uns immer wieder einprägsam lehrte, daß eine Quecksilberbehandlung nur dann überhaupt Wert habe, wenn sie als intensive Schmierkur in geschlossenen Krankenräumen oder als energische Injektionskur, vor allen Dingen mit grauem Öl, bis zu deutlichen Intoxikationserscheinungen (Speichelfluß, Stomatitis usw.) getrieben wurde. So war, ärztlich gesehen, zu jener Zeit das Urteil Syphilis gleichbedeutend mit einer über Jahre hinaus, im wesentlichen ununterbrochen fortzuführenden Quecksilbervergiftung.

Mit solchen Anschauungen kam ich 1908 als Medizinalpraktikant in meine Heimatstadt Magdeburg, um dort an der Inneren Abteilung des Altstädtischen Krankenhauses unter Prof. Dr. ERNST SCHREIBER als jüngster Medizinalpraktikant die damals noch dieser Inneren Abteilung angeschlossene Prostituiertenstation zu übernehmen. Dort waren reichlich syphiliskranke Mädchen vorhanden, die nun alle nach dem FOURNIER-NEISSERschen Schema behandelt werden mußten. Mir sind jene Zeiten mit dem täglichen Anblick der Hg kachektischen Kranken unvergeßlich geblieben. Und diese Bilder stellen den Hintergrund dar, auf dem ich nun dort in den düsteren, alten Räumen *die erste gewaltig erschütternde Revolution der Syphilistherapie erlebte.*

In rastloser Arbeit hatte EHRLICH in den Jahren 1908 und 1909 planmäßig organische Arsenpräparate aufgebaut und experimentell erproben lassen, bis er mit der Nummer 606 ein Produkt erreichte, das ihm für seine ersehnte „Therapia sterilisans magna" geeignet erschien. Er wollte die durch die Blutbahn im ganzen Körper zerstreute Spirochaeta pallida mit einem einmaligen Schuß in die Blutbahn sterilisierend abtöten. Der Weg war schwierig, denn es stand warnend vor solchen Versuchen die Erinnerung an das Mißgeschick, welches mit einem anderen organischen Arsenpräparat, dem Atoxyl, sich ereignet hatte. Auch dieses bei der Schlafkrankheit unzweifelhaft wirksame Präparat hatte man versucht, auf die Syphilistherapie des Menschen zu übertragen. Als sich aber bei der ausgedehnten Erprobung an Schlafkranken herausstellte, daß in einem gewissen Prozentsatz unvermeidlich schwere Opticusschäden bis zur Erblindung auftraten, mußte von einer Verwendung bei der Syphilis abgesehen werden. Bei einer Erkrankung wie der Schlafkrankheit, die 100 %ig zum Tode führte, hätte man schließlich einen gewissen Prozentsatz Augenschäden in Kauf nehmen können. Bei der Syphilis aber, die den Menschen nicht unmittelbar bedroht, war das untragbar. Man kann es deshalb verstehen, mit welcher Vorsicht EHRLICH den Übergang von der tierexperimentellen Erprobung zur Anwendung beim Menschen bei seinem neuen Heilmittel in die Wege leitete. Vorsichtig tastende Versuche in der Landesheil- und Pflegeanstalt Uchtspringe in der Provinz Sachsen (Prof. ALT) hatten, in aller Stille durchgeführt, ergeben, daß bei intramuskulärer Anwendurg zwar örtlich starke Gewebsreaktionen auftraten, Allgemeinvergiftungserscheinungen aber ausblieben und insbesondere Augenstörungen nicht beobachtet wurden. Der schwierige weitere Schritt vom hoffnungslosen Paralytiker in der Anstalt Uchtspringe zur frischen Syphilis wurde sehr vorsichtig getan. Mir ist unvergeßlich, wie mein Lehrer ERNST SCHREIBER eines Tages zu mir kam und mir unter absolutem Schweigegebot eröffnete, daß er sich Prof. ALT und Geh.-Rat EHRLICH gegenüber bereit erklärt habe, dieses neue Heilmittel 606 einmal ganz behutsam bei frischer Syphilis zu versuchen. Und so kam dann der Tag, wo ALT mit seinem Oberarzt Dr. HOPPE zu uns kam, und wo nun auf meiner Abteilung die erste damals noch sehr komplizierte Zubereitung des Injektionsmaterials vorgenommen wurde, welches intramuskulär 2 Prostituierten mit manifesten Früherscheinungen und reichlich Spirochaeten injiziert wurde. Beide bekamen eine starke HERXHEIMERsche Reaktion mit Fieber, was uns naturgemäß zunächst in der ersten Nacht außerordentlich beunruhigte. Aber nach der Entfieberung am Morgen zeigte sich wie eine Offenbarung bereits der erste Heilerfolg, und in wenigen Tagen trockneten Condylome ein, das Exanthem verschwand, die Angina spezifica war nicht mehr nachweisbar, kurzum, es war nach den bis dahin bekannten Beobachtungen bei der Quecksilberbehandlung der Syphilis ein wahres Wunder geschehen! Es ist verständlich, daß mir, der ich ohne eigenes Verdienst, nur durch reinen Zufall, Zeuge und Mithelfer dieser allerersten Salvarsanbehandlungsversuche wurde, diese Dinge unerhört lebhaft in der Erinnerung geblieben sind. Es kamen schnell, von EHRLICH sorgfältig ausgesucht, noch einige Behandlungsstellen hinzu, aber über jeden einzelnen Fall mußte eine ausführliche Niederschrift angefertigt werden, über die Beobachtungen nahezu täglich nach Frankfurt berichtet und über die Verwendung der zur Verfügung gestellten Präparatampullen Rechenschaft abgelegt werden. Ich wurde damals so gepackt von den Problemen der Syphilis, ihres Ablaufs und ihrer Behandlung, daß ich begann, *unter dem Einfluß* EHRLICHS *tierexperimentelle Studien neben die klinische Beobachtung zu stellen.* Regelmäßige Berichterstattung führten mich nach Frankfurt zu EHRLICH. Die Stunden, in denen ich in vertrautem Gespräch mit diesem ungewöhnlich faszinierenden Forscher und prachtvollen Menschen alle die mich bewegenden Fragen erörtern durfte, sind unvergeßlich und richtungweisend für mein ganzes Denken auf diesem Gebiete geworden.

Es setzten nun bei Bekanntwerden der ersten glänzenden Behandlungserfolge der revolutionären Tat EHRLICHS selbstverständlich in Magdeburg, und zwar auf der Inneren Abteilung nunmehr der Krankenanstalt Sudenburg, deren Leitung SCHREIBER inzwischen übernommen hatte, ein starker Zustrom von Syphiliskranken ein. Und ich hatte dort wiederum Gelegenheit, in einer unendlichen Fülle klinische Krankheitsbilder zu sehen, die aus allen möglichen Ländern Europas und darüber hinaus zu uns kamen. Ich hatte aber auch Gelegenheit, schon damals sonderbare *Folgen unzulänglicher Behandlungseingriffe* zu erleben. Denn es war zunächst ja EHRLICHS Ziel, mit einem einzigen Schlag von 0,6 Altsalvarsan seine Therapia sterilisans magna zu erreichen. SCHREIBER gebührt das Verdienst, daß er schon sehr frühzeitig den Entschluß faßte, von der intramuskulären zur intravenösen Behandlung überzugehen, was auch den Wünschen EHRLICHS entsprach. Wer z. B. auf der Naturforscher-Versammlung in Königsberg es erlebt hatte, wie der alte Pathologe ORTH Präparatengläser mit gewaltigen Muskelnekrosen auf den Tisch stellte, die durch Salvarsan-Injektionen hervorgerufen waren, mußte den Wunsch haben, diese groben Zerstörungen zu vermeiden. Die erste intravenöse Salvarsan-Injektion durfte ich selbst vornehmen, wobei das Problem der intravenösen Einbringung von 200 ccm Salvarsanlösung große Schwierigkeiten machte.

Die Bezeichnung „Lösung" war eigentlich für das Injektionsgut, welches mir der Oberarzt Dr. Hoppe in einem kleinen Standzylinder übergab, kaum zutreffend. Es war eine trübe, gelbe Flüssigkeit, in der eine Art flaumige Gallerte spärlich herumschwamm. Das hing mit der Lösungstechnik zusammen, die damals noch so vor sich ging, daß das Salvarsanpulver, mit einer Spur Methylalkohol befeuchtet, zur Lösung gebracht und dann mit Natronlauge über die Ausfällung des Mononatriumsalzes hinweg, in das lösliche Dinatriumsalz überführt werden mußte. Das gelang nicht immer glatt. Aber in der Furcht, eine zu alkalische Lösung zu bekommen, wurde lieber eine restliche Trübung in Kauf genommen. In einem Instrumentenschrank des Altstädtischen Krankenhauses befand sich eine *Zweiweghahnkanüle* mit einer Luerschen Glasspritze von 200 ccm, welche dem Vorgänger Schreibers, Prof. Aufrecht, dazu gedient hatte, *Pneumonien intravenös mit Chininlösung* zu behandeln. Mich hatten diese *ersten chemotherapeutischen* Versuche einer Behandlung der *Lungenentzündung* als jungen Famulus im heimatlichen Krankenhaus sehr beeindruckt. Und deshalb war mir diese Kanüle in der Erinnerung. Sie hat dann dazu gedient, *in sauberer Technik die erste intravenöse Salvarsaninjektion bei frischer Syphilis vorzunehmen.* Der Erfolg war noch eindrucksvoller als bei der intramuskulären Injektion und die völlige Schmerzlosigkeit des Vorgangs für die Kranken selbstverständlich nach den vorherigen Eindrücken bei der intramuskulären Einspritzung außerordentlich erlösend.

Als ich dann durch alle diese Dinge auf Ehrlichs Veranlassung mich der Dermatologie und insbesondere der Syphilislehre zuwandte und 1913 in Frankfurt im Speyerhaus als Assistent tätig wurde, hatte ich Gelegenheit, das klinische Bild der Syphilis bei Karl Herxheimer zu studieren. Auch diese Zeit vermittelte mir beste Eindrücke, die in mancher Beziehung etwas anders als das bisher gesehene Krankengut waren. Das großstädtische Material war damals nicht so reich an monströsen klinischen Bildern, so daß man bei oberflächlichem Urteil einen Unterschied im Erscheinungsreichtum der Syphilis in Frankfurt und den in Breslau und Magdeburg gesehenen Fällen hätte annehmen können. Aber die Kritik Ehrlichs wies mich immer wieder in vertrautem Gespräch darauf hin, *daß naturgemäß in kultivierter Umgebung syphilitische Krankheitserscheinungen bereits im Beginn erfaßt und zur Rückbildung gebracht werden,* so daß im Einzugsgebiet einer Beobachtungsstelle nur vereinzelt Krankheitsfälle sich ungehindert zu großen klinischen Veränderungen entwickeln können. Ehrlich wies mich wiederum auf experimentelle Studien hin, insbesondere auch auf die von ihm vermutete Verwandtschaft der Spirochaeta pallida mit den Trypanosomenarten. Auch der Zoologe Gonder im Ehrlichschen Institut war der gleichen Ansicht, und ich begann die ersten Pläne zu machen für die neuen, vergleichenden experimentellen Studien zwischen Syphilis und Trypanosomiasis.

Solche Pläne wurden mit Begeisterung unterstützt von Albert Neisser, zu dem ich dann im Jahre 1913 als Assistent nach Breslau ging. Und nun sah ich dort wieder das aus der Studienzeit mir bekannte Bild der östlichen Syphilis, allerdings jetzt modifiziert durch die Tatsache, daß schon 2—3 Jahre Salvarsanbehandlung genügt hatten, *den Erscheinungsreichtum der Syphilis in den nahen Gebieten zu vermindern.* Wir sahen aber daneben natürlich, dem ganzen Charakter Breslaus entsprechend, noch außerordentlich viele, sehr schwere, bis dahin ganz unbehandelte und zum großen Teil auch falsch als Lupus diagnostizierte Syphilisfälle aus den angrenzenden polnischen Gebieten. Aus den in jener Zeit eingeleiteten *Modellstudien* an der Nagana der Kaninchen und experimentellen Studien an Affen und Kaninchen wurde ich durch den Krieg am 1. August 1914 herausgerissen. Ich konnte zwar mit Hilfe meines außerordentlich tüchtigen Laboratoriumdieners Müller die Trypanosomenversuchsreihen an Ratten, Mäusen und Kaninchen noch eine Zeitlang brieflich weiterführen, aber schließlich kam alles zum Erliegen. Als ich dann nach 2jähriger Truppenarzttätigkeit endlich meinen Wunsch erfüllt sah, zunächst in einem Feldlazarett, dann aber in einem großen Kriegslazarett in meinem Fach verwendet zu werden, sah ich wiederum ein ziemlich abgeschlossenes Bild der Syphilis, wie sie in unserer Truppe und in der weiblichen Bevölkerung des westlichen Kriegsschauplatzes auftrat. Hier standen *primäre* Infektionserscheinungen *mit spärlichen, zum Teil nur angedeuteten Generalisationssymptomen* der Frühperiode durchaus im Vordergrund. Die Syphilis war dort im ganzen erscheinungsarm, aber sie war es, weil eben gleich im Anfang alle klinischen Manifestationen Veranlassung gaben, eine energische Salvarsanbehandlung einzuleiten.

Als ich 1919 nach Freiburg kam, war wiederum ein reiches klinisches Syphilismaterial vorhanden. Der Krieg hatte dafür gesorgt, daß die sonst in dieser Gegend spärlich vertretenen Infektionen sehr viel zahlreicher geworden waren, und man hatte einige Sorgen, wie unter den turbulenten Nachkriegsverhältnissen diese Erkrankungswelle beherrscht werden sollte. Aber die bewährten Behandlungsmethoden mit der kombinierten Salvarsan-Quecksilberkur ließen dieses Ziel bald erreichen. Die Häufigkeit der Syphilis in Freiburg nahm sehr stark ab, nur hie und da traten schwere tertiäre Fälle in Erscheinung, die in der Diagnose verkannt, unbehandelt geblieben waren. In diese meine Privatdozentenzeit, in der ich die experimentellen Arbeiten besonders mit meinen Modellstudien fortsetzte, fiel eine Tagung der Schweizerischen Neurologen und Psychiater in Zürich, in welcher mit den französischen Kollegen (Levaditi, Marie usw.) ganz besonders die Frage der Neurolues, der fraglichen Neurotropie bestimmter Spirochaetenstämme zur Erörterung kam. Dort traf ich mit Wilmans zusammen, den in jener Zeit gerade diese Fragen besonders beschäftigten. Auf einer seiner Reisen kam später Wilmans zu mir nach Freiburg und legte mir in langer Aussprache seine Vermutungen über den *Einfluß der Syphilisbehandlung in den Kulturländern auf den Charakter, die Verlaufsformen und vor allen Dingen auf die Häufigkeit von Tabes und Paralyse im Verfolg syphilitischer Infektionen dar.* Wir konnten uns zunächst nicht einigen. Ich hatte damals gerade bei meinen experimentellen Studien an der Trypanosomiasis sowohl beim Kaninchen wie auch beim Hund kennengelernt, wie leicht es gelang, durch einen irgendwie geeignet dosierten Eingriff in das Krankheitsgeschehen, *die Verlaufsform im Einzelfall abzuändern* und *vielleicht in gewissem Sinne zu lenken.* Mir war es deshalb schon damals theoretisch wahrscheinlicher, daß der Einzeleingriff am einzelnen Krankheitsfall entscheidender für dessen Schicksal sein könnte, als etwa die immer wieder vermutete generelle Wandlung des Krankheitscharakters im ganzen bei dem gesamten Krankengut.

Diese Dinge führten zur Planung einer Expedition nach Sibirien zur Erforschung der Syphilis in jenen Gebieten mit dem ausgesprochenen Zweck, festzustellen, ob in einer Bevölkerung, in der man eine planmäßige Behandlung aller Krankheitsfälle nicht wie in anderen Kulturländern voraussetzen konnte, ebenso wie in Kulturländern Tabes und Paralyse sich vorfinden würden. Die Anregung Wilmans wurde von der Notgemeinschaft aufgegriffen, die damals eine Zusammenarbeit mit den russischen Kollegen in dieser Frage wünschte. Im Januar 1926 waren die Vorbereitungen so weit gediehen, daß Wilmans und ich zu einer *Vorexpedition* zur Erkundung der voraussichtlichen Arbeitsverhältnisse *in der Burjato-Mongolei* aufbrechen konnten.

Es ist dies nicht der Ort, auf diese überaus aufschlußreiche und eindrucksvolle Reise näher einzugehen. Wir sahen eine große Zahl Syphiliskranker dort, die großenteils so gut wie unbehandelt waren. Wir hatten den Eindruck einer sehr erscheinungsreichen Syphilis, weil naturgemäß mangels serologischer Untersuchungen wir die erscheinungsfreien Menschen nicht darauf untersuchen konnten, ob sie vielleicht auch syphilitisch waren. Es zeigten sich eben nur die mit Erscheinungen, und dabei waren ungewöhnlich ausgedehnte, tubero-serpiginöse Syphilide, die aber in jahrzehntelanger Spontanheilung mit Fortschreiten am Rande die Patienten wenig belästigten, obwohl sie große Teile der Körperoberfläche bereits durchlaufen hatten. Auch auf dieser Reise hatte ich immer wieder Gelegenheit, mit WILMANS die Fragen, die uns bewegten, zu besprechen. Mit seinen tiefgründigen Literaturstudien hatte er versucht, Klarheit zu gewinnen und glaubte, die vielfach in der internationalen Literatur vertretene These auch durch unsere Vorexpedition nicht erschüttert zu haben, daß es in einer im europäischen Sinne nicht planmäßig behandelten, stark durchseuchten Bevölkerung eine auffallend erscheinungsreiche Syphilis gäbe, die nicht oder jedenfalls nur sehr selten zu Tabes oder Paralyse, vielleicht auch zur Aortenbeteiligung führte. Natürlich hob WILMANS auch immer hervor, daß erst die *Hauptexpedition*, mit allem Rüstzeug moderner Diagnostik ausgestattet (Röntgen, Serodiagnose, Lumbalpunktion), diese Frage endgültig klären könnte.

Tatsächlich wurden 2 Jahre später 1928 durch die Hauptexpedition, an der weder WILMANS noch ich teilnahmen, überraschende Ergebnisse erzielt. BERINGER als Neurologe und Psychiater und MAX JESSNER als Syphilidologe sichteten das große Krankengut zusammen mit den russischen Kollegen und stellten überraschend fest, daß zwar eine große Zahl manifester Syphilis mit allen uns bekannten klinischen Erscheinungsformen unter den 765 Kranken auftrat, daß aber sich darunter auch 331 latente und unbehandelte Kranke befanden, bei denen auch Narben früherer syphilitischer Veränderungen trotz sorgfältiger Untersuchungen *nicht* gefunden wurden. *Die Serodiagnose also stellte den Irrtum klar, der bei solchen Untersuchungen ohne Blutuntersuchung darin liegt, daß nur die Kranken mit Erscheinungen den Arzt aufsuchen, während die für die Beurteilung des Erscheinungsreichtums einer Syphilis wichtigeren klinisch erscheinungsfreien, aber serologisch positiven Fälle sich natürlich der Beobachtung entziehen. Und es sei nur nebenbei erwähnt, daß auch Tabes und Paralyse dort gefunden wurden, und zwar in einem Ausmaß, das mit Vorsicht kalkuliert etwa die gleichen Häufigkeitsziffern ergab, wie in Kulturländern mit reichlicher Syphilisbehandlung.*
Unbeirrt durch solche theoretischen und klinischen Studien um die Geheimnisse des Syphilisablaufes hat in den ganzen Jahrzehnten die praktische *Syphilisbehandlung* in allen Kulturstaaten in übereinstimmender Erfahrung ein ziemlich *feststehendes Behandlungsmaß* entwickelt. Sowohl die einzelne kombinierte Salvarsan-Wismutkur, wie auch die für die einzelnen Syphilisstadien notwendige Folge der verschiedenen kombinierten Kuren wurden ziemlich einheitlich beurteilt. Im einzelnen mögen Abweichungen und Meinungsverschiedenheiten vorhanden gewesen sein. Je nach der mehr oder weniger optimistischen oder pessimistischen Grundrichtung und nach der Größe der Erfahrung des einzelnen Beobachters hat man vielleicht für die reine seronegative Primärlues im einen Falle 2 oder 3 oder gar 4 Kuren für unbedingt nötig gehalten. Und auch für die ganz frische, generalisierte Frühsyphilis sind ähnliche Meinungsverschiedenheiten in der Literatur festzustellen. Die Behandlungsnotwendigkeiten bei hartnäckig positiver Spätsyphilis, bei congenitaler Syphilis usw. haben gelegentlich zu Erörterungen geführt. Im ganzen aber war doch ein *geregeltes Kursystem* mit bestimmtem Behandlungsmaß in Geltung, das in den letzten Jahrzehnten *in erfreulicher Stetigkeit* die Praxis beherrschte. Auch der großen Belastung der Kriegs- und Nachkriegszeit hat dieses erprobte System standgehalten. Schon vor dem letzten Kriege war durch die Bekämpfungsmaßnahmen und eine einheitlich gerichtete Therapie ein starkes Absinken der Häufigkeitskurve der Syphilis in allen Ländern festzustellen. Und auch jetzt ist die gleiche Entwicklung, ganz besonders auch bei uns, eingetreten. Die in meinem Wirkungsbereich gegen früher ganz außerordentlich erhöhte Syphilishäufigkeit ist in 5 jähriger Arbeit wieder soweit herabgedrückt, daß man hoffen kann, den früheren Zustand bald wieder zu erreichen. In den Jahren 1934/35 etwa ist es vorgekommen, daß ich im klinischen Unterricht 2—3 Semester lang keinen Fall von frischer Syphilis habe vorstellen können und ausschließlich auf Bildmaterial angewiesen war.

Dieses *Sicherheitsgefühl in der Beherrschung der Syphilisbehandlung* war doch gerade für den Praktiker außerordentlich wichtig. Wir empfinden seine Bedeutung erst jetzt eigentlich richtig, wo nun durch das Auftauchen des *Penicillin* als neuem Hilfsmittel im Kampf gegen die Syphilis eine gewisse Unruhe in dieses bewährte System gebracht worden ist. Wir haben aus dem sehr wertvollen Buch des Amerikaners THOMAS und aus zahlreichen anderen Publikationen der Weltliteratur gesehen, wie weitgehend drüben in Amerika die bewährte Behandlung der Syphilis mit organischen Arsenpräparaten und Wismut schon gegenwärtig durch die Penicillinbehandlung entweder allein oder in Kombinationen mit den früheren Methoden verdrängt wurde. Gerade in der Erinnerung der oben geschilderten, fast revolutionären Umwälzung, die die Schöpfung des Salvarsans auf dem Gebiet der Syphilisbehandlung brachte, stellt sich mir die Frage, *ob wir jetzt zum 2. Male von einer ähnlichen Revolution sprechen können. Diese Frage ist gerade heute zu einem etwas unbequemen, fast verhängnisvollen Zeitpunkt aufgetaucht.* Die Hochflut der Syphilisinfektionen in der ganzen Welt infolge Kriegswirren und erzwungenen Völkerwanderungen würde in allererster Linie zu ihrer Beherrschung ein fest gegründetes Behandlungssystem erfordern. Es liegt in der Natur der medizinischen Forschung, daß bei Einführung eines völlig neuen Behandlungsmittels von so weittragender Bedeutung wie des Penicillins eine mehr oder weniger lange Zeit des Experimentierens sich notwendig ergeben muß, bevor wiederum, wie beim Salvarsan, durch das Zusammenklingen der Erfahrungen der Forscher aller Länder sich allgemeingültig die neuen Behandlungsprinzipien abgeklärt haben.

Wenn man nun, wie ich, aus eigener Erfahrung seinerzeit die geradezu vorbildliche Vorsicht EHRLICHS kennen lernte, mit der er an die klinische Erprobung seines Heilmittels heranging, so erscheint einem manchmal in der Gegenwart manche neue Behandlungsmethode etwas voreilig beurteilt zu werden. Im ganzen gesehen ist also auch eine gewisse Unruhe in der Behandlung der Syphilis gegenwärtig unverkennbar. Aus Zuschriften und Anfragen der Kollegen geht mir fast täglich hervor, wie diese Unruhe bereits auf die Praxis übergegriffen hat, und zwar nicht nur deshalb, weil der Arzt und Facharzt um die neuen Möglichkeiten der Behandlung mit Penicillin u. a. Antibioticis weiß, sondern weil auch der Laie und damit der syphiliskranke Mensch von solchen Dingen in den Tageszeitungen liest und nun glaubt, dem Arzt in dieser Beziehung Wünsche für die Behandlung vortragen zu können. Gar zu leicht wird dabei auch die in der Laienwelt bekannte segensreiche Wirkung des Penicillins gegenüber zahlreichen bakteriellen Erkrankungen voreilig auch auf das Gebiet der Syphilis übertragen, und man erwartet nun das Wunder von diesem wie seinerzeit im Jahre 1910 vom Salvarsan.

Neben dieser Beunruhigung aber empfinde ich *noch eine weitere Störung* des ruhigen Sicherheitsgefühles auf dem Gebiet der Syphilis. Es ist für mein Empfinden reichlich oft in Vorträgen und in Publikationen davon die Rede, daß sich die Syphilis *„gewandelt"* habe. Sie sei milder geworden in den letzten 10—20 Jahren. Solche Anschauungen gehen zurück auf die oben geschilderten bekannten, wissenschaftlich begründeten Theorien und tatsächlich scheint es manchem Forscher, als ob das klinische Bild der Syphilis, was wir heute sehen, in „schneller Wandlung begriffen" sei (E. HOFFMANN). Demgegenüber glaube ich einmal hervorheben zu sollen, daß solche Annahmen vielleicht zum Teil von falschen Voraussetzungen ausgehen. Gegenüber ähnlichen Behauptungen habe ich im Jahre 1934, als ich nach Freiburg zurückkehrte, einmal in einer sorgfältig ausgeführten Dissertation (Dasch) das Krankengut der Freiburger Klinik von 1924 bis 1934 auswerten lassen. Es handelte sich dabei um 1172 Syphilisfälle, die insgesamt behandelt wurden. Und es stellte sich bei der kritischen Sichtung heraus, daß unter diesen Fällen, genau wie früher immer, sich alle Grade klinischer Erscheinungen, von den geringgradigsten bis zu den schwersten Formen, fanden, daß also ein wesentlicher Unterschied gegenüber den Krankheitsbildern, die ich in Breslau, Magdeburg, Frankfurt, dann wieder in Breslau, ferner im Ersten Weltkrieg, dann in Freiburg, in der Burjato-Mongolei usw. sah, nicht bestand. Und ich verweise dabei auf die Bemerkung Neissers in seinem Bericht über seine Batavia-Expedition, die damals allgemein überraschte, daß sich nämlich — entgegen seinen Erwartungen — die klinischen Erscheinungen bei den Eingeborenen und bei den Europäern dort nicht wesentlich von den in Europa üblichen Bildern unterschieden. Er habe im Anfang geglaubt, selbst alles ansehen zu müssen, damit ihm nichts von den besonderen Formen der dortigen Syphilis entginge, habe aber bald eingesehen, daß das unnötig sei. Denn es habe nichts gegeben, das sich wesentlich von dem bei uns üblichen klinischen Formen unterscheidet. Und ebenso erinnere ich an die oben mitgeteilte Feststellung von Jessner in der Burjato-Mongolei, daß sich überraschenderweise die klinischen Formen der Syphilis dort nicht wesentlich von den Erscheinungsformen in Deutschland unterschieden. Nur das gehäufte Auftreten der juxtaarticulären Knotenbildung schien ihm bemerkens- und publikationswert. Ferner fanden sich überraschenderweise unter 765 insgesamt untersuchten serologisch positiven Patienten 331, bei welchen weder Erscheinungen noch Narben der früheren Erkrankung festgestellt werden konnten. *Ich glaube also, daß die Fragen einer generellen Wandlung des Krankheitscharakters der Syphilis heute noch genau so problematisch sind, wie früher.*

Eine jetzt bei mir in Angriff genommene Überprüfung der Syphilis der letzten Jahre zeigt, daß unser Material sich genau so wie das frühere in Münster zusammensetzt aus allen klinischen Formen, die mir seit 50 Jahren geläufig sind. Primäraffekte von unscheinbarster Form bis zu Riesenschankern wurden bei Männern und Frauen gesehen. Die sekundären Krankheitserscheinungen wiesen ebenfalls alle Übergänge auf, von ganz matten makulösen Exanthemen bis zu schwersten makulopapulösen Eruptionen mit Corona veneris, Leukoderm usw., wie sie uns Neisser bereits vorstellte. Auch die nach Hoffmanns Meinung früher häufiger gesehenen Knochenveränderungen in der Frühperiode an den Schädelknochen haben wir in letzter Zeit zweimal feststellen können. Ich habe sie durch meinen Mitarbeiter Pfister publizieren lassen. Aus der Hamburger Klinik sind solche mitgeteilt, und auch in dem Buch von Thomas findet sich eine sehr schöne Abbildung scharf umschriebener, lokalisierter Osteoporose an den Knochen der Tibia bei Frühsyphilis, ein Befund, den Thomas zweimal erheben konnte. Mir scheint demnach die angebliche Wandlung im klinischen Bild der modernen Syphilis nur vorgetäuscht zu sein durch die verminderte Quantität der Einzelfälle. In der Kulturwelt sind nun langsam die über die Syphilis und ihre Behandlung hinreichend unterrichteten Ärzte so eng verteilt, daß im Zweifelsfalle alle Syphiliskranken, die klinische Erscheinungen haben, alsbald irgendwie ärztlich behandelt werden. Dadurch schwinden schnell klinische Erscheinungen, und durch mehr oder weniger ausreichende Weiterbehandlung werden klinische Rückfälle verhütet. *Ich habe aber die feste Überzeugung, daß sich das Bild sehr schnell wieder zu schwereren, ausgedehnten Hauterscheinungen umbilden würde, wenn man einmal einen großen Personenkreis unbehandelt lassen würde.*

Im Zuge meiner Tätigkeit als Beauftragter für Hauttuberkulose sehe ich immer wieder solche Entwicklungen. Ich habe schon seinerzeit in Münster bei der ersten Durchsuchung des Münsterlandes nach Lupuskranken 28 schwere vermeintliche Lupuskranke auffinden können, die sich als Spätsyphilis herausstellten. Sie unterschieden sich in den klinischen Erscheinungsformen tuberösen, tuberoserpiginösen oder gummösen Charakters weder nach Form, noch nach Ausdehnung von dem, was wir früher in Breslau aus den östlichen Gebieten sahen, noch von denen, die ich sehr eindrucksvoll in der Burjato-Mongolei kennenlernte. Es waren das eben jene Fälle, die während des ersten Krieges aufs Land verschleppt, unerkannt geblieben waren und bei denen man auch ärztlicherseits wegen des ländlichen Charakters ihrer Umgebung nie daran gedacht hatte, daß es sich um Syphilis handeln könnte.

Zieler hat seinerzeit für seinen Wirkungskreis in Würzburg meine Ansicht bestätigt.

Die Bedeutung aller dieser Dinge für die Beurteilung der Lage auf dem Gebiet der Syphilisbehandlung für den Praktiker liegt meiner Überzeugung nach darin, daß jetzt hie und da die Tendenz erkennbar wird, neue Behandlungsschemata einfach *in statistischer Auswertung* mit den alten Methoden zu vergleichen. Ich sehe darin eine gewisse Fehlentwicklung, die gerade jetzt verhängnisvoll sein kann. Gewiß kann die *Statistik* bei sehr großem Überblick, d. h. großen Zahlen und großen Zeiträumen, Aufschlüsse über Behandlungsnormen bringen. Aber solche Zahlen sind doch eben nur außerordentlich schwer, nach einheitlichen Gesichtspunkten behandelt und beobachtet, zusammenzubringen. Die Mannigfaltigkeit der Behandlungsstellen, die Verschiedenheit des Materials erzwingt auch bei großen Ausgangszahlen in der Regel eine so weitgehende Aufschlüsselung, daß am Ende für die einzelne Sparte zu wenig Einzelfälle übrigbleiben, um Allgemeingültiges daraus zu folgern. *So zerstört Statistik manchesmal richtige klinische Eindrücke,* die eben doch der Kundige bei aufmerksamer Beobachtung und sorgfältiger Kritik auch aus kleinerem Beobachtungsgut gewinnen kann.

Der *einzelne Syphilisfall* stellt ja doch eine *einmalige Konstellation* dar: Eine bestimmte Menge bestimmt gearteter Erreger trifft einen irgendwie individuell gearteten menschlichen Organismus. Dieser setzt sich mit der Infektion in Reaktionen auseinander, die dann zu irgendeinem Zeitpunkt zur ärztlichen Behandlung führen. Diese Behandlung aber ist nun auch in der Hand des einzelnen Arztes sowohl nach dem Medikament, der Dosierung, der zeitlichen Aufeinanderfolge der einzelnen Behandlungseingriffe jeweils verschieden. Die Behandlungspausen sind kaum jemals exakt in den Krankenblättern nach irgendeiner Vorschrift eingehalten. Je nach der Sorgfalt des Arztes, des Kranken und nach dessen äußeren Lebensumständen ändert sich alles je nach den Zufälligkeiten des Einzelfalles!

Man muß also sagen, daß kaum jemals ein Syphilisfall in allen diesen aufgezählten Faktoren dem anderen absolut gleicht. Es muß deshalb außerordentlich mißlich sein, solches biologisch zu beurteilende Krankengut statistisch zusammenzuwerfen und daraus allzu sehr allgemeingültige Schlüsse zu ziehen. Bei experimentellen Studien sieht man immer wieder, wie leicht Krankheitsabläufe, die wir einigermaßen experimentell übersehen können, durch Behandlungseingriffe abgeändert werden können. Ich erinnere an die Versuche von STEINER, KRITSCHEWSKI u. a. bei Recurrens und an meine eigenen Versuche an der Modellinfektion der Trypanosomiasis des Kaninchens. Schließlich gehören ja auch bekannte Vorgänge bei der praktischen Syphilisbehandlung in dieses .Gebiet. Die bekannte Tatsache, daß man eine unbequeme HERXHEIMERsche Reaktion bei frischer generalisierter Frühsyphilis durch 2 ganz gering dosierte vorausgeschickte Hg- oder Wismutinjektionen verhindern kann, gibt ja schon einen Hinweis, daß bei diesem Vorgang durch den sicher geringfügigen Einfluß des spärlichen Hg oder Wismut mit dem Krankheitserreger, der in ungeheuren Massen die Generalisationserscheinungen verursachte, irgend etwas geschieht, was dem nachfolgenden Salvarsan die Erreger in irgendeiner Form entzieht. Es ist ferner ein feststehender Satz, daß sog. *unterdosierte Anbehandlung* oder überhaupt *Unterbehandlung* der frischen Syphilis verhängnisvolle Folgen haben kann. Das war ja der Grund, weshalb EHRLICH immer von einer sog. „*einschleichenden*" Salvarsanbehandlung dringend warnte und den Satz aufstellte, „dieses erprobte Heilmittel *so früh wie möglich und so energisch wie möglich anzuwenden*". Ich erinnere ferner in diesem Zusammenhang an die in jüngster Zeit festgestellte Tatsache, daß im Falle einer gleichzeitigen Infektion mit Gonorrhoe und Syphilis die gegen die Gonorrhoe verwendete kleine Dosis von 200 000 OE Penicillin den Ablauf der Syphilis insofern ändern kann, als die klinischen Erscheinungen des Primäraffektes und der frühen Generalisationsperiode wegfallen können.

Schema 1.

Bedingungen des Erscheinungsreichtums und des Ablaufes einer Syphilis.

Erreger:	Organismus:
1. Masse der Infektion	1. Allgemeine Konstitution (Reaktionslage, Alter usw.)

2. Eigenart des Stammes
  a) Eindringungsvermögen
    („Virulenz")
  b) *Reizstärke*
	2. Abwehr
	  a) humoral
	    (Antikörperbildung)
	  b) *gewebliche* Reaktionsbereitschaft
	    (Reizbeantwortung)

Immunbiologische Konstellation

Diese, durch Behandlungseingriffe je nach Zeitpunkt, Art und Dosierung dauernd abgewandelt, bedingt den Krankheitsablauf und das klinische Bild.

In diesem Falle also scheint ein unterdosierter Behandlungseingriff durch das Penicillin die Syphilis dieses Einzelfalles in eine sog. stumme Infektion zu verwandeln, ein außerordentlich bemerkenswerter Vorgang, wenn er uns auch in dem einzelnen Mechanismus noch durchaus nicht klar ist.

Wenn man mit solchen Gedankengängen seine Erfahrungen bei der Behandlung der Syphilis überschaut, so drängt sich einem ja immer wieder die merkwürdige Tatsache auf, *daß sich in einer Gruppe von Beobachtungen oft nicht die erscheinungsreichen, in gewissem Sinne also die „schwereren" Syphilisfälle in punkto Schwinden der Serumreaktionen am hartnäckigsten erweisen, sondern gerade diejenigen, die wenig oder gar keine klinischen Erscheinungen aufwiesen.* Ich habe schon früher einmal darauf hingewiesen, daß zur Erklärung solcher Zusammenhänge die Einführung eines Begriffes in das Krankheitsgeschehen bei den Infektionskrankheiten notwendig erscheint, den ich als „*Reizstärke*" bezeichnete. Das beigegebene Schema 1 zeigt, wie man sich die Zusammenordnung der Faktoren vorstellen kann, die zusammenwirken, wenn irgendein besonders gearteter Syphilisfall resultieren soll. Den Begriff der *Reizstärke* setze ich bewußt von dem üblichen Begriff der *Virulenz* des Erregers ab. Unter Virulenz des Erregers kann man nur seine Haftfähigkeit, seine *Invasionskraft* überhaupt bezeichnen, die ihn befähigt, ·in den menschlichen Organismus einzudringen. Das geschieht auch bei der „stummen" Infektion. Von der *Reizstärke* des Erregerstammes dagegen wird es abhängen, wie weit der Organismus auf den Erreger mit Krankheitszeichen antwortet, welche Form und Ausdehnung diese Reaktionen annehmen. Daß dabei natürlich dieser für den Erregerstamm individuelle Charakter seiner Reizstärke wiederum zusammentrifft mit der besonderen auch individuellen Reaktionsfähigkeit des befallenen Organismus, ist selbstverständlich. Beide Begriffe sind Teilerscheinungen der zufälligen *immunbiologischen Konstellation*, die man als übergeordneten Begriff dem Krankheitsgeschehen zu-

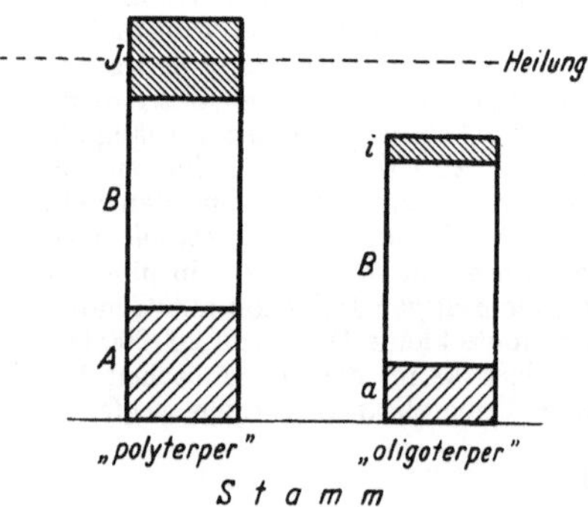

Schema 2.

teilen muß. Will man einmal schematisch die Dinge darstellen, so ergibt sich folgendes (Taf. 2): Ein reizstarker (polyterper) Erregerstamm bringt den Organismus zu starker Abwehr (A), ein reizschwacher nur zu schwacher Abwehr (a). Trifft nun der gleiche Behandlungseingriff (B) beide Krankheitsfälle, so reicht Abwehr + Behandlungseingriff im ersten Falle schon nahe an die Heilungsgrenze heran, während im zweiten Falle trotz gleichen Behandlungseingriffes der Abstand bis zur Heilung noch recht groß ist. Ehrlich setzte bei jedem Behandlungseingriff zu der eigentlichen Medikamentwirkung zusätzlich eine erneute Anregung der Abwehr voraus. („*Ictus immunisatorius*"). Wenn man meine Gedankengänge durchdenkt, wird dieser Ictus beim reizstarken Stamm nun wiederum größer sein *(J)* als beim reizschwachen *(i)*. Der „*polyterpe*" Erregerstamm erreicht bei gleichem Behandlungseingriff die *Heilungsgrenze*, weil sowohl die primäre Abwehr wie die sekundäre durch den Ictus immunisatorius ihm dazu verhelfen. Der „oligoterpe" Stamm *bleibt unter der Grenze der Heilung*, weil der gleiche im andern Fall heilende Behandlungseingriff nicht hinreichend ergänzt wird durch primäre und sekundäre Abwehranregung.

Wenn das auch vielleicht theoretische Spekulationen zu sein scheinen, so glaube ich eben doch, daß man, gerade heute auf dem Gebiet der Syphilisbehandlung, die entscheidenden *ärztlichen* Fragen aus solchen Gesichtspunkten heraus sehen muß. Man wird vorsichtig sein müssen im Urteil, sobald es sich um neue schematisierende Vorschriften handelt, die im wesentlichen auf statistische Erhebungen sich gründen. *Die sorg-fältige Abwägung der Verhältnisse des Einzelfalles unter kritischer Berücksichtigung der eigenen Erfahrung wird für die Entschlüsse im Einzelfall entscheidend sein müssen.*

Ich benutze besonders gern die Gelegenheit eines solchen Fortbildungskurses unter Fachkollegen, um auf diese Seite unserer gemeinsamen Arbeit einzugehen. Oft werde ich von Kollegen mündlich und brieflich um Rat in irgendeiner Situation angegangen. Rätsel, die der einzelne Krankheitsfall aufgibt, zwingen zum Nachdenken, wobei ich immer als besonders erfreulich das hohe Verantwortungsgefühl registriere, welches aus solchen Briefen spricht. Denn schließlich ist ja im Sinne der obigen Ausführungen *jeder einzelne Behandlungsentschluß eines Facharztes ein Eingriff in das Krankheitsgeschehen und damit in das Schicksal eines Menschen!* Die Syphilitiker, die uns aufsuchen, sind alle, auch wenn sie es nicht äußern, seelisch unter dem Druck ihrer Krankheit und vor allem Dingen auch unter dem Druck des Wissens um die möglichen Folgen der früheren Ansteckung mit Syphilis. Sie erwarten die Führung durch den Arzt, haben das Vertrauen, daß der Arzt den richtigen Eingriff macht. Leider müssen wir bei kritischer Betrachtung des eigenen Tuns immer noch bescheiden gestehen, daß wir eben sehr vieles, ja vielleicht das meiste noch nicht wissen. Aber gerade deshalb halte ich für die Zukunft eine Verständigung über alle diese Dinge für notwendig, viel mehr als bisher müßte bei unseren Zusammenkünften und in unserer Literatur die *Erörterung von Einzelfällen im Vordergrund stehen, weil nur sie wirkliches Leben sind, statistische Schemata aber Schablonen, die auf das einzelne lebendige Beispiel kaum passen.*

Ich habe aus solchen Gründen in meiner klinischen Arbeit mich bemüht, in jedem Einzelfalle von Syphilis die klinischen Daten der Vorgeschichte, des Befundes, des Verlaufes und vor allen Dingen der Behandlung genau zeitlich präzisiert in ein *Verlaufsbildschema* einzuzeichnen. Es wird jedem Beurteiler in meiner Lage so gehen, daß er aus den Schilderungen, Anfragen der Kollegen sich zunächst kaum ein klares Bild von dem Einzelfall machen kann. Oft sind Rückfragen nötig, um z. B. die angegebenen kombinierten Kuren genau der Zeit nach mit den Behandlungspausen, mit den Dosierungen, Nebenerscheinungen usw. in den Krankheitsverlauf einzupassen. Auch die *serodiagnostischen* Befunde müssen exakt festgestellt und zeitlich eingeordnet werden, wenn sie richtig bewertet werden sollen. *Solches Bestreben zwingt dazu, grundsätzlich den einzelnen Krankheitsfall bildlich darzustellen.* Ich gebe deshalb einige Beispiele, um zu zeigen, wie überraschend durch das an unsere Klinik im Gebrauch befindliche „*Verlaufsbild*" die Dinge sich für den Beurteiler klären.

Das Verlaufsbild-Schema gestattet, je nach Bedarf, die Benutzung der einzelnen Säulen als Tag, Wochen, Monate oder Jahre. Im Bild 1 nur kurz das Beispiel eines „*9 Tage Exanthems*", wobei in diesem Falle in dem Raum „klinische Erscheinungen" die Fieberkurve eingezeichnet wurde. Man gewinnt bei solcher Analyse, die auf den Tag genau vorgenommen werden muß, Klarheit über den Charakter eines Exanthems. Es werden so Gefahren vermieden und die Weiterbehandlung je nach Art des Exanthems sichergestellt. Es sei mir dabei die Bemerkung gestattet, daß

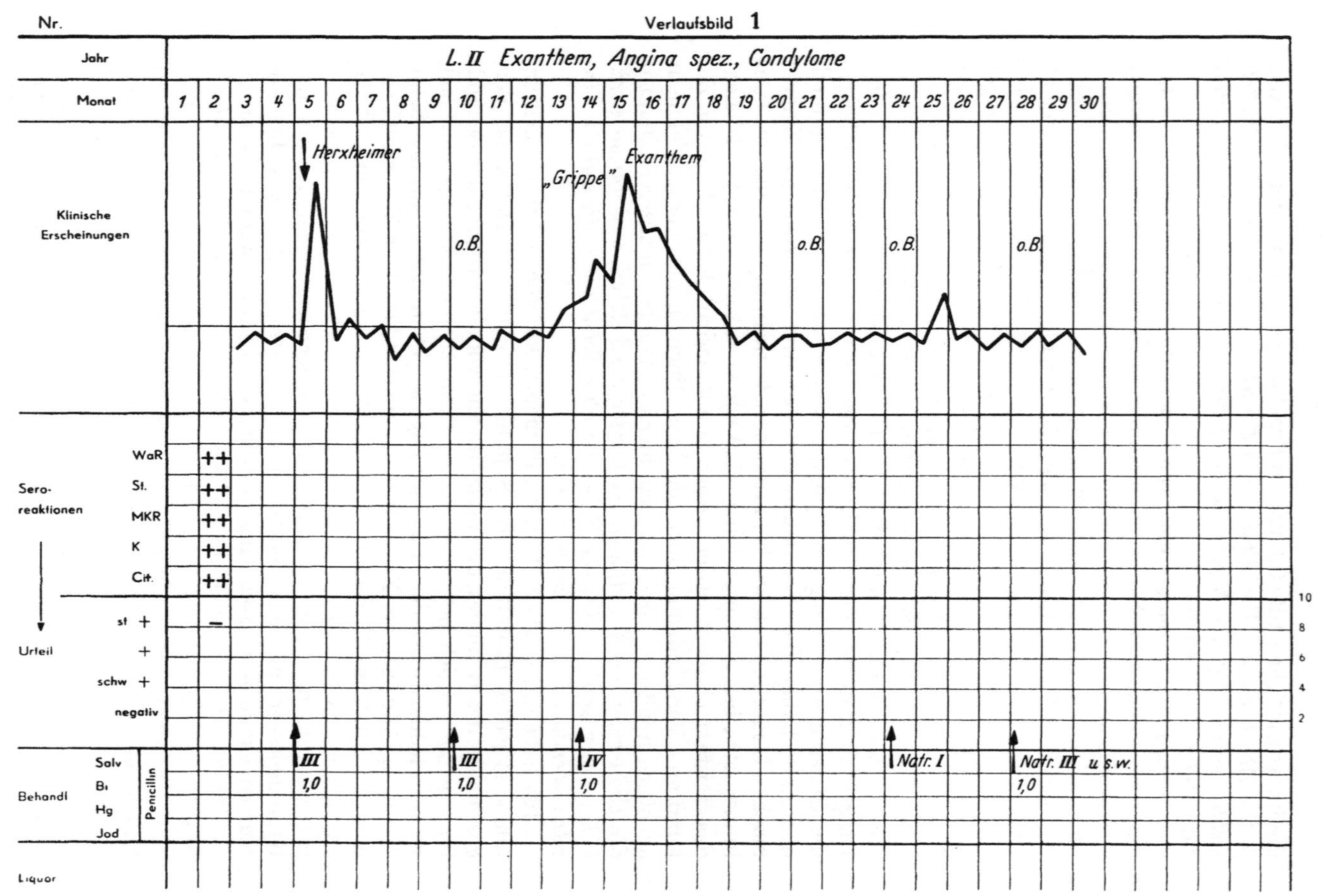
Nr.
Verlaufsbild 1
Jahr
L. II Exanthem, Angina spez., Condylome
Monat
1 2 3 4 5 6 7 8 9 10 11 12 13 14 15 16 17 18 19 20 21 22 23 24 25 26 27 28 29 30
Klinische Erscheinungen
Herxheimer
"Grippe"
Exanthem
o.B.
Serovreaktionen
WaR ++
St. ++
MKR ++
K ++
Cit. ++
Urteil
st + —
+
schw +
negativ
Behandl
Salv
Bi
Hg
Jod
Penicillin
III 1,0
III 1,0
IV 1,0
Natr. I
Natr. III u.s.w.
1,0
Liquor

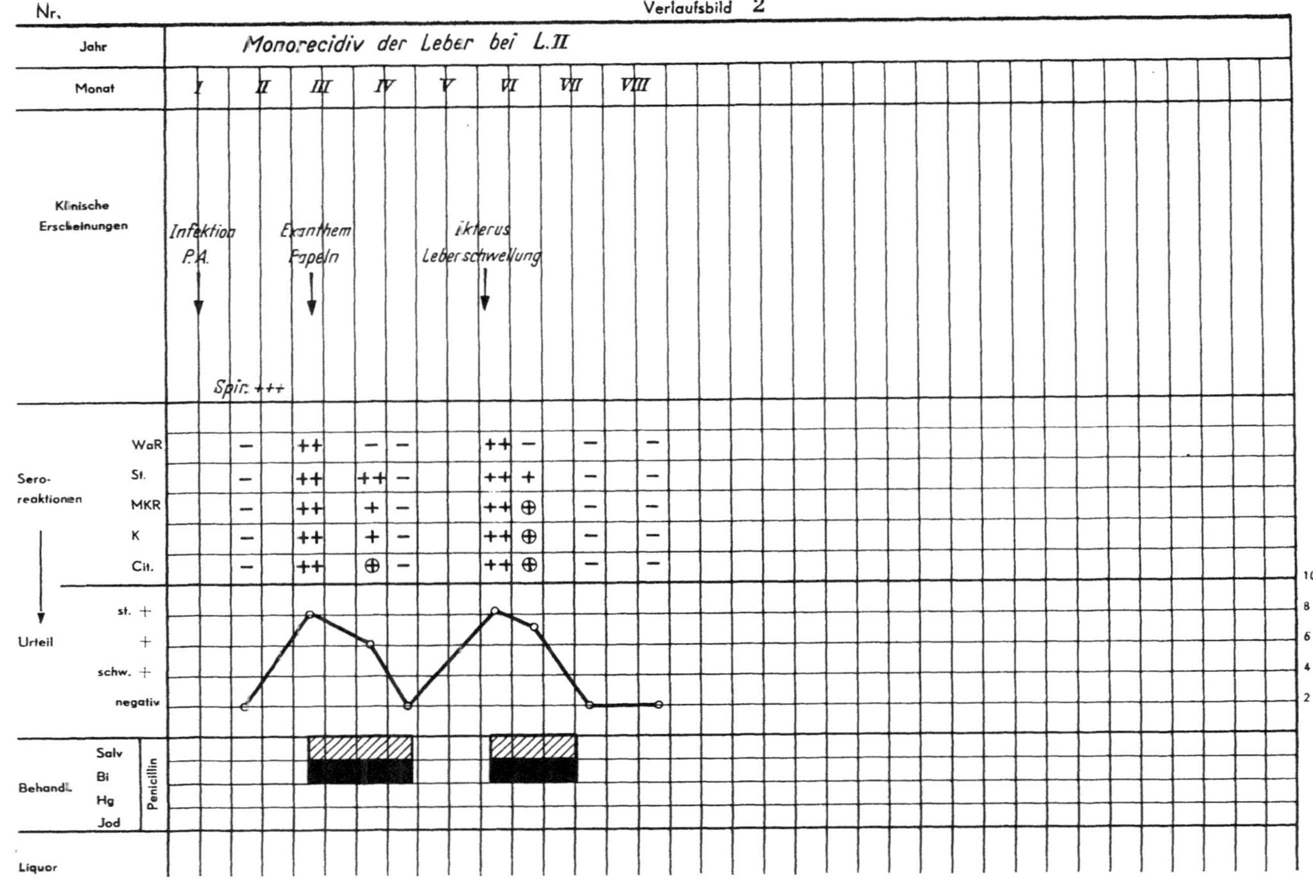
Nr.
Verlaufsbild 2
Jahr
Monorecidiv der Leber bei L.II
Monat
I II III IV V VI VII VIII
Klinische Erscheinungen
Infektion P.A.
Exanthem Papeln
Ikterus Leberschwellung
Spir. +++
Sero-reaktionen
WaR
St.
MKR
K
Cit.
Urteil
st. +
+
schw. +
negativ
10 8 6 4 2
Behandl.
Salv
Bi
Hg
Jod
Penicillin
Liquor

Verlaufsbild 3
Nr.
Jahr
Monat
1946 1947 1948 1949
Inf. Januar 1946
P.A. Roseola
Klinische Erscheinungen
Angina spezific
Drüsenschwellung
Sero-reaktionen
WaR
St.
MKR
K
Clt.
Urteil
st. +
+
schw. +
negativ
10 8 6 4 2
Behandl.
Solv
Bi
Hg
Jod
Penicillin
Liquor

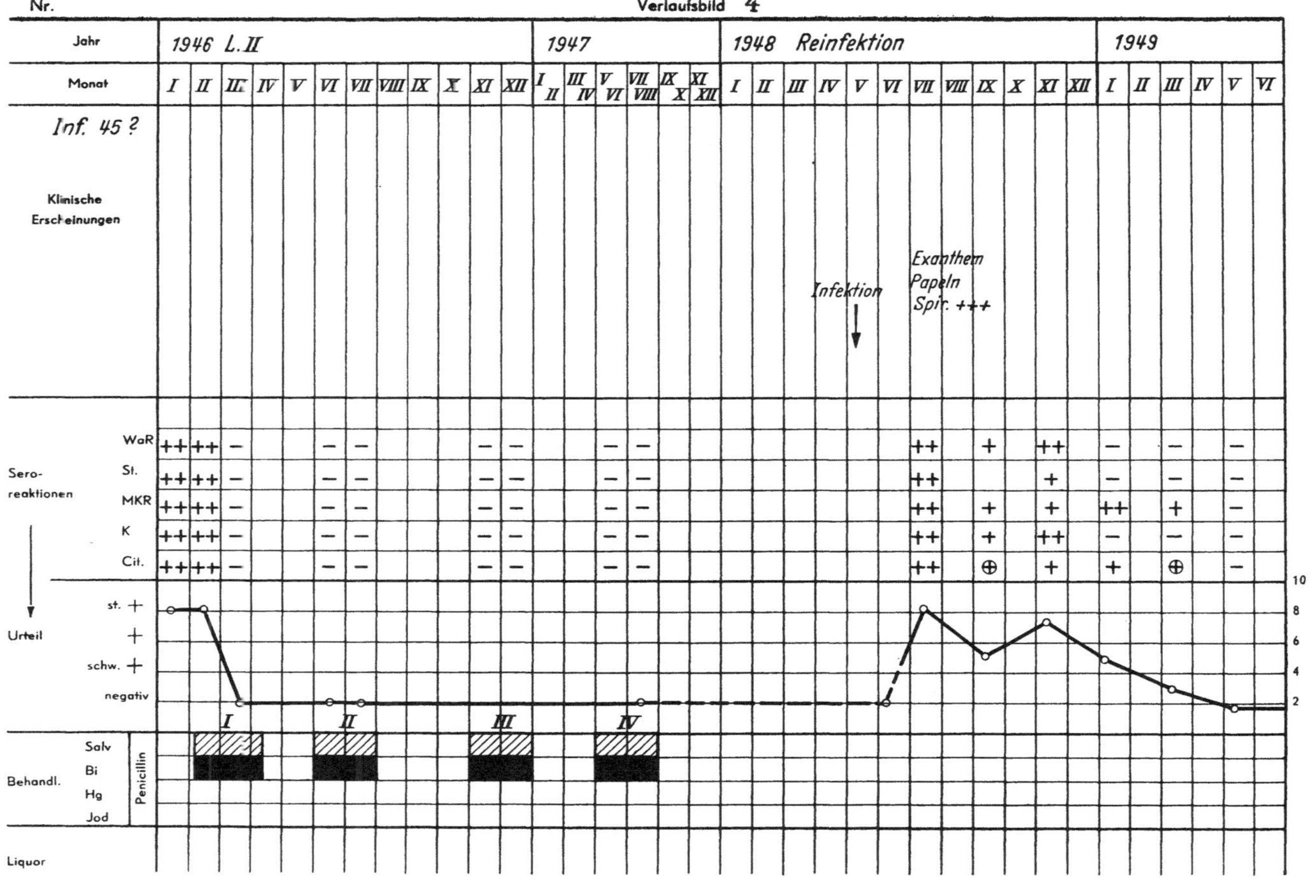

Nr.
Verlaufsbild 4
Jahr
1946 L.II
1947
1948 Reinfektion
1949
Monat
Inf. 45?
Klinische Erscheinungen
Infektion
Exanthem
Papeln
Spir. +++
Sero-reaktionen
WaR
St.
MKR
K
Cit.
Urteil
st. +
+
schw. +
negativ
10
8
6
4
2
I
II
III
IV
Behandl.
Penicillin
Salv
Bi
Hg
Jod
Liquor

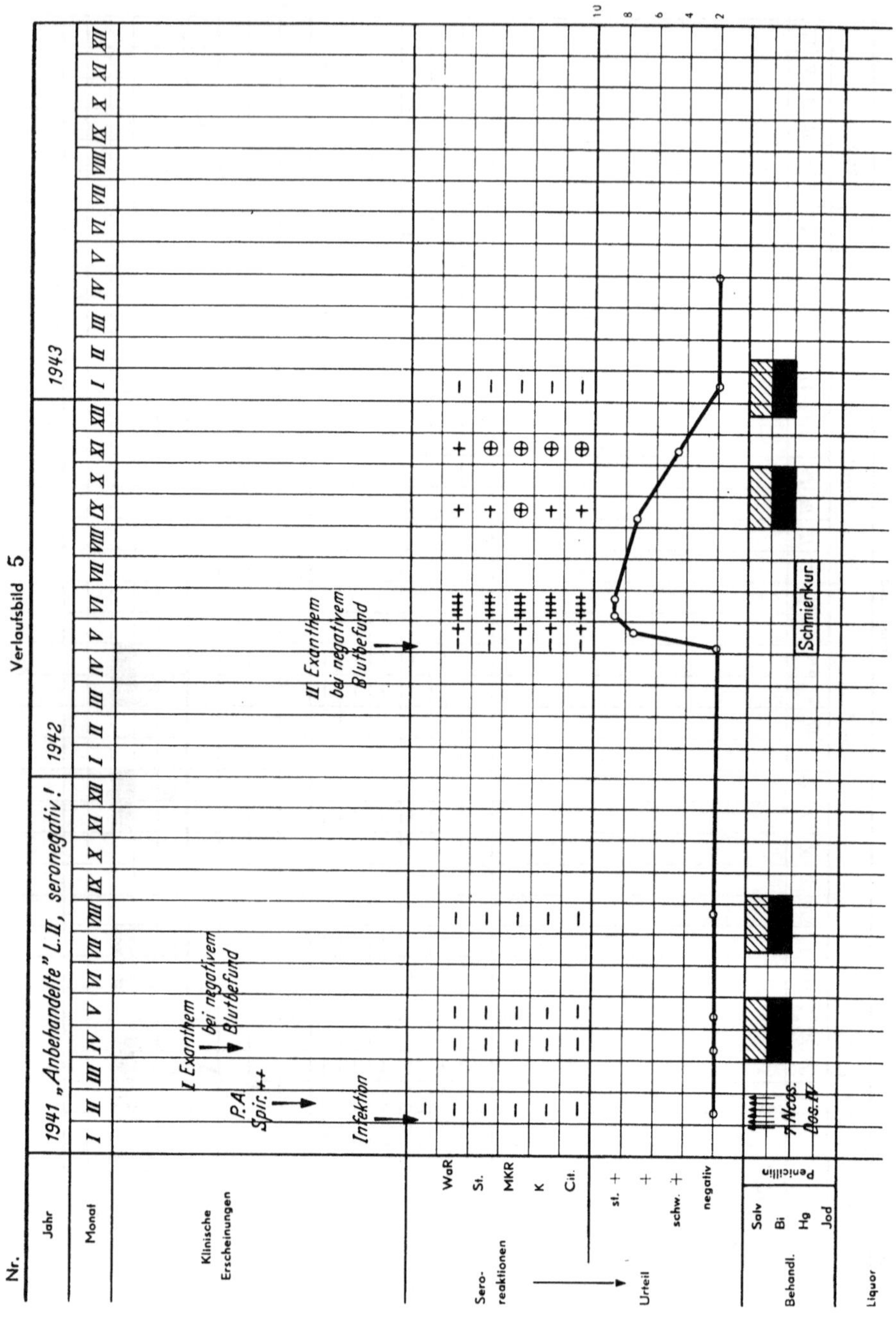

Verlaufsbild 5

Nr.

Jahr: 1941 „Anbehandelte" L. II, seronegativ! — 1942 — 1943

Monat

Klinische Erscheinungen

P.A. Spir. ++

I Exanthem bei negativem Blutbefund

Infektion

II Exanthem bei negativem Blutbefund

Sero-reaktionen: WaR, St., MKR, K, Cit.

Urteil: st. +, +, schw. +, negativ

Behandl.: Salv, Bi, Hg, Jod, Penicillin

7 Neos. Dos. IV

Schmierkur

Liquor

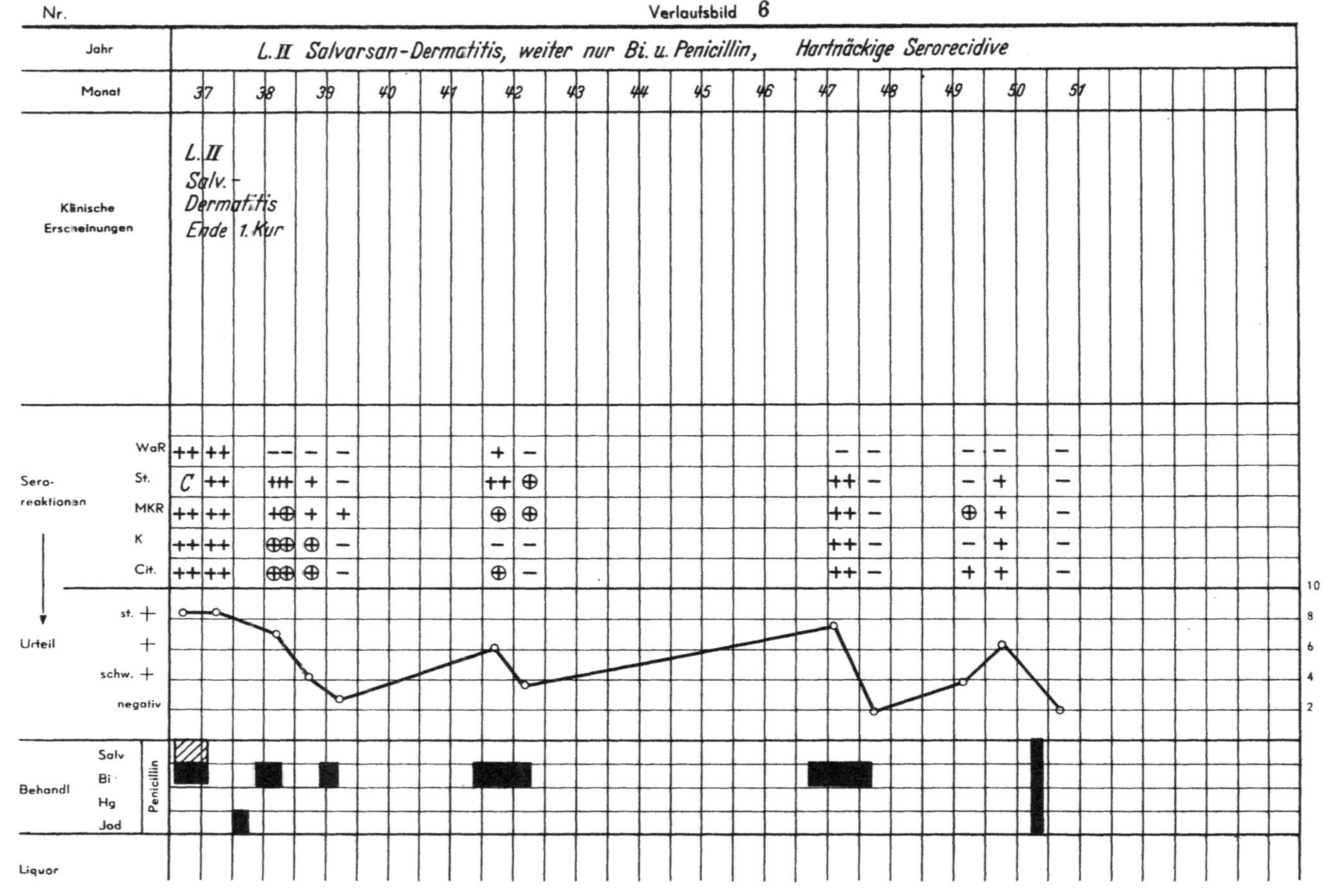

Nr.
Verlaufsbild 6
Jahr
L.II Salvarsan-Dermatitis, weiter nur Bi. u. Penicillin, Hartnäckige Serorecidive
Monat
37 38 39 40 41 42 43 44 45 46 47 48 49 50 51
Klinische Erscheinungen
L.II Salv.- Dermatitis Ende 1.Kur
Sero-reaktionen
WaR
St.
MKR
K
Cit.
Urteil
st. +
+
schw. +
negativ
10 8 6 4 2
Behandl
Salv
Bi·
Hg
Jod
Penicillin
Liquor

die *scharfe Unterscheidung zwischen 9 Tage Exanthem und Salvarsandermatitis* noch nicht hinreichend in der Praxis bekannt ist. Aus vielfachen Anfragen von Kollegen und dann analysierten Verlaufsbildern könnte ich nachweisen, wie ganz sicher gelegentlich aus ungenügender Klärung solcher Krankheitsfälle bei unvorsichtiger Weiterbehandlung Schädigungen entstehen.

Das Verlaufsbild 2 gibt die Ablaufsanalyse eines Falles von *Ikterus bei Salvarsanbehandlung.* Gelbsucht im Anfang einer Salvarsanbehandlung ist immer ein beunruhigendes Symptom, die Klärung der Ursachen notwendig. Im vorliegenden Falle erweist sich der Ikterus als ein *einwandfreies Hepato-Recidiv* nach anfänglichem Negativwerden der Blutreaktionen bei einer papulösen Syphilis. Das Wiederansteigen der Blutreaktionen gleichzeitig mit dem Auftreten der Gelbsucht und das Schwinden aller Erscheinungen unter erneuter energischer Salvarsan-Wismutbehandlung klärt den Vorgang auf.

Im Verlaufsbild 3 sehen wir einen Fall von frühgeneralisierter Syphilis mit den ersten 3 Kuren seronegativ werden. Die von uns stets geforderte 3. kombinierte Kur bei negativer Blutreaktion wird durch Nachlässigkeit des Patienten versäumt. Daraufhin 9 Monate später klinischer Rückfall mit Angina spezifica und erneuter stark positiver Reaktion. Die weitere Behandlung zeigt die schwere Beeinflußbarkeit dieser anfangs vernachlässigten Erkrankung mit erneuter Recidivneigung nach weiteren 3 Kuren.

Das Verlaufsbild 4 zeigt im Gegensatz dazu eine regelrecht, mit sehr gutem Erfolg behandelte Frühsyphilis, die nach 3 Kuren bei negativem Blutbefund als geheilt angesehen werden konnte. Dem entspricht auch die Tatsache, daß ein Jahr später eine *anamnestisch gesicherte Neuinfektion* stattfand, die dann erneut zu Exanthem, Papeln usw. führte.

Bei dieser Gelegenheit sei mir die Bemerkung gestattet, *daß jetzt bei der Beurteilung der Penicillinwirkung auf die frische Syphilis mancherorts meiner Ansicht nach etwas vorschnell Neuinfektionen angenommen werden!* Ich glaube, daß in vielen dieser Fälle bei kritischer Prüfung Recidive vorliegen. Auf jeden Fall wird die Einzelanalyse solcher Krankheitsfälle sehr sorgfältig vorgenommen werden müssen, ehe man zu einem begründeten Urteil kommen kann.

Und dann noch eines: Ich fordere *bei frischer generalisierter Syphilis* eine Behandlung, die *3 kombinierte Kuren bei negativer Blutreaktion* einschließt. Nun mache ich die Erfahrung, daß sehr oft in Briefen an mich, aber auch offenbar gegenüber den Kranken diese Kuren bei negativem Blut als „*Sicherheitskuren*" bezeichnet werden. Das halte ich für grundsätzlich falsch! Entweder ist eine Kur nötig, dann ist sie keine Sicherheitskur, oder sie ist unnötig, und dann wird sie nicht gemacht! Die Bezeichnung „*Sicherheitskur*" veranlaßt den Kranken von vornherein solche Behandlungen für unwesentlich, d. h. eigentlich unnötig anzusehen und sehr nachlässig durchzuführen.

Das Verlaufsbild 5 gibt einen Beleg für die oben erwähnte Tatsache, daß eine unvollständig anbehandelte Syphilis einen völlig abnormen Verlauf annehmen kann. Bei einer primären Syphilis wird nach 7 Neosalvarsaninjektionen auf Grund der inzwischen festgestellten negativen Serumreaktionen die Diagnose angezweifelt und die Behandlung abgesetzt! Nach 3 Wochen kommt der Patient mit einem *ausgebildeten makulösen Exanthem bei völlig negativem Blutbefund!* In einzelnen Papeln fanden sich reichlich Spirochäten. Während der weiteren Behandlung mit 2 kombinierten Kuren blieb das Blut vollständig negativ. Nach 7 monatiger Pause tritt wieder ein Exanthem auf, zunächst wieder bei negativem Blutbefund. Erst während der eingeleiteten Schmierkur wird das Blut nunmehr stark positiv. Die Weiterbehandlung verläuft normal.

Und schließlich zeigt Bild 6 den Ablauf einer über eine ganze Reihe von Jahren laufende Erkrankung, bei der der Patient durch Nachlässigkeit niemals eine konsequente Behandlung durchführte. Diese war allerdings in vorliegendem Falle dadurch erschwert, daß am Ende der 1. Kur eine *Salvarsandermatitis* auftrat. Eine weitere Salvarsanbehandlung erwies sich auch nach einer Jodkur nicht mehr als möglich. Man mußte sich mit Wismut begnügen und hat jetzt erst im Jahre 1950 mit Penicillin den Versuch einer endgültigen Heilung machen können.

Ich zeige diese Beispiele zur Erläuterung dessen, was ich unter *Analyse des Verlaufsbildes* verstehe. Ich glaube, daß sowohl in der täglichen Praxis des Facharztes wie auch bei Erörterung solcher Fragen im Schrifttum und auf Kongressen die Verständigung durch solche Bilder erleichtert wird.

Auf die *Penicillinfrage* ist hier nicht der Ort einzugehen. Aber eine Bemerkung kann ich nicht unterlassen. Der Überblick über eine große Zahl von Krankheitsabläufen auch unter Penicillinbehandlung veranlaßt mich zu der Warnung, daß wir uns *nicht allzufrüh von der gewohnten und festbegründeten Salvarsan-Wismutbehandlung abdrängen lassen!* Ich habe den Eindruck, daß gar zu schnell sog. Salvarsanunverträglichkeit angenommen wird, und daß man, mehr oder weniger auch den Wünschen der Patienten nachkommend, allzusehr geneigt ist, das Penicillin zu bevorzugen. Ich halte das einstweilen für falsch, abgesehen von einzelnen bestimmten Indikationen, auf die ich hier nicht eingehen kann.

Ein Wort noch über die *Serodiagnostik* der Syphilis. Auf dieses sehr schwierige und umfangreiche Gebiet näher einzugehen, verbietet die Zeit. Im ganzen muß man immer wieder davor warnen, allzusehr *rein symptomatisch* die Blutreaktionen für die Indikationsstellung der Weiterbehandlung heranzuziehen. Negative Blutreaktionen sind auch wieder nur im Rahmen des Gesamtverlaufsbildes richtig zu werten. Ich gebe in der Anlage (Schema 3) noch einmal die Grundsätze, die an meiner Klinik für dieses Gebiet Geltung haben.

Das serologische Blutbild bei Syphilis kann letzten Endes nur fachlich richtig ausgewertet werden, durch den *Facharzt,* der *gleichzeitig serologisch* geschult ist. Die serodiagnostischen Befundscheine gehören nur in die Hand des Arztes, der Kranke wird immer falsche Deutungen aus widersprechenden Einzelergebnissen ableiten.

Schema 3.

Das serologische Blutbild bei Syphilis

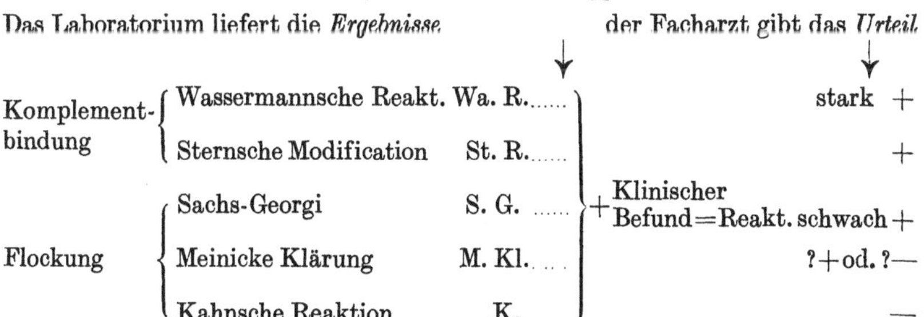

Serodiagnostische Befundscheine gehören nur in die Hand des Arztes! Der Kranke kann die oft widersprechenden *Ergebnisse* nicht richtig deuten, für ihn taugt nur das *Urteil* des kundigen *Arztes.*

Leitsätze für die Bewertung des serologischen Blutbildes

1. Die *positive* Reaktion hat den Wert *eines* sicheren Symptoms einer generalisierten Syphilis. — Bei überraschend positiver Reaktion Wiederholung der Untersuchung. Bis dahin Vorsicht mit Äußerungen gegenüber dem Kranken.

2. Die *negative* Reaktion hat den Wert *eines* fehlenden Symptoms. — Das Fehlen *eines* Symptomes schließt das Vorhandensein einer Syphilis nicht aus.

3. Die *negativ werdende* Reaktion hat den Wert *eines beseitigten* Symptoms. — Die Beseitigung *eines* Symptoms bedeutet nicht Heilung, auch dann nicht, wenn vorher die positive Reaktion das einzige nachweisbare Krankheitszeichen war.

4. Die *positiv werdende* Reaktion hat den Wert *eines neu auftretenden* Symptoms. — Ein neu auftretendes Symptom ist einem klinischen Recidiv gleichzusetzen und ist Behandlungsindikation.

5. Die positive Reaktion gibt *keine Herd- oder Organdiagnose.* — Sie sagt nur aus, daß der Kranke Syphilitiker ist. Eine bei ihm bestehende Hautveränderung kann auch nichtsyphilitischer Natur sein.

Selbst auf die Gefahr, mich mancherorts mißbeliebt zu machen, *muß ich immer wieder darauf drängen, daß man die Serodiagnostik nicht vom Krankenbett trennen soll!* Nur der tägliche Kontakt mit den einzelnen Krankheitsfällen der Klinik gibt einer serodiagnostischen Abteilung die Gewähr, daß die Reaktionsausfälle immer wieder in der technischen Einstellung richtig gestellt werden, wenn verhängnisvolle Schwankungen auftreten.

In neuerer Zeit gewinnt die Serodiagnostik der Syphilis durch die Einführung des *Cardiolipins* ein etwas verändertes Gesicht. Vielleicht gelingt es mit Hilfe dieses neuen verbesserten Antigens eine wirklich zuverlässige quantitative Methode zu finden. Eine Titration der Reaktionskörper im Serum hat ja schon allen auf diesem Gebiet tätigen Forschern vorgeschwebt, und es sind mannigfache Untersuchungsmethoden angegeben worden. Sie haben sich nur z. T. bewährt, und wir waren darauf angewiesen, aus einer ganzen Reihe parallellaufender Reaktionen die serodiagnostischen Urteile zusammen mit dem klinischen Bilde auszuwerten. Es bestehen für diese Serodiagnostik ja staatliche Vorschriften, z. B. ist die *Verwendung von Lues-Leberextrakt*, der staatlich geprüft ist, vorgeschrieben. Es ist aber ein eigenartiges Geschick, daß diese Vorschriften durch die Entwicklung der Dinge ins Wanken geraten. Nach einer gemeinsamen Tagung der schweizerischen Dermatologen und Pädiater mit den französischen Kollegen in Zürich habe ich mir über diese Bestimmung von der Verwendung von Lues-Leberextrakten meine Gedanken gemacht. Die kongenitale Syphilis hat durch die moderneren Behandlungen und Bekämpfungsmethoden so stark abgenommen, daß sie von den Pariser Gynäkologen schon als eine große Seltenheit bezeichnet wird. Wenn das so ist, muß man sich fragen, *ob überhaupt noch diese staatlich kontrollierten und geforderten Standardextrakte aus kongenitalsyphilitischen Lebern hergestellt werden können!* Das scheint nach meinen Erkundigungen tatsächlich nicht mehr immer der Fall zu sein. Hoffen wir, daß mit Hilfe des Cardiolipins in dieser Beziehung ein Fortschritt erzielt wird, denn sonst wäre auch von dieser Seite eine Beunruhigung in der Serodiagnostik der Syphilis zu befürchten.

Im ganzen fühlt man sich immer wieder veranlaßt, auf die große Verantwortung hinzuweisen, die jeder Arzt übernimmt, der sich mit der

Behandlung Syphiliskranker befaßt. In den ersten Tagen und Wochen einer solchen Krankheit und mit den ersten Behandlungseingriffen wird über Lebensschicksale entschieden. Für mein Gefühl reichen praktisch die Möglichkeiten des praktischen Arztes kaum aus, um einen Syphiliskranken, wenn er sich einmal zur Behandlung stellte, nun auch so zu *führen*, daß über Jahre hinaus das nach dem gegenwärtigen Stand der Wissenschaft Beste geschieht, um ihn zu heilen und vor schweren Folgen zu bewahren. Dieses Gefühl haben offenbar auch viele Kollegen, denn in immer zunehmendem Maße laufen Briefe ein, in denen Krankheitsfälle geschildert werden und nun Rat geholt wird für die Weiterbehandlung. Das ist z. T. sicher eine sehr erwünschte und erfreuliche Erscheinung, soweit es sich z. B. um Lehrstuhlinhaber handelt, denen ihr Lehramt die Verpflichtung gibt, allen Kollegen mit Rat beizustehen. Aber es erscheint mir im Zusammenhang mit gewissen Neuausrichtungserscheinungen unseres Faches doch notwendig, einmal in dieser Beziehung offen eine Frage zu besprechen, die die praktischen Fachkollegen dringend angeht. Eine ganze Anzahl meiner früheren Assistenten erzählt mir, daß in immer zunehmenden Maße nicht nur die Gonorrhoebehandlung, sondern auch die Syphilisbehandlung von den praktischen Ärzten gemacht wird. Das ist an sich durchaus möglich, wenn der betreffende Arzt die nötigen Erfahrungen und Vorkenntnisse mitbringt. Bedenklich ist dabei nur eines: wenn er nicht mehr weiter weiß, dann macht er sich die Sache gar zu leicht. Er ruft telefonisch den Facharzt an oder schreibt ihm einen Brief und fragt, was er in dieser oder jener Situation tun solle. So wird der *Facharzt* zur *kollegialen Auskunftsstelle auf einem früher außerordentlich wichtigem Gebiet seiner fachärztlichen Tätigkeit.* Ist das eigentlich korrekt? Wenn mir in der täglichen Praxis bei einem Kranken eine Augenveränderung oder ein inneres Leiden vorkommt, so schicke ich den Kranken zur Beurteilung und zur Beratung zum Fachkollegen. Wäre das nicht auch auf dem praktisch so unerhört wichtigen Gebiet der Syphilisbehandlung der normale Vorgang? Man soll über diese Fragen gerade im gegenwärtigen Augenblick nicht allzu leicht hinweggehen, denn auch hier ergibt sich leicht eine Fehlentwicklung, die nachher schwer zu korrigieren ist. Ein Abgleiten der Syphilisbehandlung in die Hände des praktischen Arztes wird gar zu leicht, trotz bester Absichten, zur Bagatellisierung führen. Ein symptomatisches Behandeln nach den Wünschen des Patienten wird allmählich an die Stelle einer planmäßigen Durchbehandlung treten. Wir haben die Verpflichtung, dafür zu sorgen, daß das nach Möglichkeit vermieden wird, in einer Zeit besonders großer Syphilisgefährdung.

Es wäre noch sehr reizvoll, einiges über die Tätigkeit der *Beratungsstellen* zu sagen. Das ganze Problem aber hier aufzurollen geht nicht an. Wir wollen hoffen, daß eine kommende Gesetzgebung auf diesem Gebiete die guten Erfahrungen berücksichtigt, die wir mit den *Beratungsstellen der Landesversicherungsanstalten* gemacht haben. Weder der praktische Arzt noch der Facharzt haben die Möglichkeit, rein technisch ihre Kranken immer wieder nachgehend zu betreuen, sie zur Weiterbehandlung anzuhalten usw. Er braucht dabei eine *nicht behördliche* Schreibstelle, die sozusagen in seinem Auftrag handelnd den Schriftverkehr zwischen ihm und seinen Kranken vermittelt. Gerade die Durchsicht des Materials meiner *Beratungsstelle an der Hand von Verlaufsbildern* zeigt mir, wie wichtig es wäre, wenn eine solche Stelle überall vorhanden wäre. Die Gesundheitsämter mit dieser Aufgabe zu betreuen, erscheint mir aus mancherlei Gründen bedenklich. Die gesetzliche Handhabe liegt zur Zeit nur dann vor, wenn der Patient säumig ist. Denn sonst darf ja das Gesundheitsamt den Namen eines Geschlechtskranken nicht erfahren.

Wie diese Fragen in Zukunft zu klären sind, steht dahin. Jedenfalls aber darf bei der Erörterung der gegenwärtig praktisch wichtigen Fragen unseres Faches das brennende Problem der Nachbetreuung der Syphiliskranken nicht außer acht gelassen werden.

Aus der Dermatologischen Klinik und Poliklinik der Universität München.
(Direktor: Prof. Dr. A. Marchionini.)

Fortschritte
auf dem Gebiet der Serodiagnostik der Syphilis.

Von
Kurt Meinicke.

In den letzten Jahren, insbesondere seit 1941, ist die Forschung auf dem Gebiet der Luesserologie ganz außerordentlich belebt und intensiviert worden. Von 1906, dem Jahre der Veröffentlichung der Wa.R., bis zum Jahre 1930 ist die Entwicklung auf diesem Gebiet nie zur Ruhe gekommen. Immer neue Methoden, verbesserte Antigene (Extrakte) und eine große Zahl von Arbeiten über das Wesen der syphilitischen Blutveränderungen und der Luesreaktion wurden veröffentlicht. Zahlreiche tierexperimentelle Studien suchten zur Klärung der noch offenstehenden Fragen beizutragen. Bis zum Jahre 1932 war ein gewisser Abschluß erreicht, und die brauchbarsten Methoden hatten sich weitgehend durchgesetzt. Die Zahl der bis 1932 veröffentlichten Reaktionen liegt bei ungefähr 60. Die der verschiedenen Modifikationen übersteigt weit die Hunderter-Grenze. Nach 1933 trat ein gewisser Stillstand in der weiteren Entwicklung der Lues-Serologie ein. Es mag zu einem Teil daran liegen, daß die optimale Leistungsfähigkeit der serologischen Reaktionen erreicht schien, zum anderen wurde die Arbeit in Deutschland durch Auswanderung mehrerer· führender Serologen oder Entziehung der Forschungsmöglichkeiten erheblich gestört.

Wenn von 1933 bis 1939 ein gewisser Höchststand im Hinblick auf Spezifität und Sensibilität der zur Anwendung kommenden Extrakte erreicht werden konnte und die Ergebnisse entsprechend gut waren, so änderten sich diese Verhältnisse nach Ausbruch des Krieges grundlegend. Nach 1945 wurden sie so katastrophal, daß der Wert der serologischen Reaktionen teilweise bezweifelt wurde. Unspezifische Reaktionen waren oftmals so häufig, daß die Sicherheit der serologischen Diagnostik recht problematisch wurde. Es ist zu verstehen, daß aus dieser Situation heraus die Entdeckung eines neuen gereinigten Antigens für die serologische Diagnose der Lues von größter Bedeutung sein mußte, um so mehr, als die Lues seit 1939 eine erhebliche Ausbreitung erfahren hatte. Glaubte man doch jetzt endlich, mit dem neuen von MARY PANGBORN gefundenen Cardiolipin eine Möglichkeit zu haben, die unspezifischen Reaktionen auf ein Minimum reduzieren zu können.

Neben der Entdeckung des Cardiolipins waren es drei weitere Punkte, die zu einem Fortschritt auf dem Gebiet der Serodiagnostik der Syphilis führten.

1. Die von CHEDIAK veröffentlichte und von DAHR, MEINICKE, FISCHER, VOGT und GUO verbesserte Trockenblut M.K.R. II;

2. der *Nelson-Test* und

3. die Ausarbeitung verschiedener Methoden zur Ausschaltung unspezifischer Reaktionen.

Daneben kann die neugegründete Weltgesundheitsorganisation in Zukunft vielleicht große Bedeutung erlangen. Zu den Aufgaben dieser Organisation gehört u. a. auch die Ausarbeitung einer Standardisierung der serologischen Lues-Reaktionen und Bekämpfung der Geschlechtskrankheiten. Im Ausland und auch in Deutschland sind in den letzten Jahren einige neue Methoden und Modifikationen veröffentlicht worden, über deren Wert die Meinungen noch recht geteilt sind. Wir sind deshalb noch nicht näher auf diese neuen Modifikationen eingegangen, da es erst noch abzuwarten bleibt, inwieweit ihnen eine praktische Bedeutung zukommt.

Cardiolipin.

Wenn wir nun zuerst vom Cardiolipin sprechen, so besteht hier häufig noch eine gewisse Unklarheit. Handelt es sich hier um eine neue Methode oder um eine Modifikation einer schon bestehenden Reaktion? Weder das eine noch das andere. Cardiolipin ist wohl die wesentlichste Entdeckung auf dem Gebiet der Herstellung von Antigenen zur Serumdiagnose der Lues in den letzten 15 Jahren. Zum Verständnis der durch Cardiolipin erreichten Weiterentwicklung der Antigene (Extrakte) ist es zweckmäßig, einen kurzen Überblick über die in dieser Richtung gegangenen Forschungen bis zum Jahre 1941 zu geben.

Die Suche nach einem aktiven Antigen-Faktor in den Gewebeextrakten, die zur Serumdiagnose auf Lues zuerst benutzt wurden, beginnt mit den Berichten von MARIE und LEVADITI im Jahre 1907, zehn Monate nach der Einführung der Wa. R. Sie stellten fest, daß positive Reaktionen auf Syphilis nicht nur mit einem wäßrigen Extrakt aus syphilitischer Leber und Milz erzielt werden können, sondern auch mit ähnlichen Extrakten aus normaler menschlicher Leber. Einige Monate später berichtete WEIL über positive Reaktionen mit Extrakten aus sarkomatösem Gewebe. Maßgebend für die weitere Entwicklung der Serodiagnose der Lues waren die Arbeiten von LANDSTEINER, MÜLLER und PLÖTZL, die feststellten, daß aus dem Gewebe ein in Alkohol löslicher Stoff zu extrahieren war, der als antigener Bestandteil der Extrakte angesehen werden müßte und den man unter die Lipoide einreihen konnte. Besonders geeignete Extrakte konnten aus menschlichem und tierischem Herzmuskel hergestellt werden. Auf Grund dieser Erkenntnisse und der Arbeiten von PLAUT, MICHAELIS, FLEISCHMANN, BRAUN und WEIL im gleichen Jahre, die zuerst den Antigen-Bestandteil als eine Proteinsubstanz angesehen hatten, begann jetzt ein über Jahrzehnte währendes Forschen nach der wirklichen Natur der aus Organextrakten gewonnenen Antigene. Man stand vor der rätselhaften Feststellung, daß Luesserum mit Lipoidextrakten aus normalem Herzmuskel in der Komplementbindung und später auch in der Flockungsreaktion in derselben Weise reagierte, wie es BORDET und GENGOU in der K. B. R. bei Seren von bakteriell erkrankten

Menschen und Tieren mit den für die Infektion verantwortlichen spezifischen Antigenen feststellen konnten. WEIL und BRAUN zogen aus der Tatsache, daß Lipoide mit Luesserum reagierten den Schluß, daß bei der Lues durch den Gewebszerfall im erkrankten Organismus Lipoide frei würden, die dann zur Antikörperbildung führen sollten, und daß die Reagine der Wa. R. Antikörper gegen körpereigene Lipoide seien. Erst durch die Arbeiten von SACHS in den 20iger Jahren gelang es dann, auch tierexperimentell diese Anschauungen zu fundieren. Es würde zu weit führen, an dieser Stelle auf die Haptenschleppertheorie von SACHS und seinen Mitarbeitern näher einzugehen.

Für die Weiterentwicklung der Antigenherstellung ist die Arbeit von NOGUCHI und BRONFENBRENNER von erheblicher Bedeutung, die 1911 berichteten, daß Alkoholextrakte aus tierischen Herzen spezifischere Resultate ergaben, wenn eine Acetonextraktion vorgeschaltet würde. Die Suche nach dem reaktionsfähigen Antigen mit größter Sensibilität und Spezifität ging nun in zweierlei Richtung. Der eine Weg war, durch besonders verfeinerte Herstellungsverfahren der Extrakte und sorgfältige Technik mit Hilfe der alkoholischen Lipoidextrakte aus Rinderherzen möglichst optimale Reaktionen auf Lues zu erzielen. Der andere Weg der Forschung versuchte, die chemische Natur der im alkoholischen Extrakt gelösten Lipoide aufzuklären, um so das serologisch aktivste Phosphatid zu isolieren. Da die meisten Serologen keine Chemiker waren, und die Chemie sich nur in geringem Maße mit dieser Frage beschäftigte, war es verständlich, daß die Erfolge in erster Linie durch verbesserte Herstellungsverfahren der Extrakte und Verfeinerung der Technik erzielt wurden. Im Hinblick auf die Entdeckung des Cardiolipins interessiert uns vor allem die zweite Forschungsrichtung.

Auf der Suche nach dem serologisch aktiven Faktor berichteten HEYMANN und GOYER 1917 über die Indikatoreigenschaften der verschiedenen Phosphatide, die sie aus Rinderherzpulver nach der Methode von ERLANDSEN extrahierten. Diese Autoren fanden, daß der Diamidammonphosphatid-Bestandteil der stärkste serologisch aktive Indikator war, den sie nach Äthervorextraktion aus dem alkoholischen Lipoidextrakt isoliert hatten. Diese Arbeiten wirkten sich auf die Extraktherstellung bis in die heutige Zeit aus. Bis auf die Extrakte für die Müller-Ballungsreaktion werden alle übrigen Extrakte, die zur Serumdiagnose der Syphilis verwendet werden, aus Rinderherzpulver hergestellt, das mit Äther vorextrahiert wird, und wobei anschließend die im Äther unlöslichen aktiven lipoidalen Bestandteile im alkoholischen Extrakt enthalten sind. Im Jahre 1928 berichtete SCALTRITTI über ein von ihm hergestelltes Antigen, bei dem die wirksamen Phospholipoide durch Ausfällen des primären alkoholischen Lipoidextraktes mit $CdCl_2$ gewonnen wurden. Auf der internationalen Serologentagung in Kopenhagen wurde über diese Versuche berichtet, doch da die so gewonnenen Extrakte den bis dahin gebräuchlichen Standard-Antigenen für die Kahn-, Meinicke-, Citochol- und Müller-Ballungsreaktion unterlegen waren, wurden weitere Versuche in dieser Richtung nur ganz vereinzelt unternommen.

Erst 13 Jahre später gelang es MARY PANGBORN durch systematische Suche nach dem im Rinderherzextrakt vorhandenen aktiven Indikatorlipoid, ein bis dahin unbekanntes Phospholipoid in chemisch reiner Form herzustellen, das sie Cardiolipin nannte. Außerdem gewann sie ein von Verunreinigungen freies Lecithin aus Rinderherzpulver. Cardiolipin und gereinigtes Lecithin waren getrennt von einander serologisch inaktiv. In einem besonderen Mischungsverhältnis zeigten sie jedoch höchste antigene Eigenschaften. Es ist nun zum ersten Male in der Serologie möglich, mit chemisch definierbaren Substanzen zu arbeiten. Die chemische

Formel des Natriumsalzes von Cardiolipin lautet $C_{120}H_{208}O_{24}P_3Na_3$ und die Jodzahl 120—125, Phosphorgehalt 4,18%. Cardiolipin unterscheidet sich von Lecithin und Cephalin u. a. dadurch, daß diese Verbindung keine N-Basis hat und daß die Struktureinheit größer ist.

Soweit scheint jetzt ein Abschluß in der Suche nach dem serologisch aktiven Bestandteil des alkoholischen Lipoidextraktes erreicht zu sein. Es bleibt nun nur die Frage bestehen: ,,Ist Cardiolipin in Verbindung mit Lecithin und Cholesterin in der Lage, die bisher gebräuchlichen Standard-Antigene zu ersetzen?'' In den USA sind zahlreiche Versuche in dieser Hinsicht angestellt worden. An einem großen Untersuchungsmaterial wurden die Spezifität und Sensibilität von Cardiolipin-Lecithin-Cholesterin-Antigen im Vergleich mit Kahn, Kolmer, Mazzini, Kline und anderen Standard-Antigenen in den entsprechenden Reaktionen geprüft. Man stellte fest, daß Cardiolipin-Lecithin-Gemische, je nach dem Verhältnis der zur Anwendung kommenden Substanzen, in fast allen bisher geprüften Reaktionen gebraucht werden können. Es entwickelte sich also keine Cardiolipin-Reaktion im eigentlichen Sinne, sondern man beschränkte sich auf eine Anwendung von Cardiolipin-Lecithin beispielsweise in der Kahn-, Kline- oder Kolmerreaktion. Das optimale Mischungsverhältnis von Cardiolipin zu Lecithin ist für jede Reaktion verschieden, ebenso wie ja auch die bisher gebräuchlichen Standard-Antigene für jede Reaktion unterschiedlich sind. Grundsätzlich ist festzustellen, daß bei einer Erhöhung des Lecithinanteiles die Reaktionen zwar sensibler, aber auch unspezifischer werden. Es ist also nach wie vor die genaue Einstellung und Austarierung der Antigene und eine sorgfältige Technik von ausschlaggebender Bedeutung. Die Berichte amerikanischer Autoren über Ergebnisse von Vergleichsuntersuchungen sind ebenso zahlreich wie unterschiedlich. In der Mehrzahl der Fälle wird jedoch die große Empfindlichkeit und Spezifität von Cardiolipin hervorgehoben. KLEIN und LEIBY u. a. weisen darauf hin, daß Cardiolipin sogar den Kahn-Test in einigen Fällen übertrifft. Wir sind in Deutschland nicht ganz so überzeugt von der überragenden Stellung der Kahn-Reaktion und verwenden, im Gegensatz zu den Amerikanern, lieber eine oder zwei Flockungsreaktionen neben einer Komplementbindungsreaktion mit verschiedenen Extrakten. Meist werden ein Rinderherzextrakt und ein Luesleb015-extrakt nebeneinander in der Wa.R. angesetzt. Auch in Europa wurde in den letzten Jahren Cardiolipin im Vergleich mit den hier gebräuchlichen Reaktionen getestet. So berichtet HASSELMANN, der Cardiolipin nach Deutschland einführte, über ausgezeichnete Ergebnisse mit Cardiolipin in der Kolmer-Komplementbindungsreaktion. Schon etwas weniger begeistert sind die Berichte von SPIELMANN, der außerdem die interessante Feststellung mitteilen konnte, daß es ihm gelungen sei, Stoffe zu finden, die chemisch von Cardiolipin verschieden waren, jedoch in gleicher Konzentration wie Cardiolipin mit Lecithin und Cholesterin fast dieselben spezifischen und sensiblen Ergebnisse brachten. Sehr skeptisch urteilt HUSSEL, der Cardiolipin im V.D.R.L. Slide-Test prüfte und zu dem Schluß kam, daß dieser Mikroflockungstest keine wesentliche Bereicherung der alten Methoden in serologischer Hinsicht darstellt.

Wir stellten Vergleichsuntersuchungen an mit den in Deutschland gebräuchlichen Antigenen und Cardiolipin in dem V.D.R.L. Slide-Test und in der Kolmer-Komplementbindungsreaktion. Es wurden insgesamt 2048 Seren untersucht. Das Cardiolipin-Antigen für den Slide-Test war in den USA eingestellt. Das Antigen für die Kolmer-Komplementbindungsreaktion erhielten wir von FRESENIUS aus Homburg. Die Antigene für die in Deutschland gebräuchlichen Reaktionen waren von MEINICKE, Hamburg.

Bei unseren eigenen Versuchen stellte sich heraus, daß nur das Orignal-Cardiolipin den bei uns angewandten Methoden, außer der M.K.R.II, an Empfindlichkeit mehr oder weniger überlegen ist und an Spezifität eine weitgehende Übereinstimmung mit den hier gebräuchlichen Methoden besteht.

Das deutsche Cardiolipin zeigte in der Kolmer-Komplementbindungsreaktion eine geringere Empfindlichkeit als die Flockungsreaktionen, außerdem auch die höchste Zahl unspezifischer Ausfälle.

Nelson-Test.

Neben dem Cardiolipin war es noch die Ausarbeitung des Nelson-Testes, die unzweifelhaft größtes Aufsehen erregt hat und deren Auswirkung und Nachprüfung gerade in letzter Zeit ständig zugenommen haben. NELSON gelang die Erhaltung der Beweglichkeit des über Tierpassagen gegangenen Nichols-Stammes der Spirochaeta pallida in einem künstlichen Nährboden. Die Virulenz und Identität dieses Stammes mit der Spirochaeta pallida wurde durch eine unbeabsichtigte Laborinfektion eindeutig demonstriert. Die Spirochäten behielten ihre Beweglichkeit bis zu ca. 14 Tagen bei und zeigten deutliches Längenwachstum. Es gelang NELSON, durch Zufügen von Komplement und Luesserum eine solche Reaktion zu demonstrieren. NELSON nannte diese Reaktion *Immobilisation-Test*, da die Spirochäten bei Anwesenheit von spezifischen Antikörpern im Serum und Komplement nach einiger Zeit ihre Beweglichkeit verloren. Durch diesen Test wird es in Zukunft vielleicht möglich sein, die wirklichen Zusammenhänge einer Antigen-Antikörperreaktion bei Lues zu verstehen und so auch die Frage der unspezifischen Reaktionen einer Klärung näherzubringen.

Zur Technik dieser Reaktion ist noch zu sagen, daß Kaninchen intratestikular mit Spirochaeta pallida geimpft und die Hoden schon nach kurzer Zeit, ca. 7—14 Tagen, herausgenommen werden. Der Zeitpunkt wird so gewählt, daß zwar schon eine syphilitische Orchitis aufgetreten, ein Antikörpertiter aber noch nicht nachweisbar ist.

Auch bei Liquoruntersuchungen zeigte sich im positiven Fall ein deutlicher Immobilisationeffekt. MAGNUSON und THOMPSON untersuchten mit diesem Test 362 Patienten mit Lues, 81 Patienten mit anderen Erkrankungen, 73 gesunde Personen und 91 gesunde Kaninchen. Sie beobachteten keine positive Reaktion bei nichtsyphilitischen Individuen. Bei Syphilitikern entstehen Immobilisations-Antikörper ziemlich bald im Verlauf der Erkrankung, und der Prozentsatz der positiven Testes nimmt mit der Dauer der Erkrankung zu. Der Antikörper gehört zur Globulin-Fraktion der Serumproteine. Zur Ausschaltung unspezifischer Reaktionen kann der Nelson-Test vielleicht eine große Bedeutung erlangen.

Trockenblut M.K.R. II.

In den letzten 20 Jahren hat ein Verfahren der Serumdiagnose der Lues immer mehr an praktischer Bedeutung gewonnen. Es handelt sich hierbei um die Chediak-Trockenblut M.K.R. II. Wie schon der Name sagt, ist es eine Modifikation der Meinicke-Klärungsreaktion durch CHEDIAK. Bereits 1926 gab MEINICKE Mikromethoden mit der M.K.R. an. Nach Einstich in die Fingerbeere oder das Ohrläppchen gewann er kleinste Blutmengen, die er zentrifugierte, um dann mit einem Serumtropfen auf einem Objektträger die M.K.R. anzusetzen.

Der Cubaner CHEDIAK versuchte mit dieser Methode auch angetrocknetes Blut zu untersuchen. Es gelang ihm, die serologisch aktiven Serumbestandteile mit physiologischer Kochsalzlösung wieder zu lösen. Mit diesem Serumkochsalzgemisch setzte er dann im wesentlichen nach der Technik von MEINICKE, die M.K.R. an. Diese Versuche waren recht erfolgreich, und so konnte er 1932 die erste Trockenblutreaktion auf Syphilis bekanntgeben. Unter dem Namen Chediak-Reaktion ist dann diese Modifikation der M.K.R. II bekannt geworden. Der Methodik hafteten jedoch noch einige Fehler an, z. B. das umständliche Defibrinieren des Bluttropfens, das Fortlassen der zweiten Serie der M.K.R. II und das Übertragen des Tropfens von einem Objektträger auf den anderen. DAHR hat in Deutschland diese Trockenblut M.K.R. II eingeführt und selbst auch einige kleine Verbesserungen angegeben. Zahlreiche Autoren des In- und Auslandes haben dann an einer weiteren Verbesserung dieser Reaktion gearbeitet. Der Russe KRIWONOSSOWA verwandte Cambriobinden zum Auffangen des Blutes, der Chinese GUO Fließpapier. Die Methode blieb jedoch weitgehend unverändert. MEINICKE und FISCHER gaben dann 1939 eine für lange Zeit endgültige Verbesserung der Chediak-Trockenblut M.K.R. II bekannt.

Die Technik gestaltet sich folgendermaßen: Nach Einstich in die Fingerbeere oder das Ohrläppchen wird ein Tropfen Blut auf dem Objektträger aufgefangen und zu Fünfpfennigstückgröße ausgestrichen. Dann wird ein Tropfen phys. NaCl hinzugefügt und der Objektträger $1/_2$ Std. in eine feuchte Kammer gelegt. Mit der Platinöse werden anschließend 2 Tropfen entnommen und dann hierzu die vorschriftsmäßig bereiteten Extraktverdünnungen hinzugegeben. Nach 1 Std. feuchter Kammer wird der Versuch abgelesen.

Die Spezifität dieser Reaktion entspricht der der M.K.R. Bei der von GUO angegebenen Modifikation der Trockenblut M.K.R. II wird statt des Objektträgers ein Fließpapierblättchen benützt, um den Tropfen aufzufangen. Der Vorteil dieses Blättchens als Träger für den Blutstropfen liegt in der leichten Verschickbarkeit. Der Nachteil ist in einer zu schnellen Abschwächung des Reaktionsausfalles zu sehen. Mit dieser Methode werden an unserer Klinik seit einigen Monaten die Angestellten der Bundesbahn in Bayern und sämtliche Schwangeren der Beratungsstellen an den Univ.-Frauenkliniken untersucht. Der Prozentsatz der positiven Fälle bei der Bundesbahn liegt bis jetzt bei 1,6%. Dieser verhältnismäßig niedrige Prozentsatz erklärt sich aus dem Bevölkerungskreis, den wir untersuchen. Es ist anzunehmen, daß die Zahlen bei den Untersuchungen für die Schwangerenberatungsstellen erheblich höher liegen werden. HÄMEL untersuchte mit dieser Reaktion 500000 Personen und fand 1,4% positive Reaktionen. Er empfiehlt auf Grund der zuverlässigen Ergebnisse die Trockenblut M.K.R. II als Suchreaktion auf Lues.

Untersuchungen
zur Erkennung und Ausschaltung unspezifischer Reaktionen.

Das größte Problem für den Praktiker und die Klinik sind die unspezifischen Reaktionen. Selbst wenn diese Reaktionsausfälle bei Anwendung einwandfreier Antigene und sorgfältiger Technik in normalen Zeiten höchstens 1% ausmachen würden, so sind diese Fälle doch besonders unangenehm und bereiten uns die größten Schwierigkeiten. Nach dem Kriege nahmen die unspezifischen Reaktionsausfälle in so auffallendem Maße zu, daß, wie schon gesagt, der Wert der serologischen Diagnostik überhaupt in Frage gestellt werden mußte. Hier ergab sich für jeden Serologen und auch für uns aus der täglichen Praxis heraus die Forderung, an der Klärung dieser Probleme mitzuarbeiten.

In den USA bemühten sich zahlreiche Forscher, vor allem KAHN, NEURATH, VOLKLIN, ERICHSON, CRAIG, COOPER, REIN und ELSBERG um die Klärung der unspezifischen Reaktionen. REIN und ELSBERG unterscheiden 3 Typen falscher serologischer Reaktionen.

1. Falsche Reaktionen auf Grund schlechter Antigene und fehlerhafter Technik.

2. Falsche syphiloide Reaktionen bei Spirochätosen und Trypanosomenerkrankungen.

3. „Echte" unspezifische biologische Reaktionen bei zahlreichen akuten und chronischen Infektionskrankheiten, bei Blutkrankheiten, nach Serumgaben, Schutzimpfungen, verschiedenartigen Erkrankungen des Respirationstraktes und zahlreichen anderen Krankheitserscheinungen.

Da es uns wahrscheinlich erschien, daß die Zahl falscher Reaktionen, bedingt durch schlechte Antigene und fehlerhafte Technik, sicherlich einen wesentlichen Teil aller unspezifischen Ausfälle ausmachen würde, versuchten wir durch zahlreiche Vergleichsuntersuchungen verschiedenster Antigene und Aufdeckung der technischen Fehler, zur Klärung dieser Frage beizutragen. Wir haben an anderer Stelle ausführlich über diese Arbeiten berichtet und wollen hier nur kurz die wichtigsten Ergebnisse zusammenfassen.

Die technischen Fehler beginnen bei der Entnahme des Blutes. Beimengungen von Alkohol, Äther, Phenol, Jodtinktur und Chloroform zum Blut können unspezifische Reaktionen bedingen und sind deshalb zu vermeiden. Die Entnahme des Blutes mit Spritzen, mit denen vorher Salvarsan injiziert wurde, ist unter allen Umständen abzulehnen. Wir beobachteten noch bei einer Verdünnung des Salvarsans bis 1:1000 im

Blut unspezifische Reaktionen in der Wa.R. Es ist deshalb zu fordern, daß die Spritzen erst hinreichend gereinigt wieder verwendet werden dürfen, oder jeweils eine Spritze für die Injektion und eine für die Entnahme zu benützen ist. In der Nachkriegszeit spielten diese schon bekannten Störungsfaktoren durch den Spritzenmangel bedingt sicherlich eine größere Rolle als in normalen Zeiten. Durch chylöses Blut können unspezifische Reaktionsausfälle auftreten. Bei Nachkontrolle und Verdacht auf unspezifische Reaktionen ist deshalb eine Blutentnahme bei nüchternen Patienten angezeigt. Inwieweit Kork und Aluminiumfolie die zum Verschluß der Extraktflaschen benutzt werden, Veränderungen der Extrakte herbeiführen, ist an anderer Stelle ausführlich von uns beschrieben worden.

Nach Ausschaltung der technischen Fehler bleibt noch eine erhebliche Zahl unspezifischer Reaktionen übrig, die zu 99% ihre Erklärung in der geringen Brauchbarkeit vieler Antigene findet, welche insbesondere nach dem Krieg zur Serumdiagnose der Lues verwandt wurden. Ein Vergleich von Original Kahn- und Original Meinicke-Antigenen mit Kahn- und und Meinicke-Antigenen anderer Herstellungsart ergab z. T. die Erklärung für die Zunahme von unspezifischen Reaktionen mit diesen Extrakten. Es zeigte sich, daß trotz staatlicher Kontrolle für serologische Untersuchungen auf Lues weitgehend unbrauchbare Extrakte freigegeben wurden, deren Unbrauchbarkeit jedoch erst nach Monaten aufgedeckt werden konnte.

Während des Krieges und in der ersten Nachkriegszeit waren diese Fehlerquellen häufig nicht bekannt und unvermeidbar. Diese Schwierigkeiten sind heute schon meist behoben, und die Zahl falscher Reaktionsausfälle ist im allgemeinen unter 1% gesunken. Die Ursachen dieser restlichen falschen Ausfälle kennen wir noch nicht.

In den ersten Nachkriegsjahren beobachteten wir bei einer Anzahl unterernährter Personen unspezifische Reaktionen, die nach Lecithingaben verschwanden. Wir wiesen auf Grund eigener Versuchsergebnisse auf die Bedeutung von Serumlipoidveränderungen für den unspezifischen Ausfall von Luesreaktionen hin. In den letzten Jahren haben in den USA vor allem NEURATH, VOLKLIN und ERICHSON versucht, die biologisch falschen positiven Reaktionsausfälle in der Luesserologie mit Hilfe elektrophoretischer Untersuchungen und fraktionierter Ausfällung der serologisch aktiven Globulinfraktionen zu erkennen und einer Klärung näherzubringen. Nach ihrer Ansicht enthält jedes Serum einen Faktor, der den serologischen Titer hemmt [*Inhibitor*]. Bei einem Fehlen dieses hemmenden Faktors kommt es zum Auftreten unspezifischer positiver Reaktionen. Sie versuchten, den Antikörper im Luesserum zu isolieren und ebenso den Hemmfaktor, der nach ihren Versuchen an eine Proteinfraktion im Serum gebunden ist. Es ist denkbar, daß diese Versuche uns der Klärung der biologisch unspezifischen Reaktionsausfälle näher bringen werden.

Weitere Versuche zur Ausschaltung und Erkennung von unspezifischen Reaktionen wurden von KAHN und von BREDE unternommen. KAHN beschrieb den sogenannten *Verification-Test* mit seiner Reaktion. Er stellte fest, daß unspezifisch reagierende Seren bei $+ 1^\circ$ C stärkere Flockung zeigten als bei $+ 37^\circ$, wohingegen Seren von Luikern bei Zimmertemperatur immer einen stärkeren Ausfall ergaben als bei „kalten Temperaturen“. Eine zweite Möglichkeit zur Ausschaltung unspezifischer Reaktionen gab Kahn 1942 an. Er stellte fest, daß unspezifisch reagierende Seren für gewöhnlich deutliche Flockung zeigten, wenn sie mit einer Kochsalzlösung angesetzt wurden, die schwächer als 0,9% war, wohingegen spezifisch reagierende Seren stärkere Flockung bei Zugabe von 2,5%iger NaCl-Lösung zeigten. Er verwendete diese beiden Ausschlußuntersuchungen nebeneinander und konnte so einen Teil der unspezifischen Reaktionen als solche erkennen.

Brede fand bei seinen Untersuchungen, die noch der Bestätigung bedürfen, unterschiedliches Jodbindungsvermögen der Seren. Positiv reagierende Seren von Luikern zeigten nach seinen Angaben einen Serumjodverbrauch bis 8 mg/ccm und niemals Werte, die höher lagen. Seren mit einem Jodtiter über 8 mg/ccm sind deshalb verdächtig, unspezifisch zu sein.

Die eben angeführten Untersuchungsergebnisse verschiedener Autoren zeigen uns, daß es heute Möglichkeiten gibt, unspezifische Reaktionen als solche zu erkennen. Es ist deshalb notwendig, in einigen größeren Laboratorien diese Ausschlußuntersuchungen routinemäßig durchzuführen, um so dem Praktiker die Möglichkeit zu geben, bei Verdacht auf unspezifische Reaktion eine Klärung dieser wichtigen Frage zu erhalten.

Quantitative Reaktionen.

In den letzten Jahren haben die quantitativen serologischen Untersuchungen immer größere Bedeutung erlangt. Es handelt sich um an sich schon längst bekannte Verfahren der Serumtitrimetrie, die in letzter Zeit durch neue Möglichkeiten der Therapie an Bedeutung gewonnen haben.

Schon bald nach der ersten Veröffentlichung der Wa. R. durch Wassermann, Neisser und Bruck 1906 wurden quantitative Methoden der Komplementbindungsreaktion angegeben. Besondere Bedeutung haben bis in die heutige Zeit die Methoden von Kaup, Calmette, Massol und Kolmer behalten.

Nach der Veröffentlichung der ersten brauchbaren Flockungsreaktion durch Meinicke im Jahre 1917 wurden bei fast allen danach beschriebenen Reaktionen quantitative Abstufungen in die routinemäßigen Untersuchungen eingeschaltet. Die Meinicke-Trübungsreaktion (M.T.R.) arbeitet mit zwei verschieden stark eingestellten Extrakten. Bei der Kahn-Reaktion wird die grobe Abstufung durch verschiedene Mengen Extrakt-Kochsalzgemisch bei gleicher Serummenge erreicht. Die Meinicke-Klärungsreaktion II (M. K. R. II) wird in zwei Serien angesetzt, wobei die 2. Serie erstens durch halbe Serummenge, zweitens durch fehlende Nachreifung des Extraktgemisches, drittens durch Zugabe von 0,01% Natrium carb. anhyd. zur 3,5%igen NaCl-Lösung abgeschwächt ist.

Die einfachste Form einer quantitativen serologischen Untersuchung besteht darin, steigende Serumverdünnungen mit physiologischer NaCl-Lösung anzusetzen und die Reaktion abzulesen. Die Titerhöhe wird in Einheiten nach der Formel $E = 4 \times V$ angegeben (E = Einheit, V =

Verdünnung). Die Titereinheiten ergeben sich aus der Multiplikation der Verdünnungszahl mit 4, wobei die Zahl 4 der höchste Ablesungsgrad ist.

1928 beschreibt Kahn ausführlich seine quantitative Reaktion mit steigender Serumverdünnung. In derselben Weise werden heute auch mit Cardiolipin als Antigen quantitative Reaktionen ausgeführt. Seit 1928 sind in dieser Richtung keine grundlegend neuen Versuche angestellt worden. Man hat im Gegenteil die feinere quantitative Auswertung weitgehend unberücksichtigt gelassen, obwohl verschiedene Autoren, u. a. Boas, Debains, Gäthgens, Kromayr, Meinicke und Pöhlmann immer wieder auf ihre Bedeutung hingewiesen haben.

Seit Einführung des Penicillins in die Therapie der Lues im Jahre 1943 wurde die serologische Titrimetrie in immer größerem Ausmaß angewandt, da man über den klinisch sichtbaren Heilungsverlauf hinaus eine genauere Kenntnis der Penicillinwirkung erhalten wollte. Die quantitative Auswertung und Beobachtung des serologischen Titers gibt uns wichtige Aufschlüsse über den Erfolg einer antiluischen Behandlung. Es ist hierdurch möglich, auch Serorecidive, die sich in einer gewissen Titerhöhe abspielen, rechtzeitig zu erkennen und die Therapie danach einzurichten.

Aus der Städtischen Poliklinik für Haut- und Geschlechtskrankheiten Zürich.
(Leiter: Prof. Dr. W. Burckhardt.)

Die Penicillinbehandlung der Syphilis.

Von

W. Burckhardt.

Einleitung.

Seit der ersten Anwendung des Penicillins bei der Behandlung der Syphilis durch den Amerikaner Mahoney im Jahre 1943 hat sich dieses Medikament einen immer größeren Platz unter den verschiedenen Antisyphilitika erobert. Die Entwicklung ging von der gleichzeitig mit Arsen und Wismut kombinierten Therapie zur Nur-Penicillinbehandlung. Zunächst gebrauchte man das ungereinigte Produkt, später die G-Fraktion. Zuerst in amorpher, dann in reiner, kristallisierter Form. An Stelle der wasserlöslichen Präparate, welche alle 2—3 Stunden gegeben werden mußten, verwendet man heute Dauerpenicilline, welche einen Penicillinspiegel von 1—3 Tagen unterhalten. Die ersten Dauerpenicilline waren mit Bienenwachs gemischt, heute braucht man Penicillin-Procain teilweise in Öl gelöst mit Aluminiumstearat oder als Kristalle, die in Wasser suspendiert werden. Während des Krieges und in den unmittelbaren Nachkriegsjahren war Penicillin in größeren Mengen nur in den Vereinigten Staaten von Nordamerika und in England erhältlich. In den letzten Jahren wird es überall hin exportiert und auch in Europa fabriziert.

Die Dauerpenicilline amerikanischer Herkunft sind jedoch immer noch den europäischen Produkten überlegen. Die amerikanischen Autoren zeigen in bezug auf Penicillinerfolge bei der Syphilisbehandlung einen großen Optimismus, dem besonders in der ersten Zeit ein europäisches Mißtrauen gegenüberstand. Je mehr jedoch die Europäer über eigene Erfahrungen verfügen, wird auch bei uns dem Penicillin in der Syphilisbehandlung mehr Zutrauen geschenkt. Dies ging besonders aus den Vorträgen an den Tagungen der Union internationale contre le Péril vénérien und den Expertentagungen der Abteilung für Syphilisbekämpfung der Weltgesundheitsorganisation hervor, die ich in den Jahren 1947—1951 regelmäßig mitgemacht habe.

In der Folge sind eine Reihe von Behandlungsschemata angegeben, wie sie während der Zeit der Entwicklung dieser Behandlung bis in die letzten Monate am häufigsten angewendet worden sind.

A. Schemata einer gemischten Penicillin-Arsen-Wismuttherapie.

Aus der großen Zahl der Behandlungsarten habe ich einige ausgesucht, welche jede in bezug auf Medikamente, Dosierung und Dauer der Behandlung eine besondere therapeutische Richtung verkörpert.

1. Kurzbehandlung mit 4,8 Millionen E. Penicillin, 8 Mapharside und 6 Wismutinjektionen in 10 Tagen.

4,8 Millionen E. Penicillin in wäßriger Lösung, 40000 E. alle 2—3 Stunden, dazu täglich eine Arseninjektion z. B. Mapharside, ein amerikanisches Arsenoxydpräparat, 0,04—0,06, sowie jeden 2. Tag eine Wismutinjektion mit 0,1 g Wismut. Die Kur dauert 10—15 Tage.

Dieses Behandlungsschema wurde hauptsächlich in den Vereinigten Staaten in den Jahren 1945/48 viel gebraucht. Es lehnt sich an die Kurzbehandlungen mit Mapharside und Wismut an, welche vor der Penicillinzeit in den Vereinigten Staaten von Nordamerika sehr beliebt waren. Aus der Erfahrung heraus, daß nur ein relativ kleiner Teil der Syphilispatienten eine mehrmonatige oder längere Kur durchstehen, wurden die Kurzbehandlungen von 1—2 Wochen Dauer eingeführt, wobei der Patient in speziell dafür gegründeten Rapid Treatment Centers hospitalisiert wurde. Das Arsenoxydpräparat Mapharside, welches in 10mal kleineren Dosen als die Neoarsphenaminpräparate (Neosalvarsan) gebraucht wird, zeigte dabei in bezug auf Nebenerscheinungen günstigere Resultate. Auch in Zürich wurde speziell von Miescher dieses Schema angewendet.

2. Penicillin als 1. Kur, gefolgt von einigen gemischten Arsen-Wismutkuren nach altem Schema.

Dauerpenicilline, früher Penicillin in Öl und Wachs, heute Penicillin-Procain mit Aluminiumstearat in Öl 1,2—1,8—6,0—15,0 Millionen E. in Dosen von 300000—600000 E. täglich oder alle 2—6 Tage, gefolgt von 1—5 gemischten Arsen-Wismutkuren nach altem Schema. An Stelle der gleichzeitigen Anwendung von Penicillin, Arsen und Wismut wird hier im Beginn eine Penicillin-Kur durchgeführt, der man gemischte Arsen-Wismutkuren nach altem Schema folgen läßt. Solange das Penicillin noch kostspielig war, wurden kleinere Penicillindosen gegeben, seit es billiger und leichter erhältlich geworden ist, gibt man höhere Dosen. Diese Behandlungsart wird besonders in Europa viel gebraucht, und auch ich habe sie bei einer größeren Zahl meiner Patienten angewendet. Heute am ehesten zu empfehlen ist eine 3mal wöchentliche Injektion von 600000 E. Penicillin, im ganzen 25 Injektionen innerhalb von 8 Wochen mit 15 Millionen E. Penicillin, gefolgt von 1—3 Neosalvarsan-Wismut-Kuren mit je 6—7 g Neoarsphenamin (Neosalvarsan) und 15—20 Wismutinjektionen à 0,1 g Wismut.

3. Penicillin als erste Kur, gefolgt von reinen Wismutkuren.

Penicillin 1,2—15 Millionen E., gefolgt von Wismutkuren. An Stelle der unter 2 angeführten kombinierten Neosalvarsan-Wismutkuren werden reine Wismutkuren durchgeführt. Man vermeidet damit die unangenehmen Nebeneffekte der organischen Arsenpräparate. Heute, wo eine Arsenbehandlung der Syphilis nicht mehr unbedingt notwendig ist, wird die gefährliche Seite des Salvarsans und seiner Abkömmlinge schonungslos angeprangert. Diese Behandlungsart ist besonders in Frankreich beliebt. Die Franzosen haben schon lange teilweise nur Wismutbehandlungen durchgeführt.

4. Penicillin als 1. Kur, gefolgt von kontinuierlichen, alternierenden Arsen-Wismutkuren.

Das Penicillin wurde dabei früher in kleineren Dosen von 1,2 bis 6 Millionen E. in wäßriger Lösung alle 2—3 Stunden gegeben. Heute werden höhere Dosen, 6—9 Millionen E. bevorzugt, es wird dabei das Penicillin-Procain in Öl mit Aluminiumstearat 300000—600000 E. täglich oder alle 2—3 Tage verabfolgt. Die nachfolgende Arsen-Wismutbehandlung wird dabei in der in den angelsächsischen Ländern schon früher üblichen Form der alternierenden, ununterbrochenen Arsen-Wismutkurfolge durchgeführt, wobei während 12 Wochen wöchentlich je 1 Arsenobenzolinjektion und während der nächsten 12 Wochen je 1 Wismutspritze gegeben werden. Der Penicillinkur folgen 2—4 solche Serien.

B. Schemata einer reinen Penicillinbehandlung.

5. Einschlagbehandlung.

Es werden dem Patienten in einer Sitzung 1,2, 2,4 oder 4,8 MillionenE. Penicillin-Procain mit 2% Aluminiumstearat in Öl gegeben, wobei man die 4—16 ccm ölige Lösung auf 2—8 Injektionsstellen verteilt.

Diese Einschlagbehandlung soll den alten Traum der Therapia magna sterilisans verwirklichen. Sie wurde von den Amerikanern teils aus theoretischen Gründen zu Versuchszwecken angewendet, und als sie sich zu bewähren schien, zur Bekämpfung der endemischen Syphilis in Mittelamerika, Afrika und Indien durchgeführt. Die Equipen der Weltgesundheitsorganisation versuchten dabei die Bevölkerung ganzer Städte oder Provinzen oder alle klinisch auf Syphilis oder Fambrösie verdächtigen Fälle und ihre Kontaktpersonen durchzubehandeln, und erreichten damit ein rasches Zurückgehen, ja fast völliges Verschwinden der frischen Syphilisfälle. Die Methode eignet sich zur Bekämpfung von Syphilisepidemien und Endemien oder für Patienten, die voraussichtlich nur einmal zur ärztlichen Behandlung erscheinen.

6. Zweischlagbehandlung.

1,2 Millionen E. Penicillin oder 2,4 Millionen E. alle 4 oder 8 Tage. Auch diese Methode ist in erster Linie zu Versuchszwecken und zur Endemiebekämpfung angewendet worden, um festzustellen, wie weit sich die Syphilisbehandlung vereinfachen läßt.

7. 4,8 Millionen E. in 1—3 Wochen.

300000 oder 600000 E. Penicillin täglich oder alle 2—4 Tage. Diese Methode scheint sich in den Vereinigten Staaten durchzusetzen und wird auch von der Weltgesundheitsorganisation als eine genügende Behandlung empfohlen. Nach Rein genügt es, während 7—10 Tagen einen Serumspiegel von 0,3 E. Penicillin aufrecht zu erhalten, um eine Syphilis zu heilen.

8. 15 Millionen E. Penicillin in 2—12 Wochen.

Täglich 1 Million E. Penicillin in 2stündlichen Injektionen von 40—50000 E. wasserlöslichen Penicillins oder alle 2—3 Tage 600000 E. Penicillin-Procain in Öl mit Aluminiumstearat. Im ganzen 25 Injektionen in 7—12 Wochen.

In Europa war man gegenüber einer allzu knapp bemessenen Nur-Penicillinbehandlung etwas mißtrauisch. Bolgert in Paris zog deshalb vor, bei seiner Nur-Penicillinbehandlung eine größere Dosis anzuwenden. Da ihm kein zuverlässiges Dauerpenicillin zur Verfügung stand, gab er seinen hospitalisierten Patienten wäßriges Penicillin in der Dosis von 15 Millionen in 15 Tagen. In der Schweiz war das amerikanische Dauerpenicillin gut erhältlich und relativ billig. Miescher behandelt deshalb seine Patienten mit 14—15 Millionen E. Dauerpenicillin in 7 Wochen, während ich die gleiche Dosis auf 12 Wochen verteile.

Die Resultate der Penicillinbehandlung der Frühsyphilis.

Die ersten tastenden Versuche der Penicillinbehandlung der Syphilis mit kleinen Dosen von wässerigem, amorphem Penicillin brachte nur Heilungsziffern von 60—70%. Auch in amerikanischen Statistiken bis zum Jahre 1948 findet man relativ hohe Zahlen von klinischen Recidiven, obwohl schon höher dosierte und gemischte Kuren durchgeführt wurden. Zu der damaligen Zeit herrschte in den Vereinigten Staaten von Nordamerika, wie in vielen anderen Teilen der Welt, eine Syphilis-Nachkriegsepidemie. Die häufigen Reinfektionen, die oft als Mißerfolge klassifiziert wurden, verschlechterten das Bild. Die kurze Behandlungsdauer der Syphilis mit Penicillin brachte es mit sich, daß die Reinfektion oft beim gleichen Partner oder bei einer unterdessen neu infizierten Partnerin geschah, was als Ping-Pong-Syphilis bezeichnet wird. Die neueren Statistiken nach Abklingen der Syphilisepidemie zeigen bessere Resultate und geben erst das richtige Bild wieder, da sie nicht mehr durch die unsicheren Faktoren der Reinfektion gestört sind. Auf der Tabelle sind eine Reihe solcher Statistiken aus Amerika und Europa zusammengestellt. Als „geheilt" werden diejenigen Fälle bezeichnet, die keine klinischen Symptome aufweisen und negative serologische Reaktionen auf Lues zeigen. Es ist daraus ersichtlich, daß mit den verschiedenen Schemata gute Resultate erzielt worden sind, welche diejenigen einer Arsen-Wismut-Behandlung nach altem Schema absolut erreichen oder sogar übertreffen. Jede Behandlung, die mindestens 4,8 Millionen E. Penicillin enthält, hat Heilungsziffern von 85% und darüber. Eine Steigerung der Dosis und eine Verlängerung der Kurzeit scheint die Resultate eher zu verbessern. Die Nur-Penicillinbehandlung hat ebenso gute Heilungsresultate wie die kombinierte Therapie. Es handelt sich natürlich erst um die Frühresultate. Die entscheidenden Spätresultate müssen noch abgewartet werden.

Wie soll der Arzt heute die Syphilis behandeln.

Behandlung der Lues I und II.

Das Penicillin scheint das beste Antisyphiliticum zu sein. Es soll deshalb jede Behandlung einer Syphilis im I. oder II. Stadium mit Penicillin beginnen. Am besten gibt man täglich oder alle 2—3 Tage 600 000 E. Penicillin-Procain in Öl mit Aluminiumstearat in einer Gesamtdosis von 15 Millionen. Ist das Penicillin schwer erhältlich, so kann man sich auch mit einer kleineren Dosis von 6, 9 oder 12 Millionen begnügen.

Die Penicillinbehandlung ist noch relativ jung, besonders in der eben angegebenen Form. Wir verfügen erst über Beobachtungszeiten von wenigen Jahren. Es ist deshalb vorsichtiger, wenn man vom individualmedizinischen Standpunkt ausgeht, einer solchen Kur noch 1—3 antisyphilitische Kuren nach altem Schema mit Neosalvarsan und Wismut anzuschließen. Derjenige, der dem Patienten das Risiko der Nebenerscheinungen des Neosalvarsanes ersparen will, kann reine Wismutkuren folgen lassen. Der Kliniker, der mehr als der Praktiker die Möglichkeit hat, seine Fälle zu einer regelmäßigen Nachkontrolle aufzufordern, darf es nach den heute vorliegenden günstigen Erfahrungen riskieren, eine reine Penicillinbehandlung anzuwenden. Er hat dazu sogar eine gewisse Verpflichtung. Nur auf diese Weise werden wir wissen, ob eine reine Penicillinbehandlung genügt. Unsere Syphilispatienten werden es vielleicht in der Zukunft nicht mehr nötig haben, eine langdauernde Behandlung durchzumachen. In außerordentlichen Situationen, wie bei der Bekämpfung von Syphilisepidemien oder Endemien in kulturell wenig entwickelten Gegenden, kann sogar eine Einschlag- oder Zweischlagbehandlung das Richtige sein.

Die Behandlung der Lues latens mit Penicillin.

Eine Lues ohne klinische Symptome, bei welcher einzig die positiven serologischen Reaktionen auf die Krankheit hindeuten, wobei die Anamnese die Diagnose oft unterstützt, ist eine Lues latens. Es ist oft nicht ersichtlich, ob eine Frühlatenz oder eine Spätlatenz vorhanden ist. Eine Durchuntersuchung des Patienten auf Gefäßlues, Opticusveränderungen, Neurolues (Lumbalpunktion) ist wichtig. Je nachdem, ob eine alte oder neuere Lues vorliegt, sind die Aussichten, durch die Behandlung eine Normalisierung der serologischen Befunde zu erreichen, klein oder groß. Bei einer mehr als 5 Jahre dauernden Lues latens ist die Seroresistenz nach Moore die Regel. Die amerikanischen Arbeiten über Penicillinbehandlung enthalten wenig Angaben über Lues latens, wohl deshalb, weil diese Lueskategorie vom allgemein hygienischen und auch vom wissenschaftlichen Standpunkt aus wenig Interesse bietet. Penicillin ist sicher auch bei dieser Form der Lues wirksam. Bei 17 Fällen konnte ich mit einer Nur-Penicillinbehandlung von 15 Millionen E. in 9 Fällen nach 1—12 Monaten eine Negativierung der serologischen Befunde erreichen. Bei Abwesenheit von klinischen Befunden und pathologischen Liquorveränderungen behandle ich die Lues latens nur mit einer, höchstens 2 solcher Penicillinkuren. Gewiß ist eine Penicillinkur hier nicht dringend, sie ist jedoch billiger, besser verträglich, kürzer und wahrscheinlich auch wirksamer als die alten gemischten Kuren.

Die Herxheimersche Reaktion nach Penicillin.

Bevor wir zur Besprechung der Behandlung der Lues III und insbesondere der Neurolues mit Penicillin übergehen, möchte ich kurz die Herxheimersche Reaktion nach Penicillin besprechen. Wohl kommt diese auch bei den andern Lueskategorien vor, von eigentlicher Bedeutung ist sie jedoch nur bei der Gefäßlues und der Neurolues.

Die Herxheimersche Reaktion ist schon bei der Salvarsanbehandlung der Lues aufgetreten und von Herxheimer beschrieben worden. Sie tritt in Form von Temperaturanstiegen und Verschlimmerungen des klinischen Bildes, besonders bei der Behandlung der Lues I und II auf. Bei der Penicillinbehandlung werden solche Fieberreaktionen oft von heftiger Art besonders häufig beobachtet. Eine sorgfältige Analyse ergab, daß sie dem Alles- oder Nichtsgesetz gehorcht, indem auch kleine Dosen starke Reaktionen verursachen können. Diese Fieberreaktionen sowie die vorübergehenden Verschlimmerungen der Exantheme bei Lues I und II haben nichts Gefährliches an sich. Unangenehmer können solche Zunahmen des entzündlichen Bildes bei einer Mesaortitis oder bei der Neurolues werden. Wie wir später sehen, hat man bei der latenten oder floriden Neurolues, speziell bei der progressiven Paralyse, akute Verschlimmerungen des Zustandsbildes beobachtet, welche einen ungünstigen, gelegentlich letalen Verlauf der Krankheit mit sich brachten. Verhindert werden kann die Herxheimersche Reaktion nicht etwa durch die Senkung der Penicillindosen, sondern nur durch eine Vorbehandlung, z. B. mit Wismut oder bei der Paralyse mit Malaria, wobei etwa 10—15 Wismutspritzen gegeben werden müssen.

Behandlung der Lues III.

Die klinischen Erscheinungen einer Lues III der Haut oder der Knochen verschwinden bei einer Penicillinbehandlung in ähnlicher Weise wie bei der Anwendung von Salvarsanpräparaten. Vorsicht ist bei der Mesaortitis geboten, da hier, wie eben erwähnt, häufigere und heftigere HERXHEIMERsche Reaktionen zu erwarten sind, so daß eine Vorbehandlung mit Wismut angezeigt ist.

Die Mesaortitis luica läßt sich nach meiner Erfahrung mit Penicillin nicht besser beeinflussen als mit Arsen, Wismut oder Jod. Man muß sich bewußt sein, daß das Auftreten einer im Röntgenbild sichtbaren und funktionell sich bemerkbar machenden Erweiterung der Aorta die Folge der Zerstörung der elastischen Fasern der Media der Aorta ist. Eine Behandlung kommt deshalb stets zu spät, indem diese Zerstörung nicht mehr wieder gutgemacht werden kann. Die meist langsam fortschreitende Erweiterung und die damit verbundenen Zirkulationsstörungen werden eher durch eine allgemeine Herztherapie und weniger durch eine spezifische Behandlung, die man durchführen soll, um ein Weiterschreiten des entzündlichen Prozesses zu verhindern, günstig beeinflußt.

Behandlung der Neurolues mit Penicillin.

Bei der Neurolues hat sich das Penicillin als besonders vorteilhaft erwiesen. Es übertrifft die Wirkung der Arsen-Wismut-Kuren und erreicht die Erfolge der Malariabehandlung, ohne deren Gefährlichkeit zu haben. Es ist dadurch möglich geworden, viele Fälle von Neurolues ambulant zu behandeln. Wie schon erwähnt, kann die HERXHEIMERsche Reaktion bei der Neurolues unangenehme Erscheinungen machen. Eine beginnende oder latente Paralyse kann sich akut verschlimmern, und es ist schon beobachtet worden, daß solche Fälle einen definitiv schlechten Verlauf nehmen können. Nach Beobachtungen von MOORE, welche in Zürich bestätigt werden konnten (BRENN), tritt diese HERXHEIMERsche Reaktion speziell bei noch nie vorbehandelten Patienten auf und besonders bei der progressiven Paralyse. Es hat sich daraus die Regel ergeben, daß man bei Verdacht auf Neurolues vor Beginn der Penicillinbehandlung eine Lumbalpunktion durchführen soll. Wird der Verdacht durch eine positive Lumbalpunktion bestätigt, so soll man bei leichten Fällen mit einer Arsen-Wismut-Kur beginnen und erst als zweite Kur eine Penicillinkur nach Schema 8 anschließen, wobei diese Kur nach 2—3 Monaten wiederholt werden kann. Liegt schon eine progressive Paralyse vor, kann man bei gutem Allgemeinzustand zuerst eine Malariakur durchführen und nachher die Penicillinkuren anschließen. Die Liquorbefunde bessern sich in bezug auf Zellzahl und Gesamteiweiß, diesen Zahlen wird von DATTNER und THOMAS besonders diagnostische Bedeutung zugemessen, innerhalb von 3—6 Monaten, während die serologischen Reaktionen sowie Goldsol und Mastixreaktion erst nach Jahren negativ werden können.

Die klinischen und Liquorbefunde von früher mit Malaria und Arsen behandelten Patienten bessern sich mit Penicillin oft noch auffällig, so daß es sich lohnt, solche alten Fälle noch einer Penicillinbehandlung zu unterziehen. Von 68 in Zürich (Brenn und Weibel) behandelten Neuroluesfällen wurde der Liquor 60mal normal oder besser, während sich die neurologischen und psychischen Befunde nur 22mal besserten. Sehr oft liegen eben irreversible Veränderungen vor. Am besten sind die Resultate bei den Frühfällen und der latenten Liquorlues.

Die Behandlung der schwangeren syphilitischen Frau mit Penicillin.

Schwangere Frauen haben nach meiner Erfahrung die Salvarsan-Wismutbehandlung immer relativ schlecht vertragen, so daß wir hier besonders froh sind, eine Penicillinbehandlung durchführen zu können. Nach einer Statistik von Ingraham aus Philadelphia wurden nach einer Behandlung von 2,4—6 Millionen E. Penicillin 1,1% syphilitische Kinder geboren, während nach einer Arsenkur 2,2% syphilitische Kinder zur Welt kamen. Zum Vergleich bringt er Zahlen der unbehandelten Lues. Frauen mit einer unbehandelten Frühlues gebaren 41% syphilitische Kinder und 41% Totgeburten. Frauen mit einer unbehandelten Spätlues nur 2,4% syphilitische Kinder und 23% Früh- oder Totgeburten.

Persönlich habe ich wenig Erfahrung auf diesem Gebiet. Es scheint mir jedoch wahrscheinlich, daß eine längerdauernde Penicillinbehandlung mit 1—2mal 15 Millionen E. Penicillin das Richtige wäre.

Angeborene Syphilis.

Über die Behandlung der angeborenen Syphilis mit Penicillin ist in Zürich 1950 eine spezielle gemeinsame Sitzung des internationalen Pädiaterkongresses und der Union internationale contre le péril vénérien abgehalten worden. Das Resultat war die Empfehlung, die angeborene Syphilis mit einer Dosis von 200000 E. Penicillin pro Kilogramm Körpergewicht, d. h. bei einem Neugeborenen etwa 600000 E. verteilt auf 10—15 Tage zu behandeln. Von den schwererkrankten Kindern sterben auch mit dieser Behandlung 15—20%, da ihre Organe schon zu weitgehend verändert sind. Die Resultate der Überlebenden sind sehr gute, sofern die Behandlung vor dem 4. Monat durchgeführt wird.

Bei einer seropositiven Lues der Mutter können die Kinder u. U. durch die passive Übertragung der Antikörper positive serologische Reaktionen erhalten, ohne infiziert zu sein. Solche serologischen Reaktionen verschwinden jedoch nach einigen Monaten ohne Behandlung. Die Frage, ob jedes Kind einer luischen Mutter, unabhängig, ob es bei der Geburt luische Zeichen aufweist, behandelt werden soll oder nicht, rief in Zürich heftige Diskussionen hervor. Die langjährige Beobachtung solcher Kinder, die u. U. nach Jahren doch noch erkranken, ist gewiß meist sehr schwierig, so daß es mir scheint es wäre besser, hier eine antiluische Behandlung mit Penicillin, die harmlos und einfach ist, durchzuführen.

Prophylaktische Behandlung.

Zum Schluß möchte ich noch kurz das Problem der prophylaktischen Behandlung streifen. Das Penicillin hat die Syphilisbehandlung vereinfacht und ihre Gefahren verringert. Bereits hat man in den USA. begonnen, Menschen, welche sich einer syphilitischen Infektion ausgesetzt haben, mit 600—900000 E. zu behandeln, wenn sie 4—6 Tage nach der Exposition zum Arzte kamen. Man scheint damit Erfolg gehabt zu haben, indem nach MOORE nur 5% dieser Gruppe erkrankte, während bei einer Kontrollgruppe ohne Behandlung 53% innerhalb von 4 Monaten erkrankten.

Man erlebt immer wieder, daß sich Partner oder Partnerinnen von mit frischer Lues infizierten Personen einer längeren, regelmäßigen Kontrolle entziehen und dann später mit einer sekundären Lues, nachdem sie vielleicht andere Menschen angesteckt haben, in Behandlung kommen. Es scheint mir deshalb einfacher und im Interesse der betreffenden Patienten und der Allgemeinheit besser, solche Syphilispartner zum vornherein mit einer Penicillinkur, von z. B. 10—15 Millionen E., zu behandeln. Das gleiche gilt für Fälle, die wegen fraglicher positiver Seroreaktionen in Behandlung kommen, und bei denen es oft unmöglich ist zu entscheiden, ob es sich um spezifische oder unspezifische Reaktionen handelt.

Nebenerscheinungen in der Penicillinbehandlung.

In etwa 3% der Fälle verursacht das Penicillin urticarielle, medikamentöse Exantheme. Es kann dabei eine Überempfindlichkeit auf Penicillin oder gegenüber Procain vorliegen, falls Penicillin-Procain gebraucht wurde. Die Überempfindlichkeit zeigt sich zuerst in einer Schwellung an der Injektionsstelle an, welche an ein lokales Arthus'sches Phaenomen erinnert. Manchmal ist die Sofortreaktion positiv, manchmal handelt es sich um eine Überempfindlichkeit nichturticarieller Natur mit einer positiven Spätreaktion, wie wir sie bei der Trichophytinempfindlichkeit finden. Ein innerer Zusammenhang mit einer bestehenden oder überstandenen Pilzerkrankung kommt vor. Auch ekzematöse Überempfindlichkeiten sind beobachtet worden. Die Penicillinallergie hat manchmal nur vorübergehenden Charakter, so daß später eine Penicillinbehandlung wieder versucht werden kann. Unterdessen, d. h. für 2—3 Wochen, kann man den Patienten mit Arsen und Wismut behandeln.

Schlußbemerkung.

Wie sie gesehen haben, lassen sich mit Penicillinbehandlung auf allen Gebieten der Syphilis große Erfolge erzielen. Die ansteckenden Erscheinungen der Lues I und II verschwinden rasch und die Patienten haben die Chance, nach wenigen Injektionen, ja evtl. durch eine einzige Injektion, geheilt zu sein. Der individual-medizinisch denkende Arzt will seinem Patienten eine möglichst große Heilungschance geben. Da er zum vornherein nicht weiß, ob der betreffende Patient viel oder wenig eigene Heilkräfte besitzt, muß er eine möglichst vollständige und für jeden Fall genügende Therapie durchführen. Es ist dies nach meiner Ansicht eine Penicillinbehandlung mit 15 Millionen E. Penicillin, evtl. gefolgt von einer Arsen-Wismutbehandlung.

Speziell indiziert ist die Penicillinbehandlung bei der Neurolues, wo sie u. U. die Malariakur ersetzen kann. Allerdings muß besonders bei der Paralyse die hier schwerwiegende Herxheimersche Reaktion beachtet werden. Gewiß ist, daß die Penicillinbehandlung die Luestherapie verbessert, abkürzt und weniger gefährlich gemacht hat. Über ihren endgültigen Wert wird man erst in etwa 10—20 Jahren definitiv sprechen können.

Frühresultate der Penicillintherapie bei Lues I und II.

Autor	Nr.	Behandlungsschema	Zahl der Fälle	Beobachtungszeit	Anzahl der Geheilten in %
Miescher	1	4,8 Mill. Einh. Penicillin 8 × 0,04 Mapharside, 6 × 0,1 Wismut	69	1—4 Jahre	97%
Burckhardt, Weibel	2	1,2—15 Mill. Einh. Penicillin, 1—2 Arsen-Wismut-Kuren	36	1—4 Jahre	97%
Rodriguez	5	2,4 Mill. Einh. Penicillin Einschlag	70	6 Monate	70%
Rodriguez	5	4,8 Mill. Einh. Penicillin Einschlag	60	1 Jahr	90%
Rodriguez	6	2 × 2,4 Mill. Einh. Penicillin Zweischlag	86	1 Jahr	91%
Hofer, Biehler	7	4,8—8,4 Mill. Einh. Penicillin in 10 Tagen	41	9 Monate	85%
Miescher, Burckhardt	8	15 Mill. Einh. Penicillin in 50—75 Tag.	41	6—12 Mon.	(100%)
Bolgert	8	15 Mill. Einh. Penicillin in 15 Tagen	150	1—3 Jahre	96%
Thomas	8	12 Mill. Einh. Penicillin in 15 Tagen	125	6—12 Mon.	96%

Literaturverzeichnis.

Brenn, H.: Dermatologie 1951 (in Druck).

Burckhardt, W.: Dermatologica **99**, Nr. 5, 287 (1949); **99**, Nr. 5, 274 (1949).

Colloque Internationale sur la Syphilis, Organisation mondiale de la santé, 1950, Paris Institut Alfred Fournier, Paris XIVc, 25 Boulevard St. Jacques.

Höfer, K., u. H. Biehler: Hautarzt **2**, 417 (1951).

Jahresberichte der Union Internationale contre le Péril vénérien 1947/48/49/50. Institut Alfred Fournier, Paris XIVc, 25 Boulevard St. Jacques.

Moore, J. E.: Hautarzt **2**, 83 (1951).

Miescher, G.: Arch. f. Dermat. **191**, 267 (1949). — Dermat. Wschr. **122**, 29, 58, (1950). Praxis Nr. 39, 25. Sept. 1947.

Symposium on Recent Advances in the Study of Venereal Diseases 24./25. April 1951, Washington.

Weibel, K.: Diss. Universität Zürich 1952 (in Druck).

Aus der Univ.-Hautklinik Hamburg (Direktor: Prof. Dr. Dr. KIMMIG).

Therapie der Gonorrhoe der Frau und der Vulvovaginitis gonorrhoica infantum.

Von

J. KIMMIG.

Vergleicht man die Wirksamkeit und den chemotherapeutischen Index der Sulfonamide mit dem Penicillin, so finden sich folgende Zahlen:

Sulfanilamid, Diseptale, Eleudron wirken in der Kultur noch total wachstumshemmend, auf Gonokokken bis zu Verdünnungen, die nach den einzelnen Autoren FELKE, HAGERMAN und KIMMIG bei 1:1000, 1:10000 und 1:100000 liegen. Die Differenz in den einzelnen Untersuchungen ist nicht nur experimentell bedingt, denn die mit der gleichen Technik an gleichen Nährböden durchgeführten Auswertungen des Penicillins zeigen viel konstantere Werte, die zwischen 1:10000000 und 1:50000000 liegen. Der chemotherapeutische Index betrug, errechnet auf Grund von Toxicitätsversuchen an weißen Mäusen, für Sulfonamide im günstigsten Fall bei den wirksamsten und verträglichsten Präparaten 1:30, für Penicillin aber 1:1000 bis 1:2000. Mit dem Penicillin lag also für die Therapie der Gonorrhoe eine Verbindung vor, die nicht nur um 2 Zehner-Potenzen wirksamer, sondern beinahe unbeschränkt verträglich war. Mit dem Jahre 1940 waren bereits alle bisher bekannt gewordenen Derivate des Sulfanilamids entdeckt, wenn auch noch nicht klinisch geprüft. Teilt man sie in Gruppen ein, so waren die wichtigsten die acylierten Derivate vom Typus des Albucids, Irgafens und Irgamids, — die Diseptale schieden bald auf Grund ihrer Toxicität aus —, ferner die heterocyklischen Verbindungen, wie Sulfapyridin, Sulfathiazole (Eleudron und Cibazol), Sulfathiodiazole und die von den Amerikanern wiederentdeckten Sulfapyrimidine, wie das Pyrimal (Sulfadiazin), Methylpyrimal, Debenal. Die neuerdings propagierten Kombinationsprodukte, Mischpräparate verschiedener Sulfonamide, überschreiten den Rahmen der bekannten Wirksamkeit nicht wesentlich. Aber alle neu hinzugekommenen Präparate vermochten die von Jahr zu Jahr zunehmende Resistenz der Gonokokken gegenüber Sulfonamiden nicht zu durchbrechen. Mit dem Jahre 1943 war es bereits so weit, daß an einzelnen Kliniken, besonders im Westen Europas, nur noch 40% aller Gonorrhoen auch nach mehreren Kuren ausgeheilt werden konnten. Die Erfolgsziffern sanken von 97% im Jahre 1937 bis auf 30% im Jahre 1945 allmählich ab.

Für die Erklärung der zunehmenden Therapieresistenz der Gonorrhoe gegenüber Sulfonamiden wurden die verschiedensten Theorien aufgestellt. Einmal konnte im Kulturversuch (FELKE, SCHREUS und KIMMIG) der Nachweis erbracht werden, daß man Gonokokken allmählich an Sulfonamide gewöhnen kann; wir selbst hatten

Go-Stämme, die noch in 1% Sulfonamidnährböden gutes Wachstum zeigten. Weiter konnte durch die Untersuchungen über den Wirkungsmechanismus der Sulfonamide ein natürlich vorkommender Antagonist, das Vitamin H′, die p-Aminobenzoesäure, aufgefunden werden, und schließlich wurde es durch die schönen Untersuchungen von Miescher, Schuermann, Rose, Stark und Drack sehr wahrscheinlich gemacht, daß primär einzelne Gonokokken-Stämme eine sehr verschiedene Sulfonamidresistenz aufweisen. Insbesondere die Partner- und Gruppenuntersuchungen zeigten, daß die einzelnen Glieder von Infektionsketten sich hinsichtlich der Behandlungserfolge und der Sulfonamidempfindlichkeit der Gonokokkenstämme gleichmäßig verhielten.

Die Sulfonamidresistenz fand damit ihre Erklärung in einer allmählich sich vollziehenden Auslese von resistenten Gonokokkenstämmen. Im Anschluß an die Behandlungsmethoden mit Penicillin, Depotpenicillin usw. werden wir sehen, daß ähnliche Beobachtungen bei der Penicillintherapie bis heute nicht gemacht wurden.

Die von Herrell, Heilman und Williams 1942 aufgefundene Therapie der Gonorrhoe mit Penicillin hat die Sulfonamidtherapie weitgehend verdrängt. Von den bei der biochemischen Herstellung anfallenden Penicillinen wird das Penicillin G, das den Phenylessigsäurerest enthält, entweder als Natriumsalz oder Depotpräparat angewandt. Das Natriumsalz von reinem kristallisierten Penicillin G enthält pro mg 1650 Einheiten. Da es sehr schnell aus dem Organismus ausgeschieden wird, war es notwendig, intermittierend alle 2—3 Stunden 50000 E. intramuskulär zu injizieren, bei einer Gesamtdosierung von 200000 E. Diese Form der Verabreichung wurde jedoch bald abgelöst durch die sog. Depotpräparate des Penicillins, in denen schwer lösliche Salze des Penicillins G mit dem Aminoaethanolester der para-Aminobenzoesäure vorliegen. Suspensionen dieser Verbindung in Wasser bzw. in Öl liegen im Procain- bzw. Novocain-Penicillin vor. Schwer lösliche Salze des Penicillins lassen sich auch noch mit anderen Basen herstellen, wie dem Chinin und dem Aminoaethanolester der para-Aminosalicylsäure. Die Resorptions- und Ausscheidungsverhältnisse bei einer einmaligen Gabe von 200000 E. Novocainpenicillin liegen so, daß nach einer Stunde das Maximum in Höhe von 2—3 E./ccm erreicht wird. Nach 4 Stunden ist der Spiegel bereits unter 0,03 E. abgesunken.

Die Verzögerung der Penicillinausscheidung durch Blockade der Nieren mit para-Aminohippursäure, 4-Carboxyphenylmethansulfanilid (Caronamid und PAS-Caronamid) ist für die Behandlung der Gonorrhoe ohne Bedeutung.

Dosierung: Die einmalige intramuskuläre Verabreichung von 200000 E. Procain-Penicillin wird heute wohl am häufigsten angewandt, ebenso gut bewährt hat sich die Verabreichung von 4 × 50000 E. oder 5 × 40000 E. Penicillin in dreistündigen Abständen. Nach einem Rezidiv wird die Dosis verdoppelt.

Die Heilerfolge nach der Anwendung von wasserlöslichem Penicillin, Natrium- bzw. Procain, Novocain-Penicillin liegen auch heute noch bei 80—90% nach der ersten Kur und bei 95—100% nach der zweiten und dritten Kur. In der folgenden Tabelle sind die Heilungsergebnisse von 31 verschiedenen Autoren zusammengestellt.

Tabelle 1.

Autor	Krankengut	Dosierung	Heilungserfolge 1. Kur	2. Kur	3. Kur	Versager
DORNER	208	200000 OE in 1 ccm H$_2$O + 3 ccm Depomulgan	insges. 94,6%			5,4%
FRIEDRICH u. NIKO-LOWSKI	95 Sulfon-amid u. gegen Lo-kalbehndl. Resistente	200000 OE	91,6%	100%		keine
GROSCH		200000 OE	93,4%	98,4%		1,6%
		100000 OE	76,1%	81,1%		18,4%
HARTUNG u. TRAUT-MANN	14396 Frauen		88,4%			
HOEDE, BAYER u. EBBING-HAUS	351 Frauen		insges. 99,4%			0,6% (Kunst-fehler)
	2000	200000 OE (wenige 100000")	99,5%	99,8%		0,2%
HOEDE u. HOEDE	2122 Frauen	200000 OE	99,6%	100%		keine
HOPF	209	4 × 50000 OE	insges. 98,1%			1,9%
	559	2 × 100000 OE	insges. 97%			3%
	345	1 × 200000 OE	insges. 92,2%			7,8%
	75	3 × 50000 OE	insges. 93,4%			6,6%
	162	1 × 150000 OE	insges. 90,4%			9,3%
	150	1 × 200000 OE	(Depot) insges. 96%			4%
HUSSELS u. RUNGE	587	5 × 20000 OE	94,5%			
		4 × 50000 OE		99,5%		0,5% (schlech-tes Peni-cillin)
JOHNE	95	1) 200000 OE in Depomulgan 2) 400000 OE in Depomulgan	insges. 94,7%			
KLEINE-NATROP	279 Frauen	5 × 400000 OE 5 × 600000 OE	93,9%	99,6%		0,4%
LANGER	34842	100000 OE	87,23%			
		200000 OE		98,7%		
		400000 OE			99,53%	0,47%
LANGER	1482	1946:200000 OE	88,7%	98%		2%
	502	1946:100000 OE	90,8%	100%		keine
	1257	1947:100000 OE	90,9%	99,9%		0,1%
	647	1948:100000 OE	92,9%	100%		keine
LEHMANN		200000 OE	88,7% (1946) 91,2% (1947) 90,3% (1948)			
v. PONCET	653 Frauen	200000 OE	95,7%			
		300000 OE		99,8%		
		400000 OE			100%	keine
	319 Frauen	200000 OE		98,6%		
		300000 OE			100%	keine

Tabelle 1. (Fortsetzung.)

Autor	Krankengut	Dosierung	Heilungserfolge 1. Kur	2. Kur	3. Kur	Versager
Richter u. Röschl	262 Frauen	200 000 OE	97,3%	99,6%	100%	keine
Schönfeld	1655 Frauen	100 000 OE 200 000 OE 200 000 OE 400 000 OE	90,5% (Depot) }	98,7%	100%	keine
Schönfeld	1877 Frauen	200 000 OE 200 000 OE 400 000 OE 400 000 OE	96,2% } 	99,6%	100%	keine
	42 Frauen	300 000 OE 1 600 000 OE	(Depot) 97,6%	100%		keine
	45 Frauen	(Depot) 400 000 OE 400 000 OE	97,7%	100%		keine
Schuermann u. Böhler	8733 Frauen	4 × 50 000 OE	81%	95%		
	2123 Frauen		95,2%	99,7%		0,3%
Wezel	1006 Frauen	(30. 6. 46)	87,9%	97,1%		2,9%
	568 Frauen	(30. 9. 46)	94,8%	98,9%	99,8%	0,2%
Arzt, Gabriel u. Hofbauer	2234	200 000 OE	insges. 89%			
Gandola	500	100 000 OE 200 000 OE	85,87%	100%		keine
Laird u. Fieldsend	500	100 000 OE	insges. 98,5%			1,5%
Polano u. Bonsel	111	100 000 P—Ca 87%				
	111	100 000 P—Ca 85% (in 2 ccm Öl-Wachs)				
	46	100 000 P—Na 62% (in 1½ ccm Öl-Wachs)				
	44	200 000 P cr 82,5% (in 2 ccm Öl-Wachs)				
	108	200 000 P ICI 94,5% (in 2 ccm Öl-Wachs)				
Policaro	20 Frauen	100 000 OE	90%			
	25 Frauen (mit Komplikationen		88%			
Ramanus	34 Frauen	300 000 OE	100%			keine
	34 Frauen	300 000 OE (Depot)	100%			keine
Rotter	350 Frauen	200 000 OE	88%	98,3%		

Penicillinversager.

Eine totale Penicillinresistenz, bei der die Gonokokken auch in der Kultur vollkommen penicillinresistent waren, ist nicht mit Sicherheit bewiesen. Eine relative Penicillinresistenz, die sich in dem Unterschied der noch bakteriostatisch wirkenden Penicillinkonzentrationen äußert, ist experimentell belegt. So variieren die Penicillinkonzentrationen, die auf verschiedene Gonokokkenstämme noch hemmend wirken, zwischen 1:50000 bis 1:50000000. In sehr sorgfältig durchgeführten Untersuchungen haben SCHUERMANN und CRAMER den Nachweis erbracht, daß Erregerstammeinflüsse nicht nachweisbar sind, und daß für das Anwachsen der Penicillinresistenz keine Anhaltspunkte gegeben sind. Die Beobachtung einer penicillinresistenten Gonorrhoe von FRANK ist kulturell nicht ausgewertet, so daß sie nicht als Beweis gewertet werden kann.

Eine relative Penicillinresistenz konnten (bis auf das 35-fache) MILLER und BOHNHOFF durch Züchtung von Gonokokken auf penicillinhaltigen Nährböden erzeugen, auf penicillinfreien Nährböden klang sie aber sofort wieder ab.

Von NOHARA wurde die Behauptung aufgestellt, daß Gonokokken dadurch penicillinresistent würden, daß sie die Fähigkeit der Penicillinasebildung in penicillinhaltigen Nährböden erwerben; die Gonokokkenstämme sollen hierbei allerdings ihre Virulenz verlieren.

Die an unserem Krankengut gesammelten Erfahrungen sprechen gegen eine Penicillinresistenz. Die angeblich penicillinresistenten Gonorrhoe-Patienten erklärten sich durch diagnostischeFehler,wie das auch vonSTORK und RINDERKNECHT nachgewiesen wurde. Die von HOEDE und HOEDE festgestellten Fehler in der Dosierung spielen vermutlich nur in den seltensten Fällen eine Rolle. Wichtiger dagegen sind Neuansteckungen, wie ja HOEDE unter seinem Krankengut 84 Neuansteckungen nachweisen konnte.

Anatomische Veränderungen, die von FELKE unter dem Begriff des Hohlraumeffektes zusammengefaßt wurden, wie paraurethrale Gänge, Krypten, bartholinische Abszesse usw., sind dagegen dringend zu beachten, da sie in den meisten Fällen die Ursache für die vermeintlichen Penicillinversager sind. Ganz abzutrennen sind die sog. Konstitutionsversager, da eine Beteiligung des R.E.S. an der Ausheilung der Gonorrhoe durch Penicillin nicht bewiesen ist. Aus diesem Grund sollten Begriffe wie Abwehrschwäche usw. (HOEDE) ausgemerzt werden.

Die Tatsache, daß Rezidive bei der Frau häufiger vorkommen als beim Mann, ist statistisch gesichert. Man hat deshalb auch den Vorschlag gemacht, die Frau mit höheren Penicillindosen zu behandeln. Wir behandeln die Gonorrhoe der Frau bereits bei der 1. Kur mit 400000 E. Penicillin und wenn Komplikationen vorliegen (Salpingitis, Endometritis, Bartholinitis) gleich mit 1000000 E. Depot-Penicillin. Das Rezidiv tritt bereits am 5.—7. Tag auf. Spätrezidive kommen wesentlich seltener vor. Da der mikroskopische Nachweis der Gonokokken beim Rezidiv schwieriger ist und oft 6—8 Abstriche erforderlich sind, ist es notwendig, daß in solchen Fällen auch der kulturelle Nachweis der Gonokokken durchgeführt wird (vgl. dazu SCHÖNFELD und KIMMIG).

Die aus den Beobachtungen bei Rezidiven sich ergebende Notwendigkeit der Kontrolluntersuchungen wird aber sehr oft nicht mit der notwendigen Sorgfalt durchgeführt. Nach SCHÖNFELD und KIMMIG, SCHUERMANN

u. a. ist eine Nachuntersuchung über 3 Monate oder mindestens 3 Abstriche nach den der Kur folgenden Menstruationen notwendig. Die über 3 Monate sich erstreckende Nachkontrolle hat außerdem den Vorteil, daß eine mit der Gonorrhoe erworbene Syphilis, die durch die Penicillinbehandlung der Gonorrhoe in ihrer Entwicklung verzögert wurde, erfaßt wird.

Therapie der gonorrhoischen Para- und Periurethritis, Bartholinitis, Cervicitis und Adnexitis.

Die Mehrzahl der Autoren hält eine Behandlung der komplizierten weiblichen Gonorrhoe mit 200000 E. Penicillin für ausreichend. Wir möchten in diesem Zusammenhang auf die Untersuchungen von Thomsen hinweisen. Thomsen konnte zeigen, daß bei Frauen, deren Gonorrhoe während der Schwangerschaft mit Penicillin behandelt worden war, nach der Geburt in den Lochien kulturell massenhaft Gonokokken nachgewiesen werden konnten, obwohl die Penicillinkuren und die anschließenden Kontrollen sorgfältig durchgeführt waren. Die gonorrhoische Endometritis ist sehr oft symptomlos und ob sie wirklich immer mit einer einmaligen Injektion von 200000 E. Penicillin ausgeheilt wird, möchten wir verneinen. Es wäre sicher zweckmäßig, wenn man in diesen Fällen die Komplementablenkung zur Feststellung der Ausheilung einer latenten Gonorrhoe wieder mehr heranziehen würde. Beachtenswert ist in diesem Zusammenhang auch eine engliche Statistik, die das Abklingen der Gonorrhoe in den Jahren 1920—1925 derjenigen der Jahre 1945—1950 gegenüberstellt und aus der klar ersichtlich ist, daß die Behandlung der Gonorrhoe mit Penicillin keine schnellere Sanierung einer Bevölkerungsgruppe erbracht hat als die frühere Lokalbehandlung, was sich ohne weiteres mit der latenten Gonorrhoe der Frau deuten läßt.

Vulvovaginitis gonorrhoica infantum.

Runge führt das Entstehen einer echten gonorrhoischen Entzündung von Vulva und Vagina beim Kinde darauf zurück, daß das Deckepithel hier ein zartes saftreiches Gewebe darstellt, welches in seiner Struktur noch mehr dem Übergangsepithel entspricht und noch keine Tendenz zur Verhornung aufweist. Die Krankheit betrifft Neugeborene unter 5% der Statistik, wird im 2. Lebensjahr etwas häufiger und erreicht ihren Gipfel Ende des 2. Jahres, um bis zum 10. gleich häufig zu bleiben. Die Seltenheit der Vulvovaginitis gonorrhoica beim Neugeborenen erklärt sich dadurch, daß die Haut der Vulva und der Introitus vaginae relativ gut durch Vernix caseosa abgedeckt sind und die äußeren Genitalien häufigen Reinigungs- und Entfettungsprozeduren unterworfen werden. Auch die hormonbiologischen Verhältnisse dürften hier eine Rolle spielen: Der Übergang gonadotroper Plazentarhormone auf die Frucht führt zu einer Follikelbildung in den Ovarien; der daneben erfolgende Übertritt des stark vermehrten Oestrogens löst außerdem ein gewisses Wachstum des Endometriums sowie der Vaginalschleimhaut aus. Durch diese Hormonwirkung hat die in Struktur und Funktion mehr der geschlechtsreifen Schleimhaut angenäherte Epitheldecke eine gewisse Resistenz gegen

Gonokokken und erschwert den Eintritt einer Infektion. Die hormonelle Stimulation des Epithels klingt jedoch schon kurze Zeit nach der Geburt ab. Für die hohe Bedeutung des hormonellen Faktors spricht auch die obere Begrenzung des Alters der befallenen Kinder, welche um das 10. Jahr liegt.

Die Reaktion des Scheidensekrets, welche für den Schutz gegen das Eindringen von Eitererregern eine so große Rolle spielt, kommt beim Kind weder im positiven noch im negativen Sinn in Frage. Die anatomischen Eigenschaften der kindlichen Vulva (nicht geschlossen, da das Fett der großen Labien fehlt) bedingen außerdem einen geringeren Schutz gegen Infektionen.

Die *Übertragung* erfolgt in erster Linie indirekt durch Handtücher, Schwämme, Klistiere, Thermometer, gemeinsame Bäder; direkte Übertragung erfolgt vom Genitale kranker Erwachsener durch gemeinsames Lager oder durch digitale Berührung. Sexuelle Betätigung und Notzucht bleiben in der Statistik unter 5%.

Die *Symptome* bestehen in Rötung und Schwellung der Vulvahaut, incl. Clitoris, kleinen Labien und Ostium der Urethra, Mazeration der Haut und Sekundärinfektion mit Hautkeimen, intertriginöser Rötung und Lymphangitis mit Schwellung der Leistendrüsen, eitrigem Ausfluß aus der Vagina, die stark gerötet und samtartig geschwollen ist. Bei der bakteriologischen Diagnose ist wegen Vorkommens anderer der Neisseria-Gruppe angehörender Keime (Mikrococcus catarrhalis, Paragonokokken) eine gewisse Vorsicht geboten. Eine Klärung kann in solchen Fällen nur kulturell erzielt werden. Das Aufsteigen zur Cervix ist häufig, seltener eine weitere Aszension in Endometrium, Tube und Peritoneum, weil der diese begünstigende Menstruationsvorgang fehlt. Im chronischen Stadium (nach 4—6 Wochen) gehen die Beschwerden bis auf den Ausfluß zurück.

Die Prognose quoad vitam ist gut, quoad sanationem war sie bis zur Einführung der Chemotherapie schlecht. Für die Feststellung einer Heilung, die ohne Narben oder Defektbildung erfolgt, fordert RUNGE eine Beobachtungszeit von einem Jahr, wobei der negative Ausfall einer vorher positiven Komplementablenkungsreaktion ein guter Indikator ist. Trotzdem kann eine latente Vulvovaginitis bestehen bleiben, die jene rätselhaften Fälle, wo nach Defloration eine frische Gonorrhoe von der jungen Frau auf den gesunden Mann übertragen wird, erklärt (RUNGE).

Differentialdiagnostisch kommen Schmierinfektionen mit den üblichen Eitererregern (Coli, Pneumokokken) in Frage. Diese heilen oft unter Narben- und Defektbildung ab. Infektionen mit anderen Erregern der Neisseria-Gruppe sind, wie schon erwähnt, nur kulturell zu klären.

Die *Therapie* der Wahl ist die Penicillinbehandlung: Eine Dosis von 100000 E. in 5 Einzeldosen im Abstand von 3 Stunden genügt im allgemeinen. Noch besser ist eine einmalige Injektion von 400000 E. Depotpenicillin. Nach SCHÖNFELD und KIMMIG soll die Penicillinbehandlung mit einer Hormonbehandlung kombiniert werden. Eine Woche vor Beginn der Kur sollen tägl. 10000 E. Progynon bzw. Cyren verabreicht werden. Die sich über mindestens 3 Monate hinziehenden Kontrolluntersuchungen müssen bei der Vulvovaginitis besonders sorgfältig durchgeführt und durch die Kultur ergänzt werden.

*Die Behandlung der Frau mit Antibiotica von Streptomyces griseus,
-aureofaciens, -venezuela, -rimosus.*

Kulturelle Untersuchungen über die bakteriostatische Wirksamkeit
von Streptomycin, Aureomycin, Chloromycetin und Terramycin sowie
Picromycin haben ergeben, daß diese Antibiotica in Konzentrationen
von 1 γ/ccm das Wachstum von Gonokokken total hemmen.

Streptomycin:	1:200000—1:25000
Aureomycin:	1:5 Mill.
Chloromycetin:	1:100000
Terramycin:	1:2 Mill.
Picromycin:	1:500000.

Über klinische Erfolge mit Streptomycin berichten CHIN, LAWRENCE, ROSS und
HARWICH, die bei intramuskulärer Injektion von 0,2 g Streptomycin 90% Heilungen hatten. Über ein Krankengut von 229 Patienten, die mit 0,3—0,6 g Streptomycin behandelt wurden, berichten TAGGART, HIRSCH und HENDRICKS. Die Anzahl
der Heilungen betrug bei diesen Fällen 90%. A. CHIARENZA behandelte 421 Patienten
mit 0,5 g Streptomycin und hatte bei dieser Therapie nur 2 Versager.

Die Erfolge mit Aureomycin liegen bei einer Dosierung von 6 g über 2 Tage
nach CHEN, DIENST und GREENBLATT bei 100%. Von 50 Probanden konnten 98%
mit 3×1 g in 24 bzw. 6×1 g in 48 Stunden ausgeheilt werden.

GREAVES, A. B. MacDONALD et al. konnten mit Chloromycetin von 50 Patienten, die einmal 750 mg erhielten, 48 ausheilen, 2 Patienten rezidivierten. Das
Chloromycetin vermag eine gleichzeitig vorhandene Syphilis ähnlich zu maskieren
wie Penicillin. Im Widerspruch zu diesen Befunden stehen die Angaben von
SMADEL, BAILEY und MANKIKAR, die bei 48 Patienten mit einer Gesamtdosierung
von 1,0—3,5 g innerhalb 4 Wochen 20% Rezidive beobachteten, obwohl die Abstriche nach 24 Stunden negativ waren. Nach einer 2. Kur mit 3,0 g wurden alle
Patienten ausgeheilt.

Die optimale Wirksamkeit scheint beim Terramycin mit einer Gesamtdosierung
von 4—5 g erreicht zu werden. WILLCOX konnte von 21 Patienten, die 2×2 g
peroral erhielten, 19 nach der 1. Kur ausheilen, eine Epididymitis wurde mit 5 g
erfolgreich behandelt. HENDRIKS behandelt 15 Patienten mit 2×1 g im Abstand
von 6 Stunden und hatte keinen Versager. Weniger günstig sind die Resultate von
ROBINSON, der bei einer Dosierung von 1×2 g von 18 Patienten nur 14 ausheilen
konnte. Die Verträglichkeit von Terramycin ist gut, allerdings kommt es bei einer
Dosierung von 2 g bereits zu Nausea und Erbrechen.

Aus der Dermatologischen Klinik und Poliklinik der Universität München.
(Direktor: Prof. Dr. A. MARCHIONINI.)

Ursache und Behandlung der Potenzstörungen beim Manne.

Von

SIEGFRIED BORELLI.

Mit 1 Textabbildung.

Wenn man sich vergegenwärtigt, daß der Geschlechtstrieb zu einem der
beiden Grundtriebe gehört, nämlich dem der Selbsterhaltung und dem
der Arterhaltung, und wenn man sich darüber klar ist, welche Rolle er
auch im menschlichen Leben spielt, dann läßt sich ermessen, wie bedeutsam ein Versagen auf diesem Gebiet für einen Mann sein kann, und wie

wichtig es für den Arzt ist, sich mit den Ursachen und Therapiemöglich-
keiten einmal näher zu beschäftigen.

Es soll uns hier die *Potentia coeundi* interessieren, die man ja von der
Potentia generandi unterscheidet. Die vorhandene Copulationsfähigkeit
schließt bekanntlich die Generationsfähigkeit nicht mit ein. Wohl aber
ist sie normalerweise die Voraussetzung und in ihrer Bedeutung für die
Psyche des Individuums meist auch die wichtigere.

Konditionelle Faktoren für die Potentia coeundi.

Die *Bedingungen* der Potentia coeundi sind die vorhandene
Libido, die wir in diesem Falle definieren wollen als den Drang zum
anderen Geschlecht und zur Beziehungsaufnahme. Die
Erregung, die eine spezielle Gefühlsstauung vor und während der Copu-
lation bedeutet mit der körperlichen Folge der
Erektion, damit der Möglichkeit der
Immission und schließlich dem
Orgasmus mit der
Ejakulation.

Hinsichtlich des *zeitlichen Eintritts* der Potentia coeundi wäre zu
sagen, daß sie im allgemeinen der Zeugungsfähigkeit vorausgeht. Denn
die *Erektion* als ihr bedeutungsvollstes Symptom wird durchschnittlich
heute von 12.—14. Lebensjahre an bereits bemerkt, während die *Puber-
tätsentwicklung* erst um das 18. Lebensjahr beim Manne als abgeschlossen
gerechnet wird, und man die *Spermiogenese* für das 15. Lebensjahr annimmt. Als Zeitpunkt des Eintritts der *vollen Potenz* dürfte man das 16.
bis 17. Lebensjahr angeben.

Über die *zeitliche Begrenzung* der Beischlafsfähigkeit im Alter besteht
bislang keine einheitliche Meinung. Man schätzt wohl eine ziemlich un-
geschwächte Leistung bis zum Ende der fünfziger, evtl. Mitte der sech-
ziger Jahre; Kinsey gab für 65jährige Männer bei seinem großen
Material einen Durchschnitt von 1 Ejakulation wöchentlich an. Angaben
über potente Siebziger finden sich genug. Die Produktion von Spermien
soll das 90. Lebensjahr überdauern können.

Sehr variabel erscheint der Grad der *sexuellen Leistung*. Wahrscheinlich trifft J. H. Schultz das Richtige, wenn er zwei Männertypen unterscheidet. Auf der einen Seite Männer, bei denen der einzelne Verkehr
relativ lange dauert, eine halbe Stunde, eine dreiviertel Stunde oder
länger, langsam immer mehr zu einer überaus großen Höhe ansteigt und
dann mit einer sehr intensiven Lösung zum Nullpunkt abfällt. Männer
dieses Typs sollen selten in der Lage sein, mehr als ein- bis dreimal den
GV bei einmaligem Zusammensein durchzuführen. Auf der anderen
Seite Männer, bei denen die Erregungskurve schneller ansteigt, die Dauer
des Aktes nach Minuten zu bemessen ist und die vielfach ohne Schwierigkeiten eine ganze Reihe von Malen hintereinander verkehren können.

Dabei liegt es zweifellos hinsichtlich der Potenz so, daß sie, wie alle
menschlichen Reaktionen, überaus wechselnd ist; nicht nur zwischen
Individuum und Individuum, sondern auch beim Einzelnen individuell
von Mal zu Mal Schwankungen unterworfen ist.

Bevor wir auf die Störungen der Potenz eingehen, ist die Frage nach den *organischen, nervösen, hormonalen* und *psychischen* Grundlagen für das Zustandekommen der Beischlafsfähigkeit von Interesse.

1. Rein *körperlich-organisch* muß das Genitale normal entwickelt sein. Das heißt, es dürfen keine groben Mißbildungen bestehen. Die normale Länge des erigierten Membrum virile wird mit 12—16 cm gerechnet. Jedoch spielen Hyper- oder Hypoplasie an sich keine bedeutende Rolle für die Copulation.

2. Den *nervösen Ablauf* schildert Haslinger: s. Haslinger, H. Potenzstörungen, Wiener med. Wschr. **1943,** 452.

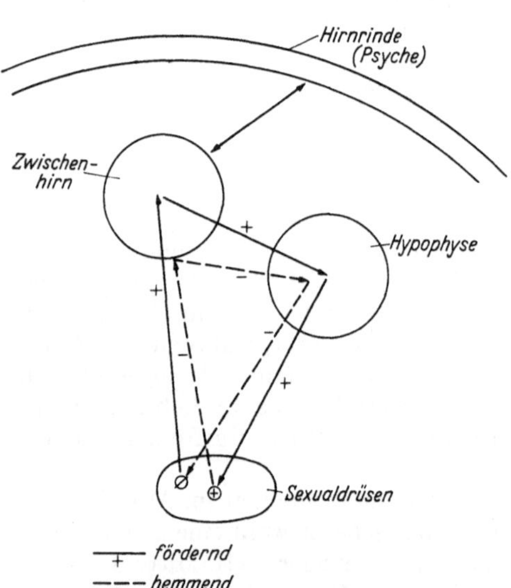

Abb. 1. Schematische Darstellung der Wechselwirkung Zwischenhirn: Hypophyse: Sexualdrüsen und Zwischenhirn: Hirnrinde (Psyche).

3. Weiter erforderlich zur Betätigung der Genitalzentren und der Nerven der Genitalorgane ist die Beeinflussung durch *endokrine Vorgänge*, wobei die Wirkungsweise der Sexualhormone noch relativ ungeklärt ist; man muß aber annehmen, daß ihre Produktion einer Regulation durch das *gesamte innersekretorische System* unterliegt, wobei noch auf die Sonderrelation Hypophyse-Sexualhormone hinzuweisen wäre. — Sicher spielen die Sexualhormone eine wichtige Rolle. Doch sind sie in dem Gesamtgeschehen nur ein Faktor. So weisen Jores und andere Autoren darauf hin, daß die Wechselwirkung Hypophyse-Sexualdrüsen nicht unmittelbar aus sich heraus erfolgt, sondern über ein Zwischenhirnzentrum, und daß die Angelegenheit noch schwieriger wird, wenn wir als dem Zwischenhirn übergeschaltete Stelle die Hirnrinde einsetzen mit dem Bewußtsein und den Vorgängen des Seelenlebens.

4. Damit wären wir schon zu den *psychischen Faktoren* gelangt. Hinsichtlich dieses Punktes wäre erst einmal die allgemeine Aussage zu machen, daß zur ersten Phase der Copulation die psychische Erregung gehört, die durch eine ganze Reihe von Sinneseindrücken hervorgerufen werden kann: Durch Empfindungen z. B. des Geruchs, Gesichts, Tastens usw.; durch Vorstellungen, die z. B. der Phantasie oder der Erinnerung entstammen usw.; dabei spiegelt sich in diesen paar Worten bereits die ganze Terminologie der allgemeinen Psychologie wider.

Doch hat das Seelische nicht nur Bedeutung für die momentane Erregungsanstauung *direkt* vor Beginn des Coitus, sondern wenn man das über die Steuerung der inneren Sekretion Gesagte berücksichtigt, ist die

Psyche eng verflochten mit der Hormonproduktion, der vegetativen Steuerung und letzten Endes mit dem sexuellen Gesamtstreben, der Libido und dem Gesamtverhalten, und damit endlich auch der Potenz an sich.

Folgende Störungen der Potenz kommen vor und gehören zu diesem Komplex:

A. I. Ejaculatio praecox bei erigiertem Membrum
    1. entweder unmittelbar *vor* Immissio
    2. bei *Berührung* des Introitus oder der Labien
    3. oder unmittelbar *nach* Immissio.

Hierbei handelt es sich häufig um junge Männer im Beginne des Sexuallebens, um Übererregbarkeit nach Abstinenz. Im Falle längeren Bestehens wird das Symptom zur Krankheit, meist psychisch überlagert.

II. Ejaculatio praecox bei nicht voll erigiertem Gliede, eventuell auch ohne genitale Berührung.

III. Tagespollutionen ohne Erektion u. U. ohne ersichtlichen Grund.

B. Geschwächter Sexualtrieb und Orgasmus, möglicherweise mit Störungen der Facultas erigendi gekoppelt. Hier kann es vorkommen, daß diese Tatsache den Mann selbst nicht so sehr tangiert, eben auf Grund der mangelnden Libido und der sexuellen Interesselosigkeit. Die Frage wird dann vielleicht nur akut durch die Unzufriedenheit der Frau.

C. Schließlich kann als besonders quälend und häufig vorkommen eine geschwächte bis *aufgehobene Erektionsfähigkeit bei krankhaft gesteigerter Libido*. Dieser Zustand kann zu schweren depressiven Verstimmungen führen.

Organische Ursachen.

Auf die reinen körperlichen Anomalien einzugehen wird sich erübrigen. Störende Folgen im Sinne einer Ejaculatio praecox sind auch beobachtet bei Effloreszenzen auf der Glans oder im Präputialbereich, z. B. Psoriasis- oder Lichen ruber-Herden. Ferner sind heute unter Umständen wichtig Verwundungsfolgen mit Narbenzügen, Deviationen und dergleichen. Soweit es sich um Hodenverletzungen handelt, sind Störungen natürlich auch verständlich, sind aber ebenso wenig obligat; denn es sind sogar Fälle von Anorchisten und Eunuchoiden beschrieben (Marcuse), bei denen eine zunächst zeitweise Steigerung des Geschlechtstriebes beobachtet wurde.

Kleinheit der Hoden oder Leistenhoden brauchen nicht zur Impotenz zu führen. — Die Epididymitis gonorrhoica ist nach ihrer Abheilung als Ursache für eine spätere Potenzstörung nicht anzusehen, da auch im Falle einer Verklebung des Samenstranges die innere Sekretion der Zwischenzellen erhalten bleibt.

Wie weitgehend die Bedeutung der Prostata, der Samenblase, des Colliculus seminalis für die Geschlechtsfähigkeit gewertet werden muß, ist nicht ganz klar. Haslinger gibt unter einer größeren Zahl urologisch Erkrankter den Anteil von Patienten, bei denen Leucozyten im Prostatasekret gefunden wurden, mit 60% an und hält entzündliche Vorgänge in der Prostata für von wesentlichem Einfluß auf die Potenz. Hier muß man sich fragen, wie oft man bei völlig Gesunden wohl einen derartigen Befund erheben kann und ob es sich wirklich da immer um einen entzündlichen Prozeß handelt.

Allgemeine konsumierende Erkrankungen können die Potenz und noch eher *die Libido* vermindern. Es können *akute* fieberhafte Erkrankungen sein. In diesem Falle pflegt sich die Copulationsfähigkeit nach der Genesung prompt zu normalisieren. Oder es können *chronisch-internistische* Allgemeinerkrankungen die Ursache sein. Doch können in *nahezu allen Fällen auch entgegengesetzte Phänomene* beobachtet werden, wenigstens zeitweise. Und daß bei der *Lungentuberkulose* bis zu fortgeschrittenen Stadien eine Potenzsteigerung recht häufig eintritt, ist ja bekannt.

Weiter sind zu nennen *neurologische* Krankheiten, wie die multiple Sklerose, Rückenmarksverletzungen, Myelitis, Psychosen, wie Depressionen — während bei Manien die Sexualität meist angeregt sein dürfte —, ferner Tabes, Paralyse. Wenn man von direkten Querschnittsläsionen und anologen anatomischen Veränderungen absieht, ist auch hier das Auftreten von Störungen nicht obligat.

Ungünstig wirken sich natürlich auch *Vergiftungen* aus sowie Alkoholismus, Morphinismus und dergleichen.

Körperliche Überanstrengung sowie intensive geistige Inanspruchnahme vermindern unter Umständen auch die Geschlechtskraft, ebenso excessives Sexualleben. Doch dürfte es sich dabei vorwiegend um *kompensierende Ermüdungssymptome* handeln. — Impotenz als körperliche *Spätfolge früherer Onanie* ist unbedingt abzulehnen und gehört in die Reihe der psychogenen Überlagerungen.

Daß der lange geübte *Coitus interruptus* dadurch schädlich wirke, weil es infolge einer Tonusherabsetzung der Nervi erigentes, die vor Eintreten des Orgasmus erzwungen wird, nicht zur normalen Entblutung der Genitalorgane komme, woraufhin wieder chronische Entzündungen und Veränderungen in der Prostata und Samenblase entstünden und somit die Potenz vermindert würde, erscheint nicht unbedingt glaubhaft. Dann müßte ja schließlich jede während eines GV vom Manne durchgesetzte willensmäßige Steuerung und Bremsung der Ejakulation schließlich zu derartigen Folgen führen. Die nachteiligen Wirkungen des unterbrochenen Geschlechtsverkehrs beruhen sicher mehr auf nervösen und psychischen Rückwirkungen.

Hinsichtlich des Problems der Potenzstörung von Heimkehrern und nach Mangelernährung liegen sicher organische und psychische Schäden in Wechselwirkung sehr nahe beieinander.

Psychogene, funktionelle Potenzstörungen.

Lassen sich alle bisher angeführten Ursachen ausschließen, und es handelt sich um einen Kranken, der organisch sonst gesund und in gutem Allgemeinzustand befindlich ist, sehr häufig dann auch nächtliche Erektionen und Pollutionen aufweist, so muß man dem Gedanken an eine psychogene Störung nähertreten. WELCKER und NEUMANN (Dermat. Wschr. **1950,** 759) halten noch eine Einschränkung für erforderlich. Etwa analog der in der Landwirtschaft vorkommenden „Deckfaulheit“

kräftiger, junger Stiere. Ich möchte doch annehmen, daß daran beim Menschen irgendetwas Pathologisches ist. Vielleicht eine ganz tief versteckte Hemmung, wenngleich natürlich gewisse vereinzelte Variationsmöglichkeiten *theoretisch* im Bereiche jeder Norm vorkommen, *ohne daß sie krankhaft sein müssen.*

Im Folgenden soll versucht werden, *im Rahmen eines ganz kleinen Überblicks* eine Reihe von Anhaltspunkten für psychogene Impotenz zu fixieren. Doch steht man in jedem Falle individuellen Besonderheiten und einer anderen Genese gegenüber.

Es läßt sich ganz allgemein vorherschicken, daß gerade bei sexuellen Störungen die Tatsache von der Leib-Seele-Einheit = Psycho-Somatik ohne große Zweifel anzuerkennen ist. Ein Beweisstück hat hier der Berliner *Anatom* STIEVE geliefert durch seine *Untersuchungen über die morphologischen Rückbildungserscheinungen an Hoden und Ovarien* von Menschen, die dem Einfluß massiver Angst ausgesetzt waren, z. B. von zum Tode Verurteilten, die mehrere Monate der Todesangst ausgesetzt waren.

Welche Erklärungen (Ursachen) finden sich nun für psychogene Potenzschwäche ?

Da läßt sich ein Gesichtspunkt mit den Worten G. R. HEYERS ausdrücken:

Der heutige Mensch findet nur schwer ein gutes Verhältnis zur Natur in sich. Das liegt u. a. mit an den noch weiterwirkenden Überresten der Weltanschauung, die generell bis nach der Jahrhundertwende galt, in der das Sexuelle verpönt war (übrigens andererseits auch einer christlichen Anschauung). Hinzu kommen die Unruhe und Hast des Lebens, vielfach unnatürliche Lebensweise, soziale Schwierigkeiten. Zudem bedeutet jede kulturelle Differenzierung eine gewisse Entfernung von der blinden Sicherheit, mit der die biologischen Prozesse beim Primitiven und Naiven ablaufen. Gerade dieser Zusammenhang ist für die Impotenz von Wichtigkeit. Je primitiver ein Lebewesen, desto leichter und ohne psychische Hemmung ist es zur Kohabitation fähig (wenn seine Zeit da ist). Das sieht man am Tier, am ganz einfach gebliebenen Menschen. Hier wird der actus purus vollzogen.

An dieser Stelle sei wieder auf einen Befund STIEVES hingewiesen, nach dem stumpfe und nervlich stabile Menschen unter den oben geschilderten Angstsituationen Rückbildungsvorgängen in den Keimdrüsen weniger oder gar nicht unterliegen!

Je gebildeter, entfalteter, geistnäher einer ist, desto labiler wird also seine generative Funktion. Die Zahl der geeigneten Partner verengt sich. Die Möglichkeit störender Eindrücke und Empfindungen wächst. Ein Nichtbeachten dieses Faktors muß sich rächen. Doch der Betroffene wertet das dann häufig verkehrt aus, im Sinne eines organischen Versagens, das nun hypochondrisch ausgebaut wird, womit ein Circulus vitiosus gewährleistet ist. Der Kranke denkt an alle diese Bedingtheiten nicht, die beim Zustandekommen seiner Schwierigkeiten mitwirken. Er ist vielmehr überzeugt, organisch krank zu sein. *Auch das Vorhandensein von Erektionen und Pollutionen* wird dann nicht als die beweiskräftige Widerlegung der Skrupel und Fehlschlüsse erkannt. Liegt etwa unglücklicherweise tatsächlich noch eine nachweisbare Veränderung körperlicher Art vor, so gilt prompt diese als die Ursache. (Hier paßt das Beispiel von dem Mann mit den objektiv unterentwickelten Genitalien, der nach Vergleich mit anderen Männern bei unbekleidetem Baden diesen Mangel plötzlich feststellte und darauf mit einem Schlage unfähig wurde). — Das wären die HEYER*schen* Aussagen.

Weiterhin wären tiefer liegende Ursachen in der persönlichen Entwicklung anzuführen, die Störungen der Liebesfähigkeit mit sich bringen können. Hierzu gehört u. a. nach J. H. SCHULTZ das Kind ohne Liebe und das Kind in krankhafter Verwöhnung: (Wenn man auch glauben sollte, daß der Mensch zuviel Liebe ja eigentlich gar nicht empfangen kann, wie BÜRGER-PRINZ sagt!). Doch ist es sicher einleuchtend, daß ein Mensch wahrscheinlich recht robust und liebesstark sein muß, um als Erwachsener ein gesundes Liebesleben aufbauen zu können, wenn er eine Kindheit ohne Liebe erlitten hat. — Nicht minder belastet ist das Schicksal solcher Menschen, deren Jugend unter dem Zeichen maßloser Verwöhnung stand. Ihre Kindheit kann zur Folge haben, daß sie an das Leben und die Mitmenschen zu hohe Anforderungen stellen und die natürliche Beziehung nicht finden.

Aber es kann auch mangelhafte Gesamterziehung in sexueller Richtung schädigend gewirkt haben. SCHULTZ meint, daß in einer Umgebung von Verlogenheit, Unsicherheit, Heuchelei, wo die völlig natürliche Kindheitsspielerei mit dem eigenen Körper von allen Schrecken des furchtbaren onanistischen Lasters umgeben sei, fast alle etwas feinfühligen und gemütstiefen Menschen Schwierigkeiten in der Entwicklung ihres Liebeslebens durchmachen würden, indem ein verzweifelter, mit Schuld- und Angstgefühlen durchsetzter Kampf gegen diese niedrigen Neigungen einsetzt, sei es nun bewußt oder unbewußt, der in unglücklichen Fällen so gelingen kann, daß der Mensch den Weg zum natürlichen Erleben nicht findet.

Aus allem resultiert als die schwerste Gefahrenquelle des Sexuallebens die Verängstigung, die sich nach Ansicht von SCHULTZ beim *Manne verhängnisvoll* auswirken muß. Denn nur der mutige bzw. sichere Mann ist voll geschlechtserregbar. Ist er aber immer von einer inneren Unsicherheit beschwert, die sich am weittragendsten auswirkt, wenn sie nicht klar im Bewußtsein steht, sondern völlig unbewußt in seinem Lebensgefühl liegt, so kommt es entweder gar nicht zur Erektion, oder aber sie versagt gerade in dem Moment, wo sie am meisten ersehnt und damit das Versagen am meisten gefürchtet wird.

Vom Standpunkt der *individualpsychologischen Neurosenlehre* ADLERS hat RÖMER zur Frage der Potenzstörungen Stellung genommen: Er meint, wie bei der Herzinsuffizienz eine Stauungsleber keine Krankheit eigener Art sondern lediglich Symptom des Grundleidens ist, so darf die psychische Impotenz nur symptomatologisch gewertet werden. Die Potenzstörung entpuppt sich dann als Ausdruck eines neurotischen Lebensstils, als Versuch, einer Realität des Lebens auszuweichen. Die psychische Geschlechtsunfähigkeit des Mannes erschwert oder verhindert das Zustandekommen des Sexualaktes mit dem — unbewußten — Zweck, dadurch eine zu große Nähe zum Partner zu vermeiden und auf die Weise eine Distanz herzustellen. Dabei bedeutet diese Distanz einen Sicherheitsgraben, hinter dem sich ein labiles Selbstwertgefühl verbirgt, das in diesem Falle fürchtet, mit dem Sexualakt eine zu enge und damit gefährliche subjektive Bindung an einen Partner einzugehen und aus dieser Angst heraus versagt. — Der Ablauf wäre vielleicht folgendermaßen:

Der Geschlechtsakt wird als Aufgabe angesehen, bei der der Mann sich als Mann zu bewähren und überlegen zu zeigen hat. So bleibt der

Verkehr kein dem Gefühl entspringendes erotisches Erlebnis, sondern eine Aufgabe und ist durch jedes Anzeichen eines dem bewußten Willen nicht entsprechenden Funktionierens störbar. An die Stelle der inneren Gelöstheit und Hingabe tritt eine Spannung, Lampenfieber. Die Folge kann Ejaculatio praecox sein oder völliges Versagen.

Natürlich entdeckt man einen solchen Ablauf gemeinhin nicht beim Erheben der einfachen Anamnese, sondern findet vielleicht zuerst einmal Hypochondrien, die sich um die eingebildete Hypoplasie des äußeren Genitales drehen, oder eine Angst vor Infektion, einen Ekel, religiöse Bedenken, ethische, eine Angst vor Blamage, vor der Frau ganz generell, eine Angst vor der Conception; *darunter* vor der Ehe, *darunter* eine Scheu vor Verantwortung usw. bis schließlich — wie bei einer Zwiebel das Innere *unter* vielen Schalen — die auslösenden Grundmotive ans Licht kommen.

Es mag in diesem Zusammenhang dahingestellt bleiben, ob es nun die Umwelteinflüsse allein waren, durch die die Persönlichkeit sich so entwickelte, oder ob sie erst sekundär wirkten, indem sie auf eine primär empfindliche Konstitution trafen und so vorhandene Anlagen zur Entfaltung brachten. Diese letztere KRETSCHMERsche Auffassung erscheint dem Mediziner wahrscheinlich zur Zeit glaubhafter.

Wie für andere Krankheiten, so läßt sich auch über die psychische Impotenz aussagen, daß es schwere und leichte, akut und chronisch sich entwickelnde Formen gibt. So sieht man das plötzliche, nicht durch eine organische Erkrankung motivierte Versagen einer vorher gut geregelten Funktion. WELCKER und NEUMANN halten es für das wichtigste Kriterium einer *rein* funktionellen Störung. Hier findet sich ein Knick in der Lebenslinie. (Solche Fälle sind zuweilen für kurze Therapie geeignet.)

In anderen Fällen wird eine praktisch seit der Jugend bestehende sexuelle Unfähigkeit angegeben. Da kann sehr gut eine Lebenshaltung zugrunde liegen, wie sie schon oben im Sinne ADLERS definiert wurde, eine Hemmung, um mit SCHULTZ-HENKE zu sprechen, die vorwiegend durch eine analytische Therapie anzugehen versucht werden muß.

Natürlich gibt es alle Variationen: vom einmaligen Mißlingen bei einem labilen Menschen über die daraus entstandene sekundär psychogen fixierte Fehlfunktion bis zum grundsätzlichen Versagen.

Ein bevorzugter Zeitpunkt für das Neuauftreten von Potenzbeschwerden ist das vierte Lebensjahrzehnt. Hier kommt von der einen Seite u. U. ein natürliches Abnehmen der körperlichen Leistungsfähigkeit, andererseits ist das vierte Jahrzehnt rein alterspsychologisch ein Zeitraum der Resignation, der aus sich heraus sowohl zu Unsicherheit im Selbstwertgefühl, latenten Depressionen *einerseits*, als auch übersteigerten Forderungen an sich und die Umwelt neigen kann. Bei Kenntnis dieser Tatsachen wird die Häufung funktioneller Beschwerden verständlich.

Als Abschluß dieses Kapitels über die Genese psychogener Potenzstörungen mag folgende Zusammenfassung noch ganz instruktiv sein (wie sie ähnlich von MATUSSEK gegeben wurde): Es wäre anamnestisch auf folgendes zu achten:

1. Geht *von der Situation* eine Forderung an die Sexualität des Mannes aus? Das wäre zum Beispiel der Fall bei einer Hochzeitsnachtimpotenz.

Oder handelt es sich um eine Reaktionsimpotenz im Sinne einer reaktiven Depression z. B. nach Schreck, Trauer, Kummer, Lebensgefahr.

2. Geht eine Forderung *vom Du* aus, die still und unbewußt an den Mann herangetragen wird, z. B. die Ehefrau steht ihrem Mann nicht mehr so positiv gegenüber, sie übt den Verkehr unbewußt nicht ganz willig aus. Die *Impotenz eines sensiblen Mannes* kann die Antwort auf diese mehr erfühlte Haltung der Frau sein.

Es kann auch das Entgegengesetzte der Fall sein. Die Frau ist zu bereitwillig. Es fehlt der Anreiz des Überwältigenmüssens für den Mann, wie JUNG es einmal beschrieben hat, der für die *Sexualität des robusten Mannes* häufig ganz urtümlich von Bedeutung ist.

3. Die Forderung an die Sexualität kann *vom Ich* ausgehen. Hierzu gehört die mangelnde Hingabemöglichkeit an die Partnerin, gleich welcher Grund nun, wie Schwanken zwischen der eigenen Frau und einer Geliebten. Die Hingabe an die Frau ist nicht vollständig möglich, da sie nicht mehr recht begehrt wird, die Hingabe an die Geliebte aber auch nicht, weil da die Schuldgefühle gegenüber der Frau hemmend wirken.

Hier schließt sich dann ganz kontinuierlich die relative Impotenz an; die Unfähigkeit

1. gegenüber der eigenen Frau
2. gegenüber anderen Frauen
3. zeitweise, z. B. bei schwankender Bindung.

Eine Hemmung und relative Impotenz kann natürlich auch ganz „gesund" sein, z. B. das Ausbleiben der Potenz gegenüber einer Prostituierten (MAUZ).

Therapie der Impotenz.

Mechanische Hindernisse sind soweit wie möglich chirurgisch anzugehen, s. NIKOLOWSKI, W.: Med. Klin. **1950, 844, 1388.**

Allgemeine Leiden müssen entsprechend einer internistischen Therapie zugeführt werden.

Zur *Hormontherapie* ist ganz allgemein zu bemerken, daß eine massierte Gabe von Testikelhormonen, wie Testoviron, Anertan, Perandren usw., im hier behandelten Krankheitsbereich *allein* sine effectu sein kann. Es kann dabei eher zu nachteiligen Wirkungen kommen, wie Hemmung der Hypophyse in ihrer Vorderlappenhormonausschüttung infolge ihrer Relation zu den Sexualhormonen, ferner Azoospermie, Hodenatrophie; denn die Eigenproduktion der Geschlechtshormone wird ja unterdrückt. Demgegenüber wirkt (siehe THOMPSON) das *Vorderlappenhormon* auf die Testikel anregend. Hiervon gibt man am besten nach JORES Gesamtauszüge, wie Präephyson, Preloban. Sonst muß zu einer wechselnden Therapie geraten werden: Hypophyse, Sexualhormone.

Weiter ist an *Nebennierenrinde* zu denken. Das Corticosteron ist chemisch den Geschlechtshormonen nahe verwandt. Hinzu kommt vermutlich noch eine allgemeine Wirkung, wie auch Thyreoidea eine allgemeine Stimulierung bei kürzerer Gabe zur Folge hat, wenn auch die Keimdrüsen von der Schilddrüse an sich unabhängig sind.

Hinsichtlich der Gabe von *heterologen Sexualhormonen* oder der Bisexon-Behandlung findet sich wenig in der Literatur. Es ist im übrigen auch manches dagegen einzuwenden.

Als bedeutsam wird neuerdings *Vitamin E* genannt. Nach GIESE kommt es wahrscheinlich auf ein noch näher zu bestimmendes Verhältnis von Vitamin E und B-Komplex an. Die Wirkung des Vitamin E kann man sich hypothetisch dabei als Folge einer Anregung des endokrinen Systems vorstellen, wie von HEINSEN und anderen eine Stimulation des Hypophysenvorderlappens und der Nebennierenrinde experimentell nachgewiesen wurde.

Vitamin-A-Mangel wird heute kaum noch eine Rolle spielen.

Liegen mechanische Hindernisse und allgemeine Krankheiten nicht vor, so empfiehlt NIKOLOWSKI schließlich Aphrodisiaca, die nach seinen Angaben schneller wirken als Hormone. Er bezeichnet allein Yohimbin als in Frage kommend, dessen Dosis wegen Gewöhnung langsam gesteigert werden muß: 0,01 bis 0,02 täglich subcutan, bzw. er empfiehlt besonders das Präparat Tonaton der Luitpoldwerke, mit dem auch wir gute Erfahrungen gemacht haben. Die Wirkung beruht dabei auf Erweiterung der Penisgefäße und Erregung der Sexualzentren, wo hinzu wieder noch die Strychninwirkung kommt.

So kommt ja auch in manchen Fällen eine Strychnin-Kur in Frage mit 1 bis 2 mg täglich.

Bei Ejaculatio praecox dagegen sollte man sich vor kritikloser Anwendung von Stimulantien hüten und eher medikamentöse Sedativa, wie Bellergal, Neurobellal, Bellapharm, Valeriana oder leichte Hypnotica wie Luminaletten, Brom in kleinen Dosen probieren oder das zwischen Sedativa und Hypnotica stehende Antictal (das zudem sehr wirtschaftlich ist). Auch kann man es ruhig wagen, für einige Male das banale Mittel Anästhesinsalbe zur leichten Reizherabsetzung im Bereich der Glans zu empfehlen. Auf die relativ seltene Möglichkeit einer dermatitischen Reizung macht man vorher aufmerksam; doch lohnt es sich, diese Möglichkeit ruhig auszunutzen, da das Durchbrechen der Fehlfunktion zuweilen das lästige Symptom beseitigt.

Zur *Psychotherapie* ist zu sagen, *daß grundsätzlich in allen Fällen eine stützende psychische Beratung von Nutzen sein wird*. Die Frage des Zeitmangels in der Praxis ist uns natürlich bekannt. Der Psychotherapie vorausgehen wird die organische Untersuchung; lokal, Grundumsatz, eventuell die Hormonbestimmung in Harn, Serumeiweiß usw.

Wichtig ist die Schilderung der genauen Symptome, des Beginns usw. Es gibt viele Fälle, bei denen es sich praktisch nur um die Folgen mangelnder Erfahrung, Mißlingen und daraus entstehende Hypochondrien handelt. Hier Aufklärung! Hypochondrien können jedoch sehr fest sitzen.

Bei *Ejaculatio praecox*, besonders bei sehr jungen Patienten, ist darauf hinzuweisen, daß es sich praktisch um eine Übungssache handelt. Längeres Bestehen der E. praecox bedarf jedoch einer eingehenderen

Psychotherapie, wie auch die Fälle von absoluter, relativer, von plötzlich neu aufgetretener oder länger bestehender psychogener Impotenz. Hier steht zur Verfügung die *einfache Exploration* und Aufnahme der Anamnese mit Beratung, wodurch oft schon sehr geholfen werden kann. Nicht zu vergessen, möglichst auch die *Rücksprache mit der Partnerin, besonders der Ehefrau*; denn sehr oft liegen die Ursachen hier verborgen. Weiter die *gezielte direkte* Kurztherapie, die mehr oder weniger *indirekte analytische* Behandlung und zur Unterstützung das *autogene Training* nach J. H. SCHULTZ und die *Hypnose*. Das autogene Training hat zum Ziel, den erworbenen Vollzugszwang der psychogenen Fehlfunktion durch einen anderen anzulernenden Vollzugszwang, nämlich den der konzentrativen Selbstentspannung, zu ersetzen. Es leitet sich ab von einer psychologischen Auffassung über den Gegensatz *Spannung:Lösung*. Die Hypnose läßt sich mit dem Training gut verbinden. Sich über diese Behandlungsmöglichkeiten näher auszulassen, geht über den Rahmen des Themas hinaus, zumal eine ausführliche Psychotherapie zumeist entsprechend interessierten und vorgebildeten Ärzten überlassen bleiben muß.

Doch ist vielleicht eine kurze Antwort am Platze auf die häufige Frage, worauf die in der analytischen Therapie angestrebte Bewußtmachung der seelischen Wurzeln einer psychogenen Erkrankung eigentlich beruht und weshalb die Symptome darauf abklingen sollen. J. H. SCHULTZ gibt folgendes Beispiel: Man kann einem Menschen in Hypnose einen posthypnotischen Befehl geben. Er wird den Auftrag zur angegebenen Zeit ausführen und sich und andere mit einer sekundären Motivierung abfinden.

Wenn man nun aber in der Zeit zwischen Hypnose und Auftragstermin den Betreffenden auf die Tatsache und den Inhalt des hypnotischen Auftrags im Unterbewußtsein hinweist, so wird er den Auftrag nicht erfüllen. Die Aufträge wirken also nur unwiderstehlich und zwanghaft, wenn sie aus dem Unbewußten kommen. Deshalb die Bewußtmachung.

Wie weit nun Psychotherapie allein, oder vielleicht zu einem bestimmten Zeitpunkt mit einer vorsichtigen Hormonmedikation kombiniert, durchgeführt wird, das ist wohl der Erfahrung und Intuition des einzelnen Fachmannes zu überlassen. Wichtig ist, daß der Patient weiß, wenn man sein Leiden für psychogen hält, weil er meist geneigt ist, an eine körperliche Erkrankung zu denken und unbedingt seine Hormonspritzen haben will.

Eine unbedingte Versteifung auf eine Lehre, *eine* orthodoxe Therapie ist sicher nicht zu propagieren. Sie widerspricht auch der Individualität der einzelnen Patienten, die zwar das gleiche Leiden aber nicht aus den gleichen Ursachen haben, wenn auch gewisse Grundzüge übereinstimmen.

Ein Beispiel für die Notwendigkeit, zuweilen organisch und seelisch einzugreifen, bietet die Heimkehrerimpotenz, die zum Abschluß als Beispiel für das enge psychosomatische Ineinandergreifen dargestellt werden soll.

Da findet sich organisch als eventuelle Ursache die lange Mangelernährung; die möglicherweise sich *organisch* auswirkende, wie auch durch das Leben in dauernder Ungewißheit und Bedrohung im Sinne STIEVES *seelisch* bedingte Keimdrüsenfunktionsminderung. Da kommt es zu einem Mangel an Libido — psychogen —, denn es entspricht ja einem Grundgesetz aller Lebewesen, daß bei gefährdeter Selbsterhaltung kein Drang zur Arterhaltung vorhanden ist. Da kommt weiter hinzu die jahrelange Bedrohung durch das Du, durch den Gegner, die sich nun ganz generell kontaktvermindernd gegenüber dem Du, auch der Frau, auswirken kann. Da kommt hinzu das Verlernen der seelischen Liebe, des Eros: Denn der Krieg und das Leben im Feld bedeuten ja ein extremes Dasein ohne Liebe. Da könnte sich ferner nach CERNEA eine Stärkung der homoerotischen Komponente im Manne durch das jahrelange, ausschließliche Zusammenleben mit Männern (Feldkameradschaft) entwickelt haben. Schließlich kommt ganz schlicht hinzu die Entfremdung von der Ehefrau, Verlobten usw. infolge der langen Trennung, eventuell noch Enttäuschungen. (Es ließen sich noch weitere Möglichkeiten konstruieren).

Also muß auch hier die Therapie von beiden Seiten angreifen. Man wird zum Ausgleich der Ernährungsschäden entsprechende Kost geben müssen, zur Anregung der Keimdrüsen und der endokrinen Vorgänge entsprechende Medikation, unter Umständen Massage, Bädertherapie zur allgemeinen Kräftigung, bei Nervosität Sedativa und zur Überwindung der seelischen Schwierigkeiten, die dem Patienten selbst ja meist gar nicht offenbar sind, Psychotherapie, zumindest Aussprachen.

POTENZSTÖRUNGEN

Differentialdiagnostik

Vor Behandlung denken an:
Ausschluß interner Erkrankungen, evtl. Durchuntersuchung.
Ausschluß neurologischer Leiden.
Ausschluß psychiatrischer Krankheiten, z. B. Depressionen.
Dann Behandlung der Grundkrankheiten.

Therapeutische Möglichkeiten.

Allgemein:
Gesunde Lebensweise anraten: Regelmäßige Mahlzeiten; regelmäßiger, ausreichender Schlaf; evtl. Sport.
Hochgradigen Alkohol- und Nikotin-Abusus einschränken (doch im allgemeinen möglichst keine radikalen Verbote).

Ernährung:
Reich an Eiweiß, Gemüse, Obst. Nicht zuviel Fett und Kohlenhydrate (zumal nach Mangelernährungen).

Medikamente:
Hormone:
Hypophysen-Vorderlappen, z. B. Präphyson, Preloban, usw. 2 mal wöchentlich etwa 15 bis 25 ME i. m.

Sexualhormone, z. B. Testoviron, Testifortan, Anertan, Perandren, täglich
bzw. jeden zweiten Tag 5 mg i. m., evtl. auch wöchentlich 1 bis 2 × 25
bis 50 mg in Kristall-Lösung, oder langsam steigernd von 5 bis 50 mg bis
zu 10 Injektionen, oder buccal 3 × 1 Tablette à 2 mg durch längere Zeit.
Gefahr längerer Medikation: Bremsung der gonadotropen Vorderlappen-
Hormonausschüttung, Verhinderung der eigenen Testikel-Hormonbil-
dung, u. U. Hodenatrophie. Deshalb Kombinieren oder Alternieren mit
Vorderlappen-Hormongabe.

Nebennierenrinde, z. B. jeden Tag oder jeden zweiten Tag 2 ccm Cortiron,
Cortineurin o. dgl. i.m. = je etwa 5 mg, oder Cortiron buccal täglich
1 bis 3 Tablette zu 1 mg.
(Nebennierenrinde hat einen positiven Einfluß auf die Ausschüttung
des gonadotropen HVL-Hormons sowie wahrscheinlich auch eine unmittelbare Einwirkung auf die Sexualdrüsen.)

Thyreoidea, z. B. 1 bis 2 × täglich 0,1 bis 0,15 g Drüse bei Notwendigkeit
allgemeiner Stimulierung.
(Doch auf die Dauer auch verminderte gonadotrope Hypophysen-Vorder-
lappen-Wirkung).

Vitamine:

E-Vitamin, z. B. Evion forte durch drei Wochen 1 bis 2 × 1 Dragée täglich,
nach Giese in Kombination mit B-Komplex.
(Anregung der Hypophysen-Vorderlappen- sowie der Nebennierenrinden-
Hormonausschüttung.)

Sedativa:

Bei Nervös-Labilen, Übererregbaren, bei Ejaculatio praecox.

Brom, Valeriana-Bellergal, Neurobellal, Bellapharm 3 ×1 bis 2 Dragées
täglich, Luminaletten, Prominaletten 3 × 1 bis 2 Tabletten täglich.
Antictal 3 × 1 Tablette täglich.
Lokal: Anästhesin-Salbe 10 %ig vor Sexual-Verkehr dünn auf Glans-
Frenulum-Bezirk auftragen.

Roborantien:

Z. B. nach Mangelernährung, Krankheiten u. dgl.

Abgesehen von entsprechender Ernährung: Aminosäuren, Glutamin-
säure = 10 g täglich peroral.
Cola-Präparate: Aktivanad, Optonicum usw.

Aphrodisiaca:
u. ä.

Strychnin. nitr. 0,001 bis 0,002 täglich per os oder inj. Yohimbin i. m.
oder Tonaton 0,003 bis 0,05 1 bis 3 × täglich, (3 × 1 bis 4 Dragées).

Psychotherapie:

Anamnese und Aussprache = Einfache Beratung.
Kurztherapie = Gezielte Exploration, zeitlich begrenzt.
Große Psychotherapie = Analytische Behandlung, zeitlich nicht begrenzt.
Autogenes Training nach J. H. Schultz, Hypnose-Therapie.
In allen Fällen, falls Ehefrau oder feste Bindung vorhanden ist, zur Klä-
rung der Anamnese heranziehen und möglichst mitbeeinflussen.

Zur allgemeinen Unterstützung:
Massagebehandlung, Bädertherapie, Gymnastik.

Aus der Univ.-Hautklinik Frankfurt/M. (Direktor: Prof. Dr. O. Gans.)

Die Zukunft der Dermatologie und der Dermatologen.

Von

Oscar Gans.

In Europa und besonders in Mitteleuropa haben sich, beginnend nach dem Ende des Ersten Weltkrieges, zwischen den Kriegen und dann ganz ausgeprägt seit dem Ende des Zweiten Weltkrieges, in der dermatologischen Forschung zwei Richtungen besonders entwickelt. Die eine ist die Erforschung der therapeutischen Möglichkeiten, angeregt insbesondere durch die grundlegenden Entdeckungen der letzten 10 Jahre, die andere ist die Erforschung dermatologischer Probleme durch Anwendung von Fragestellungen aus der inneren Medizin. Die dritte und wichtigste, weil grundlegende Forschungsrichtung, die morphologische, insbesondere histologisch-pathologische Betrachtungsweise, ist jedoch mehr und mehr in den Hintergrund getreten. Man braucht nur einige dermatologische Zeitschriften der letzten Jahre vorzunehmen, und man wird überrascht sein über das auffallende Zurücktreten der der Morphologie im weitesten Sinne gewidmeten Arbeiten.

In den Vereinigten Staaten von Nordamerika scheint zu Zeiten noch ein glücklicheres Gleichgewicht vorhanden. Aus dem Studium der amerikanischen dermatologischen Zeitschriften sowohl als auch von Kongreß-Beobachtungen habe ich den Eindruck, daß der Morphologie immer noch die ihr zukommende Bedeutung gegeben wird. Aber auch dort zeigen sich Andeutungen, die nichts Gutes ahnen lassen. Sehr deutlich tritt dies in einem Aufsatz hervor (Hautarzt II, **1951, 327**), der sich mit der Reform des Kongreßwesens befaßt.

„Die dringendste Reform des Kongreßwesens wäre m. E. eine Umstellung der lokalen Gesellschaften in dem Sinne, daß sie weniger Zeit auf Krankendemonstrationen und mehr auf im Gange befindliche Forschungsarbeiten verwenden würden" und a. a. O. „hat es denn immer noch einen Zweck, sich darüber zu streiten, ob ein Fall als Acrodermatitis continua oder als Psoriasis pustulosa bezeichnet werden soll und ob die zwei Krankheiten identisch oder verschieden sind, wenn wir nichts über ihre Natur wissen, geschweige denn über die Natur der gewöhnlichen Psoriasis, der Pityriasis rosea, des Lichen planus und vieler alltäglicher Dermatosen? Auch in dem Programm der großen Gesellschaften nehmen Arbeiten rein deskriptiver Natur noch immer einen viel zu großen Raum ein."

Man könnte diese Formulierung ebenso gut umkehren und ich möchte meinen alten Freund Stephan Rothman fragen: Hat es denn überhaupt einen Zweck, sich darüber zu streiten, welcher Natur eine Erkrankung ist, wenn wir nicht in der Lage sind, sie auf Grund der morphologischen Erscheinungen genau zu definieren und von anderen ähnlichen abzugrenzen? Ich weiß sehr wohl, daß auch Rothman nicht auf die Morphologie verzichten will, aber seine Anregung könnte nur zu leicht dazu führen, daß sie den ihr gebührenden und für das Fortbestehen der Dermatologie als Sonderfach notwendigen Platz verliert.

Ich möchte nicht mißverstanden werden! Die Dermatologie ist von den theoretischen Hilfswissenschaften zu jeder Zeit befruchtet worden. Ich erinnere nur an Bakteriologie, Serologie, Chemotherapie, Chemie und Physikalische Chemie. Die pathologisch-physiologische Forschung hat viele wertvolle Ergebnisse gebracht, und sie hat unsere Kenntnisse sehr erweitert, mit einem Wort, sie hat ihren Wert für den Fortschritt der Dermatologie bewiesen; ich bin der letzte, der das nicht anerkennt, war ich doch einer der ersten, der Methoden dieses Arbeitsgebietes in der dermatologischen Forschung angewandt hat. Das darf jedoch nicht von der Notwendigkeit ablenken, die *Morphologie* als *die Grundlage* der Dermatologie erneut und stets in den Vordergrund zu stellen.

Die Morphologie gilt seit HEBRA und UNNA als die Grundlage der Dermatologie. Wie ich das an anderer Stelle ausgedrückt habe: „Die Dermatologie wird Morphologie sein, oder sie wird nicht sein." Wenn man die Entwicklung unseres Sonderfaches in den letzten 100 Jahren betrachtet, so steht am Ausgangspunkt die großzügige Entschließung des Wiener Internisten SKODA, die Hautkrankheiten aus dem Arbeitsbereich des Inneren Mediziners herauszunehmen und ihnen eine Sonderstellung einzuräumen. Dieser, „einen seltenen Weitblick beweisende Entschluß aus der Mitte des vergangenen Jahrhunderts, fand im Verlauf von vielen Dezennien an anderen Medizinischen Fakultäten nur allmählich Nachahmung, ja in manchen außereuropäischen Staaten ist heute noch nach 100 Jahren die Dermatologie mit der Inneren Klinik vereint" (ARZT). HEBRA übertrug seinerzeit die Lehre ROKITANSKYs, die klinische Diagnose durch ganz bestimmte Leichenbefunde zu klären und damit klinische Feststellungen durch immer wieder zu erhebende Veränderungen an der Leiche zu bestätigen, auf den an Hautveränderungen leidenden Menschen. HEBRA sagte seinerzeit, „die objektiven Symptome sind sozusagen die Buchstaben, welche durch die Erkrankung auf die Haut geschrieben werden. Unsere Aufgabe bleibt es nur, die Schrift zu entziffern."

Diese richtige Erkenntnis von der Bedeutung der in Deutschland dann durch VIRCHOW ausgebauten pathologisch-anatomischen Betrachtungsweise gab den dermatologischen Forschern nach HEBRA die Möglichkeit, das aufzubauen, was heute als Spezialfach die Dermatologie umfaßt. Es war eine enge Verbundenheit mit der pathologischen Anatomie, „es war HEBRA, der gegenüber der humoralen pathologischen Auffassung die pathologische Anatomie in der dermatologischen Forschung und Klinik zum Siege führte". Damit wich die spekulativ-philosophische Richtung in der Dermatologie der für nahezu hundert Jahre führenden pathologisch-anatomischen, vielfach morphologischen Betrachtungsweise. Die klinische und wissenschaftliche Dermatologie verdankt demnach ihr Entstehen der Tatsache, daß die pathologische Anatomie ihre Grundlage geworden ist.

Es ist das Verdienst UNNAs gewesen, die makroskopisch-morphologische Betrachtungsweise HEBRAs durch die mikroskopisch-histologische unterbaut zu haben. Ansätze dazu finden sich zwar schon in GUSTAV

SIMONS „Die Hautkrankheiten durch anatomische Untersuchungen erläutert", die in Berlin 1848 erschienen sind. Es ist dies ein erster Versuch einer zusammenfassenden Darstellung histologischer Veränderungen bei Hautkrankheiten. Es bleibt UNNAS unvergänglicher Ruhm, diesen pathologisch-histologischen Vorarbeiten die Krone aufgesetzt zu haben durch „die Histo-Pathologie der Hautkrankheiten", erschienen 1894 in Berlin. UNNA betrachtete es dabei als seine Pflicht, „die beiden Bilder, unter denen sich das pathologische Geschehen darstellt, stets aufeinander zu reduzieren, klinisch mit histologisch geschultem, mikroskopisch mit dermatologisch geschultem Blick zu sehen, jede Disharmonie als Ansporn zu weiterem Studium nach beiden Richtungen zu betrachten und nicht zu ruhen, bis wenigstens die makroskopische und mikroskopische Pathologie der Haut ein harmonisches Ganzes bilden".

Um die Zukunft vorauszusehen, muß man die Vergangenheit kennen und die Gegenwart begreifen. Man muß wissen, wie die Dermatologie entstand, sich entwickelte und zu dem heutigen Standpunkt kam.

Die morphologische Dermatologie war die Mutter der dermatologischen Fachwissenschaft, und sie muß es bleiben. Sie ist begründet auf exakt morphologischer Betrachtungsweise. Sie ging vielerlei Wege, hat mancherlei Pfade wieder verlassen, mancherlei Irrtümer sind ihr unterlaufen, aber wir verdanken ihr auch viele Fortschritte. Die dermatologische Forschung muß auf der Morphologie aufbauen, sonst verliert sie den Boden unter den Füßen.

Vor 25 Jahren stellte man mir anläßlich eines Vortrages in Chicago die Frage, was wichtig für die weitere Entwicklung der Dermatologie sei, und ich sagte damals, daß, wenn überhaupt, dann eine stärkere Betonung und nicht eine geringere der morphologischen Betrachtungsweise notwendig sei. Zu meiner Freude habe ich bei meinem jüngsten Aufenthalt in den Vereinigten Staaten mich von der führenden Stellung, die die Histo-Pathologie der Haut dort noch einnimmt, überall überzeugen können. Ich möchte an dieser Stelle den dermatologischen Forschern in den Vereinigten Staaten meine ganz besondere Wertschätzung ihrer Arbeit aussprechen, insbesondere für die Bemühungen zur Verbreitung der morphologischen Kenntnisse und den Ausbau der pathologisch-histologischen Tatsachen.

Mit meinem damaligen Hinweis meinte ich, daß die Forschung nicht allein ausgehen solle von der einfachen Diagnose, dieser Erklärung oder jener, sondern daß es von größter Bedeutung sei, die Hautkranken in den verschiedenen Entwicklungsstadien der Eruption zu verfolgen. Nicht nur im Sinne histo-pathologischer Beschreibungen der verschiedenen Stadien, wie ich das in der „Histologie der Hautkrankheiten" versucht habe, sondern auch unter Berücksichtigung der vielleicht ganz verschiedenen metabolischen, hormonalen und immunbiologischen Bedingungen, unter denen die Erkrankung verläuft. Nach meinen katamnestischen Analysen verschiedener wichtiger Arbeiten scheinen mir diese Bedingungen vielfach nicht mehr viel beachtet zu werden. Daraus erklärt sich vielleicht der Widerspruch in den wissenschaftlichen Ergebnissen einzelner für ihre genaue und kritische Arbeit sonst sehr anerkannter Forscher.

Die Gefahr derartiger abweichender Befunde wird naturgemäß um so größer, wenn man die morphologische Basis verläßt und durch die Bearbeitung nach rein pathologisch-physiologischen Gesichtspunkten den festen Boden der Morphologie unter den Füßen verliert.

Kein geringerer als der verstorbene, von den Dermatologen der ganzen Erde so außerordentlich hoch verehrte DARIER sagt in der Einleitung zu seinem Lehrbuch der Dermatologie — nach meiner Meinung und Erfahrung das beste Lehrbuch, das in die Hand eines angehenden Dermatologen gelegt werden kann —: „In der Dermatologie befindet sich der Arzt in einer ganz besonderen Situation. Er braucht nicht, wie auf anderen Gebieten der medizinischen Kunst, mit oft komplizierten Methoden nach Krankheits-Symptomen zu suchen: Die Symptome befinden sich vor seinen Augen. Er braucht sie nur zu sehen; aber andererseits sind sie wenig zahlreich und die mehr oder minder komplexen Hautveränderungen sind beinahe die einzigen Zeichen, die ihn leiten." Daher wird es stets die Aufgabe des Dermatologen sein, von der *Beobachtung* einer Hautveränderung zu einer möglichst sorgfältig fundierten Diagnose zu gelangen. Es ist notwendig, ihm von Anfang an diesen gesamten Plan seiner zukünftigen Arbeit darzulegen.

„In diesem Fortschreiten, das von der Prüfung einer oft unbedeutend aussehenden Hautveränderung ausgeht, um zur vollständigen Diagnose einer manchmal schweren Krankheit zu gelangen, wird alles auf einer doppelten Anfangstätigkeit beruhen: *Der Analyse und der Einteilung der Hautveränderungen.* Man kann diese gar nicht aufmerksam genug durchführen. Sie sind es, von denen die Richtigkeit der Diagnose und die Wirksamkeit der Therapie abhängen werden."

Auf den Dermatologen-Kongressen, denen ich in den letzten Jahren beigewohnt habe, war es auffallend, daß Diskussionen bezüglich der morphologisch-histologischen Deutung eines fraglichen Krankheitsbildes fast nur aus den Reihen der älteren Dermatologen bestritten wurden. Wenn ich an die Zeit vor 20—30 Jahren und mehr denke, wo die Generation vor uns die Führung hatte, ist mir die minutiöse, sorgfältig analysierende morphologische Betrachtungsweise noch in deutlicher Erinnerung. Heute hingegen gibt es — abgesehen von der allmählich aussterbenden alten Generation — nur sehr sehr wenige jüngere Forscher, die in der Lage sind, selbständig ein Krankheitsbild zu analysieren, geschweige denn, es endgültig irgendeiner Gruppe einzuordnen. Die Jüngeren halten sich von diesen Diskussionen über die Morphologie zurück; vielfach sagen sie, daß sie ihnen zu langweilig sind. Diese Art des „Briefmarkensammelns" führe nicht weiter. Es ist zuzugeben, daß diese peinlich genauen Beschreibungen etwas Monotones an sich haben. Es mag sein, daß die Photographie manches davon ergänzt, sie kann es aber nicht ersetzen. Ich kann mich dabei des Eindruckes nicht erwehren, daß, wie so oft in Zeiten einer hoch entwickelten Kultur, die Jüngeren, mehr revolutionär Gesinnten, ungeduldig werden über die Summe reichlichen Wissensstoffes, der sie zunächst erwartet, der zu bewältigen ist, ehe sie an die eigentliche Forschung herangehen können. Es ist ja doch viel einfacher, es geht so viel schneller und führt so viel wahrscheinlicher zu neuen Ergebnissen, wenn man eine neue Methode der sprunghaft sich entwickelnden naturwissenschaftlichen Fächer, insbesondere der pathologischen Physiologie auf Fragestellungen der Dermatologie anwendet. Man kann ziemlich sicher sein, dabei neue Ergebnisse zu erzielen, ohne den „Ballast" der alten Tatsachen vorher in sich aufgenommen zu haben. Aber ohne „Ballast" kann kein Schiff einen geraden Kurs halten.

Daher stehen jene neuen Ergebnisse sehr oft in der Luft; denn sie sind eben nicht begründet auf der exakten morphologisch-klinischen Diagnostik. Solange wir älteren Dermatologen noch da sind, um unseren Schülern diese unbedingt notwendige Grundlage zu geben, mag es noch angehen. Mit großer Sorge für unser Fach blicke ich jedoch in die Zukunft, wo wir unsere Arbeit in jüngere Hände gelegt haben werden, ohne daß diese jüngeren Köpfe die morphologisch-klinische Erfahrungen in sich aufnehmen konnten, die für uns die Basis unserer wissenschaftlichen Arbeit gewesen sind, dieselbe Basis, die seinerzeit HEBRA und UNNA befähigte, die Väter der modernen Dermatologie zu werden.

Wir dürfen uns keinerlei Illusionen hingeben über die Zukunft unseres Sonderfaches. Sollte nämlich diese morphologische Grundlage der Dermatologie verloren gehen, so wird eines Tages die innere Medizin mit Recht unser Arbeitsgebiet wieder mitübernehmen.

In diesem Zusammenhang will ich meinen Vortrag nicht schließen, ohne auch einige Worte über die Zukunft der Dermatologen zu sagen.

Ich möchte hier darauf hinweisen, daß mir keine Spezial-Disziplin der Medizin bekannt ist, deren Mitglieder mit größerer Begeisterung dazu beigetragen haben, den wirtschaftlich stärksten Ast mit absägen zu helfen, auf dem sie saßen. Es wird diese selbstlose Bekämpfung der Geschlechtskrankheiten im Interesse der gesamten Menschheit als ein Ehrenmal der Dermato-Venerologen verzeichnet werden dürfen.

An allen Ecken wird heute jedoch weit darüber hinaus — und nun komme ich zu den praktischen Folgerungen aus meinen Ausführungen — den Dermatologen das Wasser abgegraben. Die Venerologie, früher das, was für den praktizierenden Dermatologen den „Topf am Kochen" hielt, ist heute praktisch in die Hände des allgemeinen Arztes übergegangen. Die Tuberkulose der Haut ist vielfach von den Fachärzten für Tuberkulose übernommen. Die Röntgenbestrahlungen übernimmt das Röntgen-Zentralinstitut, die sogenannten Kollagenkrankheiten die Innere Klinik, Schleimhauterkrankungen der Hals-Nasenspezialist. Alle diese Teile der dermatologischen Betätigung sind geschwunden und zum Schluß bleiben dann nur noch einige Unterschenkelgeschwüre — auch diese von der Chirurgie beansprucht —, einige unheilbare Hautkrankheiten, und der Dermatologe ist da, wo er seine Existenz nicht mehr fristen kann.

Vielen von Ihnen mag dieses vorstehend geschilderte Zukunftsbild etwas zu düster erscheinen. Ich habe vielleicht auch an manchen Stellen zu dunkle Farben angelegt. Aber die Gesamtkonzeption des Bildes wird dadurch nicht geändert.

Welche Möglichkeiten bieten sich dem Facharzt für Dermatologie draußen in der Praxis? Die oben entwickelten engen Zusammenhänge mit der pathologischen Physiologie im allgemeinen, d. h. mit der inneren

Medizin, erlauben mir, einen wichtigen und gerade in diesem Zusammenhang auch praktisch wertvollen Hinweis zu geben: das ist die Notwendigkeit, die Zusammenhänge mit den anderen medizinischen Disziplinen nicht aus den Augen zu verlieren. Hier hat uns die Pädiatrie einen bemerkenswerten Fingerzeig gegeben. Während im allgemeinen in der Medizin nämlich die Neigung besteht, nicht unbedingt zum Fach gehörige Erkrankungen dem betreffenden Fachkollegen zu überweisen, bzw. ihn in Grenzfällen zu konsultieren, setzt die Pädiatrie ihren Stolz darin, alles in ihren eigenen Mauern zu untersuchen und zu behandeln, was nur eben möglich ist. Ich brauche auf Einzelheiten nicht einzugehen, zumal viele fortschrittliche Lehrer der Dermatologie diese Auffassung ebenfalls teilen. Da wir mit dem medizinischen Staatsexamen und der Approbation voll ausgebildete Ärzte in unserem Fach ausbilden können, erscheint es selbstverständlich, daß diese Ärzte lernen müssen, die Haut nicht als einen Mantel zu betrachten, der lose den Gesamtorganismus umhüllt, sondern daß sie ein wichtiges Organ darstellt. Diese Zusammenhänge mit dem gesamten Körper sind ja hinlänglich bekannt.

Was jedoch vielfach vernachlässigt worden ist, scheint mir die Beachtung dieser Zusammenhänge nicht nur in der Ausbildung des Dermatologen, sondern auch in seiner Tätigkeit in der Praxis. Das Thema „Haut und Allgemeinleiden" ist wiederholt in ansehnlichen Büchern zusammengefaßt worden. Eine gründliche allgemeine und insbesondere internistische Ausbildung sollte für den Dermatologen eine Voraussetzung sein. Ich gehe so weit, daß ich niemanden als Assistenten anstelle — insbesondere dann nicht, wenn er — wie ungerechterweise der Ausdruck lautet — „nur praktischer Dermatologe" werden will —, der nicht mindestens eine einjährige internistische gute Ausbildung genossen hat.

Als weiteren Punkt nenne ich die in den letzten Jahren mehr und mehr in den Vordergrund rückenden Zusammenhänge der Hauterkrankungen mit dem Nervensystem, mit dem Vegetativen sowohl als auch dem Seelischen.

Die durch berufliche Tätigkeit entstehenden akuten und chronischen allergischen Kontakt-Dermatitiden nehmen ein sich immer noch vergrößerndes Feld ein. Sie stellen den Dermatologen vor sehr schwere Aufgaben, deren Überwindung kaum begonnen hat. Ich nenne ferner die kleine Chirurgie, die Hygiene der Haut; hier verdanken wir Erich Hoffmann wertvolle Anregungen. Der Vollständigkeit halber führe ich auch noch die Kosmetik an, obwohl diese ja seit vielen Jahren als in das Gebiet des Dermatologen fallend angesehen wird. Allerdings ist zuzugeben, daß ihre praktische, verfeinerte Ausführung bisher von den Dermatologen noch nicht genügend gewürdigt worden ist.

Es ließe sich vielleicht noch die eine oder andere Arbeitsmöglichkeit erwähnen. Wir alle wären dankbar für jede Anregung, die unseren in der Praxis stehenden Kollegen gegeben wird.

Wenn diese letzten Zeilen dazu dienen, daß sich die Dermatologen weitgehend jener bisher noch wenig ausgebauten Möglichkeiten bewußt werden, dann wird auch für das jetzt wirtschaftlich hart bedrängte Fach ein neuer Aufstieg einsetzen.

Sachverzeichnis.